中国医师协会指导用书

基层急诊 PCI 规范化教程

主　审　葛均波

主　编　石　蓓　张书宁　陈纪言

副主编　刘志江　赵然尊　王正龙　戴宇翔

科学出版社

北　京

内 容 简 介

　　本书由国内多位冠心病介入领域权威专家共同撰写，立足于国内县域医院胸痛中心建设中急诊 PCI 的相关问题，包括国外内外指南对于急诊 PCI 适应证阐述与解读、急诊 PCI 围术期遇到各种相关临床问题与处理对策、急诊 PCI 介入技巧与实践、并发症预防与处理、急诊 PCI 介入策略与技术选择和腔内影像学等。

　　适合基层医师、社区医师等阅读参考。

图书在版编目（CIP）数据

基层急诊 PCI 规范化教程／石蓓，张书宁，陈纪言主编. — 北京：科学出版社，2021.7
ISBN 978-7-03-069341-9

Ⅰ．①基…　Ⅱ．①石…②张…③陈…　Ⅲ．①冠心病－介入性治疗－教材
Ⅳ．① R541.405

中国版本图书馆 CIP 数据核字（2021）第 130608 号

责任编辑：路　弘／责任校对：张　娟
责任印制：赵　博／封面设计：吴潮洪

科 学 出 版 社 出版
北京东黄城根北街 16 号
邮政编码：100717
http://www.sciencep.com

三河市春园印刷有限公司印刷
科学出版社发行　各地新华书店经销

*

2021 年 7 月第　一　版　　开本：787×1092　1/16
2022 年 3 月第二次印刷　　印张：21 1/2
字数：450 000

定价：129.00 元
（如有印装质量问题，我社负责调换）

编著者名单

主　　审　葛均波

主　　编　石蓓　张书宁　陈纪言

副 主 编　刘志江　赵然尊　王正龙　戴宇翔

编 著 者　(以姓氏汉语拼音为序)

陈纪言　广东省人民医院

陈剑玲　遵义医科大学附属医院

陈攀科　遵义医科大学附属医院

戴翠莲　厦门大学附属心血管病医院

戴宇翔　复旦大学附属中山医院

邓　熠　遵义医科大学附属医院

方唯一　复旦大学附属华东医院

葛均波　复旦大学附属中山医院

霍　勇　北京大学第一人民医院

郭　宁　西安交通大学附属医院

姜顺涛　遵义医科大学附属医院

李宗庄　贵州省人民医院

刘志江　遵义医科大学附属医院

马　懿　遵义医科大学附属医院

马　帅　遵义医科大学附属医院

石　蓓　遵义医科大学附属医院

沈　正　贵州医科大学附属医院

沈长银　遵义医科大学第二附属医院

苏　晞　武汉亚洲心脏病医院

王　希　遵义医科大学附属医院

王　焱　厦门大学附属心血管病医院

王正龙　遵义医科大学附属医院

吴　强　贵州省人民医院

向定成　广州军区总医院

谢年谨　广东省人民医院

许官学　遵义医科大学附属医院

鄢　华　武汉亚洲心脏病医院

杨文笔　遵义医科大学附属医院

袁正强　遵义市第一人民医院

曾玲玲　遵义医科大学附属医院

赵　林　首都医科大学附属安贞医院

赵然尊　遵义医科大学附属医院

张　力　上海交通大学附属新华医院

张　巍　遵义医科大学附属医院

张书宁　复旦大学附属中山医院

学术秘书　曾　羽　邓婵翠　田洪琴　刘围围

序

急性冠脉综合征是最常见的心血管危重症之一，具有较高的致残率和致死率。急诊经皮冠状动脉介入治疗（PCI）可显著降低急性冠脉综合征尤其是 ST 段抬高型心肌梗死患者的病死率，改善生存质量和长期预后。由于中国地域广阔，地区间救治水平存在较大差异，尤其偏远地区开展急诊 PCI 受到诸多限制。近几年，中国胸痛中心在全国各级医院的发展和建设如火如荼。截至 2021 年上半年，全国已有 1927 家医院通过中国胸痛中心认证，标准版胸痛中心认证和基层版胸痛中心认证的医院分别为 970 家和 957 家。通过基层版胸痛中心认证的医院，对确诊急性冠脉综合征患者治疗以溶栓或转诊为主，部分医院已初步或即将开展急诊 PCI。这些获得基层版胸痛中心认证的单位将进一步建设发展为标准版胸痛中心，这既是医院自身建设和学科发展的需求，也是提高区域内急性冠脉综合征急诊救治效率、缩小各地区差异的重要途径。

遵义医科大学附属医院心血管内科石蓓教授团队依托胸痛中心示范基地和贵州省胸痛联盟的平台，积极推进全省胸痛中心建设与发展，建立健全胸痛单元-基层胸痛中心-区域胸痛中心／医疗中心为主体的急性胸痛救治网络。同时，他们还举办系列急诊 PCI 培训班，推进急性冠脉综合征的规范化诊疗，取得了显著的成绩。本书是在中国医师协会心血管内科医师分会的指导下，由石蓓教授、张书宁教授和陈纪言教授等组织国内知名专家，以国内外指南和专家共识为指导，结合自身丰富的实践经验编写而成，是冠心病介入治疗初学者的重要参考书，也是基层版胸痛中心进一步建设发展的可参考的指导书。

葛均波

中国科学院院士

复旦大学附属中山医院心内科主任

中国胸痛中心联盟主席

中国医师协会心血管内科医师分会会长

中华医学会心血管病学分会前任主任委员

2021 年 7 月 1 日

前　言

《中国心血管健康指数 2021》流行病学调查提示，我国心血管疾病的患病率仍处于持续上升阶段。其中，农村心血管病的死亡率自 2009 年起已超过并持续高于城市水平。急性心肌梗死作为最危急的临床重症，发病率和致死率亦呈快速上升态势。根据我国的注册研究显示，心肌梗死患者接受早期再灌注治疗的比例依然很低。且不同城乡之间、不同地区之间，急性心肌梗死的病死率及救治水平也存在巨大差异。当前，心肌梗死的防治特别是基层急性心肌梗死患者的救治工作仍需负重致远。

在国家卫健委的指导及中国心血管健康联盟的推动下，我国初步建立了急性胸痛的区域一体化协同救治网络，逐步实现了心血管急危重症的分级诊疗和双向转诊。通过整合区域医疗资源，进一步缩短了心肌梗死患者的总缺血时间，提高了救治效率。在中国医师协会心血管内科医师分会指导下，遵义医科大学附属医院心内科自 2018 以来，通过围绕基层急诊 PCI 介入和围术期全程化管理的主题，举办了一系列的培训活动，为众多基层介入医师和初学者提供了规范化的理论与技能教学。为响应葛均波院士的号召，由中华医学会心血管病学会冠脉学组石蓓教授、陈纪言教授及张书宁教授牵头，联合国内冠脉介入的一线专家和遵义医科大学附属医院心内科团队骨干成员，整理并出版这本《基层急诊 PCI 规范化教程》。

本书以举办的系列培训内容为主体，在撰写上具有两大特色：第一，以国内外指南和专家共识为指导，全面阐述了急性冠脉综合征的基本诊疗策略和基层急诊 PCI 介入要领，涵盖了从临床诊断到介入策略选择、从操作细节与技巧学习到并发症的预防与处理、从术前病情评估用药到术中术后全程化管理等内容；第二，将理论与实践相融会贯通，将大量临床实践与并发症病例集腋成裘、以襄理解。"廊庙之材，非一木之枝；粹白之裘，非一狐之皮"，希冀相关病例的整理及配套有助于加强基层介入医师与初学者对本书的学习和掌握。

葛均波院士担任本书主审并专门为本书作序，本书编撰过程中得到了中国胸痛中心专家委员会主委霍勇教授、执行主委方唯一教授、执委会主委向定成教授及国内专家们的鼎力支持，在此致以衷心的感谢！最后，本书难免存在一些不足和欠妥之处，真诚期待广大读者批评、指正。

石　蓓

遵义医科大学附属医院心血管病医院院长

中国医师协会心血管内科医师分会冠脉学组副组长

2021 年 6 月

目 录

第1章 急性冠脉综合征的诊断

学习要点

1. ACS 的定义及分类。
2. NSTE-ACS 的诊断及危险分层。
3. STEMI 的诊断及鉴别诊断。

冠状动脉粥样硬化性心脏病（coronary atherosclerotic heart disease）指冠状动脉（冠脉）发生粥样硬化引起管腔狭窄或闭塞，导致心肌缺血缺氧或坏死而引起的心脏病，简称冠心病（coronary heart disease，CHD），也称缺血性心脏病（ischaemic heart disease）。根据发病特点和治疗原则不同将其分为两大类：①慢性冠脉疾病；②急性冠脉综合征（acute coronary syndrome，ACS）。ACS 是一组由急性心肌缺血引起的临床综合征，主要包括不稳定型心绞痛（unstable angina，UA）、非 ST 段抬高型心肌梗死（non-ST-segment elevation myocardial infarction，NSTEMI）和 ST 段抬高型心肌梗死（ST-segment elevation myocardial infarction，STEMI）。动脉粥样硬化不稳定斑块破裂或糜烂导致冠脉内急性血栓形成，是大多数 ACS 发病的主要病理基础。据统计，目前心血管疾病已经成为我国居民死亡的首要原因。CHD 发病率及死亡率呈上升态势，农村已逐渐高于城市，其中以急性心肌梗死（acute myocardial infarction，AMI）尤为明显。因此，提高 ACS 救治水平，尤其广大基层地区的救治水平，是降低我国心血管疾病死亡率的关键。

第一节 不稳定型心绞痛和非 ST 段抬高型心肌梗死

一、定义

UA/NSTEMI 是由于动脉粥样斑块破裂或糜烂，伴有不同程度的表面血栓形成、血管痉挛及远端血管栓塞所导致的一组临床症状，合称为非 ST 段抬高型急性冠脉综合征（non-ST-segment elevation acute coronary syndrome，NSTE-ACS）。UA/NSTEMI 的病因和临床表现相似但程度不同，主要不同表现在缺血严重程度及是否导致心肌损害。

UA 没有 STEMI 的特征性心电图（electrocardiograph，ECG）动态演变的临床特点，根据临床表现可以分为以下 3 种（表 1-1）。

表 1-1 三种临床表现的不稳定型心绞痛

分类	临床表现
静息型心绞痛 (rest angina pectoris)	发作于休息时，持续时间通常 >20min
初发型心绞痛 (new-onset angina pectoris)	通常在首发症状 1~2 个月、很轻的体力活动可诱发（程度至少达 CCS Ⅲ 级）
恶化型心绞痛 (accelerated angina pectoris)	在相对稳定的劳力性心绞痛基础上心绞痛逐渐增强（疼痛更剧烈、时间更长或更频繁，按 CCS 分级至少增加 Ⅰ 级水平，程度至少 CCS Ⅲ 级）

二、病理机制

UA/NSTEMI 病理机制为不稳定粥样硬化斑块破裂或糜烂基础上血小板聚集、并发血栓形成、冠状动脉痉挛收缩、微血管栓塞导致急性或亚急性心肌供氧的减少和缺血加重。虽然也可因劳力负荷诱发，但劳力负荷中止后胸痛并不能缓解。其中，NSTEMI 常因心肌严重的持续性缺血导致心肌坏死，病理上出现灶性或心内膜下心肌坏死。

三、临床表现

1. 症状 UA 患者胸部不适的性质与典型的稳定型心绞痛相似，通常程度更重，持续时间更长，可达数十分钟，胸痛在休息时也可发生。以下临床表现有助于诊断 UA：诱发心绞痛的体力活动阈值突然或持久降低；心绞痛发生频率、严重程度和持续时间增加；出现静息或夜间心绞痛；胸痛放射至新的部位；发作时伴有新的相关症状，如出汗、恶心、呕吐、心悸或呼吸困难。常规休息或舌下含服硝酸甘油只能暂时甚至不能完全缓解症状。但症状不典型者也不少见，尤其是老年女性和糖尿病患者。

2. 体征 体检可发现一过性第三心音或第四心音，以及由于二尖瓣反流引起的一过性收缩期杂音，这些非特异性体征也可出现在稳定型心绞痛患者，但详细的体格检查可发现潜在加重心肌缺血的因素，并成为判断预后非常重要的依据。

四、实验室和辅助检查

1. 心电图 心电图不仅可帮助诊断，而且根据其异常的范围和严重程度可提示预后。症状发作时的心电图尤其有意义，与之前心电图对比，可提高诊断价值。大多数患者胸痛发作时有一过性 ST 段（抬高或压低）和 T 波（低平或倒置）改变，其中 ST 段的动态改变（≥0.1mV 的抬高或压低）是严重冠状动脉疾病的表现，可能会发生心肌梗死 (myocardial infarction，MI) 或猝死。例如：心电图表现为广泛导联中至少有 6 个导联的 ST 段压低和 2 个导联的 ST 段抬高的"6+2"现象，常提示左主干急性闭塞或多支血管病变。

通常上述心电图动态改变可随着心绞痛的缓解而完全或部分消失。若心电图改变持续 12h 以上，则提示 NSTEMI 的可能。若患者具有稳定型心绞痛的典型病史或 CHD 诊断明确（既往有 MI，冠状动脉造影提示狭窄或非侵入性试验阳性），即使没有心电图改变，也可以根据临床表现做出 UA 的诊断。

2. 连续心电监护　一过性急性心肌缺血并不一定表现为胸痛，出现胸痛症状前就可发生心肌缺血。连续的心电监测可发现无症状或心绞痛发作时的 ST 段改变。连续 24h 心电监测发现 85%～90% 的心肌缺血可不伴有心绞痛症状。

3. 冠状动脉造影　冠状动脉造影能提供详细的血管相关信息，可明确诊断、指导治疗并评价预后。在长期稳定型心绞痛基础上出现的 UA 患者常有多支冠状动脉病变，而新发作的静息心绞痛患者可能只有单支冠状动脉病变。在冠状动脉造影正常或无阻塞性病变的 UA 患者中，胸痛可能为冠状动脉痉挛、冠状动脉内血栓自发性溶解、微循环灌注障碍所致。

4. 血管腔内成像技术　血管腔内成像技术主要包括血管内超声（intravascular unltrasound，IVUS）和光学相干断层显像（optical coherence tomography，OCT），二者能够准确地提供斑块分布、性质、大小和是否有斑块破溃及血栓形成等影像信息。

5. 心脏标志物检查　心肌细胞损伤的生物标志物包括肌酸激酶（creatine kinase，CK）、肌酸激酶同工酶（creatine kinase isoenzyme，CK-MB）、肌红蛋白、心肌肌钙蛋白（cardiac troponin，cTn）I/T 以及高敏肌钙蛋白（high-sensitive cardiac troponin，hs-cTn）。根据《2020 ESC 非持续性 ST 段抬高型急性冠脉综合征管理指南》，推荐使用 hs-cTn 检测的 0h/1h 方案（最佳选择，在 0h 和 1h 抽血）或 0h/2h 方案（次佳选择，在 0h 和 2h 抽血），提高 NSTEMI 的诊断的敏感性和准确性。临床上 UA 的诊断主要依靠临床表现以及发作时心电图 ST-T 的动态改变，如 cTn 阳性意味该患者已发生少量心肌损伤，相比 cTn 阴性的患者其预后较差。

五、诊断与鉴别诊断

根据典型的心绞痛症状、典型的缺血性心电图改变（新发或一过性 ST 段压低 ≥0.1mV，或 T 波倒置 ≥0.2mV）以及心肌损伤标志物（cTnT、cTnI 或 CK-MB）测定，可以做出 UA/NSTEMI 诊断。冠脉造影仍是诊断 UA/NSTEMI 的重要方法，可以直接显示冠状动脉狭窄程度，对决定治疗策略有重要意义。诊断未明确而病情稳定的不典型患者，可以在出院前做负荷心电图或负荷超声心动图、核素心肌灌注显像、冠状动脉造影等检查。尽管 UA/NSTEMI 的发病机制类似 STEMI，但两者的治疗原则有所不同，因此需要鉴别诊断，见本章第二节。

六、危险分层

UA/NSTEMI 患者临床表现严重程度不一，主要是由于基础的冠状动脉粥样病变的严重程度和病变累及范围不同，同时形成急性血栓（进展至 STEMI）的危险性不同。为选择个体化的治疗方案，必须尽早进行危险分层。全球急性冠状动脉事件注册（global registry of acute coronary events，GRACE）风险模型纳入了年龄、充血性心力衰竭史、MI 史、静息时心率、收缩压、血清肌酐、心电图 ST 段偏离、心肌损伤标志物升高以及是否行血运重建等参数，GRACE 评分可用于 UA/NSTEMI 的风险评估（表 1-2）。

表 1-2　GRACE 评分

危险因素	分值	危险因素	分值
收缩压（mmHg）		肌酐（µmol/L）	
<80	63	0~34	2
80~99	58	35~37	5
100~119	47	71~105	8
120~139	37	106~141	11
140~159	26	141~176	14
160~199	11	177~353	23
≥200	0	≥400	31
年龄（岁）		心率（次／分）	
<40	0	<70	0
40~49	18	70~79	7
50~59	36	80~109	13
60~69	55	110~149	23
70~79	73	150~199	36
≥80	91	≥200	46
ST 段改变		入院时心搏骤停	
是	30	是	43
否	0	否	0
心肌标志物升高	14		
Killip 分级		满足以下其中一条即可评为极高危：	
Ⅰ 级	0	• 急性心力衰竭	
Ⅱ 级	21	• 致命性心律失常或心搏骤停	
Ⅲ 级	43	• 血流动力学不稳定或心源性休克	
Ⅳ 级	64	• 心肌梗死合并机械性并发症	
		• 药物治疗无效的反复发作或持续性胸痛	
		• 反复的 ST-T 动态改变，尤其是伴随间歇性 ST 段抬高	
危险级别			
低危组 ≤ 108 分		中危组 109~139 分	高危组 ≥140 分

根据《2020 ESC 非持续性 ST 段抬高型急性冠脉综合征管理指南》将 NSTE-ACS 分为极高危、高危以及低危三大类。其特点如下。

（1）极高危：①血流动力学不稳定；②心源性休克；③药物治疗后仍反复性／顽固性胸痛；④危及生命的心律失常；⑤合并机械并发症；⑥ NSTE-ACS 相关急性心力衰竭；⑦ 6 个导联 ST 段压低 >1mm 合并 aVR 和（或）V1 导联 ST 段抬高。针对这类患者需要立即介入治疗（<2h）。

（2）高危：①诊断 NSTEMI 成立；②新的连续的 ST-T 动态变化（伴或不伴症状）；③无 ST 段抬高或心源性休克的心搏骤停复苏；④ GRACE 评分 >140 分。对于这类患者应早期介入治疗（<24h）。

（3）低危：无极高危与高危的特点。可选择性介入治疗。

第二节　急性 ST 段抬高型心肌梗死

STEMI 是指急性心肌缺血性坏死，大多是在冠状动脉病变的基础上，发生冠状动脉血供急剧减少或中断，使相应的心肌严重而持久地急性缺血所致。通常原因为在冠状动脉不稳定斑块破裂、糜烂基础上继发血栓形成导致冠状动脉持续、完全闭塞。2019 年中国心血管健康与疾病报告揭示我国 AMI 死亡率呈快速上升趋势，农村地区死亡率超过城市水平，在 AMI 住院患者中，STEMI 占 86.0%。

一、病因和发病机制

STEMI 的基本病因是冠脉粥样硬化基础上一支或多支血管管腔急性闭塞，若持续时间达到 20～30min 或以上，即可发生 AMI。大量研究已证明，绝大多数 STEMI 是由于不稳定的粥样斑块破裂，继而出血和管腔内血栓形成，而使管腔闭塞。STEMI 可发生在频发心绞痛的患者，也可发生在原来并无症状者中。STEMI 后发生的严重心律失常、休克或心力衰竭，均可使冠状动脉灌流量进一步降低，心肌坏死范围扩大。

研究显示，14% 的 STEMI 患者行冠状动脉造影未见明显阻塞，被称之为冠状动脉非阻塞性心肌梗死（myocardial infarction with non-obstructive coronary arteries，MINOCA）。近年来日益受到临床关注，原因包括斑块破裂或斑块侵蚀、冠状动脉痉挛、冠状动脉血栓栓塞、自发性冠状动脉夹层、Takotsubo 心肌病（应激性心肌病），以及其他类型的 2 型 AMI（包括贫血、呼吸衰竭、低血压、休克、重度高血压、严重主动脉瓣疾病、心力衰竭、心肌病及药物毒素损伤等），这部分患者治疗策略与阻塞性冠状动脉疾病不同，应早期发现并根据不同病因给予个体化治疗。

二、病理

绝大多数 STEMI 患者冠状动脉内可见在粥样斑块的基础上有血栓形成，使管腔闭塞，但是由冠状动脉痉挛引起管腔闭塞者中，个别可无严重粥样硬化病变。此外，梗死的发生与原来冠状动脉受粥样硬化病变累及的血管数及其所造成管腔狭窄程度之间未必成平行关系。

1. 左前降支闭塞，引起左心室前壁、心尖部、下侧壁、前间隔和二尖瓣前乳头肌梗死。

2. 右冠状动脉闭塞，引起左心室膈面（右冠状动脉占优势时）、后间隔和右心室梗死，并可累及窦房结和房室结。

3. 左回旋支闭塞，引起左心室高侧壁、膈面（左冠状动脉占优势时）和左心房梗死，可能累及房室结。

4. 左主干闭塞，引起左心室广泛梗死。

冠状动脉闭塞后 20～30min，受其供血的心肌即有少数坏死，开始了 AMI 的病理过程。

1~2h 绝大部分心肌呈凝固性坏死，心肌间质充血、水肿，伴多量炎症细胞浸润。以后，坏死的心肌纤维逐渐溶解，形成肌溶灶，随后渐有肉芽组织形成。坏死组织 1~2 周后开始吸收，并逐渐纤维化，在 6~8 周形成瘢痕愈合，称为陈旧性心肌梗死。

三、临床表现

与梗死的面积大小、部位、冠状动脉侧支循环情况密切相关。

1. 先兆　部分患者在发病前数日有乏力，胸部不适，活动时心悸、气急、烦躁、心绞痛等前驱症状，其中以新发生心绞痛（初发型心绞痛）或原有心绞痛加重（恶化型心绞痛）为最突出。心绞痛发作较以往频繁、程度较剧、持续较久、硝酸甘油疗效差、诱发因素不明显。同时心电图示 ST 段一过性明显抬高（变异型心绞痛）或压低，T 波倒置或增高（"假性正常化"）。如及时住院处理，可使部分患者避免发生 MI。

2. 症状

（1）疼痛：是最先出现的症状，多发生于清晨，疼痛部位和性质与心绞痛相同，但诱因多不明显，且常发生于安静时，程度较重，持续时间较长，可达数小时或更长，休息和含服硝酸甘油片多不能缓解。患者常烦躁不安、出汗、恐惧、胸闷或有濒死感。少数患者无疼痛，一开始即表现为休克或急性心力衰竭。部分患者疼痛位于上腹部，被误认为胃穿孔、急性胰腺炎等急腹症；部分患者疼痛放射至下颌、颈部、背部上方，被误认为牙痛或骨关节痛。

（2）全身症状：有发热、心动过速、白细胞计数增高和红细胞沉降率增快等，由坏死物质被吸收所引起。一般在疼痛发生后 24~48h 出现，程度与梗死范围常呈正相关，体温一般在 38℃ 左右，很少达到 39℃，持续约 1 周。

（3）胃肠道症状：疼痛剧烈时常伴有频繁的恶心、呕吐和上腹胀痛，与迷走神经受坏死心肌刺激和心排血量降低、组织灌注不足等有关。肠胀气亦不少见。重症者可发生呃逆。

（4）心律失常：见于 75%~95% 的患者，多发生在起病 1~2d，而以 24h 内最多见，可伴乏力、头晕、晕厥等症状。各种心律失常中以室性心律失常最多，尤其是室性期前收缩，如室性期前收缩频发（每分钟 5 次以上），成对出现或呈短阵室性心动过速，多源性或落在前一心搏的易损期时（R-on-T），常为心室颤动（室颤）的先兆。室颤是 STEMI 早期，特别是入院前主要的死因。房室传导阻滞和束支传导阻滞也较多见，室上性心律失常则较少，多发生在心力衰竭者中。前壁 MI 如发生房室传导阻滞表明梗死范围广泛，情况严重。

（5）低血压和休克：疼痛期中血压下降常见，如疼痛缓解而收缩压仍低于 80mmHg，有烦躁不安、面色苍白、皮肤湿冷、脉细而快、大汗淋漓、尿量减少（<20ml/h）、神志迟钝甚至晕厥者，则为休克表现。休克多在起病后数小时至数日内发生，见于约 20% 的患者，主要是心源性，为心肌广泛（40% 以上）坏死，心排血量急剧下降所致，神经反射引起的周围血管扩张属次要，有些患者尚有血容量不足的因素参与。

（6）心力衰竭：主要是急性左心衰竭，可在起病最初几天内发生，或在疼痛、休克好转阶段出现，为梗死后心脏舒缩力显著减弱或不协调所致，发生率为 32%~48%。出现呼吸困难、咳嗽、发绀、烦躁等症状，严重者可发生肺水肿，随后可有颈静脉怒张、肝大、水肿等右心衰竭表现。右心室心肌梗死者可一开始即出现右心衰竭表现，伴血压下降。

根据有无心力衰竭表现及其相应的血流动力学改变严重程度，AMI 引起的心力衰竭按

Killip 分级法可分为：Ⅰ级，尚无明显心力衰竭；Ⅱ级，有左心衰竭，肺部啰音 <50% 肺野；Ⅲ级，有急性肺水肿，全肺大、小、干、湿啰音；Ⅳ级，有心源性休克等不同程度或阶段的血流动力学变化。

3. 体征

（1）心脏体征：心脏浊音界可正常也可轻度至中度增大。心率多增快，少数也可减慢。心尖区第一心音减弱，可出现第四心音（心房性）奔马律，少数有第三心音（心室性）奔马律。10%～20% 患者在起病第 2～3 天出现心包摩擦音，为反应性纤维性心包炎所致。心尖区可出现粗糙的收缩期杂音或伴收缩期中晚期喀喇音，为二尖瓣乳头肌功能失调或断裂所致，室间隔穿孔时可在胸骨左缘 3～4 肋间新出现粗糙的收缩期杂音伴震颤。可有各种心律失常。

（2）血压：除极早期血压可增高外，几乎所有患者都有血压降低。起病前有高血压者，血压可降至正常，且可能不再恢复到起病前水平。

（3）其他：可有与心律失常、休克或心力衰竭相关的其他体征。

四、实验室和其他检查

1. 心电图　见第 2 章。

2. 放射性核素检查　正电子发射计算机断层扫描（positron emission tomography，PET）可观察心肌的代谢变化，是目前唯一能直接评价心肌存活性的影像技术。单光子发射计算机断层显像（single photon emission computed tomography，SPECT）进行心电图门控的心血池显像，可用于评估室壁运动、室壁厚度和整体功能。

3. 超声心动图　二维和 M 型超声心动图也有助于了解心室壁的运动和左心室功能，诊断室壁瘤和乳头肌功能失调，检测心包积液及室间隔穿孔等并发症。

4. 实验室检查

（1）起病 24～48h 后白细胞可增至（10～20)×10^9/L，中性粒细胞增多，嗜酸性粒细胞减少或消失；红细胞沉降率增快；C 反应蛋白（C-reactive protein，CRP）增高，均可持续 1～3 周。

（2）血清心肌坏死标志物：cTn 是心肌坏死最特异和最敏感的首选心肌损伤标志物，通常在症状发生后 3～4h 后开始升高，11～48h 达峰值，7～14d 降至正常。肌酸激酶同工酶 CK-MB 在起病后 4h 内增高，16～24h 达高峰，3～4d 恢复正常，其增高的程度能较准确地反映梗死的范围，其高峰出现时间是否提前有助于判断溶栓治疗是否成功。肌红蛋白测定有助于 AMI 早期诊断，但特异性差。

五、诊断与鉴别诊断

根据典型的临床表现，特征性心电图改变及实验室检查发现，诊断本病并不困难。对老年患者，突然发生严重心律失常、休克、心力衰竭而原因未明，或突然发生较重而持久的胸闷或胸痛者，都应考虑本病的可能。宜先按 AMI 来处理，并短期内进行心电图、血清心肌坏死标志物测定等的动态观察以确定诊断。

鉴别诊断要考虑以下一些疾病。

1. **心绞痛**　鉴别要点见表 1-3。

表 1-3　心绞痛和急性心肌梗死的鉴别诊断要点

鉴别诊断项目	心绞痛	急性心肌梗死
疼痛		
部位	中下段胸骨后	相同，但可在较低位置或上腹部
性质	压榨性或窒息性	相似，但程度更剧烈
诱因	劳力、情绪激动、受寒、饱食等	不常有
时限	短，1~5min 或 15min 以内	长，数小时或 1~2d
频率	频繁	发作不频繁
硝酸甘油疗效	显著缓解	作用较差或无效
气喘或肺水肿	极少	可有
血压	升高或无显著改变	可降低，甚至发生休克
心包摩擦音	无	可有
坏死物吸收的表现：		
• 发热	无	常有
• 血白细胞增加（嗜酸性粒细胞减少）	无	常有
• 红细胞沉降率增快	无	常有
• 血清心肌坏死标志物升高	无	有
心电图变化	无变化或暂时性 ST 段和 T 波变化	有特征性和动态性变化

2. **主动脉夹层**　胸痛一开始即达高峰，常放射到背、肋、腹、腰和下肢，两上肢的血压和脉搏可有明显差别，可有主动脉瓣关闭不全的表现，偶有意识模糊和偏瘫等神经系统受损症状，但无血清心肌坏死标志物升高。二维超声心动图检查、X 线、胸主动脉 CT 血管造影（computed tomography angiography，CTA）或磁共振血管成像（magnetic resonance angiography，MRA）有助于诊断。

3. **急性肺动脉栓塞**　可发生胸痛、咯血、呼吸困难和休克。但有右心负荷急剧增加的表现如发绀、肺动脉瓣区第二心音亢进、颈静脉充盈、肝大、下肢水肿等。心电图示 I 导联 S 波加深，Ⅲ 导联 Q 波显著，T 波倒置，胸导联过渡区左移，右胸导联 T 波倒置等改变，可资鉴别。常有低氧血症，核素肺通气 - 灌注扫描异常，肺动脉 CTA 可检出肺动脉大分支血管的栓塞。AMI 和急性肺动脉栓塞时 D- 二聚体均可升高，鉴别诊断价值不大。

4. **急腹症**　急性胰腺炎、消化性溃疡穿孔、急性胆囊炎、胆石症等，均有上腹部疼痛，可能伴休克。仔细询问病史、体格检查、心电图检查、血清心肌酶和肌钙蛋白测定可协助鉴别。

5. **急性心包炎**　尤其是急性非特异性心包炎可有较剧烈而持久的心前区疼痛。但心包炎的疼痛与发热同时出现，呼吸和咳嗽时加重，早期即有心包摩擦音，后者和疼痛在心包腔出现渗液时均消失；全身症状一般不如 MI 严重；心电图除 aVR 外，其余导联均有 ST 段弓背向下的抬高，T 波倒置，无异常 Q 波出现。

六、并发症

1. **乳头肌功能失调或断裂（dysfunction or rupture of papillary muscle）**　总发生率可高达 50%。二尖瓣乳头肌因缺血、坏死等使收缩功能发生障碍，造成不同程度的二尖瓣脱垂并关闭不全，心尖区出现收缩中晚期喀喇音和吹风样收缩期杂音，第一心音可不减弱，可引起心力衰竭。轻症者可以恢复，其杂音可消失。乳头肌整体断裂极少见，多发生在二尖瓣后乳头肌，见于下壁 MI，心力衰竭明显，可迅速发生肺水肿在数日内死亡。

2. **心脏破裂（rupture of heart）**　少见，常在起病 1 周内出现，多为心室游离壁破裂，造成心包积血引起急性心脏压塞而猝死。偶为心室间隔破裂造成穿孔，在胸骨左缘第 3～4 肋间出现响亮的收缩期杂音，常伴有震颤，可引起心力衰竭和休克而在数日内死亡。心脏破裂也可为亚急性，患者能存活数个月。

3. **栓塞（embolism）**　发生率为 1%～6%，见于起病后 1～2 周，可为左心室附壁血栓脱落所致，引起脑、肾、脾或四肢等动脉栓塞。也可因下肢静脉血栓形成部分脱落所致，产生肺动脉栓塞，大块肺栓塞可导致猝死。

4. **心室壁瘤（cardiac aneurysm）**　也称室壁瘤，主要见于左心室，发生率为 5%～20%。体格检查可见左侧心界扩大，心脏搏动范围较广，可有收缩期杂音。瘤内发生附壁血栓时，心音减弱。心电图 ST 段持续抬高。超声心动图、放射性核素心脏血池显像以及左心室造影可见局部心缘突出，搏动减弱或有反常搏动。室壁瘤可导致心功能不全、栓塞和室性心律失常。

5. **心肌梗死后综合征（postmyocardial inforction，也称 Dressler's syndrome）**，发生率为 1%～5%，于 MI 后数周至数个月内出现，可反复发生。表现为心包炎、胸膜炎或肺炎，有发热、胸痛等症状，发病机制可能为自身免疫反应所致。

（葛均波　石　蓓　王　希）

第2章 急性冠脉综合征心电图的识别

学习要点

1. STEMI 和 NSTE-ACS 的心电图特征及早期识别。
2. 特殊类型心肌梗死的心电图特征。

第一节 概　　述

一、急性冠脉综合征病理过程与心电图的对应关系

　　心电图是临床应用广、性价比高和诊断价值较大的心脏无创性检查，也是诊断急性冠脉综合征（acute coronary syndrome，ACS）最重要的检查手段。ACS 主要包括不稳定型心绞痛（unstable angina，UA）、非 ST 段抬高型心肌梗死（non-ST-segment elevation myocardial infarction，NSTEMI）和 ST 段抬高型心肌梗死（ST-segment elevation myocardial infarction，STEMI）。其中 UA 和 NSTEMI 统称为非 ST 段抬高型急性冠脉综合征（non-ST-segment elevation acute coronary syndrome，NSTE-ACS）。在 ACS 发生过程中，由于受冠状动脉血管狭窄或闭塞的部位、直径、长度及其他干扰因素的影响，心电图变异较大。如冠状动脉完全闭塞时，通常认为是以红色血栓为主，心电图可出现 ST 段抬高；而冠状动脉部分闭塞时，则以白色血栓为主，表现为 ST 段压低或低平，伴 T 波倒置（图 2-1）。因此，掌握冠状动脉病变与心电图的对应关系对判断 ACS 病情严重程度及预后十分重要。

二、冠状动脉分支及其供血区域

　　1. 冠状动脉解剖　　冠状动脉是心脏供血的重要通道，开口于主动脉瓣上方，心脏射血时冠状动脉也会充盈从而给心肌细胞供血。一旦出现冠状动脉粥样硬化使心肌供血减少，就会导致心绞痛，如果出现血栓，就会发生 ACS。冠状动脉由左冠状动脉（left coronary artery，LCA）及右冠状动脉（right coronary artery，RCA）组成：左冠状动脉包括左主干（left main coronary artery，LM）、左前降支（left anterior descending branch，LAD）及左回旋支（left circumflex branch，LCX）（图 2-2）。

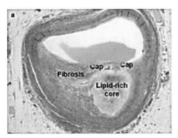
不稳定斑块
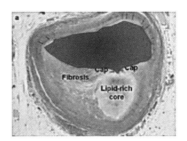

非闭塞性血栓（白色血栓）　　　　　　　　闭塞性血栓（红色血栓）

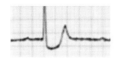
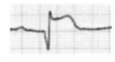

ST 段压低和（或）T 波倒置　　　　　　　　　　ST 段抬高

| 不稳定型心绞痛
（UA） | 非 ST 段抬高型心肌梗死
（NSTEMI） | ST 段抬高型心肌梗死
（STEMI） |

图 2-1　ACS 病理改变的差异对心电图的影响

fibrosis. 纤维化；Lipid-rich core. 脂质核；cap. 纤维帽

左冠状动脉（LCA）
　左主干（LM）
　左前降支（LAD）
　对角支（D）
　间隔支（S）
　左回旋支（LCX）
　钝缘支（OM）
右冠状动脉（RCA）
　圆锥支（CA）
　窦房结支（SANA）
　右室支（PL）
　锐缘支（AM）
　房室结支（AVN）
　后降支（PDA）

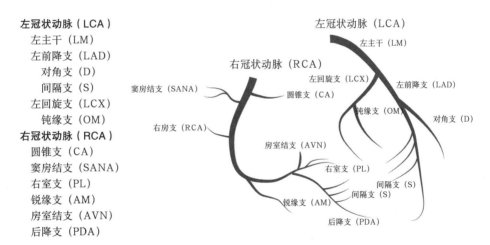

图 2-2　冠状动脉各分支解剖结构

2. 冠状动脉不同分支供血区域　冠脉不同分支供血区域如下（表 2-1）。

表 2-1　冠状动脉不同分支供血区域

冠状动脉	心脏部位
左前降支（LAD）	左心室前壁、心尖部、下侧壁、前间隔、二尖瓣前乳头肌
左回旋支（LCX）	左心室高侧壁、左心房、房室结
右冠状动脉（RCA）	左心室膈面、后间隔、右心室、窦房结和房室结
左主干（LM）	左心室广泛区

三、心电图对心肌梗死的定位诊断

由于发生心肌梗死的部位多与相应的冠状动脉发生闭塞相关，因此，根据心电图确定的梗死部位可大致确定与梗死相关的病变血管（表 2-2）。

表 2-2　心室位置与冠状动脉供血区域及心电图导联对应关系

心脏壁	血管	相应导联
间隔	左前降支	V1、V2
前壁	左前降支	I、aVL、V2、V3、V4
侧壁	左前降支或左回旋支	I、aVL、V5、V6
广泛前壁	左前降支	V1~V5
后壁	右冠状动脉或左回旋支	V7、V8、V9
下壁	右冠状动脉或左回旋支	II、III、aVF
右心室	右冠状动脉	V3R、V4R

第二节　急性 ST 段抬高型心肌梗死心电图特征

一、STEMI 心电图特征性改变

1. ST 段抬高呈弓背向上型，在面向坏死区周围心肌损伤区的导联上出现。
2. 宽而深的 Q 波（病理性 Q 波），在面向透壁心肌坏死区的导联上出现。
3. T 波倒置，在面向损伤区周围心肌缺血区的导联上出现。

二、STEMI 心电图的演变

STEMI 发生后，心电图的变化随着心肌缺血、损伤、坏死的发展和恢复而呈现一定的变化规律。由心电图演变过程可分为超急性期、急性期、亚急性期及陈旧期（图 2-3）。

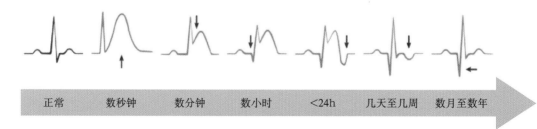

| 正常 | 数秒钟 | 数分钟 | 数小时 | <24h | 几天至几周 | 数月至数年 |

图 2-3　心肌梗死心电图的演变

1. 超急性期（超急性损伤期）　STEMI 发病数分钟后，首先出现短暂的心内膜下心肌缺血，心电图产生高耸的 T 波，之后迅速出现 ST 段上斜型或弓背向上型抬高，并与高大直立的 T 波相连。

2. 急性期　此期开始于梗死后数小时，可持续到数周。ST 段呈弓背向上抬高，抬高显著者可形成单向曲线，继而逐渐下降；心肌坏死导致面向坏死区导联的 R 波振幅降低或消失，并出现异常 Q 波或 QS 波；T 波由直立开始倒置，并逐渐加深。

3. 近期（亚急性期）　此期出现于数周，抬高的 ST 段恢复至基线，缺血型 T 波逐渐变浅，异常 Q 波持续存在。

4. 陈旧期　常出现在发病数月后，ST 段及 T 波恢复正常或 T 波持续倒置、低平，残留异常 Q 波。

三、心电图预测心肌梗死相关血管

STEMI 患者中梗死相关动脉以 LAD 最常见占 44%～56%，其次是 RCA 占 27%～39%，LCX 约占 17%，左主干较少见。

1. 左主干病变　当发生左主干急性闭塞或次全闭塞时，心电图会出现"6+2"现象，即 I、II、aVF 和 V4～V6 等 6 个导联 ST 段压低，同时 aVR 和 V1 两个导联 ST 段抬高（阳性预测值 62%，阴性预测值 78%）。所有 ST 段改变振幅之和 ≥18mm（敏感性 90%）（图 2-4）。

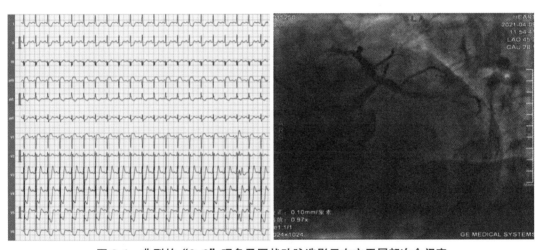

图 2-4　典型的"6+2"现象及冠状动脉造影示左主干尾部次全闭塞

2. 前降支病变　前降支闭塞时 ST 段抬高最常见于 V2 导联，敏感度 91%～99%，其他导联按照出现的频率由高到低依次为 V3、V4、V5、aVL、V1 和 V6。V2 和 V3 导联 ST 段抬高幅度最为显著。

（1）前降支近段闭塞心电图特点：心电图表现为以下四种情况时，对诊断前降支近段闭塞具有很高的特异性。① aVR 导联 ST 抬高（敏感度 43%，特异性 95%）；②侧壁导联既往存在的 Q 波消失（敏感度 42%，特异性 84%）；③ V5 导联 ST 段压低（敏感度 17%，特异性 98%）；④新发右束支阻滞（敏感度 14%，特异性 100%）（图 2-5）。

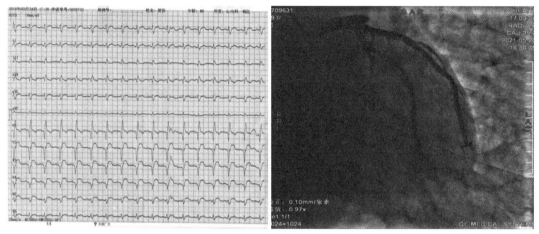

图 2-5　急性广泛前壁心肌梗死伴右束支阻滞及冠脉造影示前降支近段闭塞

（2）前降支远段闭塞心电图特点：前降支远段闭塞心电图通常表现为 V2、V3 导联 ST 段轻 - 中度抬高（<3.2mm）；V4~V6 导联新出现 Q 波及 V2 导联 R 波振幅增加在前降支远端闭塞患者中也很常见；前壁心肌梗死通常不伴下壁导联 ST 段压低，若合并下壁导联 ST 段压低，压低幅度也远小于前降支近段闭塞（图 2-6，图 2-7）。

如果心电图出现"墓碑"样改变，提示前降支开口闭塞，病情凶险，预后差。心电图特点如下：① ST 段呈凸面向上迅速抬高，ST 段抬高振幅 >8~16mm，凸起 ST 段顶峰高于前面 R 波；② r 波矮小且时限 <40ms；③至少一个导联 Q 波巨大；④ T 波直立，升支与 ST 段融合（图 2-8）。

3. 右冠状动脉病变　下壁心肌梗死患者中右冠状动脉闭塞占 80%~90%，其余为回旋支闭塞。以下两种心电图表现高度提示右冠状动脉闭塞：Ⅲ 导联 ST 段抬高幅度超过 Ⅱ 导联；aVL 导联 ST 段压低幅度超过 Ⅰ 导联。

（1）右冠状动脉近段闭塞：当 V3 导联 ST 段压低幅度与 Ⅲ 导联 ST 段抬高幅度之比（V3/Ⅲ）<0.5，V1 导联 ST 段抬高，考虑右冠状动脉近段闭塞（敏感度 91%，特异性 91%）（图 2-9）。

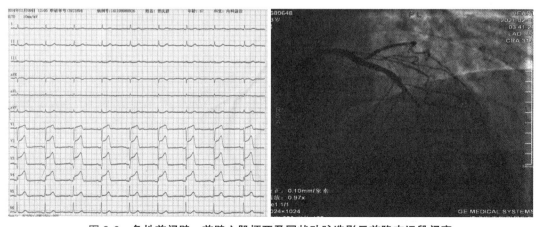

图 2-6　急性前间壁、前壁心肌梗死及冠状动脉造影示前降支远段闭塞

```
┌─────────────────────────────┐
│      ST 段 V1~V5 导联抬高      │
└─────────────────────────────┘
              ↓
       ┌─────────────┐
       │   LAD 闭塞    │
       └─────────────┘
              ↓
┌─────────────────────────────────────────────────┐
│            分析 Ⅱ、Ⅲ、aVF 导联 ST 段               │
└─────────────────────────────────────────────────┘
     ↓                    ↓                    ↓
```

ST 段在 Ⅱ、Ⅲ、aVF 导联≥2.5mm	• aVR 导联 ST 段抬高 • V1 导联 ST 段抬高 >2.0mm • Ⅱ、Ⅲ、aVF 导联 ST 段压低 • 伴 RBBB	Ⅱ、Ⅲ、aVF 导联的 ST 段在基线
D1 近端闭塞		D1 远端闭塞

S1 近端闭塞

图 2-7　不同导联心电图改变对前降支闭塞位置的判读

注：LAD：左前降支；D1：对角支；S1：间隔支；RBBB：右束支阻滞

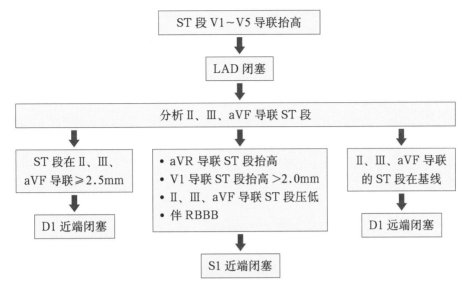

图 2-8　急性广泛前壁心肌梗死，ST 段呈"墓碑"样抬高及造影示前降支开口闭塞

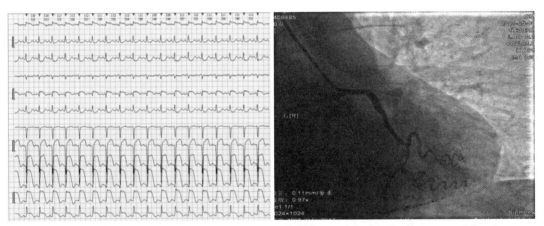

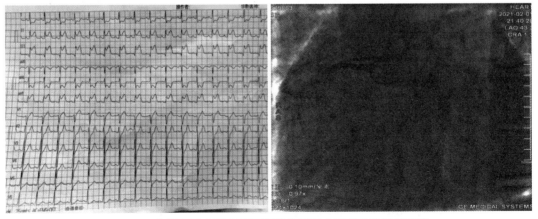

图 2-9　急性下壁心肌梗死及冠脉造影示右冠状动脉近段闭塞

（2）右冠状动脉远段闭塞：当 V3 导联 ST 段压低幅度与 Ⅲ 导联 ST 段抬高幅度之比在 $0.5 \leqslant V3/Ⅲ \leqslant 1.2$ 之间，且合并 V1~V3 导联 ST 段压低，考虑为右冠状动脉远段闭塞（图 2-10）。

　　4. 回旋支病变　回旋支解剖变异很大，而且仅支配较小的心室面积，回旋支闭塞时仅有不足 50% 患者标准 12 导联心电图表现 ST 段抬高，最常见于 Ⅱ、Ⅲ、aVF 导联，其次 V5、V6 和 aVL 导联。1/3 患者表现为单纯 ST 段压低，V1 和 V2 导联 ST 段压低比较敏感。另外 1/3 患者 12 导联心电图无任何变化。18 导联心电图中 V7~V9 导联 ST 段抬高和 V4R 导联 ST 段压低，很可能是回旋支闭塞（图 2-11）。

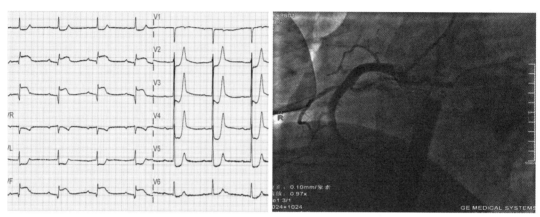

图 2-10　急性下壁心肌梗死及冠状动脉造影示右冠状动脉远段闭塞

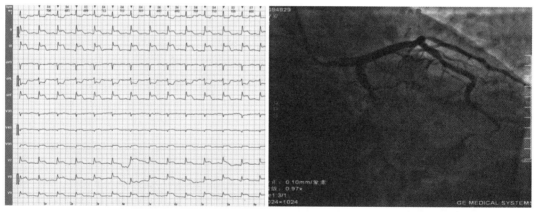

图 2-11　急性下壁、后壁心肌梗死及冠状动脉造影示回旋支闭塞

四、非心肌梗死性 ST 段抬高的心电图鉴别

　　各种疾病引起心肌复极异常均可以表现为心电图上 ST-T 改变，在此必须紧密结合临床资料进行鉴别诊断。

　　1. 急性心包炎　急性心包炎是心包膜脏层和壁层的急性炎症性疾病，一般病程 <6 周。临床上以胸痛、心包摩擦音、心包渗液及心电图改变为特征。

急性心包炎心电图表现：①除 aVR 导联外，广泛性 ST 段抬高为急性心包炎特征性心电图改变。ST 段抬高呈斜直形或弓形，凹面向上，一般不超过 0.4～0.5mV。②除 aVR 和 V1 导联外，其他所有导联 PR 段均呈下移，当包膜下心房肌受损时 aVR 导联 PR 段可抬高（图 2-12）。

　　2. 急性肺栓塞　急性肺动脉栓塞简称肺栓塞，是指内源性或外源性栓子阻塞肺动脉或者其分支引起肺循环和右心功能障碍的一组疾病或临床综合征。

　　肺栓塞心电图特征：①窦性心动过速；② ST-T 改变；③ SIQ Ⅲ T Ⅲ 及心电轴右偏；④右束支传导阻滞；⑤ aVR 导联 R 波振幅增高伴 ST 段抬高；⑥房性心律失常；⑦肺型 P 波；⑧右心室高电压及明显顺钟向转位（图 2-13）。

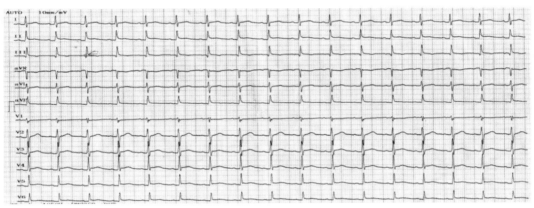

图 2-12　急性心包炎的心电图改变

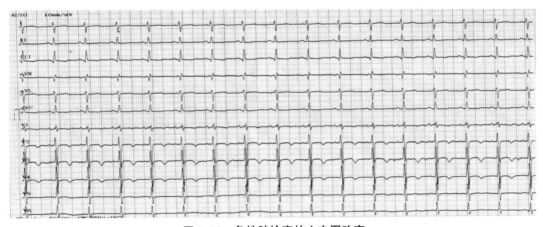

图 2-13　急性肺栓塞的心电图改变

　　3. Brugada 综合征　Brugada 综合征心电图表现：① V1～V3 导联 ST 段抬高，呈下斜形或马鞍形，两种形态可单独或混合出现；② V1、V2 导联多为下斜形，V3 导联呈鞍形抬高，伴或不伴类右束支阻滞（图 2-14）。

　　4. 心尖肥厚型心肌病　心尖肥厚型心肌病心电图表现：V3～V5 导联呈巨大倒置 T 波，深而略不对称，常伴同导联高振幅的 R 波及 ST 段明显下移，ST-T 波多无动态演变（图 2-15）。

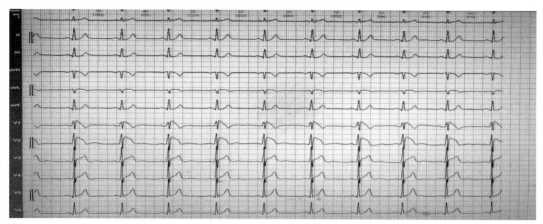

图 2-14　Brugada 综合征的心电图改变

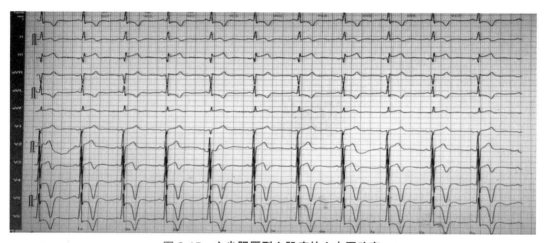

图 2-15　心尖肥厚型心肌病的心电图改变

第三节　非 ST 段抬高型急性冠脉综合征心电图特征

非 ST 段抬高型急性冠脉综合征（NSTE-ACS）根据心肌损伤标记物（主要为高敏肌钙蛋白）测定结果分为非 ST 段抬高型心肌梗死（NSTEMI）和不稳定型心绞痛（UA）。NSTEMI 和 UA 的发病机制和临床表现相似，但严重程度不同。其区别主要在于心肌缺血是否导致心肌损伤。

一、UA 心电图表现

UA 患者常有较严重的冠状动脉粥样硬化病变，固定性狭窄超过 70%。UA 没有 STEMI 特征性心电图动态演变的特点，静息时心电图多为正常。发作时，心电图表现为 ST 段水平或下斜型下降；有时仅表现为直立 T 波变为倒置；ST 段水平下降同时伴有 T 波倒置，为严重的心肌缺血表现。

通常上述心电图改变可随着胸痛的缓解而消失（图 2-16）。若心电图改变持续 12h 以上，且出现高敏肌钙蛋白增高 3 倍以上，并均有动态演变，则提示发生了 NSTEMI。

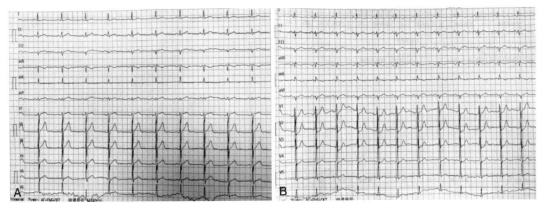

图 2-16　不稳定型心绞痛患者静息及发作时心电图改变

A. 静息心电图；B. 发作时心电图

二、NSTEMI 心电图表现

急性非 ST 段抬高型心肌梗死又称心内膜下心肌梗死，心电图主要表现为 ST 段压低：当发生下壁心内膜下心肌梗死时，Ⅱ、Ⅲ、aVF 导联 ST 段压低；当发生前壁心内膜下心肌梗死时，V2~V4 导联可以出现 ST 段压低。ST 段压低的变化规律是发病开始 ST 段突然压低，然后回升到基线。患者还可以出现 T 波的改变，在 ST 段显著压低的导联上，T 波可以由直立转为倒置并逐渐加深，呈冠状 T 波样改变。

1. ST 段压低　当发生心肌损伤时，ST 向量从正常心肌指向损伤心肌。心内膜下心肌损伤时，ST 向量背离心外膜面指向心内膜，使位于心外膜面的导联出现 ST 段压低（图 2-17）。

2. T 波倒置　在发生心肌损伤时，心外膜动作电位时程比正常时明显延长，从而引起心肌复极顺序的逆转，即心内膜开始先复极，膜外电位仍呈相对的负极，于是出现与正常方向相反的 T 波向量。此时面向缺血区的导联记录出倒置的 T 波（图 2-18）。

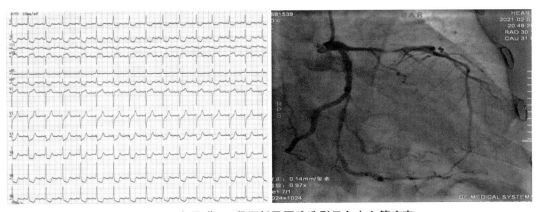

图 2-17　多导联 ST 段压低及冠脉造影示多支血管病变

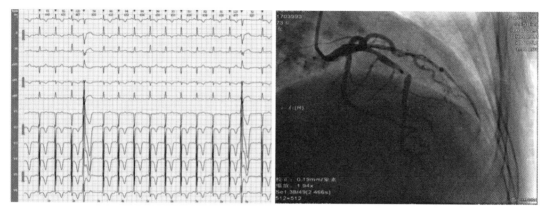

图 2-18　V2~V6 导联冠状 T 波及冠状动脉造影示前降支中段闭塞

第四节　特殊类型心肌梗死心电图特征

一、De Winter 综合征

De Winter 综合征心电图特征：① V1~V6 导联 ST 段下移≥1mm，T 波高尖并对称；② aVR 导联 J 点抬高 2mm，下壁导联 ST 段压低。当急性胸痛患者心电图提示 De Winter 综合征时，应该考虑左前降支次全闭塞或完全闭塞伴侧支循环形成（图 2-19）。

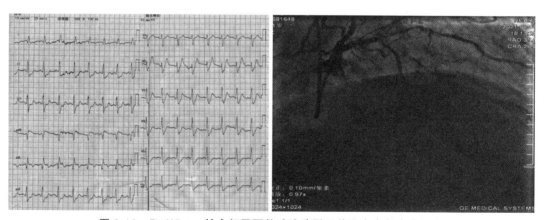

图 2-19　De Winter 综合征及冠状动脉造影示前降支中段次全闭塞

二、Wellens 综合征

Wellens 综合征又称为左前降支 T 波综合征，是急性冠脉综合征的特殊情况。患者心电图可以表现为 V2~V3 导联 ST 段在等位线或轻度抬高（<0.1mV），呈凹面型或水平型。在胸痛消失期间，心电图 V2~V3 导联 T 波呈对称性倒置或双向（图 2-20）。

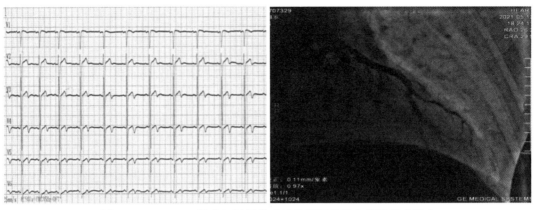

图 2-20　Wellens 综合征及冠状动脉造影示前降支近段高度狭窄

三、急性心肌梗死合并束支阻滞

1.**急性心肌梗死合并右束支阻滞**　右束支长约 5cm，其近段由室间隔前动脉和房室结动脉供血，中段和远段主要由室间隔前动脉供血。室间隔前动脉和房室结动脉由第一间隔支水平发出。所以一旦发生急性心肌梗死伴右束支阻滞，常为左前降支近段或第一间隔支水平段闭塞。

急性心肌梗死合并右束支阻滞心电图特点：V1、V2 右束支阻滞的心电图特征有所改变，由 rsR′型变为 qR 或 QR 型，起始 R 波消失，由前间壁心肌梗死所致。I、aVL、V5、V6 原有的 q 波减小或消失，右束支阻滞的宽顿 S 波仍存在（图 2-21）。

2.**急性心肌梗死合并左束支阻滞**　① ST 段抬高：在 QRS 波群为正向的导联，ST 段抬高≥1mm；在 V1~V3 导联，ST 段压低≥1mm；在 QRS 波群为负向的导联，ST 段抬高≥5mm。② T 波演变：以 S 波为主导联，T 波由直立转为正负双向、倒置；以 R 波为主导联，T 波由倒置转为负正双向、直立（图 2-22）。

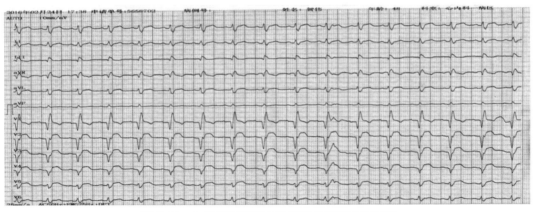

图 2-21　急性广泛前壁心肌梗死合并右束支阻滞

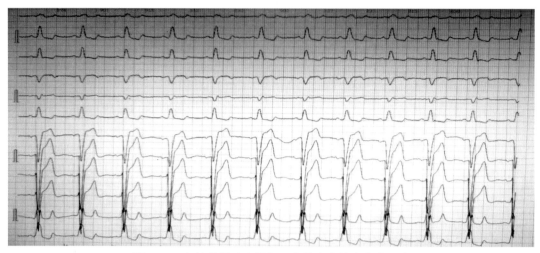

图 2-22　急性前间壁心肌梗死合并完全性左束支阻滞

（石　蓓　马　帅）

第3章 高敏肌钙蛋白在非 ST 段抬高型急性冠脉综合征中的应用

学习要点

1. hs-cTn 检测优势及推荐。
2. hs-cTn 检测的"排除"和"纳入"方案。
3. hs-cTn 复查方案推荐。

如何早期诊断急性冠脉综合征（acute coronary syndrome，ACS）并及时治疗是临床医师面临的挑战。在广大基层医院，非 ST 段抬高型急性冠脉综合征（non-ST-segment elevation acute coronary syndrome，NSTE-ACS）由于缺乏特征性心电图改变，临床上常常会出现漏诊或误诊，进而延误诊断而使患者错过了最佳救治时间。心肌肌钙蛋白(cardiac troponin，cTn)，尤其是高敏肌钙蛋白（high-sensitive cardiac troponin，hs-cTn）是心肌损伤时特异性最高和敏感性最好的标志物，是目前临床上诊断 NSTE-ACS 的关键指标。因此，了解和掌握 cTn 检测的临床意义及合理规范应用 hs-cTn，有助于提高基层医院对 NSTE-ACS 患者的早期诊断和救治水平。

一、心脏标志物种类及发展历史

心脏标志物是心肌细胞损伤后，细胞膜的完整性和通透性改变，细胞内的物质进入血液循环，并可在血液循环中检测到的物质被称为心脏标志物。

自 1954 年，LaDue JS 等首次使用天冬氨酸转氨酶（aspartate transaminas，AST）诊断急性心肌梗死（acute myocardial infarction，AMI）后，发现了多种反映心肌损伤的标志物，包括乳酸脱氢酶（lactate dehydrogenase，LDH）、肌酸激酶（creatine kinase，CK）、肌酸激酶同工酶（creatine kinase isoenzymes，CK-MB）及肌球蛋白（myoglobin，Mb）等。然而，上述心脏标志物诊断心肌梗死缺乏特异性。

1965 年，Ebashi S 首次发现一种新的蛋白质成分即心肌肌钙蛋白（cTn）。1987 年，英国 Cummins 等报告采用 cTn 诊断 AMI 具有很好的敏感性和特异性。临床实践证实了 cTn 是比肌酸激酶（CK）、肌酸激酶同工酶（CK-MB）和肌红蛋白更敏感和更特异的心肌损伤生物标志物。如果临床症状与心肌缺血同时存在，cTn 动态升高超过参考值上限值的 99 百分位值，则提示出现心肌梗死，患者的 cTn 水平在症状发作后迅速升高，并且在一段时间（通常为数天）内持续升高。因此，cTn 逐渐成为诊断 ACS 的重要手段（图 3-1）。

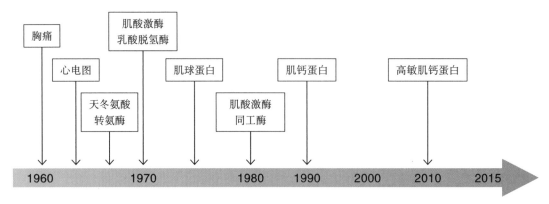

图 3-1　心肌损伤标志物诊断急性心肌梗死的历史进程

二、心肌肌钙蛋白（cTn）的种类及检测

cTn 是肌肉收缩的调节蛋白，包括心肌肌钙蛋白 I（cardiac troponin I，cTnI）、心肌肌钙蛋白 T（cardiac troponin T，cTnT）和心肌肌钙蛋白 C（cardiac troponin C，cTnC）3 种组分，各自特征如表 3-1。

表 3-1　心肌肌钙蛋白的结构和生物学特性

组分	作用	分子量	心肌与骨骼肌结构差异	特异性
cTnI	肌动蛋白抑制亚基	21 000	40%	特异性更好
cTnT	原肌球蛋白结合亚基	37 000	6%~11%	有一定的特异性
cTnC	Ca^{2+} 结合亚基	18 000	相同	无特异性

注：cTnI. 心肌肌钙蛋白 I；cTnT. 心肌肌钙蛋白 T；cTnC. 心肌肌钙蛋白 C

cTn 的检测较早采用放射及酶联免疫法，随后 cTn 检测经历三代的改进。第一代：采用生物素 - 抗 -Tn 捕获性 M7 抗体为捕捉抗体，1B10 为标志过氧化物酶抗体检测，界值为 0.18 μg/ml，该方法具有较高的敏感性，但时间长（约 90min），且有假阳性；第二代：1997 年，Katus 采用 1B10 亲和力更高的 M11.7 抗体为标志抗体取代了第一代中抗体 1B10，界值为 0.012 μg/ml，特异性提高，时间缩短到 45min；目前采用的是第三代检测，即电化学发光法，采用该方法检测 cTn，具有更高的敏感性，可以精确到 0.003ng/ml，称之为高敏肌钙蛋白（hs-cTn），使用这种高敏感性测定方法，在症状发作后 1h 内即可检测血液中 hs-cTn 的升高，多中心大型研究的数据一致表明，hs-cTn 检测比传统检测方法提高了在心肌梗死症状出现时的诊断准确性，特别是胸痛发作早期的患者，因此，目前临床上多采用 hs-cTn 作为 ACS，尤其是 NSTEM-ACS 的最重要的诊断指标。

三、高敏肌钙蛋白（hs-cTn）升高的疾病

hs-cTn 检测是早期诊断心肌梗死的重要手段。然而，hs-cTn 升高，尚可见于多种其他多种疾病（表 3-2），但往往升高幅度有限，且不具备心肌梗死的动态变化。

表 3-2　除 1 型急性心肌梗死外与心肌细胞损伤相关的疾病

疾 病 类 型
心律失常
心力衰竭
高血压急症
严重疾病（如休克、败血症、烧伤）
心肌炎
Takotsubo 综合征
瓣膜性心脏病（如主动脉瓣狭窄）
主动脉夹层
肺部疾病（如肺栓塞、肺动脉高压）
肾功能不全和相关的心脏病
急性中枢神经系统事件（如脑卒中或蛛网膜下腔出血）
心脏挫伤或心脏手术（冠状动脉旁路移植术、PCI、消融、起搏、心脏复律或心内科活检）
甲状腺功能减退或亢进
侵入性疾病（如淀粉样变性、血色素沉着病、结节病、硬皮病）
心肌毒性药物或中毒（如多柔比星、氟尿嘧啶、赫赛汀、蛇毒）
极限耐力
横纹肌溶解

注：PCI. 经皮冠状动脉介入术

四、高敏肌钙蛋白（hs-cTn）检测优势及推荐

《2020 ESC 非持续性 ST 段抬高型急性冠脉综合征管理指南》推荐：所有疑似 NSTE-ACS 的患者都必须测定心肌细胞损伤的生物标志物，首选 hs-cTn。NSTE-ACS 包括非 ST 段抬高型心肌梗死（non-ST-segment elevation myocardial infarction，NSTEMI）和不稳定型心绞痛（unstable angina，UA）。UA 尚未发生急性心肌细胞损伤或坏死，使用 hs-cTn 检测，UA 的检出能力下降；相反，NSTEMI 发生了心肌损失或坏死，使用 hs-cTn 检测，NSTEMI 的检出能力增加，特别是胸痛发作早期的患者，可以执行较为快速的"纳入"和"排除"标准进行分诊。与传统的 cTn 检测相比，hs-cTn 检测具有以下优势（表 3-3）。

hs-cTn 检测的另一个重要优势在于：能精确区分"正常"和"轻度升高"之间的临床意义。即当 cTn 水平轻度升高时，hs-cTn 检测能明确是正常或病理性改变，而传统检测不具这一特点。但当 cTn 水平显著升高时，二者具有相同的临床价值（图 3-2）。

表 3-3　高敏肌钙蛋白检测的优势

优　势
急性心肌梗死阴性预测值更高
诊断 1 型心肌梗死的能力绝对值增加 4%，相对值增加 20%
2 型心肌梗死的诊断能力增加 2 倍
高敏肌钙蛋白水平越高，心肌梗死的可能性越大
高敏肌钙蛋白水平可区分急性与慢性心肌损伤（变化越明显，发生急性心肌梗死的可能性越大）
减少"肌钙蛋白 - 盲区"空间，更早检测出急性心肌梗死

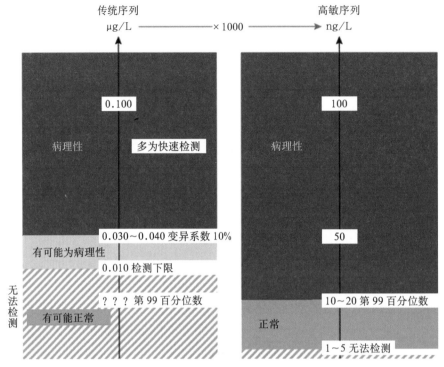

图 3-2　高敏肌钙蛋白的价值

五、高敏肌钙蛋白（hs-cTn）检测的"排除"和"纳入"方案

所有可疑 ACS，根据 hs-cTn 检测结果分为 3 类：①排除；②观察；③纳入（图 3-3）。

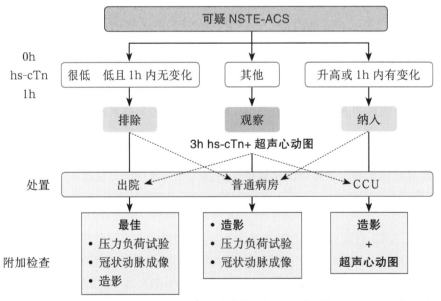

图 3-3　可疑非 ST 段抬高急性冠脉综合征患者高敏肌钙蛋白检测的 0h/1h "排除" 和 "纳入" 方案

hs-cTn. 高敏肌钙蛋白；CCU. 心脏重症监护室；NSTE-ACS. 非 ST 段抬高型急性冠脉综合征

不同类型的患者，其处置不同。需要强调以下 5 个方面：① hs-cTn 检测需与临床和心电图结果结合使用，以尽早识别出不同类型的 ACS 患者；②即使排除了 AMI，也需根据临床评估确定是否需要非侵入性或侵入性影像学检查；③即使排除 AMI，对于高风险的 UA 患者，仍推荐行有创冠脉造影；④相反，对于低至中危风险的 UA 的患者，推荐进行无创检查；⑤如果已经明确了其他诊断的患者则无须再进行这些检查。

六、高敏肌钙蛋白检测复查方案推荐和临床决策

心肌损伤后，血清 hs-cTn 水平的变化是一个动态过程。例如极早期（<1h）的心肌损伤，hs-cTn 检测可能为阴性结果。因此，对于 hs-cTn 检测阴性的结果，需要复查。关于 hs-cTn 的复查方案，至今经历了 3 个方案，依次为 0h/3h 方案、0h/2h 方案及 0h/1h 方案。

目前，《2020 ESC 非持续性 ST 段抬高型急性冠脉综合征管理指南》推荐：0h/1h 为最佳方案（0h 和 1h 抽血），0h/2h 方案为次佳方案（0h 和 2h 抽血），而 0h/3h 方案可作为替代方案。理由如下：首先，hs-cTn 是连续性变量，诊断 AMI 的概率随着 hs-cTn 水平升高而增加。其次，早期 1h 或 2h 内 hs-cTn 水平的绝对变化可用于 3h 或 6h 的替代指标，并为评估提供参考价值。以上方案应始终与详细的临床评估和 12 导联心电图相结合，在持续或反复胸痛的情况下必须重复采血。

优化 hs-cTn 复查方案，合理指导临床决策，以早期识别和处理 NSTE-ACS，进而改善患者预后，0h/1h 复查方案指导临床决策的流程如图 3-4。

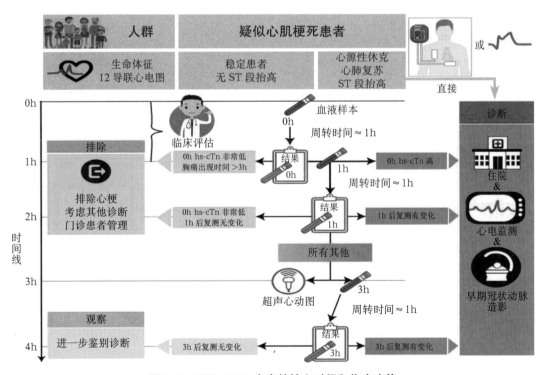

图 3-4　ESC 0h/1h 方案的抽血时间和临床决策

hs-cTn. 高敏肌钙蛋白

（王正龙　石　蓓）

第4章　急性冠脉综合征治疗策略选择

学习要点

1. NSTE-ACS 的风险评估与治疗策略的选择。
2. STEMI 治疗策略的选择。

急性冠脉综合征（acute coronary syndromes, ACS）是指冠状动脉内不稳定粥样硬化斑块破裂或糜烂继发新鲜血栓形成所导致的心脏急性缺血综合征，涵盖了 ST 段抬高型心肌梗死（ST-segment elevation myocardial infarction, STEMI）、非 ST 段抬高型心肌梗死（non-ST elevation myocardial infarction, NSTEMI）和不稳定型心绞痛（unstable angina, UA），其中 NSTEMI 与 UA 合称非 ST 段抬高型急性冠脉综合征（non-ST-segment elevation acute coronary syndrome, NSTE-ACS）。ACS 患者病情复杂、进展和变化较快，需要及时诊断和进行严格的风险评估以进行及时、有效的干预。

第一节　NSTE-ACS 风险评估、危险分层及再灌注策略

NSTE-ACS 是具有潜在危险的严重疾病，其临床表现严重程度不一，治疗策略也有不同。风险评估及危险分层是 NSTE-ACS 个体化治疗策略选择的依据。

一、NSTE-ACS 风险评估

风险评估包括心电图、缺血风险评估、出血风险评估及生物标志物等。

1. 心电图　《2020 ESC 非持续性 ST 段抬高型急性冠脉综合征管理指南》指出心电图可作为预测 NSTE-ACS 风险的有效手段（表 4-1）。

2. 缺血风险评估　由于 NSTE-ACS 患者的临床表现轻重不一，预后差异极大，应进行早期缺血风险评估，明确诊断和识别高危患者，采取针对性治疗策略，对降低心血管不良事件，改善临床预后有重要意义。对 NSTE-ACS 缺血风险评估，目前常用工具包括全球急性冠状动脉事件注册（global registry of acute coronary events, GRACE）风险评分、心肌梗死溶栓治疗临床试验（thrombolysis in myocardial infarction, TIMI）风险评分和心电监测。

表 4-1　非 ST 段抬高急性冠脉综合征患者心电图预测指标

心电图模式	标准	意义	图形
正常心电图	—	无	所有导联
独立的 T 波倒置	≥5 个导联 T 波倒置 >1mm（Ⅰ、Ⅱ、aVL、V2~V6 导联）	仅轻度的预后不良	Ⅰ、Ⅱ、aVL 或 V2~V6 所有导联
ST 段压低	V2 和 V3 导联 J 点下移 ≥0.05mm，或其他导联 J 点下移 ≥1mm，且紧随其后的 ≥1 个导联的 ST 段水平或下倾斜下移 ≥0.08s（aVR 除外）	严重的心肌缺血	所有导联 所有导联
一过性 ST 段抬高	男性：≥2 个连续导联 ST 段抬高 ≥0.25mV（<40 岁）或 ≥2mm（≥40 岁）；女性：V2~V3 导联 ST 段抬高 ≥0.15mV，和（或）其他导联 ST 段抬高 ≥0.1mV 且持续时间 <20min	仅轻度的预后不良	所有导联
De Winter 综合征	V1~V6 导联 ST 段在 J 点后上斜型压低 1~3mm，随后 T 波对称高尖	LAD 近段严重狭窄／闭塞	V1~V6
Wellens 综合征	J 点轻微抬高（<1mm）+V2~V3 导联 T 波双向（A 型）或 V2~V3 导联 T 波对称性倒置，偶见于 V1、V4、V5 或 V6 导联	LAD 近段严重狭窄／闭塞	type A (V1-)V2~V3(-V4) type B (V1-)V2~V3(-V4)
静息 U 波倒置	T-P 节段负向偏移在 Ⅰ、aVL、V4~V6 导联中，起始正向 U 波不会与 T 波或其后的 P 波融合	左主干或 LAD 严重狭窄／闭塞	Ⅰ, aVL, V4~V6
QRS 低电压	所有肢体导联 QRS 波群综合电压 <0.5mV，所有胸肢体导联 QRS 波群综合电压 <1mV	院内高死亡风险	所有导联

（1）GRACE 风险评分：为入院和出院提供了准确的风险评估。此风险评估的参数包括年龄、收缩压、脉率、血清肌酐、就诊时的 Killip 分级、入院时心搏骤停、心肌损伤生物标志物升高和 ST 段变化。目前临床上广泛应用的 GRACE 评分根据危险分层将 NSTE-ACS 患者分为极高危、高危（≥140 分）和低危（≤108 分）三大类，并据此选择相应治疗策略。

（2）TIMI 风险评分：包括 7 项指标，即年龄≥65 岁、≥3 个冠心病危险因素（高血压、糖尿病、早发冠心病家族史、高脂血症、吸烟）、已知冠心病（冠状动脉狭窄≥50%）、过去 7d 内服用阿司匹林、严重心绞痛（24h 内发作≥2 次）、ST 段偏移≥0.5mm 和心肌损伤标志物增高，每项 1 分。TIMI 风险评分：低危 0~2 分，中危 3~4 分，高危 5~7 分。TIMI 风险评分使用简单，但其识别精度不如 GRACE 风险评分。

（3）心电监测：恶性室性心律失常是导致 NSTE-ACS 患者早期死亡的重要原因。早期血运重建治疗以及使用抗栓药物和 β 受体阻滞剂，可明显降低恶性室性心律失常的发生率（<3%），而多数心律失常事件发生在症状发作 12h 之内。建议持续心电监测，直到明确诊断或排除 NSTEMI，并酌情将 NSTEMI 患者收入监护病房。对心律失常风险为低危的 NSTEMI 患者，心电监测 24h 或直至 PCI；对心律失常风险为中至高危的 NSTEMI 患者，心电监测 >24h。

心律失常风险中至高危包括以下情况：血流动力学不稳定、严重心律失常、左心室射血分数（LVEF）<40%、再灌注治疗失败及合并介入治疗并发症。

3. 出血风险评估　出血风险评估有 CRUSADE 评分及 ACUITY 评分。CRUSADE 评分包括患者基线特征（即女性、糖尿病史、周围血管疾病史或卒中史）、入院时的临床参数（即心率、收缩压和心力衰竭体征）和入院时实验室检查（即血细胞比容、校正后的肌酐清除率），评估患者住院期间发生严重出血事件的可能性。目前，CRUSADE 是更常用的出血评分工具（表 4-2）。

表 4-2　CRUSADE 出血评分系统

项目	得分
基线血细胞比容（%）	
<31	9
31~33.9	7
34~36.9	3
37~39.9	2
≥40	0
收缩压（mmHg）	
≤90	10
91~100	8
101~120	5
121~180	1
181~200	3
≥201	5

（续表）

项目	得分
肌酐清除率（ml/min）	
≤15	39
15~30	35
30~60	28
60~90	17
90~120	7
>120	0
心率（次 / 分）	
≤70	0
71~80	1
81~90	3
91~100	6
101~110	8
111~120	10
≥121	11
其他危险因素	
女性	8
心力衰竭体征	7
糖尿病	6
有血管疾病或卒中史	6

极低危（≤ 20 分）、低危（21~30 分）、中危（31~40 分）、高危（41~50 分）、极高危（>50 分）

4. 生物标志物

（1）高敏肌钙蛋白：不仅是诊断 NSTE-ACS 重要的标志物，且是判断预后的重要指标。高敏肌钙蛋白水平越高，死亡风险越高。

（2）血清肌酐和估算肾小球滤过率：不仅是 GRACE 风险评分的关键因子，且影响预后。

（3）B 型利钠肽和 N- 末端 BNP 前体：B 型利钠肽（B-type natriuretic peptide，BNP）和 N- 末端 BNP 前体（N-terminal pro-brain natriuretic peptide，NT-proBNP）水平及变化对 NSTE-ACS 患者的预后能提供参考。

二、NSTE-ACS 的危险分层与再灌注策略

《2020 ESC 非持续性 ST 段抬高型急性冠脉综合征管理指南》指出：根据风险评估将 NSTE-ACS 患者进行危险分层，即分为极高危、高危及低危三大类，进而决定患者优先选择有创介入策略还是药物保守治疗，以及 PCI 治疗的时机。NSTE-ACS 治疗主要包括两大方面：①侵入治疗；②药物治疗。侵入治疗包括 PCI 及冠状动脉旁路移植术（coronary artery bypass grafting，CABG）两种方式。药物治疗包括抗栓治疗、抗心肌缺血治疗及其他治疗。在这些治疗中，根据危险分层确定个体化的治疗是 NSTE-ACS 患者治疗选择的重要原则。

1. 极高危患者（以下情况之一）应紧急进行或者转诊至经验丰富的 PCI 医院实施直接 PCI（<2h）。

（1）血流动力学不稳定。

（2）心源性休克。

（3）药物治疗后仍反复性 / 顽固性胸痛。

（4）威胁生命的心律失常。

（5）合并机械并发症。

（6）NSTE-ACS 相关急性心力衰竭。

（7）6 个导联 ST 段压低 >1mm 合并 aVR 和（或）V1 导联 ST 段抬高。

2. 高危患者（以下情况之一）应尽快进行 PCI 或者转诊至可行 PCI 的医院早期侵入治疗（<24h）。

（1）诊断 NSTEMI 成立。

（2）新的连续的 ST-T 动态变化（伴或不伴症状）。

（3）无 ST 段抬高或心源性休克的心搏骤停复苏。

（4）GRACE 评分 >140 分。

3. 低危患者（无以上表现）可考虑缺血引导策略或者普通转诊，延迟择期或无创影像学检查指导的介入治疗。

具体处理流程如图 4-1。

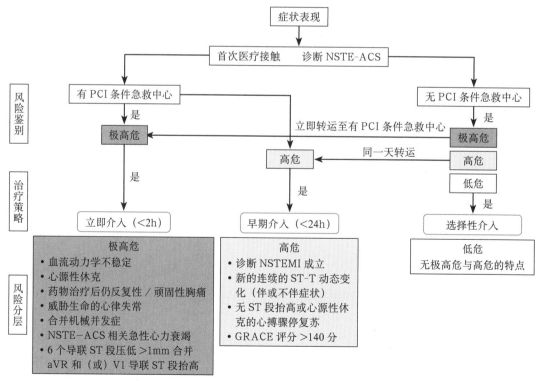

图 4-1　根据初始危险分层选择 NSTE-ACS 治疗策略和时机

摘自《2020 ESC 非持续性 ST 段抬高型急性冠脉综合征管理指南》

NSTE-ACS. 非 ST 段抬高型急性冠脉综合征；PCI. 经皮冠状动脉介入术；NSTEMI. 非 ST 段抬高型心肌梗死

第二节　NSTE-ACS 的治疗策略

一、NSTE-ACS 侵入治疗

1. 介入路径推荐　在桡动脉路径经验丰富的中心，建议冠状动脉造影和 PCI 选择桡动脉路径。在基层医院，结合患者临床情况和自身经验，选择桡动脉或股动脉。

2. 支架选用推荐　行 PCI 的患者，建议使用新一代药物洗脱支架（drug eluting stent，DES）。因出血风险增高而拟行短期双联抗血小板药物治疗的患者，新一代 DES 优于裸金属支架（bare metal stent，BMS）。基于安全性和有效性，在 NSTE-ACS 患者也推荐应用新一代 DES。

3. NSTE-ACS 合并多支病变血运重建策略推荐　NSTE-ACS 合并多支病变患者，建议根据当地心脏团队方案，基于临床状况、合并疾病和病变严重程度（包括分布、病变特点和 SYNTAX 评分）选择血运重建策略。

4. 血栓抽吸推荐　鉴于血栓抽吸在 STEMI 患者中没有获益，同时缺少 NSTE-ACS 患者前瞻性评估血栓抽吸获益的研究，因此不建议应用。

5. 血流储备分数推荐　尽管认为血流储备分数是稳定性冠心病病变严重程度功能检测有创检查的金标准，但在 NSTE-ACS 患者中的价值仍然需要评估。

6. CABG 推荐　左主干或三支血管病变且左心室功能减低（LVEF<50%）的患者（尤其合并糖尿病时），CABG 后生存率优于 PCI。双支血管病变且累及前降支近段伴左心室功能减低（LVEF<50%）或无创性检查提示心肌缺血患者可以选择 CABG 或 PCI。在强化药物治疗下仍有心肌缺血而不能进行 PCI 时，可考虑 CABG。

急诊 CABG：急性心肌梗死患者早期进行心肌血运重建治疗，可减少心肌坏死、水肿和无复流现象。CABG 不可避免地会导致血运重建延迟，手术中体外循环和心脏停搏也有不良反应。因此，NSTE-ACS 患者需立即进行心肌血运重建时，应选择 PCI。只有 PCI 不成功或不适合时，才应进行急诊 CABG。

二、NSTE-ACS 药物治疗

1. 一般治疗　患者应卧床休息，建立静脉通道，保持给药途径通畅，密切观察心律、心率、血压和心功能变化。对于 NSTE-ACS 合并动脉血氧饱和度 <90%、呼吸窘迫或其他低氧血症的高危患者，给予辅助氧疗。

如无禁忌证，在给予最大耐受剂量抗心肌缺血药物之后仍有持续缺血性胸痛的 NSTE-ACS 患者，可静脉注射吗啡 2~4mg，必要时 5~10min 后重复，以减轻患者交感神经过度兴奋和濒死感。需注意吗啡可引起低血压和呼吸功能抑制的不良反应。

2. 抗心肌缺血药物治疗

（1）硝酸酯类：硝酸酯类通过扩张冠状动脉及其侧支循环，增加冠状动脉血流量以及增加静脉容量，减少回心血量，降低心室前负荷。可以舌下含服或静脉使用。

（2）β 受体阻滞剂：如无禁忌证，尽早使用 β 受体阻滞剂，使静息目标心率控制在 50～60 次／分，并长期维持。β 受体阻滞剂禁忌证包括未控制的心力衰竭症状、低心排血量综合征、进行性心源性休克、支气管哮喘等。如怀疑冠状动脉痉挛或可卡因诱发的胸痛患者也应避免使用。

（3）钙通道阻滞剂（calcium channel blockers，CCB）：CCB 具有扩张冠状动脉、增加冠状动脉血流量的作用，可用于冠状动脉痉挛造成的 NSTE-ACS。

（4）尼可地尔：尼可地尔兼有 ATP 依赖的钾通道开放作用及硝酸酯样作用，可用于对硝酸酯类不能耐受的 NSTE-ACS 患者。

（5）肾素 - 血管紧张素 - 醛固酮系统抑制剂：对于所有 LVEF<40%，以及高血压、糖尿病或稳定的慢性肾脏病患者，如无禁忌证，应长期使用血管紧张素转化酶抑制剂（angiotensin converting enzyme inhibitors，ACEI）或血管紧张素 Ⅱ 受体阻滞剂（angiotensin Ⅱ receptor blockers，ARB）。

3. 抗凝治疗　抗凝治疗是为了抑制凝血酶的生成和（或）活化，减少血栓相关的事件发生，抗凝联合抗血小板治疗比任何单一治疗更有效。目前在临床上使用的抗凝药物包括普通肝素、低分子肝素、磺达肝癸钠和比伐卢定，其中普通肝素、低分子肝素临床常用。具体用药详见第 5 章。

4. 抗血小板治疗

（1）阿司匹林：阿司匹林是抗血小板治疗的基石，如无禁忌证，所有患者均应长期口服阿司匹林，首剂负荷量 150～300mg，维持剂量 75～100mg/d。

（2）P2Y12 受体抑制剂：一旦诊断 NSTE-ACS，均应尽快给予 P2Y12 受体抑制剂，除非有极高出血风险等禁忌证，应在阿司匹林基础上联合应用 1 种 P2Y12 受体抑制剂，并维持至少 12 个月。目前可供选择的药物包括氯吡格雷（负荷剂量 300～600mg，维持剂量 75mg/d）或替格瑞洛（负荷剂量 180mg，维持剂量每次 90mg，每日 2 次）。原则上优先选择替格瑞洛。

1）氯吡格雷与替格瑞洛的相互转换：ACS 患者因替格瑞洛不耐受（出血或呼吸困难）而需停药时，可转换为氯吡格雷。由氯吡格雷转换为替格瑞洛时，直接给予替格瑞洛负荷剂量（180mg），无须考虑氯吡格雷的剂量和服药时间。由替格瑞洛转换为氯吡格雷时，需在替格瑞洛最后一剂 24h 后给予氯吡格雷负荷剂量（300～600mg）。若因出血或担心出血而选择降阶治疗的患者，在替格瑞洛最后一剂 24h 后给予氯吡格雷维持剂量（75mg/d）。

2）双联抗血小板药物治疗持续时间：对于所有 NSTE-ACS 患者，无论是接受药物保守治疗，还是置入支架治疗，均应接受 P2Y12 受体抑制剂（氯吡格雷或替格瑞洛）治疗至少持续 12 个月。根据缺血或出血风险的不同，可以选择缩短或延长双联抗血小板药物治疗时间。如果能耐受双联抗血小板药物、未发生出血并发症且无出血高风险患者，双联抗血小板药物治疗可维持 12 个月以上。对于伴有出血高风险（如需要口服抗凝治疗）、严重出血并发症高风险（如重大颅内手术）或伴有明显出血的患者，可以考虑双联抗血小板药物治疗时间缩短至 6 个月。

（3）血小板糖蛋白 Ⅱb/Ⅲa 受体拮抗剂：目前国内常用药物为替罗非班，NSTE-ACS 高危及以上患者可考虑使用，但不建议常规使用。

5. 降血脂治疗　ACS 患者血脂异常尤其是 LDL-C 水平升高是导致心血管事件发生、

发展的关键因素。对于 ACS 患者血脂管理，现有指南一致强调，LDL-C 仍然为主要调脂干预靶点。随着临床证据的不断丰富，ACS 患者 LDL-C 水平目标值已经在 1.8mmol/L 基础上进一步降低至 <1.4mmol/l（55mg/dl）或进一步增加降脂幅度，而对于两年内复发血管事件（不一定与首发事件相同）且服用最大耐受剂量他汀类药物的患者，可考虑调脂治疗目标为 LDL-C 水平 <1.0mmol/l（<40mg/dl）。

常用的药物选择包括中 - 高等强度的他汀类药物（如阿托伐他汀 20~80mg/d、瑞舒伐他汀 10~20mg/d）；对于血脂仍未达到靶目标患者，可以考虑联用依折麦布或 PCSK9 抑制剂。

第三节　急性 ST 段抬高型心肌梗死的治疗策略

STEMI 治疗原则是尽快恢复心肌的血液灌注以挽救濒死的心肌。为缩小心肌缺血范围、保护和维持心脏功能，应及时处理并发症，防止猝死，尽可能地度过危险期和保护更多有功能的心肌。

对于 STEMI 患者而言，强调早发现、早住院和早处理，这与 NSTE-ACS 患者根据危险分层确定的治疗策略不同。

STEMI 患者的治疗包括再灌注治疗（PCI 或溶栓治疗）、药物治疗及对症支持治疗三大方面，其中，再灌注治疗是 STEMI 患者最重要的治疗策略，而药物及对症支持治疗详见内科学第九版。

一、PCI

再灌注策略选择：经救护车收治且入院前已确诊为 STEMI 的患者，若 120min 内能转运至 PCI 中心并完成直接 PCI 治疗 [首次医疗接触（first medical contact，FMC）至导丝通过梗死相关动脉（infarct related artery，IRA）时间 <120min] 则应首选急诊 PCI 治疗，相关 PCI 中心应在患者到达医院前尽快启动心导管室，并尽可能绕过急诊室直接将患者送入心导管室行急诊 PCI；若 120min 内不能转运至 PCI 中心完成再灌注治疗，最好于入院前在救护车上开始溶栓治疗，院前溶栓后具备条件时应直接转运至具有直接 PCI 能力的医院，根据溶栓结果进行后续处理。

患者自行就诊于无急诊 PCI 条件的医院，如能在 FMC 后 120min 内转运至 PCI 中心并完成再灌注治疗，则应将患者转运至可行 PCI 的医院实施急诊 PCI，且患者应在就诊后 30min 内转出。若 FMC 至导丝通过 IRA 时间 >120min 则应在 FMC 后 30min 内开始溶栓。

患者自行就诊于可行急诊 PCI 的医院，应在 FMC 后 90min 内完成急诊 PCI 治疗。再灌注治疗时间窗内，发病 <3h 的 STEMI，急诊 PCI 与溶栓同效；发病 3~12h，急诊 PCI 优于溶栓治疗，优选急诊 PCI。接受溶栓治疗的患者应在溶栓后 60~90min 评估溶栓有效性，溶栓失败的患者应立即行紧急补救 PCI；溶栓成功的患者应在溶栓后 2~24h 常规行急诊 PCI 策略（急诊冠状动脉造影后，根据病变特点决定是否干预 IRA）。

二、急诊 PCI 适应证

以下患者应考虑进行急诊 PCI。

1. 发病 12h 内的 STEMI 患者

（1）院外心搏骤停复苏成功的 STEMI 患者。

（2）存在提示心肌梗死的进行性心肌缺血症状，但无 ST 段抬高，出现以下一种情况的患者即血流动力学不稳定或心源性休克；反复或进行性胸痛，非手术治疗无效；致命性心律失常或心搏骤停；机械并发症；急性心力衰竭；ST 段或 T 波反复动态改变，尤其是间断性 ST 段抬高。

（3）STEMI 发病超过 12h，但有临床和（或）心电图进行性缺血证据。

（4）伴持续性心肌缺血症状、血流动力学不稳定或致命性心律失常。

（5）院外不明原因心搏骤停心肺复苏成功，但未确诊为 STEMI 的患者，如高度怀疑有进行性心肌缺血，宜行急诊冠状动脉造影。

（6）胸痛自发性或含服硝酸甘油后完全缓解，抬高的 ST 段恢复正常，尽管无症状再发或 ST 段再度抬高，建议早期（<24h）行冠状动脉造影。

（7）溶栓后 PCI。

2. 发病超过 48h，无心肌缺血表现、血流动力学和心电稳定的患者不推荐对犯罪血管行直接 PCI。

但基层医院及其医护人员的工作条件、临床经验、处理复杂问题及应急能力，不能与已成熟开展急诊 PCI 工作的区域医疗中心同日而语，更无法与欧洲医疗中心相比较。况且，我国心血管病患者一般就诊较晚，而 PCI 距发病时间越长，心肌梗死面积越大，心功能降低可能性越大，PCI 术中发生各种意外的风险也相应增加。因此，强烈建议基层医疗单位在 STEMI 患者行急诊 PCI 时，要量力而行，以成功处理梗死相关血管为第一要务，无须急于在急诊 PCI 时达到完全血运重建。

三、急诊 PCI 的主要技术要点

STEMI 急诊 PCI 时推荐使用新一代 DES。优先选择经桡动脉入路，重症患者也可考虑经股动脉入路。合并多支血管病变的 STEMI 患者，行急诊 IRA 血运重建的同时，可根据非 IRA 病变严重程度和供血范围同期行血运重建，也可考虑出院前对非 IRA 病变行血运重建。近来有研究显示，心源性休克患者在 IRA 血运重建时对非 IRA 急性血运重建并不能改善患者 30 天和 1 年的临床预后，因而 2017 年 ESC 指南将非 IRA 血运重建从 Ⅲ 级改为 Ⅱa 推荐，《2019 中国急性 ST 段抬高型心肌梗死指南》将非 IRA 血运重建推荐级别为 Ⅱb 级。

STEMI 合并多支血管病变且造影结果无法确定 IRA 时，或造影结果与心电图、超声心动图提示的 IRA 不一致时，应考虑使用血管内影像学进行评估，以明确 IRA，指导治疗策略。

冠状动脉内血栓负荷大时可考虑应用血栓抽吸，但不推荐常规使用。STEMI 急诊 PCI 时易发生慢血流或无复流，应避免支架置入后过度扩张。冠状动脉内注射替罗非班、钙通道阻滞剂、硝酸酯类、硝普钠或腺苷等药物有助于预防或减轻慢血流或无复流。在严重无复流患者,主动脉内球囊反搏（intra-aortic balloon pump,IABP）有助于稳定血流动力学。

四、溶栓治疗

溶栓治疗快速、简便，在不具备 PCI 条件的医院或因各种原因使 FMC 至 PCI 时间明显延迟时，对有适应证的 STEMI 患者，静脉内溶栓仍是较好的选择。决定是否溶栓治疗时应综合分析预期风险 / 效益比、发病至就诊时间、就诊时临床及血流动力学特征、合并症、出血风险、禁忌证和预期 PCI 延误时间。

1. 适应证　急性胸痛发病未超过 12h，预期 FMC 至导丝通过 IRA 时间 >120min，无溶栓禁忌证；发病 12~24h 仍有进行性缺血性胸痛和心电图至少相邻 2 个或 2 个以上导联 ST 段抬高大于 0.1mV，或血流动力学不稳定的患者，若无急诊 PCI 条件且无溶栓禁忌证，应考虑溶栓治疗（IIa，C）。随着 STEMI 发病时间的延长，溶栓治疗的临床获益会降低。患者就诊越晚（尤其是发病 3h 后），越应考虑转运行急诊 PCI（而不是溶栓治疗）。

2. 禁忌证

1）绝对禁忌证：既往任何时间发生过颅内出血或未知原因的脑卒中；近 6 个月发生过缺血性脑卒中；中枢神经系统损伤、肿瘤或动静脉畸形；近 1 个月内有严重创伤 / 手术 / 头部损伤、胃肠道出血；已知原因的出血性疾病（不包括月经来潮）；明确、高度怀疑或不能排除主动脉夹层；24h 内接受非可压迫性穿刺术（如肝脏活检、腰椎穿刺）。

2）相对禁忌证：6 个月内有短暂性脑缺血发作；口服抗凝药治疗中；妊娠或产后 1 周；严重未控制的高血压 [收缩压 >180mmHg 和（或）舒张压 >110mmHg]；晚期肝病；感染性心内膜炎；活动性消化性溃疡；长时间或有创性复苏。

3. 溶栓药物　目前临床应用的主要溶栓药物包括非特异性纤溶酶原激活剂和特异性纤溶酶原激活剂两大类。推荐选用特异性纤溶酶原激活剂，代表药物重组组织型纤溶酶原激活剂阿替普酶是目前常用的溶栓剂，可选择性激活纤溶酶原，对全身纤溶活性影响较小，无抗原性。但其半衰期短，为防止 IRA 再阻塞需联合应用肝素（24~48h）。其他特异性纤溶酶原激活剂有尿激酶原、瑞替普酶和重组人 TNK 组织型纤溶酶原激活剂（recombinant human TNK tissue-type plasminogen activator，rhTNK-tPA）等。

非特异性纤溶酶原激活剂，如尿激酶，可直接将循环血液中的纤溶酶原转变为有活性的纤溶酶，无抗原性和过敏反应。由于非特异性纤溶酶原激活剂溶栓再通率低、使用不方便，不推荐院前溶栓使用。常用溶栓药物的特征和用法见表 4-3。

表 4-3　**溶栓药物使用方法及特点**

药物	用法及用量	特点
尿激酶	150 万 U 溶于 100ml 生理盐水，30 min 内静脉滴注	不具有纤维蛋白选择性，再通率低
重组人尿激酶原	5 mg/ 支，一次用 50mg，先将 20mg（4 支）用 10ml 生理盐水溶解后，3min 静脉推注完毕，其余 30mg（6 支）溶于 90ml 生理盐水，于 30min 内静脉滴注完毕	再通率高，脑出血发生率低

（续表）

药物	用法及用量	特点
阿替普酶	50mg/ 支，用生理盐水稀释后静脉注射 15mg 负荷剂量，后续 30min 内以 0.75mg/kg 静脉滴注（最多 50mg），随后 60min 内以 0.5 mg/kg 静脉滴注（最多 35mg）	再通率高，脑出血发生率低
瑞替普酶	2 次静脉注射，每次 1000 万 U 负荷剂量，间隔 30min	2 次静脉注射，使用较方便
rhTNK tPA	16mg/ 支，用注射用水 3ml 稀释后 5~10s 静脉推注	再通率高，一次静脉注射，使用方便

（陈纪言　谢年谨）

第5章 基层急诊 PCI 围手术期药物选择与应用

学习要点

1. NSTE-ACS 急诊 PCI 围手术期抗栓治疗。
2. STEMI 急诊 PCI 围术期抗栓治疗。
3. 特殊人群抗栓治疗。

第一节　围手术期抗栓药物的选择与使用

一、常用抗栓药物

急性血栓形成是急性冠脉综合征（acute coronary syndrome, ACS）重要的发病机制，抗栓治疗是 ACS 药物治疗的基石。除非有禁忌证，所有 ACS 患者一经确诊应尽快启动抗栓治疗。ACS 患者抗栓治疗包括抗血小板药物和抗凝血药物两大类（表 5-1）。

表 5-1　常用抗栓药物

抗血小板药物	
环氧化酶抑制剂	
阿司匹林	不可逆性抑制血小板环氧化酶。常见不良反应为胃肠道不适和消化道出血，少数还可发生过敏反应，主要表现为哮喘、荨麻疹。可影响尿酸排泄使痛风加重
吲哚布芬	可逆性抑制血小板环氧化酶，兼有抑制凝血因子 II 和 X 的活化。胃肠道反应小、出血风险较低，可作为阿司匹林过敏、不耐受（如消化道损伤及出血风险高、高龄、痛风／高尿酸、高血压、肾功能不全等）患者的替代治疗
P2Y12 受体抑制剂	
氯吡格雷	是一种前体药物，需通过肝细胞色素酶 P450 氧化生成活性代谢产物才能发挥抗血小板作用，与 P2Y12 受体不可逆结合。主要不良反应为出血（严重出血事件的发生率为 1.4%）、胃肠道不适、皮疹、头痛、眩晕、头晕和感觉异常，少数患者有过敏反应，表现为荨麻疹、瘙痒
替格瑞洛	是一种直接作用、可逆结合的新型 P2Y12 受体抑制剂，相比氯吡格雷，具有更快速、强效抑制血小板的特点。不良反应有出血、呼吸困难，胃肠道症状如呕吐、腹泻、腹痛、恶心等。比氯吡格雷起效更迅速，作用更强，且并不明显增加出血风险

（续表）

血小板糖蛋白 Ⅱb/Ⅲa 受体抑制剂	
替罗非班	是小分子非肽类酪氨酸衍生物，能特异性识别 GPⅡb/Ⅲa 受体的 RGD 序列，剂量依赖性地抑制 GPⅡb/Ⅲa 受体介导的血小板聚集，半衰期 2h
依替巴肽	能特异性识别 GPⅡb/Ⅲa 受体的 KGD 序列，抑制纤维蛋白原与 GPⅡb/Ⅲa 受体的结合，抑制血小板聚集，半衰期 2.5h
抗凝药物	
普通肝素	抗凝血酶介导的 Xa 因子和凝血酶抑制剂。连续使用肝素 5d 以上的患者中约有 10% 会发生肝素诱导的血小板减少症，多数无症状，停用肝素后可恢复，少数可发生肝素诱导的血小板减少性紫癜，可导致严重后果，须紧急处置
依诺肝素	具有较高的抗 Xa 活性和较低的抗 Ⅱa 活性。是目前国内外指南唯一推荐用于 ACS 患者 PCI 围手术期的低分子肝素
比伐卢定	与凝血酶可逆性结合，对游离型及结合型凝血酶均有抑制作用，不激活血小板，不与血浆蛋白结合，不引起肝素诱导的血小板减少症
磺达肝癸钠	是一种纯化学合成的戊聚糖钠甲基衍生物，高选择性的游离 Xa 因子抑制剂，对 Ⅱa 因子无作用，导管内血栓风险较高

二、急诊 PCI 围手术期抗栓药物的应用

（一）NSTEMI

1. 抗血小板治疗

（1）阿司匹林：无禁忌证的非 ST 段抬高型心肌梗死（non-ST-segment elevation myocardial infarction，NSTEMI）患者均应立即嚼服肠溶阿司匹林 300mg 负荷剂量，继以 75~100mg/d，长期口服维持。若阿司匹林不耐受，可改用吲哚布芬 200mg 负荷剂量，继以 100mg，每日 2 次。

（2）P2Y12 受体抑制剂：除非有极高出血风险等禁忌证，应在阿司匹林（不耐受时可改用吲哚布芬）基础上联合应用 1 种 P2Y12 受体抑制剂，并维持至少 12 个月。目前可供选择的药物包括氯吡格雷和替格瑞洛。首选替格瑞洛，术前负荷剂量 180mg，继以 90mg，每日 2 次，口服维持，至少 12 个月。如有替格瑞洛禁忌证或不能获得时，使用氯吡格雷，术前负荷剂量 300~600mg，继以 75mg/d，口服维持，至少 12 个月。

（3）血小板糖蛋白 Ⅱb/Ⅲa 受体抑制剂（platelet glycoprotein Ⅱb/Ⅲa receptor inhibitor，GPI）：冠状动脉造影前不应常规应用 GPI。如患者合并血栓并发症、无复流或高危患者未使用 P2Y12 受体抑制剂进行预处理时应考虑使用 GPI。PCI 术后需根据患者出血危险分层选择不同的维持剂量，严密监测血常规。

2. 抗凝治疗　所有非 ST 段抬高型急性冠脉综合征（non-ST-segment elevation acute coronary syndrome，NSTE-ACS）患者在抗血小板治疗的基础上根据缺血和出血风险使用抗凝治疗，尤其是在血运重建治疗期间。综合缺血和出血风险以及所选药物的疗效和安全性来选择抗凝血药物。除非存在高缺血风险及其他抗凝指征，PCI 后停止抗凝治疗。

（1）普通肝素（unfractionated heparin，UFH）：NSTE-ACS 患者的标准选择。拟行 PCI 且未接受任何抗凝治疗的患者术前使用 UFH 70~100U/kg 静脉注射；合用 GPI

时，术前给予 UFH 50~70U/kg 静脉注射；PCI 术中可在 ACT 指导下追加 UFH，维持 ACT ≥225s。

（2）依诺肝素：低分子肝素的剂量效应相关性比 UFH 更好，且肝素诱导的血小板减少症（heparin-induced thrombocytopenia，HIT）的发生率更低，但是目前仍缺乏对比依诺肝素和 UFH 的大规模临床试验证据。对已接受依诺肝素抗凝治疗的患者，建议 PCI 术中继续应用依诺肝素：① 如果在 PCI 术前最后一次使用依诺肝素的时间 >12h 或初始未接受任何抗凝血药物治疗的，建议术中给予依诺肝素 0.5mg/kg 静脉注射，病变复杂预计手术时间长的患者给予 0.75mg/kg 静脉注射；② PCI 术前 8~12h 接受过标准剂量（1mg/kg 皮下注射，每日 2 次）依诺肝素，或皮下注射少于 2 次的，于 PCI 前静脉追加 0.3mg/kg 的依诺肝素；③ PCI 前 8h 内接受过标准剂量（1mg/kg 皮下注射，每日 2 次）依诺肝素，无须追加依诺肝素。不建议 UFH 与依诺肝素交叉使用。术后如临床指征需继续抗凝，则给予依诺肝素 1mg/kg 皮下注射，每日 2 次，根据肾功能调整剂量，维持抗凝 2~8d 或至出院，并严密监测出血风险。

（3）比伐卢定：HIT 和高出血风险患者优选，可作为 UFH 合用 GPI 的替代治疗。术中：比伐卢定一次性静脉注射 0.75mg/kg，随后 1.75mg/(kg·h) 静脉滴注，如 5min 后 ACT<225s，追加 0.3mg/kg，应注意防止鞘管内血栓形成，必要时增加抗凝药物的使用。术后：建议维持 1.75mg/(kg·h) 静脉滴注至术后 4h，4h 后如有必要再以低剂量 0.2mg/(kg·h) 至术后 20h。

（4）磺达肝癸钠：用于 NSTE-ACS 的抗凝治疗不仅能有效减少心血管事件，而且降低出血风险。采用非手术治疗策略的患者可考虑使用，尤其出血风险增加的患者。

（二）STEMI

1. 抗血小板治疗

（1）阿司匹林：无禁忌证的 ST 段抬高型心肌梗死（ST-segment elevation myocardial infarction，STEMI）患者均应立即嚼服肠溶阿司匹林 300mg 负荷剂量，继以 75~100mg/d，长期口服维持。若阿司匹林不耐受，可改用吲哚布芬 200mg 负荷剂量，继以 100mg 2 次 / 天。

（2）P2Y12 受体抑制剂：无禁忌证的 STEMI 患者推荐立即使用替格瑞洛 180mg 负荷剂量，继以 90mg，每日 2 次，口服维持，至少 12 个月。在替格瑞洛无法获得或有禁忌证时可选用氯吡格雷 300~600mg 负荷剂量，继以 75mg/d，口服维持，至少 12 个月。围手术期再发急性缺血事件的患者，应将氯吡格雷替换为替格瑞洛（180mg，负荷剂量；90mg，每日 2 次）。

（3）GPI：在有效双联抗血小板治疗（dual antiplatelet therapy，DAPT）及抗凝治疗情况下，不推荐 STEMI 患者造影前常规应用 GPI。高危患者或冠状动脉造影提示血栓负荷重、未给予适当负荷量 P2Y12 受体抑制剂的患者可静脉使用替罗非班或依替巴肽。直接 PCI 时，冠状动脉内注射替罗非班有助于减少慢血流或无复流，改善心肌微循环灌注。

2. 抗凝治疗　接受 PCI 治疗的 STEMI 患者，术中均应给予肠外抗凝血药物。应权衡有效性、缺血和出血风险，选择性使用 UFH、依诺肝素或比伐卢定。

（1）UFH：优先推荐 UFH。静脉推注 UFH（70~100U/kg），维持活化凝血时间（activated clotting time，ACT）250~300s。如联合使用 GPIIb/IIIa 受体拮抗剂时，静脉

推注普通肝素（50~70U/kg），维持 ACT 200~250s。

（2）依诺肝素：已使用依诺肝素患者，建议 PCI 术中继续应用依诺肝素代替 UFH。①如果在 PCI 术前最后一次使用依诺肝素的时间 >12h 或初始未接受任何抗凝药物治疗的，建议术中给予依诺肝素 0.5mg/kg 静脉注射，病变复杂预计手术时间长的患者给予 0.75mg/kg 静脉注射；② PCI 术前 8~12h 接受过标准剂量（1mg/kg 皮下注射，每日 2 次）依诺肝素，或皮下注射少于 2 次的，于 PCI 前静脉追加 0.3mg/kg 的依诺肝素；③ PCI 前 8h 内接受过标准剂量（1mg/kg 皮下注射，每日 2 次）依诺肝素，无须追加依诺肝素；④应防止鞘管内血栓形成，必要时增加抗凝药物的使用；⑤不建议 UFH 与依诺肝素交叉使用。术后如临床指征需继续抗凝，则给予依诺肝素 1mg/kg 皮下注射，每日 2 次，根据肾功能调整剂量，维持抗凝 2~8d 或至出院，并严密监测出血风险。

（3）比伐卢定：HIT 和高出血风险患者优选。直接 PCI 术中一次性静脉注射比伐卢定 0.75mg/kg，随后 1.75mg/（kg·h）静脉滴注，如果比伐卢定一次性静脉注射 0.75mg/kg 后 5min ACT<225s，追加比伐卢定 0.3mg/kg 静脉注射。术后建议比伐卢定维持 1.75mg/（kg·h）静脉滴注至术后 3~4h。

（4）磺达肝癸钠：对于接受溶栓或不计划行再灌注治疗的患者，磺达肝癸钠有利于降低死亡率和再梗死率，而不增加出血并发症。

第二节　围手术期特殊人群的抗栓治疗

一、高龄老年（≥75 岁）患者

1. 抗血小板治疗

（1）高龄老年 ACS 患者，建议在阿司匹林基础上选择氯吡格雷作为首选的 P2Y12 抑制剂，75mg，每日 1 次；急诊 PCI 术前均需给予负荷剂量（阿司匹林 300mg，氯吡格雷 300mg）。在上述情况下，若患者不能耐受阿司匹林，可改用吲哚布芬。

（2）DAPT 疗程为 12 个月，可根据患者缺血与出血风险适当延长或缩短。期间可给予质子泵抑制剂（proton pump inhibitor，PPI）防范消化道出血。此后长期使用阿司匹林单抗血小板治疗也应防范消化道出血的可能，在患者不耐受阿司匹林的情况下，可改用吲哚布芬。

（3）高龄老年 ACS 患者行急诊 PCI 术中和术后，在 DAPT 和肝素化的基础上，对于血栓病变负荷重有强指征加用 GPI 时，应评估出血风险并调整不同方案或剂量，避免严重出血并发症发生。

2. 抗凝治疗

（1）合并严重肾功能不全的高龄老年 ACS 患者在抗凝时应首选 UFH。

（2）使用依诺肝素时，应根据年龄及肾功能调整剂量：年龄 <75 岁，给予 30mg 静脉负荷量，随后 1mg/kg 皮下注射 1 次 /12 小时；年龄 ≥ 75 岁，则直接给予 0.75mg/kg 皮下注射 1 次 /12 小时；无论年龄，估算的肾小球滤过率（estimated glomerular filtration rate，eGFR）<30ml/（min·1.73m^2），直接给予 1mg/kg 皮下注射每日 1 次。

（3）磺达肝癸钠只用于不行直接 PCI 的患者，且禁用于急诊 PCI 和严重肾功能不全的患者 [eGFR<20ml/(min·1.73m^2)]；eGFR 20~50ml/(min·1.73m^2) 的患者，可减量至 1.5mg，每日 1 次。

（4）出血高危或合并 HIT 等患者，应首选比伐卢定。对于肾功能损伤患者，比伐卢定需减量使用，并根据 eGFR 调整剂量。

二、溶栓治疗患者

STEMI 早期体内凝血系统活性很高，凝血及纤溶系统处于动态平衡之中，在溶栓药物溶解血栓的同时或之后仍然不断有新的血栓形成。因此，溶栓治疗期间及之后须联合使用抗凝和抗血小板治疗，以抑制新的血栓形成，防止梗死相关动脉再闭塞。

1. 抗血小板治疗

（1）STEMI 溶栓患者尽早给予 DAPT。阿司匹林负荷量 300mg（嚼服），继以 100mg/d，长期口服维持。若患者对阿司匹林不耐受，可改用吲哚布芬 200mg 负荷剂量，继以 100mg，每日 2 次。年龄 ≤ 75 岁者给予氯吡格雷 300mg 负荷剂量（>75 岁者给予氯吡格雷 75mg，不给予负荷剂量），继以 75mg/d，持续治疗至少 12 个月。

（2）STEMI 溶栓患者不推荐使用替格瑞洛，但溶栓后行 PCI 的患者，可权衡出血和缺血风险，考虑在溶栓 48h 后使用替格瑞洛。

2. 抗凝治疗　推荐静脉溶栓治疗的 STEMI 患者应至少接受 48h 抗凝治疗，或直至接受血运重建治疗，或住院期间使用，最长不超过 8d。

优选 UFH 或依诺肝素作为院前溶栓治疗的辅助抗凝血药物，不建议院前溶栓治疗患者常规使用磺达肝癸钠和比伐卢定进行抗凝治疗。

（1）UFH：根据体重调整普通肝素剂量，推荐静脉弹丸式注射（60U/kg，最大剂量 4000U），随后 12U/kg 静脉滴注（最大剂量 1000U/h），持续 24~48h。维持活化的部分凝血活酶时间（activated partial thromboplastin time，APTT）为正常水平的 1.5~2.0 倍（50~70s）。溶栓后 PCI 术中继续应用 UFH，一般静脉注射 70U/kg，维持 ACT 在 250~300s。

（2）依诺肝素：根据年龄、体重和 eGFR 给予依诺肝素。年龄 <75 岁的患者，弹丸式静脉推注 30mg，15min 后皮下注射 1mg/kg，继以皮下注射 1 次 /12 小时（前 2 次每次最大剂量不超过 100mg），用药至血运重建治疗或出院前（不超过 8d）；年龄 ≥75 岁的患者，不进行弹丸式静脉注射，首次皮下注射剂量为 0.75mg/kg（前 2 次每次最大剂量 75mg），其后仅需每 12 小时皮下注射。如 eGFR<30ml/(min·1.73m^2)，则不论年龄，每 24 小时皮下注射 1mg/kg。

三、合并心房颤动患者

1. 缺血和出血风险评估　为了提高抗栓治疗的获益并减少出血风险，在启动抗栓治疗前应对患者的血栓栓塞 / 缺血风险和出血风险进行评估。

（1）血栓栓塞 / 脑卒中风险：目前推荐对所有非瓣膜性房颤患者采用 CHA2DS2-

VASc 评分（表 5-2）进行血栓栓塞风险评估。冠心病合并非瓣膜性房颤患者抗凝治疗推荐：① CHA2DS2-VASc 评分 ≥2 分（男性）/3 分（女性）的患者应进行长期抗凝治疗；② 对于依从性较好、CHA2DS2-VASc 评分为 1 分（男）/2 分（女）的患者也建议进行抗凝治疗；③ CHA2DS2-VASc 评分为 0 分（男）/1 分（女）的患者不给予抗凝治疗。目前认为，阵发性心房颤动与持续性或永久性心房颤动危险性相同，抗凝治疗的方法均取决于患者的危险分层；心房扑动的抗凝原则与心房颤动相同。

表 5-2　非瓣膜性心房颤动患者血栓栓塞 / 脑卒中危险的 CHA2DS2-VASc 评分

危险因素	积分（分）
慢性心力衰竭 / 左心室功能不全（C）	1
高血压（H）	1
年龄 ≥75 岁（A）	2
糖尿病（D）	1
卒中 /TIA/ 血栓栓塞（S）	2
血管疾病（V）	1
年龄 65~74 岁（A）	1
性别（女性）（Sc）	1
总积分	9

注：TIA. 为短暂性脑缺血发作；血管疾病指心肌梗死、复合型主动脉斑块及外周动脉疾病

（2）缺血 / 血栓形成风险：可采用 GRACE 评分对 ACS 患者进行院内及院外死亡风险评估（见第 1 章）。

（3）出血风险：冠心病合并房颤患者出血风险评估推荐采用 HAS-BLED 评分（表 5-3）。HAS-BLED 评分 ≥3 分提示出血风险增加，但不应将出血风险增加视为抗栓治疗的禁忌证，应注意筛查并纠正可逆性的出血危险因素，并在开始抗栓治疗后加强随访和监测。

表 5-3　HAS-BLED 评分

危险因素	积分（分）
高血压（H）	1 或 2
肾功能或肝功能异常（各 1 分）（A）	1
卒中史（S）	1
出血（B）	1
国际标准化比值易波动（L）	1
老年（年龄 >65 岁）（E）	1 或 2
药物或嗜酒（各 1 分）（D）	
总积分	9

注：高血压定义为收缩压 >160mmHg；肾功能异常定义为慢性透析或肾移植或血清肌酐 ≥200μmol/L；肝功能异常定义为慢性肝病（如肝纤维化）或胆红素 >2 倍正常上限，丙氨酸氨基转移酶 >3 倍正常上限；出血指既往出血史和（或）出血倾向；国际标准化比值易波动指该值不稳定，在治疗窗内的时间 <60%；药物指合并应用抗血小板药物或非甾体抗炎药

2. 抗栓治疗

（1）急性期抗栓治疗：所有口服抗凝血药（oral anticoagulants，OAC）治疗的心房颤动患者在发生 ACS 后应立即口服负荷剂量阿司匹林(100~300mg)，继以 75~100mg/d 维持，若患者不耐受，可更换为负荷剂量吲哚布芬 200mg，继以 100mg 每日 2 次维持。在已了解冠状动脉解剖结构或紧急情况下，如很可能行 PCI，可考虑采用 P2Y12 受体拮抗剂进行预处理；在不了解冠状动脉解剖结构时，应延迟至行 PCI 时再使用 P2Y12 受体拮抗剂进行预处理。P2Y12 受体拮抗剂应首选氯吡格雷。对于使用维生素 K 拮抗剂（vitamin K antagonists，VKA）的患者，氯吡格雷负荷剂量一般选择 300mg；由于数据有限，无论是否中断非维生素 K 拮抗剂口服抗凝血药（non-vitamin K antagonist oral anticoagulants，NOAC）治疗，氯吡格雷负荷剂量根据常规临床实践建议选择 300mg 或 600mg。

对于 VKA 治疗且行冠状动脉造影和（或）PCI 的患者，中断 VKA 并不能减少出血，中断 VKA 同时用肝素桥接可能增加出血，因此术前通常无须停用 VKA，但需监测国际标准化比值（international normalized ratio，INR）。术中应使用普通肝素预防桡动脉闭塞，并可能减少术中血栓栓塞事件，但应监测 ACT。由于正在使用 VKA 治疗，普通肝素应采用低剂量（30~50U/kg），并在 ACT（维持≥225s）指导下使用。

对于 NOAC 治疗的患者，急诊 PCI 无须中断 NOAC。而择期 PCI 则可考虑在术前停药，停药时间取决于使用的药物和肾功能（通常术前停药 12~24h，达比加群酯经肾清除率较高，肾功能不全者需考虑延长术前停药时间），均无须桥接治疗。无论 NOAC 是否中断治疗，术中均需在 ACT 指导下使用肝素治疗。PCI 术后早期，如当天晚上或次日早晨，建议开始 NOAC（术前剂量）治疗。

术中抗凝除了肝素类药物，也可考虑采用比伐卢定 [一次性静脉注射 0.75mg/kg，随后 1.75mg/(kg·h)，维持至术后 3~4h] 作为替代，但不推荐使用磺达肝癸钠。应避免使用 GPI。

（2）术后及出院后抗栓治疗

1）OAC 治疗：如无禁忌证，大多数冠状动脉支架术后合并房颤患者应首选 NOAC，而非 VKA。由于缺乏不同 NOAC 头对头比较的研究，暂无优先使用何种 OAC 的建议（表 5-4）。

2）抗血小板治疗：术后抗栓方案取决于血栓栓塞风险和出血风险（图 5-1）。

表 5-4　急性冠脉综合征和（或）PCI 合并心房颤动患者 NOAC 的给药方案

药物	使用剂量	减低剂量	需减低剂量的临床情况
达比加群	150mg　每日 2 次（高血栓风险）	110mg　每日 2 次（高出血风险）	未验证
利伐沙班	15mg　每日 1 次	10mg　每日 1 次	肌酐清除率 30~50ml/min
阿哌沙班	5mg　每日 2 次	2.5mg　每日 2 次	满足下列 3 项中的 2 项时：年龄≥80 岁，体重≤60kg 或肌酐≥133μmol/L
艾多沙班	60mg　每日 1 次	30mg　每日 1 次	肌酐清除率 15~50ml/min、体重≤60kg 或合并使用 GPI

注：PCI. 经皮冠状动脉介入治疗；NOAC. 非维生素 K 拮抗剂口服抗凝血药；GPI. 血小板膜糖蛋白 IIb/IIIa 受体抑制剂

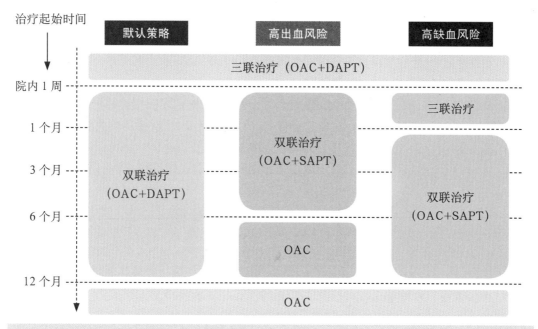

图 5-1　心房颤动患者 PCI 围手术期抗栓

OAC. 口服抗凝药物；DAPT. 双联抗血小板治疗；SAPT. 单一抗血小板治疗；NOAC. 非维生素 K 拮抗剂口服抗凝药物；VKA. 维生素 K 拮抗剂

四、肺栓塞或静脉血栓栓塞症患者

1. ACS 合并急性肺栓塞（pulmonary thromboembolism，PTE)　药物溶栓治疗后，可选择阿司匹林 + 氯吡格雷 +NOAC 或华法林三联抗栓治疗至少 3 个月，之后根据病情决定是否停用 NOAC 或华法林。

2. ACS 拟行支架置入术合并急性 PTE　①除非紧急支架置入，否则均应优先按指南处理急性 PTE，并联用阿司匹林。尽可能在完成 PTE 的抗栓治疗 3 个月后，再行支架置入；②短期（4 周）使用三联疗法后，可选择华法林或 NOAC+ 氯吡格雷的双联疗法至 12 个月。

五、卒中或短暂性脑缺血发作患者

1. 既往有缺血卒中或短暂性脑缺血发作（transient ischemic attack，TIA）病史的 ACS 患者，推荐阿司匹林（100mg/d）+ 氯吡格雷（75mg/d）持续 12 个月，若阿司匹林不耐受，可考虑更换为吲哚布芬。

2. ACS 应用 DAPT 期间发生颅内出血，应停用 DAPT，权衡出血和再发缺血事件的风险，于病情稳定 2～8 周后，适时恢复适度的抗栓治疗，可先启用氯吡格雷治疗，随后继续应用 DAPT。

六、近期消化道出血病史患者

抗血小板药物在减少心血管事件的同时，可增加消化道出血的风险，尤其对于消化道出血风险较高者：具有胃肠道溃疡或出血病史者；或长期使用非甾体抗炎药（non-steroid anti-inflammatory drug，NSAID）或糖皮质激素；或具有下列 2 项或更多危险因素（年龄 >65 岁、消化不良、胃食管反流病、幽门螺杆菌感染或长期饮酒）。

1. 具有高危消化道出血风险的 ACS 患者（包括老年人、服用华法林、糖皮质激素或 NSAID 等），推荐在氯吡格雷和阿司匹林／环氧化酶抑制剂 1（cyclooxygenase inhibitor，COX-1）（吲哚布芬）DAPT 基础上服用 PPI 1～3 个月。

2. 既往有消化道出血史及抗血小板治疗过程中发生消化道出血的 ACS 患者，应联合应用 PPI 3～6 个月，其后可考虑继续或间断服用 PPI。

3. DAPT 期间发生消化道出血的患者，在尽快明确出血原因并积极治疗原发病的基础上，应权衡出血和缺血风险决定是否停用抗血小板治疗及何时恢复抗血小板治疗。轻度出血无须停用 DAPT，如有明显出血（血红蛋白下降 >3g 或需要住院治疗，但未引起血流动力学紊乱，可考虑首先停用阿司匹林，如出现危及生命的活动性出血）可停用所有抗血小板药物。病情稳定后，在确保安全的情况下尽快恢复抗血小板治疗，一般 3～5d 后恢复氯吡格雷，5～7d 后恢复阿司匹林或者更换为吲哚布芬。

4. 服用替格瑞洛发生消化道出血的患者，建议停用替格瑞洛，如轻、中度出血可考虑直接换用氯吡格雷，重度出血需停用 P2Y12 抑制剂治疗者，在出血停止后换用氯吡格雷。

七、合并慢性肾功能不全的患者

ACS 合并慢性肾功能不全（chronic renal insufficiency，CKD）需根据肾功能水平调整抗栓药物的选择和剂量。PCI 时应减少对比剂用量，优选等渗透压对比剂，术后嘱患者适量饮水，监测肾功能变化，降低对比剂相关肾损伤风险（表 5-5）。

表 5-5　CKD 患者急诊使用抗栓药物的推荐剂量

抗栓药物	CKD 1～3 期	CKD 4 期	CKD 5 期
阿司匹林	负荷剂量 150～300mg 口服，维持剂量 75～100mg/d	无须调整剂量	无须调整剂量
吲哚布芬	负荷剂量 200mg 口服，维持剂量 100mg，每日 2 次	100mg/d	100mg/d
氯吡格雷	负荷剂量 300～600mg 口服，维持剂量 75mg/d	无须调整剂量	无须剂量调整
替格瑞洛	负荷剂量 180mg 口服，维持剂量 90mg，每日 2 次	无须调整剂量	不推荐
普通肝素	冠状动脉造影前：静脉推注 60～70U/kg（最大剂量 5000U），继以 12～15U/（kg·h）静脉滴注（最大剂量 1000U/h），控制 APTT 为 1.5～2.5 倍正常值 PCI 术中：70～100U/kg 静脉推注（联合使用 GPI 时剂量为 50～70U/kg）	无须调整剂量	无须调整剂量

（续表）

抗栓药物	CKD 1~3 期	CKD 4 期	CKD 5 期
依诺肝素	1mg/kg 皮下注射，每日 2 次 年龄≥75 岁者，0.75mg/kg 皮下注射，每日 2 次	1mg/kg 皮下注射，每日 1 次	不推荐
磺达肝癸钠	2.5mg 皮下注射，每日 1 次	eGFR<30ml/(min · 1.73m²) 或透析时不推荐	不推荐
比伐卢定	静脉推注 0.75mg/kg，随后静脉滴注 1.75mg/(kg·h)；若 30ml/(min · 1.73m²)≤eGFR≤60ml/(min · 1.73m²)，静脉滴注剂量减至 1.4mg/(kg · h)	不推荐	不推荐
替罗非班	静脉推注 25μg/kg，随后 0.15μg/(kg · min) 静脉滴注	滴注剂量减少 50%	不推荐

注：CKD. 慢性肾脏病；eGFR. 估算的肾小球滤过率；APTT. 活化部分凝血活酶时间；PCI. 经皮冠状动脉介入术；GPI. 血小板糖蛋白 IIb/IIIa 受体抑制剂

八、低血小板计数患者

1. 如 ACS 患者血小板计数 <100×10⁹/L 且 >60×10⁹/L，需谨慎评估 DAPT 的安全性。低出血风险患者可首选氯吡格雷联合阿司匹林治疗，高出血风险患者可考虑使用单药（氯吡格雷或阿司匹林）治疗，避免使用替格瑞洛。

2. 如 ACS 患者血小板计数 <60×10⁹/L 且 >30×10⁹/L，建议使用单药（氯吡格雷或阿司匹林）维持治疗，避免使用替格瑞洛。

3. 如 ACS 患者血小板计数低于 30×10⁹/L 建议停用所有抗血小板药物，并避免行 PCI。

4. 如 ACS 患者血小板计数短期下降幅度超过 30×10⁹/L，不建议继续抗血小板治疗，应积极纠正原发疾病后再评估抗血小板治疗的安全性。

5. HIT 及 HIT 高危人群：停用 UFH 或低分子肝素，采用比伐卢定进行 PCI 围手术期抗凝。

第三节　围手术期调脂药物的使用

一、调脂干预靶目标

ACS 患者血脂异常尤其是 LDL-C 水平升高是导致心血管事件发生、发展的关键因素，LDL-C 仍然为主要调脂干预靶点（表 5-6）。

脂蛋白 a [Lp (a)] 与 LDL 颗粒一样可在动脉壁内发生蓄积，增加动脉粥样硬化性心血管病（ASCVD）事件风险。建议筛查 ACS 患者的 Lp(a) 水平，Lp(a) 水平升高 [≥30mg/dL (75.0nmol/L)] 者应进行血脂管理。

表 5-6　急性冠状动脉综合征患者心血管危险分层及 LDL-C 治疗目标

人群	LDL-C 治疗目标
ACS 不合并高风险因素*患者	LDL-C 水平＜1.8mmol/L（70mg/dl）且较基线水平降幅≥50%
ACS 合并高风险因素*患者	LDL-C 水平＜1.4mmol/L（55mg/dl）且较基线水平降幅≥50%

注：ACS. 急性冠脉综合征；LDL-C. 低密度脂蛋白胆固醇。*. 高风险因素包括：复发的动脉粥样硬化性心血管事件；冠状动脉多支血管病变；糖尿病；心、脑或外周多血管床动脉粥样硬化性心血管病；LDL-C 水平≥4.9mmol/L（190mg/dl）

二、常用调脂药物

临床常用的降脂药物主要包括他汀、胆固醇吸收抑制剂及前蛋白转化酶枯草溶菌素 9（PCSK9）抑制剂（表 5-7）。

表 5-7　常用调脂药物

药物	作用机制
他汀类药物	可竞争性抑制 3- 羟基 -3- 甲基戊二酰辅酶 A 还原酶活性，减少胆固醇合成，继而上调肝细胞表面 LDL 受体，加速血清 LDL 分解代谢。欧美指南推荐所有 ACS 患者尽早启动或持续使用大剂量他汀治疗，但他汀代谢存在种族差异，相较于欧美人群，中国人群对他汀敏感性高、耐受性差
依折麦布	为胆固醇吸收抑制剂，通过抑制肠道对胆固醇的吸收，减少运输至肝脏的胆固醇。依折麦布与他汀联用可产生良好的协同作用
PCSK9 抑制剂	通过特异性结合 PCSK9，阻断 PCSK9 与 LDL 受体结合，从而清除 LDL-C，降低血液中 LDL-C 水平
其他	降低 LDL-C 的其他药物，如胆酸螯合剂；降低三酰甘油的药物，如贝特类、烟酸类药物；其他降脂药，如 ω-3 脂肪酸等

注：ACS. 急性冠脉综合征；PCSK9. 前蛋白转化酶枯草溶菌素 9；LDL. 低密度脂蛋白

三、常用降脂药物的选择

一般推荐中等强度他汀为我国 ACS 患者血脂管理的常用给药强度，他汀剂量翻倍只能带来 LDL-C 水平额外 6% 的降幅，且较高加索人群会发生更多的不良反应。LDL-C 水平降幅及他汀治疗强度见表 5-8 与表 5-9。对于联合用药患者，应当密切关注其用药安全性问题，随访时常规监测肝酶、肌酶升高的情况。

对于合并甘油三酯升高患者，推荐使用贝特类、烟酸类药物或者 ω-3 脂肪酸降低甘油三酯水平。

对于 Lp(a) 水平升高 [≥30mg/dL(75.0nmol/L)] 且 LDL-C 水平≥1.8mmol/L(70mg/dl) 的患者，已规律使用他汀仍未达标，可优先联用 PCSK9 抑制剂治疗。

表 5-8   不同降脂策略的 LDL-C 水平降幅

降脂策略	LDL-C 水平降幅
中等强度他汀类药物治疗	25%~50%
高强度他汀类药物治疗	≥50%
高强度他汀类药物 + 依折麦布治疗	约 65%
PCSK9 抑制剂治疗	约 60%
PCSK9 抑制剂 + 高强度他汀类药物治疗	约 75%
PCSK9 抑制剂 + 高强度他汀类药物 + 依折麦布治疗	约 85%

注：LDL-C. 低密度脂蛋白胆固醇；PCSK9. 前蛋白转化酶枯草溶菌素 9

表 5-9   不同强度的他汀类药物治疗

治疗强度	他汀类药物及剂量
高强度（每日剂量可使 LDL-C 水平降低 ≥50%）	阿托伐他汀 40~80mg[*] 瑞舒伐他汀 20mg
中强度（每日剂量可使 LDL-C 水平降低 25%~50%）	阿托伐他汀 10~20mg 瑞舒伐他汀 5~10mg 氟伐他汀 80mg 洛伐他汀 40mg 匹伐他汀 2~4mg 普伐他汀 40mg 辛伐他汀 20~40mg 血脂康 1.2g

注：LDL-C. 低密度脂蛋白胆固醇。*. 阿托伐他汀 80mg 国人应用经验不足，须谨慎使用

四、急性冠脉综合征患者血脂管理

1. 急性冠脉综合征合并高风险因素患者的血脂管理

（1）LDL-C 水平 <1.4mmol/L（55mg/dl），若入院前规律服用他汀类药物（4 周及以上），建议加强饮食等生活方式干预，同时根据实际情况调整用药；若未规律服用他汀类药物，建议给予他汀类药物治疗。

（2）LDL-C 水平在 1.4mmol/L（55mg/dl）至 2.6mmol/L（100mg/dl）范围者，若入院前规律服用他汀类药物，建议联用依折麦布或 PCSK9 抑制剂；若未规律服用他汀类药物，则给予他汀类单药治疗。

（3）LDL-C 水平 >2.6mmol/L（100mg/dl）者，建议他汀类单药治疗或他汀类药物联合依折麦布和（或）PCSK9 抑制剂。

2. 急性冠脉综合征未合并高风险因素患者的血脂管理

（1）LDL-C 水平 <1.8mmol/L（70mg/dl），若入院前规律服用他汀类药物（4 周及以上），建议加强饮食等生活方式干预，同时根据实际情况调整用药；若未规律服用他汀类药物，建议给予他汀类药物治疗。

（2）LDL-C 水平在 1.8mmol/L（70mg/dl）至 3.4mmol/L（130mg/dl）范围者，若入院前规律服用他汀类药物，建议联用依折麦布或 PCSK9 抑制剂；若未规律服用他汀类药物，则给予他汀类单药治疗。

（3）LDL-C 水平 >3.4mmol/L（130mg/dl）者，建议他汀类单药治疗或者他汀类药物联合依折麦布和（或）PCSK9 抑制剂。

3. 他汀类药物不耐受患者的血脂管理

（1）他汀类药物不耐受需符合以下标准：不能耐受至少两种他汀，其中一种为每日使用最低起始剂量的他汀类药物，另一种为任何剂量的他汀类药物；他汀治疗后出现不适或实验室检测异常结果；他汀类药物相关不良反应是可逆的，减少剂量或停用症状得到缓解或改善，再次用药又可出现。

（2）对于他汀类药物不耐受患者，推荐直接启用非他汀类降脂药物。

4. 用药调整和治疗时长

（1）当调整降脂药物种类或剂量时，都应在治疗 4~6 周复查血脂水平，并依据达标情况再次调整治疗方案，如 LDL-C 水平 <0.4mmol/L（<15mg/dl），应依据实际情况调整用药，并且密切关注血脂变化情况，考虑到患者 LDL-C 水平需长期达标，为避免降脂效果反弹，应根据各种药物对 LDL-C 水平的降低幅度来考虑停药顺序。

（2）降脂以及预防心血管事件再发需长期持续用药。现有证据表明，患者发生 ACS 事件后，长期将 LDL-C 水平控制在靶目标以下，可以带来显著的心血管获益。

（3）ACS 患者出院后，建议每隔 4~6 周随访 1 次；此后，若无特殊情况且血脂达标，可改为每 6~12 个月随访 1 次。随访检查项目主要包括血脂、肝功能、肌酸激酶等。

第四节　围手术期其他药物的选择与使用

一、硝酸酯类药物

硝酸酯类药物扩张静脉，降低心脏前负荷，并降低左心舒张末压、降低心肌耗氧量，改善左心室局部和整体功能。此外，硝酸酯类药物可扩张冠状动脉，缓解心肌缺血。心绞痛发作时，可舌下含服硝酸甘油，每次 0.5mg，必要时每间隔 3~5min 可以连用 3 次。如患者有反复心绞痛发作，难以控制的高血压或心力衰竭，推荐静脉使用硝酸酯类药物。目前建议静脉应用硝酸甘油，以 5~10μg/min 开始，持续滴注，每 5~10min 增加 10μg/min，直至症状缓解或出现明显副作用（头痛或低血压，收缩压低于 90mmHg 或相比用药前平均动脉压下降 30mmHg），200μg/min 为一般最大推荐剂量。在症状消失 12~24h 后改用口服制剂。在持续静脉应用硝酸甘油 24~48h 可出现药物耐受。常用的口服硝酸酯类药物包括硝酸异山梨酯和 5- 单硝酸异山梨酯。

STEMI 急性期持续剧烈胸痛、高血压和心力衰竭的患者，如无低血压、右心室梗死或在发病 48h 内使用 5 型磷酸二酯酶抑制剂，可考虑静脉使用硝酸酯类药物。如患者收缩压 <90mmHg 或较基础血压降低 >30%、疑诊右心室梗死的 STEMI 患者不应使用硝酸酯类药物。

二、β 受体阻滞剂

能够抑制心脏 β 肾上腺素能受体，从而减慢心率，减弱心肌收缩力，降低血压，减少心肌耗氧量和心绞痛发作；能改善缺血区的氧供需失衡，缩小心肌梗死面积，减少复发性心肌缺血、再梗死、心室颤动及其他恶性心律失常，对降低急性期病死率有肯定的疗效。无禁忌证的 ACS 患者应在早期（STEMI 发病后 24h 内）开始口服 β 受体阻滞剂。

一般首选心脏选择性的药物，如阿替洛尔、美托洛尔和比索洛尔。口服从小剂量开始（相当于目标剂量的 1/4），逐渐递增，使静息心率降至 55~60 次 / 分，并长期使用。

少数高危 NSTE-ACS 患者，可先静脉使用，后改口服。STEMI 患者有剧烈的缺血性胸痛或伴血压显著升高且其他处理未能缓解时，也可静脉应用。静脉用药多选择美托洛尔，使用方案如下：如无禁忌证，静脉推注美托洛尔，每次 5mg；每次推注后观察 2~5min，如果心率 <60 次 / 分或收缩压 <100mmHg，则停止给药，静脉注射美托洛尔总量可达 15mg；末次静脉注射后 15min，继续口服剂量维持。极短作用的静脉注射制剂艾司洛尔可用于有 β 受体阻滞剂相对禁忌证而又希望减慢心率的患者，50~250μg/(kg·min)。

以下情况需暂缓或减量使用 β 受体阻滞剂：①心力衰竭或低心排血量；②心源性休克高危患者（年龄 >70 岁、收缩压 <120mmHg、窦性心率 >110 次 / 分）；③其他相对禁忌证：PR 间期 >0.24s、二度或三度房室阻滞、活动性哮喘或反应性气道疾病等。

STEMI 发病早期有 β 受体阻滞剂使用禁忌证的患者，应在 24h 后重新评价并尽早使用；STEMI 合并持续性心房颤动、心房扑动并出现心绞痛，但血流动力学稳定时，可使用 β 受体阻滞剂治疗。

三、钙通道阻滞剂（CCB）

可有效减轻心绞痛症状，可作为治疗持续性心肌缺血的次选药物。持续或反复缺血发作，并且存在 β 受体阻滞剂禁忌的 NSTE-ACS 患者，非二氢吡啶类 CCB 应作为初始治疗，但除外临床有严重左心室功能障碍，心源性休克，PR 间期 >0.24s 或二、三度房室传导阻滞而未置入心脏起搏器的患者；在应用 β 受体阻滞剂和硝酸酯类药物后患者仍然存在心绞痛症状或难以控制的高血压，可加用长效二氢吡啶类 CCB；可疑或证实血管痉挛性心绞痛的患者，可考虑使用 CCB 和硝酸酯类药物，避免使用 β 受体阻滞剂；在无 β 受体阻滞剂治疗时，短效硝苯地平不能用于 NSTE-ACS 患者。

目前尚无证据提示在 STEMI 急性期使用二氢吡啶类 CCB 能改善预后。对无左心室收缩功能不全或房室阻滞的患者，为缓解心肌缺血、控制心房颤动或心房扑动的快速心室率，如果 β 受体阻滞剂无效或禁忌使用，则可应用非二氢吡啶类 CCB。STEMI 后合并难以控制的心绞痛时，在使用 β 受体阻滞剂的基础上可应用地尔硫䓬。

四、尼可地尔

作用机制：①通过开放 ATP 敏感性钾通道及鸟苷酸环化酶活化双重作用扩张冠状动脉血管，尤其是冠状动脉微小血管，缓解冠状动脉痉挛，显著增加冠状动脉血流量；②通过开放心肌细胞线粒体上的 ATP 敏感性钾通道，保护心肌线粒体，可以减少缺血 / 再灌注对心肌的损伤，减少心肌水肿及梗死面积。尼可地尔用于对硝酸酯类不能耐受的 NSTE-ACS 患者。

AMI 早期可给予尼可地尔 6mg/h，静脉滴注 24~48h。对 AMI 伴再发性心肌缺血、充血性心力衰竭或需处理的高血压患者更为适宜。与硝酸酯类药物相比，尼可地尔给药后 24h 持续有效，与硝酸酯类无交叉耐药，头痛发生率低（仅 3.6%），对血压无显著影响。

五、血管紧张素转化酶抑制剂（ACEI）/ 血管紧张素 Ⅱ 受体阻滞剂（ARB）

ACEI/ARB 主要通过影响心肌重构、减轻心室过度扩张而减少慢性心力衰竭的发生，降低死亡率。NSTE-ACS：所有 LVEF<40% 的患者，以及高血压、糖尿病或稳定的慢性肾脏病患者，如无禁忌证，应开始并长期持续使用 ACEI。ACEI 不耐受的 LVEF<40% 的心力衰竭或心肌梗死患者，推荐使用 ARB。

在 STEMI 最初 24h 内，对有心力衰竭证据、左心室收缩功能不全、糖尿病、前壁心肌梗死，但无低血压（收缩压 <90mmHg）或明确禁忌证者，应尽早口服 ACEI；对非前壁心肌梗死、低危（LVEF 正常、心血管危险因素控制良好、已接受血运重建治疗）、无低血压的患者应用 ACEI 也可能获益。发病 24h 后，如无禁忌证，所有 STEMI 患者均应给予 ACEI 长期治疗。如患者不能耐受 ACEI，可考虑给予 ARB。

ACEI/ARB 禁忌证包括：STEMI 急性期动脉收缩压 <90mmHg、严重肾功能不全 [（血肌酐水平 >265μmol/L（2.99mg/dl）]、双侧肾动脉狭窄、移植肾或孤立肾伴肾功能不全、对 ACEI/ARB 过敏、血管神经性水肿或导致严重咳嗽者及妊娠期 / 哺乳期女性等。

六、醛固酮受体拮抗剂

心肌梗死后正在接受治疗剂量的 ACEI 和 β 受体阻滞剂且合并 LVEF≤40%、糖尿病或心力衰竭的患者，如无明显肾功能不全（男性血肌酐 >212.5μmol/L 或女性血肌酐 >170μmol/L）或高钾血症，推荐使用醛固酮受体拮抗剂。

STEMI 后已接受 ACEI 和（或）β 受体阻滞剂治疗，但仍存在左心室收缩功能不全（LVEF≤40%）、心力衰竭或糖尿病，且无明显肾功能不全（血肌酐男性≤221μmol/L（2.5mg/dl），女性≤177μmol/L（2.0mg/dl）、血钾≤5.0mmol/L）的患者，应给予醛固酮受体拮抗剂治疗。

（陈剑玲　王正龙）

第 6 章

急性胸痛的鉴别诊断

学习要点

1. 常见急性胸痛疾病的鉴别要点。
2. 高危急性胸痛的筛查与鉴别。

第一节 急性胸痛的早期识别

急性胸痛是临床上最常见的症状之一，各种刺激因子如缺氧、炎症、组织坏死、肿瘤浸润及理化因素等均可对肋间神经感觉纤维、支配心脏及主动脉的交感神经纤维、支配支气管及食管的迷走神经纤维等产生刺激，并产生痛觉冲动，进而传导至大脑的痛觉中枢引起痛觉，但胸痛的剧烈程度与病情轻重并非完全一致。心绞痛、急性心肌梗死、肺动脉栓塞等疾病导致的急性胸痛可占急诊全部胸痛患者的 50% 以上。因此，在对胸痛的病因做出鉴别诊断时，首要的原则应当是排除有潜在致命风险的疾病，可从以下几个方面进行甄别。

1. **患者年龄** 青壮年胸痛患者，应注意排除自发性气胸、心肌炎、心包炎、心肌病及胸膜炎等，而 40 岁以上患者应注意排除心绞痛、急性心肌梗死等。

2. **疼痛部位** 多数引起胸痛的疾病常有其相对特征性的累及部位，如胸壁疾病所致胸痛的范围常固定而局限，有时伴压痛；纵隔病变时，胸痛常位于胸骨后或心前区，也可放散至颈部、肩部甚至后背部；食管疾病如食管炎、食管癌、食管裂孔疝等所致胸痛常位于胸骨后正中线上；胸膜炎所致的胸痛常在呼吸动度较大的部位如侧胸部较明显，且位置可随呼吸发生变化，有时达下胸部、腰部和腹部。心绞痛与心肌梗死的疼痛常在心前区、胸骨后及剑突下，可放射至左肩部或左臂内侧，亦可放射至咽喉部或下颌部，夹层动脉瘤所致的胸痛常于背部明显，向下放射至腰部等。

3. **疼痛性质** 不同疾病所导致的胸痛，其性质也各自具有不同特点。带状疱疹呈刀割样疼痛，程度剧烈，难以忍受；肌肉疾病所致胸痛往往呈酸痛；心绞痛常常呈压榨样或窒息样，可伴有濒死感；主动脉夹层常为突发的撕裂样剧痛；胃食管疾病多为持续性隐痛或烧灼样痛。

4. **持续时间及影响因素** 疼痛持续时间的长短对于病因的诊断具有重大意义。心绞痛常在劳累后发作，多数仅持续 1~5min，休息或含服硝酸甘油即可缓解；急性心肌梗死的疼痛可持续数小时甚至数天；心包炎所致疼痛在坐位或前倾时可能减轻；胸膜炎的疼痛常在咳嗽或深吸气时明显加剧；胸壁疾病所致胸痛可在按压时加剧；胃食管疾病的胸痛常与进食或饥饿相关。

5. 伴随症状　肺部疾病引起胸痛时往往伴有咳嗽、咳痰甚至发热等，食管疾病常合并吞咽困难，肺癌引起胸痛时多伴有咯血或痰中带血等，心血管疾病所致胸痛可伴有气促、呼吸困难、心悸等。

第二节　高危急性胸痛的筛查及鉴别诊断

急性冠脉综合征、主动脉夹层、急性肺栓塞及张力性气胸是临床上常见的高危急性胸痛，其程度剧烈，病情进展迅速，患者如果得不到及时的救治往往会发生死亡。作为临床医师，包括是基层医师均应对高危急性胸痛患者给予快速鉴别诊断并准确评估，及时做出正确处理。

一、急性冠脉综合征

1. 心绞痛　心绞痛是由于冠状动脉供血不足，心肌发生一过性缺血、缺氧，导致心肌内代谢产物积聚过多，进而刺激心脏内感觉神经纤维，反射到大脑皮质而产生胸痛症状。临床上男性多于女性，常发生于 40 岁以后，近年来有明显年轻化趋势。疼痛部位以胸骨后最为常见，也见于心前区和剑突下，常放射至双肩和左臂内侧，也可放射至背部、咽喉部、下颌部、舌头、耳垂、乳突等部位。疼痛的程度不一，可由轻度的压迫样疼痛至程度剧烈的绞痛。典型者疼痛开始时较轻，有逐渐加剧的过程，有时甚至伴濒死感、恐惧感，致使患者立即停止活动。多数患者疼痛发作持续时间较短，为 1~5min，经休息、去除诱因、舌下含服硝酸甘油等措施后可迅速缓解。常见诱因为体力活动、情绪激动、饱餐、饮酒等，部分患者在睡眠中发作胸痛，起床活动后反而好转，可能是由于睡眠中迷走神经张力增高，引起冠状动脉收缩所致。在临床上，心绞痛常可分为稳定型和不稳定型心绞痛，其鉴别要点主要是疼痛的诱因、性质、发作频率、持续时间、缓解因素等是否在 1~3 个月发生改变。

2. 心肌梗死　心肌梗死是冠状动脉血供急剧减少或中断后相应心肌严重而持久的急性缺血导致心肌坏死的疾病。50%~80% 的心肌梗死患者在发病前数小时至数天内有前驱症状，对早期诊断有一定帮助，如：①原有心绞痛病史的患者心绞痛加重，持续时间延长，发作频率增加；②原本无心绞痛病史的患者出现频繁心绞痛发作，且进行性加重；③少数患者的前驱症状表现为胸部灼热、心悸、气促、乏力、烦躁等。心肌梗死的诊断主要依据以下几点。①疼痛：绝大多数心肌梗死患者有胸痛表现，多位于胸骨后或心前区，呈闷痛、压榨痛、绞痛、烧灼样痛等，少数患者仅为隐痛或轻微刺痛，若疼痛位于上腹部常被误诊为腹部疾病，甚至急腹症。②低血压和休克：血压下降的程度是衡量心肌梗死患者病情轻重的重要体征之一，若血压下降合并烦躁不安、面色苍白、皮肤湿冷、尿量减少甚至晕厥者，则为休克表现。休克多在起病数小时至 1 周内发生，为心肌广泛坏死、心排血量急剧下降所致，有些患者亦有血容量不足的因素参与。③心肌坏死标记物升高：肌红蛋白、肌钙蛋白、肌酸激酶、肌酸激酶同工酶等都是心肌坏死的敏感指标，其中以肌钙蛋白的特异性和敏感性最优，当临床上疑诊急性心肌梗死时，应完善心肌坏死标记物检测，必要时可重复检测。④心电图：如患者出现以上表现，无论其胸痛是否缓解，或发作当时其程度是否剧烈，都应立即完善 12 导联心电图检查，必要时完善 18 导联心电图检查，有时需多次复查才能明确诊断，典型的心肌透壁性坏死在心电图上表现为相应导联的 ST 段弓背向上抬高，出现病理性 Q 波及 T 波倒置。若心肌坏死为非透壁性，可表现为相应导联的 ST 段压低、T 波倒置等。⑤冠状动脉造影术：冠状动脉造影可明确显示冠状动脉的病变，是诊断冠心病的金标准。⑥心肌梗死后综合征：发生率约为 10%，其机制可能是机体对坏死物质的过敏反应，典型者可在心肌梗死后数周至数月内发生，主要表现为发热、胸痛、红细胞沉降率加快、白细胞升高，或并发心包炎、胸膜炎等，部分患者可闻及心包摩擦音。

二、主动脉夹层

多数主动脉夹层患者的发病基础为长期未得到良好控制的高血压，导致主动脉壁承受过大压力，最终出现内膜撕裂，有时可合并主动脉粥样硬化、中膜发育不良等。主动脉夹层一旦发病，其病情往往极其凶险，死亡率高。典型的主动脉夹层所致胸痛表现为突发的前胸、后背部撕裂样剧痛，有时累及腹部、腰部、下肢等，根据夹层累及的分支血管部位不同，可伴有头晕、晕厥、下肢无力、瘫痪等。临床上若患者胸痛发作时伴血压明显升高，应想到排除主动脉夹层的可能性，其与急性冠脉综合征的鉴别要点如下。①病史：急性冠脉综合征发作前，往往有长时间稳定型心绞痛或不稳定型心绞痛发作的病史，而主动脉夹层表现为突发剧烈胸背痛，既往一般无发作史。②血压：任何胸痛发作时由于机体应激状态，血压都可有一定程度升高，但程度不会太高，收缩压常不超过 160mmHg，而主动脉夹层患者收缩压可高至 200mmHg 以上，且可能由于分支血管受累，出现四肢血压不对称、肢体动脉搏动不对称等体征，是重要的鉴别点之一。③心电图：急性冠脉综合征往往可见心电图上 ST 段抬高或压低，伴 T 波改变，且随着心肌缺血的程度演变而发生动态改变，主动脉夹层者缺乏典型的心电图改变，且一般不存在动态改变。但有一种情况需高度警惕，即主动脉夹层累及冠状动脉时，可出现急性心肌梗死的所有特征性表现，此时需进一步借助实验室检查、影像学检查（主动脉 CT 血管成像、超声心动图等）进行仔细鉴别。④实验室检查：急性冠脉综合征往往伴有心肌坏死标记物的异常升高，对心肌肌钙蛋白等指标进行动态监测有助于明确诊断，而主动脉夹层往往在撕裂的主动脉假腔内形成大量血栓，因此绝大多数患者可出现 D- 二聚体、纤维蛋白原降解产物的异常升高，且幅度较大，根据此点亦可进行有效鉴别，但也需注意，主动脉壁间血肿时，因缺乏主动脉内膜的破裂，其 D-二聚体水平可正常。⑤影像学检查：若根据临床表现、心电图、实验室检查等均无法鉴别二者，可进一步完善胸部 CT 平扫检查，部分患者可见主动脉血管壁钙化点内移至血管腔内，但 CT 平扫的价值极其有限，推荐在有条件的医学中心尽早完善主动脉 CT 血管成像，必要时可同时行冠状动脉 CT 血管成像，可清晰显示主动脉、冠状动脉等血管结构，准确进行鉴别。若无以上条件时，亦可选择超声心动图，多数累及升主动脉的主动脉夹层可在超声心动图上见到相关征象，如主动脉显著增宽、双腔回声等。

三、肺动脉栓塞

肺动脉栓塞亦是临床上导致胸痛的常见疾病之一，其临床表现往往复杂多变，容易漏诊、误诊。多数肺动脉栓塞患者在发病前具有相关危险因素，如长期卧床、术后制动、肿瘤、口服避孕药等。除胸痛外，患者可合并气促、呼吸困难、晕厥、咯血等表现，心电图可见心动过速和右心负荷增加的表现，如 SIQⅢTⅢ、右束支阻滞等，超声心动图可见肺动脉高压、右心扩大、室间隔左移等表现，血清 D- 二聚体水平绝大多数有异常升高，完善肺动脉CT 血管成像或肺动脉造影可明确诊断。

四、张力性气胸

在外伤、人为或无明显诱因的情况下肺组织及脏层胸膜突然破裂而引起的胸腔积气，属呼吸系统常见急症之一，典型症状为突发胸痛，继发胸闷或呼吸困难并可有刺激性咳嗽。自发性气胸也称单纯性气胸，裂口较小，症状一般不太严重，可自行闭合。胸腔内气体将会逐渐吸收，肺亦随之逐步复张。开放性气胸也称交通性气胸，气体经裂口自由进出。张力性气胸裂口呈单向活瓣，呼吸时呼吸道气体单向进入胸膜腔，在剧咳屏气时进入气体更多，胸腔内压力不断升高使肺脏受压、纵隔推向健侧，甚至影响心脏血液回流，胸膜裂口可随病情而变化，临床类型也可相互转换。张力性气胸时有气促、窒息感，患者烦躁不安、发绀、出汗、脉速而弱，有虚脱、休克表现，甚至出现意识不清、昏迷，应立即抢救。X 线检查可诊断，必要时行胸腔镜、胸膜腔造影术或胸腔气体分析有助于气胸的病因与类型诊断。

第三节　非心源性急性胸痛的鉴别诊断

胸壁的外伤、炎症、肿瘤等疾病往往可通过视诊即可确定，而对于内脏疾病，为明确病因诊断应完善详细的体格检查、实验室检查等，如血液、痰液的常规检查，胸腔和心包穿刺液的化验，X 线胸片、心电图、超声心动图、胸部 CT、心血管造影等。另一方面，根据胸痛的起源不同，可将其病因分为胸壁疾病、胸腔脏器疾病、腹部疾病等，常见病种如下：

1. 带状疱疹　带状疱疹是一种主要累及外周神经的病毒性疾病，最常见为肋间带状疱疹，可引起剧烈胸痛。在疱疹出现前，多数患者自觉沿神经径路走行的剧烈疼痛，在疼痛发生数天后，可逐渐出现大量丘疹，进而转变为水疱，其内容物清澈，周围有红晕，因神经分布原因，水疱一般很少越过体表中线。至数天之后小水疱被膜逐渐松弛，内容物转为浑浊，最终干燥结痂。总病程多为 2~4 周，愈合后不留瘢痕，带状疱疹一旦罹患之后可获得免疫，一般很少再发。

2. 肋间神经炎　可为病毒感染、毒素、机械损伤、压迫等原因引起，疼痛性质为刺痛或烧灼痛，沿着一根或数根肋间神经支配区域分布。转身、深呼吸、咳嗽等动作可诱发疼痛加剧，查体时沿神经分布区域往往有压痛，往往以脊椎旁、腋中线及胸骨旁最明显。

3. 外伤和肌肉韧带损伤　胸部肌肉损伤可引起胸痛，疼痛程度视损伤程度而异，此种胸痛在临床上较为常见，一般不难诊断。疼痛位于肋骨与肋软骨结合处或肋软骨与胸骨结合处，或位于胸壁肌肉上。疼痛常出现于反复用力呼吸动作、长时间咳嗽、剧烈运动之后，受累局部压痛明显，且与局部的活动度密切相关。

4. 颈椎病　第 6~7 颈椎椎间盘突出时压迫脊神经后根可产生胸部疼痛，由于胸痛往往局限在胸骨下部或心前区，并可放散至腋部、肩部等，有时易与心绞痛混淆，以下特点有助于鉴别：①疼痛与某种特定的姿势相关，如弯腰、转身、下蹲等；②咳嗽、深呼吸或用力排便时疼痛加重；③疼痛于卧床数小时后发生，使患者从睡眠中惊醒；④疼痛持续十余分钟至数小时，心电图无缺血性改变，含服硝酸甘油后无缓解；⑤颈椎 X 线检查可见低位颈椎骨质增生、椎间隙变窄等改变。

5. 食管炎　可由许多病因引起，包括感染、化学性刺激、物理性损伤及继发于食管憩室肿瘤或贲门失弛缓症等病变，临床表现为胸骨后烧灼样不适或疼痛，伴有吞咽困难、咽下疼痛，食管吞钡 X 线检查是诊断的重要手段，能直接见黏膜病变，对轻型病变判断有困难时须做活组织检查。

6. 急性纵隔炎　较少见，最常见的原因是食管损伤（食管癌、食管内镜创伤等），也可能为自发性，常在呕吐时发生，也可因邻近组织感染灶的直接蔓延而引起。临床表现为胸骨后疼痛，可放射至颈部，伴有吞咽困难、发热、寒战、气急与上腔静脉压迫征。体格检查发现纵隔与颈部皮下气肿或颈部有压痛，若不及早治疗可发展为脓肿，破溃到食管、支气管或胸腔形成食管瘘，X 线为纵隔增宽或兼有纵隔气肿，如由食管穿孔引起者钡剂检查时可见钡剂外渗到食管周围或胸腔。CT 与 MRI 图像上主要表现为纵隔增宽，纵隔内软组织可因炎症渗出而致 CT 值增高，纵隔内大血管、胸腺及气管、支气管边缘模糊不清；形成脓肿时 CT 与 MRI 均定位准确，较大的脓肿或积液可导致周围脏器的压迫、移位改变，或脓肿内出现积气或液平。

7. 结语　除以上疾病外，临床上仍有许多疾病可导致急性胸痛发作，总体来说在鉴别和处理时应掌握以下原则：其一，要快速排除最危险、最紧急的疾病，如急性心肌梗死、主动脉夹层、肺栓塞、张力性气胸等；其二，对暂时不能明确诊断的患者，应常规留院观察病情演变，严防发生离院后猝死这类严重事件。具体流程可参考如下：①首先判断病情的严重性，对生命体征不稳定的患者，应立即开始稳定和维持生命体征的治疗，同时尽早查清原发病，开始下一步处理；②对生命体征稳定的患者，详细获取病史和体征，准确鉴别病因；③进行有针对性的辅助检查；④在上述程序完成后，对于能够明确病因的患者立即开始有针对性的病因治疗，如急性心肌梗死者尽快进行冠脉再灌注治疗，对急性气胸患者尽快予以抽气或引流等；⑤对不能明确病因的患者，留院观察 6~12h，并建议在就诊 0h 和 3h 时监测高敏肌钙蛋白水平，以快速诊断和排除急性冠脉综合征可能，早期高敏肌钙蛋白的绝对变化值在 1h 内可替代随后的 3h 或 6h 绝对变化值意义，若前两次高敏肌钙蛋白的检测结果仍不确定，但临床仍疑诊为急性冠脉综合征，则建议在 3h 和 6h 复测高敏肌钙蛋白。

（戴翠莲　孙广锋　王　焱）

第7章 高危胸痛患者在基层医院的处理流程

学习要点

1. 高危胸痛的定义。
2. 高危胸痛的主要临床特征。
3. 不同途径入院的急性胸痛患者处理流程。

急性胸痛是最为常见的内科急诊症状之一，占急诊内科患者的 5%～20%。造成急性胸痛的病因复杂、潜在风险性高、病情变化快，针对早期急性胸痛的识别至关重要，而大多数急性胸痛患者首诊是在基层医疗单位。因此，建设规范的基层胸痛中心，乃至基层胸痛救治单元具有迫切性和关键性。我国的基层医师更多地承担着预防保健、卫生防疫、社区服务等相关工作，如何提高基层医务人员对急性胸痛的早期识别及处理，关键在于反复培训和实践，内容主要包括两个方面：其一，如何从众多的胸痛就诊患者中筛选出高危急性胸痛患者；其二，接诊高危急性胸痛患者的处理流程该如何进行。

第一节 高危胸痛的定义与临床特点

高危胸痛也称为致死性胸痛，是指对患者生命构成直接威胁的致死性急性胸痛疾病。原则上讲，任何原因的胸痛只要伴有自主神经系统症状（如面色苍白、出汗、皮肤冷等），都应立即进入胸痛绿色通道。高危急性胸痛往往具备如下的临床特点。

1. 起病突然、临床表现严重 急性胸痛发作之前常具有诱发因素，如剧烈活动、情绪波动、饥饿或饱食等，伴随呼吸困难（呼吸频率 >24 次 / 分）及循环系统（心率 <40 次 / 分或 >120 次 / 分，肢体末梢发冷）的改变，甚至伴有神志意识改变，难以回答首诊医师的问诊。

2. 特异性体征对诊断的提示性 平素健康而突发濒死感的急性胸痛，听诊心尖部新出现明显的收缩期杂音提示急性心肌梗死可能；既往有高血压病史且血压控制不理想的患者出现胸背部撕裂样疼痛，伴有双上肢或上下肢较大的血压差异时高度怀疑主动脉夹层；急性胸痛伴随严重低氧血症、颈静脉怒张、心率和呼吸频率快但可平卧，提示急性肺动脉栓塞；急性胸痛伴严重呼吸困难，双肺呼吸音不对称，单侧呼吸音减弱或消失，胸廓运动幅度明显下降，则提示张力性气胸。

3. 特殊检查手段的高准确性 高危急性胸痛的病情危急、临床表现多样性、病情发展的凶险性造成基层医师常常有早期漏诊误诊的可能。然而目前针对高危急性胸痛的四大疾病均有非常简便快捷的检查手段，如 12/18 导联心电图以及快速心肌肌钙蛋白检测对急性心肌梗死的诊断；动脉 CT 血管成像（computered tomograhy angiography，CTA）针对主动脉夹层与肺动脉栓塞的诊断；胸部 X 线片或胸部 CT 对张力性气胸的诊断。因此，培训和指导基层医务人员对高危急性胸痛诊断与鉴别诊断思路的能力，是基层胸痛中心建立的核心关键环节。

4. 时间是决定患者生存预后的关键 高危急性胸痛的临床表现看似来势汹汹，但是通过诊断与鉴别诊断思路和流程的培训，早期明确病因诊断后，及时进行快速的抢救性治疗，多数患者可以转危为安。例如，急性心肌梗死通过溶栓或者介入治疗开通血管；主动脉夹层通过介入封堵夹层破口或心脏外科急诊置换主动脉；肺动脉栓塞通过及时抗凝与溶栓治疗；张力性气胸紧急床旁负压引流促进肺复张。这些治疗手段均可大大提高急救成功率，降低患者死亡率。因此，早期明确诊断后的迅速处理是一切救治的基础，错过了早期救治黄金时期，上述治疗手段也不能真正给患者带来近期和远期的获益。

第二节　高危胸痛常见疾病的主要临床特征

高危急性胸痛常见疾病主要有急性冠状动脉综合征、主动脉夹层、肺动脉栓塞及张力性气胸等，其主要临床表现如下（表 7-1）。

表 7-1　高危急性胸痛的主要临床表现

疾病名称	临床表现
急性冠脉综合征	详见第 1 章
急性肺栓塞	①表现为严重的呼吸困难伴有顽固性低氧血症与低碳酸血症，部分患者可发生晕厥、血压下降或休克表现；②面色与口唇发绀、颈静脉充盈或怒张、肺动脉瓣听诊区第二心音亢进；③心电图可能出现类似急性下壁心肌梗死样 ST 段抬高；④胸部 X 线片无肺淤血，大块肺栓塞时心电图和超声心动图提示右心负荷增高；⑤肺动脉 CTA 可确诊
主动脉夹层	①表现为突发的胸骨后或心前区撕裂样剧痛，向背、腰、头颈等放射，部位可延伸改变；②患者常有高血压和动脉粥样硬化病史；③因剧痛可有休克外貌、焦虑不安、大汗淋漓、面色苍白、心率加快；④体检可有脉搏不对称、四肢血压悬殊、新出现主动脉瓣关闭不全的杂音等；⑤影像学检查可提示纵隔增宽；⑥ A 型夹层阻塞右冠状动脉开口可出现急性下壁心肌梗死样心电图改变；⑦胸主动脉 CTA 可明确诊断
张力性气胸	①表现为突发一侧剧烈胸痛，疼痛性质常表现为尖锐刺痛，向同侧肩部放射；②疼痛程度随呼吸、体位改变，继而出现呼吸困难、发绀、烦躁不安；③同侧呼吸音减弱或消失、叩诊呈鼓音或过清音、触诊语颤减弱；④胸部 X 线是诊断最快速准确的方法

第三节　不同途径入院急性胸痛患者处理流程

胸痛患者入院方式主要包括在本地或者外地呼叫"120"入院、从急诊科或者门诊自行入院、非心内科院内发病三种途径。本节将详细介绍这三种入院途径的急性胸痛患者就诊后临床一线医护人员的具体诊疗流程。

一、自行来院（急诊）途径的处理流程

1. 首先通过分诊台筛查高危胸痛患者　分诊护士根据急诊胸痛患者分诊流程图，首先简要询问患者发病情况，排除外伤性胸痛等，并快速评估患者生命体征及呼吸循环情况（如患者是否存在胸痛、胸闷、呼吸困难、大汗淋漓、晕厥以及血压、呼吸、脉搏过高或过低等生命体征不稳定的情况）。如确定为高危胸痛患者，接诊护士用轮椅或平车将患者快速送入急诊胸痛抢救室；如确定为低危胸痛患者，则指引患者到急诊胸痛诊室就诊。需要注意的是，分诊护士应同时完善胸痛时间节点表及胸痛登记本记录，并与抢救室或诊室护士完成交接。

2. 进入抢救室　抢救室护士应快速完成心电监护、吸氧、建立静脉通道等处置，必要时配备除颤仪、气管插管等急救设备；医护人员必须在10min内完成首份心电图，20min内完成心肌肌钙蛋白等检测，急诊医师根据患者病史、体格检查以及心电图、心肌肌钙蛋白等相关检查检验结果做出初步评估，若不能判断，应将相关检查报告发送至远程传输系统或胸痛微信群，联系心内科住院总值班医师进行远程或现场会诊，并与心内科医师共同制订诊疗方案。此外，需同步做好胸痛时间节点记录及交接。

（1）确诊为急性冠状动脉综合征患者：对于 STEMI 患者，应在确诊后10min内给予负荷量双联抗血小板药物，并根据患者及医院实际情况选择适合的再灌注策略：具备急诊 PCI 能力的医院，应在30min内激活导管室，并绕行心内科心脏重症病房直接将患者送入导管室开通血管；对于不具备急诊 PCI 能力的医院，若能在120min内完成转运 PCI，应选择转运 PCI 作为再灌注策略；若不能在120min内实施转运 PCI，应将溶栓作为再灌注策略，如果溶栓成功，需在2~24h转运至上级医院行冠脉造影检查血管再通情况，如果溶栓失败，则需及时转运至上级医院行 PCI 治疗。当患者存在心源性休克等血流动力学不稳定，或其他临床情况而无法进行安全转运时，可考虑"转运医师策略"，即从签订协议的上级医院派遣有经验的介入医师紧急来院协助手术。对于确定 NSTE-ACS 患者，在给予双联抗血小板治疗后，可收入心内科病房进一步评估，并根据危险分层决定后续治疗方案（详见第4章）。

（2）对于非急性冠脉综合征的高危胸痛患者：高度怀疑主动脉夹层或急性肺动脉栓塞的患者，应在30min内进行"增强 CT 扫描"，不具备 CT 增强扫描条件者应在病情允许时尽快转移至具有诊治条件的医院明确诊断。

二、院内发病（非心内科）途径的处理流程

所属科室应就地安置患者，并在 10min 内完成首份心电图，若心电图结果显示异常，需在 10min 内呼叫心内科医师急会诊，在有条件的情况下，应在 20min 内完成心肌肌钙蛋白检测，并迅速完成心电监护、吸氧、建立静脉通道等处置，必要时配备除颤仪、气管插管等急救设备；心内科医师协助患者所在科室进行抢救处置并确定下一步诊疗方案；同时完善胸痛时间节点记录。

三、呼叫"120"途径的处理流程

1. **"120"调度**　调度员简单询问病史，告知就地休息等候，并快速通知急救人员在 3min 内出车。

2. **到达现场**　根据患者病情轻重迅速了解病史，并根据需要尽快完成心电监护、吸氧、建立静脉通道等处置；10min 内完成首份心电图，20min 内完成心肌肌钙蛋白等检查（有条件的情况下）；医师根据患者病史、体格检查以及心电图、心肌肌钙蛋白等相关检验检查结果做出初步评估，若不能判断，应将相关检查报告发送至远程传输系统或胸痛微信群，联系上级医院和本院心内科医师进行远程会诊并协同制订诊疗方案及再灌注策略。

（1）确诊为急性冠脉综合征患者：应在确诊后 10min 内即刻给予双联抗血小板药物，并根据就近、就能力以及就患者意愿情况合理选择再灌注策略。当患者有溶栓适应证时，有条件者应尽可能在救护车上实施溶栓，然后转诊至有介入手术条件的医院进一步治疗；如不具备院前溶栓条件，则需将患者直接转诊到就近可以溶栓或介入治疗的医院实施灌注治疗。

（2）确诊为非急性冠脉综合征高危胸痛患者：救护车应尽可能直接将患者转诊到有救治能力的胸痛中心进一步治疗。

（马　懿　曾玲玲　石　蓓）

第8章 急诊 PCI 适应证指南与临床实践

学习要点

1. STEMI 患者直接 PCI 适应证。
2. NSTEMI 患者早期危险分层与急诊 PCI 策略选择。

急诊 PCI 最重要的目的是尽早开通闭塞或解除高度狭窄的冠脉血管，恢复或增加冠脉血流和心肌灌注，从而减少和避免心肌缺血缺氧坏死。准确理解、学习和把握急诊 PCI 适应证对于每一个基层急诊 PCI 医师都是不小的挑战，对于急性冠脉综合征患者获得及时有效处理也至关重要。2002 年中华医学会心血管病学分会发布第一版《经皮冠状动脉介入治疗指南》，之后 2009 年、2012 年和 2016 年分别进行了更新。随着急诊 PCI 相关临床研究的发展，急诊 PCI 的适应证也不断更新。2016 年 6 月发布了《中国经皮冠状动脉介入治疗指南 2016》，临床可操作性强。同年发布《非 ST 段抬高型急性冠状动脉综合征诊断和治疗指南（2016）》，2019 年发布《急性 ST 段抬高型心肌梗死诊断和治疗指南（2019）》。本章将以这些国内指南为基础结合欧美相关指南和专家共识，从急性 ST 段抬高型心肌梗死（ST-segment elevated myocardial infarction，STEMI）和急性非 ST 段抬高型心肌梗死（non-ST-segment elevation myocardial infarction，NSTEMI）两个方面对临床急诊 PCI 适应证进行详细阐述和解读。

一、急性 ST 段抬高型心肌梗死的适应证

STEMI 基本发病机制是在冠状动脉斑块破裂基础上并发血栓形成，或斑块内出血等因素引起斑块体积短时间内突然增大，导致管腔高度狭窄和（或）完全闭塞。因此，大部分 STEMI 患者罪犯血管为冠状动脉的完全闭塞，少部分患者罪犯血管可能为高度狭窄或次全闭塞病变。应当注意的是，Ⅱ型心肌梗死患者可能为显著冠状脉痉挛或血栓自溶，急诊造影并未发现血管闭塞或严重狭窄病变；部分下壁或后壁心肌梗死患者尽管罪犯血管表现为冠状脉完全闭塞，但可能由于右心室壁和心室后壁相对较薄，使心电图表现的 ST 段抬高并不显著，或直接表现为小的病理性 Q 波形成。此外，心房梗死也较多见且不易察觉，主要表现为心功能下降和首发的心房颤动等，而心电图多无特异性表现。急性广泛前壁心肌梗死合并新发房颤和快速心室率显著增加患者住院死亡率。

（一）STEMI 常规急诊 PCI 指南推荐

《中国经皮冠状动脉介入治疗指南 2016》和《急性 ST 段抬高型心肌梗死诊断和治疗指南 2019》指出，直接 PCI 主要包括 4 种情况：①发病 12h 内（包括正后壁心肌梗死）或伴有新出现左束支阻滞患者（I，A）；②伴严重急性心力衰竭或心源性休克（不受发病时间限制）（I，B）；③发病 >12h 仍有缺血性胸痛或致命性心律失常（I，C）；④对就诊延迟（发病后 12~48h）并具有临床和（或）心电图缺血证据的患者行直接 PCI（IIa，B）。急诊 PCI 时机考虑要点是：最近一次持续性胸痛症状及持续时间。持续性胸痛往往提示存在持续性心肌缺血，而反复阵发性胸痛，多提示心肌缺血存在一过性缓解情况；以"最近一次胸痛的持续时间"，提示冠状动脉完全闭塞的时间。如主诉"反复胸痛 3d，再发并持续 5h"，胸痛 3d 表示心绞痛反复发作 3d，期间疼痛有缓解和反复再发，提示冠状动脉未完全闭塞；再发胸痛并持续 5h，则提示已发生冠状动脉完全闭塞，导致心肌缺血并逐步坏死持续存在；如果持续时间再延长，也可能会缓解，多是由于严重缺血的心肌已发生坏死。

根据临床试验结果，冠状动脉完全闭塞 12h 内再通后的获益远大于风险。因此指南推荐持续性胸痛≤12h 者首选直接 PCI，发病≤3h 内 STEMI 患者，溶栓和直接 PCI 的获益相当，随着胸痛时间延长，直接 PCI 获益的优势逐渐增加，即发病 3~12h 者直接 PCI 优于溶栓。随着胸痛中心建设推广，心血管医师应重视 STEMI 患者总缺血时间，各种治疗策略应以缩短总缺血时间和患者整体获益为根本出发点。如经救护者收治且入院前已确诊为 STEMI 患者，若 2h 内能转运至 PCI 中心并完成直接 PCI 治疗，则首选转运 PCI，否则应考虑先行溶栓治疗再转运，或者转运途中即开始溶栓治疗；患者自行就诊于直接 PCI 医院，应在首次医疗接触后 90min 内完成直接 PCI 治疗；接受溶栓治疗患者应在 60~90min 评估溶栓有效性，溶栓失败者应立即行补救性 PCI。

指南推荐，对就诊延迟（发病后 12~48h）并具有临床和（或）心电图缺血证据的患者行直接 PCI（Ⅲa，B）。就诊延迟至最近一次持续性胸痛开始时间后 12~48h 的患者，占急诊 PCI 患者的 50% 以上。这类患者的临床缺血证据包括：持续性或间断性胸闷胸痛，少部分患者胸部或喉部持续紧缩感；心电图缺血证据包括组合导联 ST 段弓背向上抬高或压低（不合并或合并 Q 波）、胸前导联 T 波深倒置或 T 波正负双向（呈 Wellen 征）左束支阻滞（left bund brunch block，LBBB）或右束支阻滞（right bund brunch block，RBBB）伴缺血胸痛等。心肌损伤标志物如 CK-MB、cTnT 或 cTnI 水平较低或处于上升阶段，也提示心肌梗死持续进展，需要急诊干预。一般地，就诊延迟超过 48h 后不再推荐急诊 PCI，建议等待患者心肌损伤标志物正常或接近正常后再择期介入干预。

（二）溶栓后急诊 PCI

随着基层胸痛中心建设，接受溶栓再灌注治疗的 STEMI 患者亦显著增加。针对 STEMI 患者溶栓治疗后处理策略，指南明确推荐：①建议所有患者溶栓后 24h 内转运至 PCI 中心（I，A）；②建议溶栓成功 24h 内行冠状动脉造影并根据需要对梗死相关动脉行血运重建（I，A）；③溶栓后出现心源性休克或急性严重心力衰竭时建议行急诊冠状动脉造影并对相关血管行血运重建（I，B）；④建议对溶栓失败患者（溶栓后 60min ST 段下降 <50% 或仍有胸痛）行急诊补救性 PCI（I，A）；⑤溶栓成功后出现再发缺血、血流动力学

不稳定、危及生命的室性心律失常或有再次闭塞证据时建议急诊 PCI（I，A）；⑥溶栓成功后血流动力学稳定的患者 2～24h 行冠状动脉造影（IIa，A）；根据指南推荐，临床对于所有溶栓后患者均建议尽早转运至 PCI 中心医院，目的是尽早行冠状动脉造影评估靶血管和靶病变特征，并接受冠心病监护，预防和及时有效干预急性期恶性心律失常、心源性休克和严重心力衰竭等。应当注意的是，溶栓患者行冠状动脉造影和 PCI 时应根据患者整体特征如女性、高龄和低体重等适当调整围手术期肝素用量，以减少出血风险。

（三）心血管危急重症相关急诊 PCI

STEMI 患者合并以下急危重症情况时，无须考虑胸痛持续时间均应推荐急诊 PCI：①合并心源性休克或心肺复苏成功者，无论是否行气管插管；②合并急性左心衰竭者应给予利尿剂等抗心力衰竭治疗的同时尽早做；③并发恶性心律失常包括室性心动过速、心室颤动、电复律后或新发三度房室阻滞者；④合并机械并发症，如乳头肌功能不全或断裂、室间隔穿孔等。尽管 STEMI 合并严重并发症时不考虑发病时间，但 <48h 患者可能预后相对更好。同时由于成功介入干预后部分患者仍面临严重心力衰竭、心源性休克和缺血缺氧性脑病等并发症，预后差，死亡率高。

二、非 ST 段抬高型急性冠脉综合征的适应证

（一）NSTE-ACS 临床诊断

非 ST 段抬高型急性冠脉综合征（non-ST-segment elevation acute coronary syndrome，NSTE-ACS）包括不稳定型心绞痛（unstable angina，UA）和急性非 ST 段抬高型心肌梗死（NSTEMI）两大类。UA 诊断标准：①运动或自发性胸痛，休息或含服硝酸甘油可迅速缓解；②心电图见动态 ST-T 改变，即新发或一过性 ST 段压低≥0.1mV 或 T 波导致≥0.2mV；③心肌损伤标志物不升高。NSTEMI 诊断标准：①缺血性胸痛持续时间超过 15min，且含服硝酸甘油缓解不明显；②心电图见动态 ST-T 改变，即新发或一过性 ST 段压低≥0.1mV 或 T 波导致≥0.2mV；③心肌损伤标志物升高。从 UA 和 NSTEMI 定义可以看出，NSTEMI 的胸痛与 UA 相似，但比 UA 更严重，持续时间更长；少数高龄患者胸痛症状不典型，表现为上腹部疼痛、显著胸闷和气短等，应注意鉴别；与 STEMI 不同，此类患者心电图不表现为 ST 段抬高，而是 ST 段压低和 T 波倒置等动态变化；UA 和 NSTEMI 的病理机制和临床表现类似，其区别在于严重程度不同，即心肌缺血是否严重到足以引起心肌损伤而导致血液中可检测到大量心肌损伤标志物，随着临床肌钙蛋白检测技术的敏感性不断提高，心肌损伤标志物阴性的急性冠脉综合征（acute coronary syndrome，ACS）（即 UA）越来越少见。回顾性分析研究显示，NSTE-ACS 患者 30d 和 6 个月死亡率等于或超过 STEMI 患者；前瞻性研究也显示，亚洲人群 NSTE-ACS 患者 1 年总的血栓事件（包括 UA、NSTEMI、STEMI、缺血性卒中和肺栓塞等）发生率显著高于 STEMI 患者。

（二）NSTE-ACS 的早期危险分层及处理策略

NSTE-ACS 处理的最重要策略是早期、持续危险分层，并根据危险分层决定介入干预时机。《非 ST 段抬高型急性冠脉综合征诊断和治疗指南（2016）》建议结合患者病史、胸痛

特点、生命体征和体格检查、心电图和实验室检查，完成初始诊断和最初的缺血性和出血性危险分层。常用缺血风险评估模型包括 GRACE 风险评分和 TIMI 风险评分。TIMI 风险评分使用简单，但识别精度不如 GRACE 风险评分。同时需要使用 CRUSADE 评分量化患者的出血风险，以评估患者住院期间发生严重出血事件的可能性。但这些风险评估工具仅提供需要行急诊 PCI 的指征，未能提出何时介入干预获益更大，即介入干预时机。

2020 年欧洲心脏病学会发布《非持续性 ST 段抬高型急性冠脉综合征管理指南》，对 NSTE-ACS 早期危险分层、治疗策略与时间选择进行详细规定，明确提出极高危和高危患者人群特征。极高危组：具备下列一条属于极高危组，应立即行侵入性检查（<2h）：①血流动力学不稳定或心源性休克；②药物治疗后仍反复／顽固性胸痛；③危及生命的心律失常或心脏停搏；④心肌梗死机械并发症；⑤ NSTE-ACS 相关急性心力衰竭；⑥ 6 个导联 ST 段压低 >0.1mV 合并 aVR 和（或）V1 导联 ST 段抬高。高危组：具备下列一条属于高危组，应早期行侵入性检查（<24h）：①诊断 NSTEMI 成立；②伴或不伴症状的新发连续的 ST-T 动态改变；③无 ST 段抬高或心源性休克的心搏骤停复苏；④ GRACE 评分 >140 分。临床医师掌握的重点根据这些标准，及时准确识别高危和极高危人群，并在充分医患沟通情况下尽早施行侵入性检查，包括急诊冠状动脉造影和直接 PCI 以及机械循环辅助装置应用等。临床诊断 NSTE-ACS 患者，通过上述标准识别为高危和极高危者后，其余属于中低危患者。对于中低危人群应充分术前评估后择期尽早施行侵入性检查，术前评估包括缺血风险、出血风险及脏器功能，如肾功能不全者应水化以预防对比剂诱导的急性肾损伤（即对比剂肾病）、伴有心力衰竭症状者应充分利尿和减轻心脏负荷以使心功能稳定、糖尿病血糖控制不佳者应积极控制血糖等。

三、多支血管病变的非梗死相关动脉 PCI 时机选择

《中国经皮冠状动脉介入治疗指南 2016》建议，STEMI 多支血管病变患者在血流动力学稳定情况下，择期完成非梗死相关动脉的 PCI（Ⅱa，B）；亦可考虑非梗死相关动脉的 PCI 与直接 PCI 同期完成（Ⅱa，B），但证据级别相对较低。2017 年 ESC 关于 ACS 合并多支血管病变者建议出院前考虑对非梗死相关动脉进行血运重建（Ⅱa，A），但择期血运重建的最佳时机则无明确时间界限，一般间隔 10~14d 以上为宜，因为此时心肌梗死相关局部炎症反应逐渐减退，心肌损伤标志物已恢复或基本恢复正常。针对心源性休克患者的急诊 PCI，指南建议倾向于同期完全血运重建获益更多，即直接 PCI 时应考虑对非梗死相关动脉同期实施 PCI（Ⅱa，C），但对非梗死血管 PCI 时应充分考虑病变特征与操作复杂性，尽可能短时间内完成手术，并积极预防慢血流和无复流发生。

四、结语

急性冠脉综合征患者临床表现差异大，典型 STEMI 患者诊断和治疗决策均容易完成。对于基层内科医师或心血管医师来说，很多 NSTE-ACS 的临床诊断较困难，主要原因是症状不典型，如表现为喉咙部紧缩感、上腹部和剑突下疼痛或肩胛部位疼痛及胸闷等，其次普通 12 导联心电图遗漏后壁或右心室心肌梗死等。因此接诊医师应充分借助动态心肌损伤

标志物监测，对于有升高趋势者应尽早考虑 ACS 并进行危险分层，高危和极高危患者尽早施行急诊冠状动脉造影和必要时直接 PCI 治疗。同时，应加强与患者和其家属充分有效沟通，使其选择最大获益的诊疗策略，并借助胸痛中心绿色通道，缩短患者总缺血时间，从而降低患者总体心血管风险。

（赵然尊　石　蓓）

第9章 急诊 PCI 围手术期常见严重并发症与处理对策

学习要点

1. 急诊 PCI 围手术期低血压、心动过缓发生机制与处理对策。
2. 急诊 PCI 恶性心律失常的处理原则。

急性冠脉综合征（acute coronary syndrome，ACS）患者病情变化快，易并发恶性心律失常、急性心力衰竭和心源性休克（cardiogenic shock，CS）等并发症，致死率和致残率高。因此，基层急诊介入医师行急诊 PCI 时，应充分评估和预判围手术期可能发生的主要问题，或一过性或持续性严重并发症，并做出及时有效地处理策略，以避免恶化为严重心血管事件或心源性猝死。这些主要问题或并发症包括严重低血压、心动过缓和室性心律失常等。围手术期中也需要注意 PCI 本身并发症如慢血流或无复流、冠状动脉穿孔等，以及血管穿刺相关并发症等将在相应章节中阐述。

第一节 低 血 压

急性心肌梗死（acute myocardial infarction，AMI）合并低血压和 CS 的发生率高。尽管尚无明确的统计数据，但有研究显示以入院时首次测量血压为准，约超过 50% 的 AMI 患者合并低血压；AMI 并发 CS 者占 5%~10%。AMI 影响左心室和右心室功能是导致低血压和 CS 的重要原因，同时伴随血管舒缩功能异常，产生相对性容量负荷增加或容量不足，导致心力衰竭发生。

一、AMI 合并低血压的主要机制

根据冠状动脉的分布和功能，左冠状动脉前降支及分支主要供应左心室，其闭塞后影响左心室功能；右冠状动脉和回旋支主要供应右心室和心室下壁，其闭塞后主要影响右心室功能。因此，所有 ST 段抬高型心肌梗死（ST-segment elevation myocardial infarction，STEMI）根据受影响的左、右心室不同又可分为两大类，即影响左心室功能的急性前壁心肌梗死和影响右心室功能的急性下壁和（或）右心室心肌梗死。这两大类 STEMI 患者常合并低血压，但低血压的机制却截然不同。前者影响左心室功能，导致左心室收缩功能下降，

心脏每搏输出量和心排血量降低，出现低血压或 CS；而后者主要受损的是右心室功能，导致右心室每搏输出量降低，肺循环血量减少，进而回流至左心系统血量亦减少，使得左心室舒张期充盈不足，左心室处于类似于"空转状态"，影响每搏输出量和心排血量，从而引起低血压。此外，所有下壁 STEMI 者均应需找右心室缺血／梗死证据。下壁 STEMI 时出现低血压、肺部听诊呼吸音清晰、颈静脉压增高三联征是右心室缺血／梗死的特征。但此三联征敏感性较低，尤其是相对性容量不足可掩盖这些征象，充分扩容治疗后才表现明显。右心导管检查有助于诊断右心室缺血／梗死，右心房压 >10mmHg 是相对敏感和特异性指标。

再灌注治疗时无论是前壁 STEMI 还是下壁／右心室 STEMI，其完全闭塞的冠脉恢复血流即刻（如 PCI 或溶栓时血流再通），往往伴随一过性显著的血压下降，其原因可能与闭塞血管再通后梗死区心肌组织的代谢产物（如 H+、CO_2、乳酸、缓激肽、前列腺素 E 等）随静脉回流至全身，导致外周血管阻力迅速下降而发生低血压；此外，缺血再灌注损伤等因素亦可能影响心室功能导致血压下降。临床非 ST 段抬高型急性冠脉综合征（non-ST-segment elevation acute coronary syndrome，NSTE-ACS）患者多以双支或多支血管病变为主，其低血压与左右心室功能受损、血管舒缩功能异常及血容量分布异常等多种因素相关，临床中容易发展急性心力衰竭。

此外，ACS 并发 CS，约 80% 是由于左心室泵衰竭所致，其次为乳头肌功能失调或断裂导致的急性严重二尖瓣反流、室间隔穿孔和心脏破裂等。ACS 并发 CS 患者强调早期诊断。研究显示，约 50% 患者 CS 发生在心肌梗死后 6h 内，约 75% 患者发生在 24h 内。临床诊断的线索包括持续低血压（无血容量丢失情况下，SBP<90mmHg，至少 30min）和器官灌注不足的表现（如皮肤湿冷、少尿、精神状态改变等）。一旦明确诊断应尽早干预治疗。

二、AMI 合并低血压的处理策略

1. 血管活性药物应用：急诊 PCI 术中发生低血压多与全身血管外周阻力下降和心搏出量降低有关，而临床中提升血压最快的策略即是使用血管活性药物，因此纠正术中低血压应首选使用缩血管药物。常用缩血管药物有间羟胺、多巴胺和去甲肾上腺素等（表 9-1），其中以间羟胺应用最为方便，该药通过直接兴奋 α 受体而使血管平滑肌收缩，发挥较强的升压作用，其使用途径不限，可静脉注射、皮下注射或静脉泵入等，术中紧急使用一般 0.5～1.0mg 静脉注射，1～2min 起效，维持 20min，可重复使用。如需要维持血压，可皮下注射间羟胺 2～5mg，5～10min 后起效，维持 1h 左右；或使用去甲肾上腺素 10～20mg 加入生理盐水 50ml，以 3～10ml/h 速度静脉泵入，由于去甲肾上腺素强烈兴奋 α1 受体，发挥强大的缩血管作用，因此该药只能静脉泵入以精准控制药物输入速度。此外，紧急使用时亦可选用多巴胺 10mg 静脉注射，或 20～40mg 加入生理盐水 100ml 快速滴注或静脉泵入。需要注意的是，术中应用多巴胺升压时，患者一过性恶心呕吐发生率高，应防止误吸或窒息，可同时给予甲氧氯普胺 10mg 静脉注射减轻呕吐，而应用间羟胺时恶心呕吐的发生率显著减少，相对更安全。

表 9-1　常用拟肾上腺素药对 α、β 和 DA 受体选择作用比较

药物	对受体作用比较				作用方式	
	α	$β_1$	$β_2$	DA	直接	间接
去甲肾上腺素	+++	++	±		+	
间羟胺	++	+	+		+	+
去氧肾上腺素	++	±	±		+	±
肾上腺素	++++	+++	+++		+	
多巴胺	+	++	±	++	+	+
麻黄碱	++	++	++		+	+
异丙肾上腺素	−	+++	+++		+	
多巴酚丁胺	+	++	+		+	±

注：DA. 多巴胺受体。$α_1$ 受体主要分布在血管平滑肌（如皮肤、黏膜血管，以及部分内脏血管），激动时引起血管收缩。$α_2$ 受体主要分布在去甲肾上腺素能神经的突触前膜上，受体激动时可使去甲肾上腺素释放减少，对其产生负反馈调节作用。$β_1$ 受体主要分布于心脏，可增加心肌收缩性，自律性和传导功能；$β_2$ 受体主要分布于支气管平滑肌，血管平滑肌和心肌等，介导支气管平滑肌松弛，血管扩张等作用

2. 补液以维持有效循环血容量：急诊 PCI 术中低血压时无论是否存在失血失液情况，均应适当补充液体（以生理盐水为主），除非发生急性左心衰竭。术后低血压时应根据罪犯血管不同选择相应的补液策略。如急性下壁心肌梗死合并低血压者，无论是否合并右心室梗死，均应以积极补液、补足有效血容量为主，并配合适当使用增加外周阻力药物（如静脉用缩血管药）。补液治疗以生理盐水为主，可部分选用胶体液，如羟乙基淀粉或低分子右旋糖酐等，24h 液体总量 2000~4000ml，目标是未应用升压药情况下血压回升至收缩压 90~100mmHg。如存在 CS，可在检测肺毛细血管楔压（pulmonary capillary wedge pressure，PCWP）的基础上予以补液，直至 PCWP 升至 15~18mmHg，血压回升和低灌注症状改善。对充分扩容而血压仍低者，应给予正性肌力药物如多巴酚丁胺。大量补液时需注意补充钾、镁离子，避免低钾血症；如在补液过程中出现劳累、气促、双肺底湿啰音等，应考虑左心功能不全，应减慢速度或暂停补液，并给予小剂量利尿剂，如速尿 10mg 静脉注射。此外，急性下壁心肌梗死合并高度房室阻滞时，应予以临时起搏治疗，这也有助于维持血压和外周组织灌注。对于累及左室收缩功能前壁或广泛前壁 STEMI，其术后低血压多为左心室收缩功能降低导致心排血量减少所致，因此补液应慎重或适当补液观察，以避免容量负荷过重诱发心力衰竭。如患者低血压时无明显自觉症状，多为低血压状态，可以严密观察病情，暂不予处理；如低血压导致大脑等供血不足时应使用缩血管药物升压，一般维持收缩压在 85 ~ 90mmHg 以上即可，过高则增加左心室的后负荷，影响心脏功能。

3. ACS 合并低血压时，除非发生大面积心肌梗死或严重多支血管病变导致急性心力衰竭和心源性休克等，一般经过上述容量调节和血管活性药物应用，多维持在正常或接近正常水平，待急性期后血压可恢复，部分患者可有长期的低血压状态，需定期复诊。

第二节　急性心力衰竭与心源性休克

一、急性心力衰竭

STEMI 相关急性心力衰竭常发生于急性期或亚急性期，为心肌缺血缺氧坏死和心肌顿抑导致的心肌功能永久性或暂时性受损引起，心力衰竭不仅是 STEMI 最为常见的并发症，也是最重要的预后不良指标之一。同时，急性心力衰竭也是 NSTE-ACS 的常见并发症，与不合并心力衰竭的 NSTE-ACS 患者比较，合并急性心力衰竭者死亡率增加 2～4 倍。常表现为急性左心衰竭，出现劳累、气促、呼吸困难。查体：双肺闻及湿啰音，也有部分患者表现为右心衰竭，出现低血压和中心静脉压（central venous pressure，CVP）增高的表现。ACS 合并急性心力衰竭时应结合患者的症状、体征及辅助检查结果尽早诊断，并采用 Killip 心功能分级进行描述。

《急性 ST 段抬高型心肌梗死诊断与治疗指南（2019）》推荐处理原则：①持续监测心律、心率、血压和尿量。肺水肿且 $SaO_2<90\%$ 的患者推荐吸氧，维持 $SaO_2\geqslant95\%$（I，C）。②患者出现导致低氧血症、高碳酸血症或者酸中毒的呼吸衰竭且无法耐受无创通气支持时，建议有创通气治疗（I，C）；呼吸窘迫（呼吸频率 >25 次／分且 $SaO_2<90\%$）的患者在不伴低血压时可考虑使用无创通气支持（IIa，B）；肺水肿伴呼吸困难者，可以考虑使用阿片类药物（如吗啡）缓解呼吸困难与焦虑症状，并监测呼吸状态（IIb，B）。③严重心力衰竭伴有难以纠正的低血压的 STEMI 患者可以考虑使用正性肌力药物（IIb，C），如左西孟旦、米力农、奥普力农等。④伴有难治性心力衰竭且对利尿剂反应不佳的 STEMI 患者，可行超滤或血液净化治疗（IIb，B）。⑤存在持续性心肌缺血表现，或合并急性心力衰竭、急性重度二尖瓣关闭不全、机械并发症等情况时，应尽早行冠状动脉血运重建；如患者因血氧饱和度不能维持而给予有创通气支持后，仍考虑尽早行紧急血运重建治疗，首选急诊 PCI，并仅处理罪犯血管，不常规对非罪犯血管施行 PCI；血流动力学不稳定时行血运重建治疗，常需机械循环辅助装置，包括 IABP 置入和 ECMO 应用等。⑥血流动力学稳定，LVEF≤40% 或心力衰竭的 STEMI 患者推荐尽早使用 ACEI/ARB，以降低死亡率及再住院率（I，A）；病情稳定后推荐使用 β 受体阻滞剂，以降低死亡率、再发心肌梗死及因心力衰竭住院的发生率（I，A）；LVEF≤40% 或心力衰竭，但不伴严重肾衰竭及高钾血症的 STEMI 患者推荐使用醛固酮受体拮抗剂，以降低心血管疾病死亡及住院风险（I，B）。收缩压 >90mmHg 的 STEMI 合并心力衰竭患者，应给予硝酸酯类药物以缓解症状及减轻肺淤血（I，C）；心力衰竭伴有收缩压升高的 STEMI 患者可考虑使用硝酸酯类药物或硝普钠控制血压及缓解症状（IIa，C）；推荐伴有容量负荷过重症状／体征的 STEMI 合并心力衰竭患者使用利尿剂（I，C）。⑦经优化药物治疗 3 个月以上或心肌梗死发作≥6 周后仍有心力衰竭症状（心功能 II～III 级）且 LVEF≤35%、预期寿命 1 年以上的 STEMI 患者，推荐植入埋藏式心律转复除颤器（implantable cardioverter defibrillator，ICD）以降低猝死风险（I，A）。

二、心源性休克

CS 定义为在心脏充盈状态合适的情况下，仍有严重持续的低血压（收缩压 <90mmHg）伴有组织低灌注（静息心率增快、意识状态改变、少尿、四肢湿冷）；血流动力学监测心脏指数 ≤2.2L/(min·m²)、PCWP≥18mmHg；需使用升压 / 正性肌力药物或机械循环辅助装置才能维持收缩压 >90mmHg 的患者也应考虑为 CS。STEMI 患者合并 CS 的发生率为 6%~10%，可为 STEMI 的首发表现，也可发生在急性期的任何阶段，是 STEMI 患者最主要的死亡原因。NSTE-ACS 患者也有高达 4% 患者并发 CS。STEMI 与 NSTE-ACS 并发 CS 的病理机制并不完全相同，前者主要与大面积心肌梗死有关，后者更多与多支血管病变相关（约占 80%），但乳头肌功能不全或断裂导致的急性重度二尖瓣反流及室间隔穿孔等机械并发症可见于任何 STEMI 和 NSTE-ACS 患者，常导致严重急性心力衰竭和 CS。所有 ACS 患者合并 CS 均应尽早行急诊冠状动脉造影和紧急血运重建治疗（主要是 PCI）。CRIPRIT-SHOCK 研究结果显示，ACS 合并 CS 时仅对罪犯病变行紧急 PCI，不应常规处理非罪犯病变，这种处理策略可显著降低 30d 内全因死亡和肾替代治疗的发生率。

1. CS 的血流动力学监测与管理 ACS 合并 CS 患者需综合管理，其核心是血流动力学监测与管理。目前指南推荐：①持续有创血压监测；②通过反复测定血浆乳酸盐含量，评估治疗过程中休克是否存在或者进展；③通过反复测定器官功能标志物（如肝肾功能、心肌损伤和心衰标志物）评估是否合并多器官功能损伤和进展情况；④如可能应行肺动脉导管（pulmonary artery catheter，PAC）持续监测心搏出量、混合静脉血氧饱和度（SvO₂）和中心静脉氧饱和度（ScvO₂）等以指导治疗；⑤尽早行常规超声心动图以评估心脏功能和并发症（如机械并发症和心脏压塞等）。

PAC 广泛应用于循环功能监测，以 PAC 获得的参数评价血流动力学变化比一般临床评价更为精确，其临床应用可显著改善心脏重症患者治疗效果。STEMI 出现下列情况时，应进行 PAC 检测：①进行性低血压，对补充容量负荷没有反应或者禁忌增加容量负荷时；② CS；③严重进行性充血性心力衰竭或肺水肿，治疗效果差；④持续低灌注表现，但没有低血压或者肺充血；⑤接受缩血管药物或正性肌力药物时；⑥疑有心肌梗死机械并发症，如室间隔穿孔、乳头肌功能不全或者断裂、心脏破裂等，除超声心动图可以明确诊断外，PAC 检测亦有帮助。PAC 监测可以获得三个方面参数，即血管内压力，心排血量和混合静脉血氧饱和度，并根据所测得的参数，可计算出全部血流动力学参数。这些参数主要包括 CVP、肺动脉压（pulmonary artery pressure，PAP）、PCWP、心排血量（cardiac output，CO）和心脏指数（cardiac index，CI）、每搏量（stroke volume，SV）和每搏指数（SI）、混合静脉血氧饱和度（SVO₂）、体循环阻力（systemic vascular resistance，SVR）和肺循环阻力（pulmonary vascular resistance，PVR）等。AMI 后持续性低血压、进行性充血性心力衰竭患者行 PAC 监测血流动力学参数，可以早期诊断休克前状态，并给予恰当支持治疗，避免发生 CS。PCI 应用于 CS 前插入 PAC，以最大程度稳定血流动力学状态，并有助于诊断可能的机械并发症；再灌注治疗后如果休克未能迅速纠正，PAC 可用来指导顿抑心肌恢复过程中血流动力学不稳定患者的治疗，包括补液、利尿、血管活性药物及强心剂等药物应用。有经验的术者使用 PAC 相当安全，但仍应需要注意一些可能并发症，包括室性心动过速（导管操作过程中）、肺出血和肺梗死，甚至心搏骤停等。由于 PAC 应用需要患者相对制动且具有一定感染的风险，因此 PAC 一般在相同位置放置不超过 4～5d。此外，根据错误数据进行治疗干预或者根据准确数据的不恰当措施也可能导致与 PAC 相关的死亡率增加。同时，正常参数值因资料来原不同也不尽相同，以动态观念来分析血流动力学变化的趋势，并将 PAC 所获得的血流动力学资料与临床表现特征进行综合分析以增加评估的准确性，这对于 PAC 指导 CS 患者的诊治至关重要。

针对 CS 的血压与心搏出量管理，指南推荐：应用正性肌力药物（可首选多巴酚丁胺，磷酸二酯酶抑制剂和左西孟坦不作一线用药）和（或）血管活性药物（可选择去甲肾上腺素、间羟胺等，由于肾上腺素具有增加心律失常、心动过速和高乳酸血症的风险，不做一线用药，仅作为多巴酚丁胺和去甲肾上腺素联合治疗的替代用药）使平均动脉压达到 65mmHg，或既往高血压病史者允许更高。STEMI 合并 CS 时其他干预策略包括：①合并快速心律失常尤其是新发心房颤动患者，应综合使用抗心律失常药物（如胺碘酮、短效 β 受体阻滞剂艾司洛尔等）和直流电复律等转复窦律或控制心室率；②根据血流动力学和容量负荷情况，合理使用利尿剂和血管扩张剂；③应用常规剂量抗栓药物时亦应警惕出血风险，尤其是消化道出血，可使用质子泵抑制剂预防；④合并出血时，急性期血红蛋白水平应维持在 100g/L 为宜，如无重要器官缺血证据，亦可维持在 80g/L 左右；⑤加强营养支持治疗，尽可能选择胃肠内营养；⑥ CS 急性期病情稳定后，应综合评估使用 β 受体阻滞剂、血管紧张素转化酶抑制剂（ACEI）或血管紧张素受体拮抗剂（ARB）和醛固酮拮抗剂以减少心律失常和心力衰竭复发风险，改善预后。总之，STEMI 合并 CS 患者需要介入医师、ICU 或 CCU 医师以及心脏外科医师等多个团队的密切配合和协作获得综合管理。

CS 管理中应用 IABP-SHOCK Ⅱ 评分系统可以协助评估预后。该评分系统包括 6 个方面：① >73 岁（1 分）；②陈旧性脑卒中（1 分）；③入院时血糖水平 >10.6mmol/L（1 分）；④血肌酐 >1.5mg/dl（132.6μmol/L）（1 分）；⑤急诊 PCI 术后血流 TIMI 分级 <3 级（2 分）；⑥血乳酸值 >5.0mmol/L（2 分）。根据该评分系统，分为低危（0～2 分）、中危（3～4 分）和高危（5～9 分），其 30d 死亡率分别为 28.0%、42.9% 和 77.3%。基层心血管医师熟悉该评分系统，既可用于 CS 的预后评估，也有利于临床诊疗中抓住管理重点。

2. 机械循环辅助装置应用　主动脉内球囊反搏术（intra-aortic balloon pump，IABP）：所有合并 CS 的 ACS 患者，除了应用血管活性药物增加外周血管阻力外维持血压外，IABP 亦是重要的治疗手段，其主要作用机制是在心脏舒张期时，通过球囊充盈而增加舒张期外周阻力，进而增加重要脏器尤其心脏血压灌注。两者应用的最大不同是，缩血管药物是持续增加外周阻力，包括心脏收缩期和舒张期，而 IABP 仅增加舒张期外周血管阻力，不影响收缩期的外周阻力，因此不会增加心脏后负荷（即左心室射血阻力）。《急性 ST 段抬高型心肌梗死诊断与治疗指南（2019）》指出，IABP 不能改善 STEMI 患者的预后，不推荐常规使用（Ⅲ，B）；下列情况下应考虑使用：① STEMI 合并机械并发症（如室间隔穿孔、乳头肌功能不全）导致血流动力学不稳定，合并 CS 者（Ⅱa，C）；② STEMI 并发 CS 难以纠正者（Ⅱb，C）。无论国内外指南，均强调 STEMI 合并 CS 者使用 IABP 才可能获益。需要强调的是，对于基层急诊介入医师说，血压既是诊断 CS 的最重要参考标准之一，也是决定应用 IABP 的最重要参考指标。一般地，收缩压 <90mmHg 持续 30min 或平均动

脉压 <65mmHg 持续 30min，或需要要血管活性药物才能维持收缩压 >90mmHg 即可诊断 CS。根据此标准，急诊 PCI 围手术期有两个时间点考虑置入 IABP：首先是急诊造影前患者已存在严重低血压，达到休克诊断标准，应首先置入 IABP；其次是急诊造影后发现冠状动脉病变为复杂高危病变，如三支血管病变、左主干病变，或合并 CTO 病变等，预期术中血流动力学不稳定者。如果符合标准且条件允许，应尽早置入 IABP。此外，急诊 PCI 时先 PCI 开通血管还是先置入 IABP，可能也是需要思考的问题。思考这类问题的原则应该是，血流动力学是否稳定，如果血流动力学不稳定可能危及生命，应先以稳定血流动力学为主，倾向于先置入 IABP，辅助维持血压再行 PCI，因为尽管 PCI 开通血管固然重要，但多数情况下，开通血管需要更多的时间，可能遇到一些复杂病变，可能因造影剂推注和冠脉灌注不稳定等加重一过性缺血，诱发恶性心律失常。

体外膜肺氧合 (extracorporeal membrane oxygenation, ECMO) 技术：ECMO 是一种短期循环辅助兼呼吸替代功能装置，其工作原理是静脉血液由离心泵驱动经股静脉引出，经氧合器进行气体交换后经过温度调整，再经动脉管道泵入腹主动脉，心排血量可额外增加 4.5L/min 以上，符合完全心肺替代理念。STEMI 合并 CS 者即采用这种静脉（V）- 动脉（A）模式。但该模式因直接将血液泵入腹主动脉而一定程度增加左心室后负荷，进而增加心肌耗氧量。此时如果跟 IABP 合用，后者降低心脏后负荷，理论上可相互协同，抵消不良风险，降低急性肺水肿发生率。研究发现，与 IABP 相比，V-A 模式 ECMO 可改善 CS 患者 30d 生存率。因此指南推荐适合 IABP 患者有条件也可考虑 ECMO。需要注意的是，ECMO 置入和管理需要一个有丰富经验的团队完成。

此外，机械循环辅助装置还包括 Tandem Heart 和 Impella 系统两种装置。但目前国内仅有几个大型心脏中心开展，临床应用经验非常有限，故不再详细阐述。

第三节　缓慢性心律失常

一、PCI 术前及术中缓慢性心律失常的处理

急诊 PCI 围手术期发生心动过缓表现为一过性或持续性窦性心动过缓，二度或三度房室阻滞等，多发生于右冠状动脉或回旋支完全闭塞导致的 STEMI 患者，可发生在术前或术中，少部分也可在术后。其次，术中发生慢血流或无复流、导管嵌顿等亦可能引起心动过缓。

以胸痛和晕厥为首发症状的急性下壁心肌梗死患者，心电图提示三度房室阻滞，强烈推荐急诊造影前即刻安置临时起搏器，此类患者常合并低血压，建议起搏频率偏快，以 70～90 次 / 分为宜；如造影显示右冠状动脉或粗大的回旋支完全闭塞时，推荐造影后即应安置临时起搏器保护。急性下壁心肌梗死术中开通闭塞血管时常发生严重心动过缓或三度房室阻滞，部分患者可合并室性心动过速和心室颤动，需紧急电复律。完全闭塞血管血流恢复后发生严重心动过缓或三度房室阻滞的机制可能与再灌注损伤、迷走神经兴奋性增高及低血压导致冠状动脉血流灌注显著降低有关。除提前安置临时起搏器预防心动过缓外，在导引导丝通过闭塞病变和（或）球囊扩张闭塞病变时，提前给予阿托品 0.5~2mg 静脉注射可预防大部分严重心动过缓。急性下壁心肌梗死发生三度房室阻滞时，常与低血压并存，因

此应积极补液和合理使用血管活性药物，如间羟胺、多巴胺等。

二、PCI 术后缓慢性心律失常的处理

急诊 PCI 术后临时起搏器是否保留和需要留置多久，取决于患者严重心动过缓和三度房室阻滞是否恢复。部分患者术中发生心动过缓和三度房室阻滞为一过性，术毕心率已恢复至窦性心律，则一般情况下可于导管室即拔除临时起搏器。如患者仍为三度房室阻滞，则建议保留临时起搏器至 CCU 病房，并将起搏频率调至 55～60 次／分，以利于自身心律的恢复，待窦性心律恢复后再拔除。需要注意的是，应警惕和注意因患者活动等引起临时起搏电极脱位，后者可能诱发恶性心律失常。

第四节　室性心律失常

急性前壁心肌梗死患者很少发生心率减慢，多表现为窦性心动过速，这与前壁心肌梗死引起交感神经兴奋有关，部分患者可能合并心房梗死、并发心房颤动而出现快速心室率，如果心房颤动不能尽早转复为窦性心律，或持续快速心室率无法有效控制，常导致严重心力衰竭和 CS 等，预后差。以前降支为罪犯血管的急性冠脉综合征行急诊 PCI 时应警惕室性心动过速和心室颤动，尤其是伴频发室性期前收缩者，一旦发生室性心动过速，应尽快给予电复律，否则可能因患者意识丧失和心肺复苏而影响 PCI 操作，进而引起一系列灾难性后果。加速性室性逸搏心律或短阵室性心动过速也常发生于闭塞的前降支刚刚恢复血流即刻，需要术中严密观察，给予一定的时间以促进心肌灌注恢复和心电活动稳定。室性心动过速和心室颤动发生后应在最短时间内给予电复律或除颤，因此最好在 PCI 术前将除颤电极片预先贴在患者胸壁，可避免复律后再次手术铺巾，并减少感染风险；其他除颤仪在术前亦应仔细检查功能至备用状态，包括非同步复律和合适的功率值。

PCI 术中发生室性心动过速或心室颤动是否增加术后心脏性猝死的风险？国内韩雅玲院士报道，1136 例 STEMI 患者中 62 例（占 5.5%）术中发生室性心动过速／心室颤动，随访 1 年结果显示术中室性心动过速／心室颤动对 PCI 手术成功率和住院期间及 1 年临床结果无显著影响，但可能提示这类患者更能从 β 受体阻滞剂应用中获益。《急性 ST 段抬高型心肌梗死诊断与治疗指南（2019）》推荐：STEMI 患者完成血运重建后应评估左心室射血分数，出院前 LVEF<40% 者，建议在最佳药物治疗后 6～12 周再次评估心脏功能和猝死风险。对最佳药物治疗无效且预期寿命 1 年以上的症状性心力衰竭（NYHA 心功能 Ⅱ～Ⅲ）及 LVEF ≤ 35% 者，建议置入 ICD（I，A）；STEMI 后 40d 虽经最佳药物治疗仍存在轻度心力衰竭症状且 LVEF ≤ 30% 和预期寿命 1 年以上者也有必要植入 ICD；有明确的左心室功能不全或血流动力学不稳定的持续性室性心动过速或非急性期内发生心室颤动存活者，作为二级预防措施置入 ICD 也可显著获益。

结语

急诊 PCI 围手术期急性并发症处理对于保证患者安全至关重要。对于急性前壁心肌梗死患者，以室性心动过速和心室颤动最为常见，需要紧急非同步直流电复律；对于急性下壁心肌梗死患者，以严重窦性心动过缓、三度房室阻滞和低血压最为常见，前者应使用阿托品和临时起搏器，后者应使用间羟胺和多巴胺等血管活性药物。这些需要术者在 PCI 过程中有清醒认识和预判，并及时做出正确处理。此外，发生紧急情况时，良好的团队合作和默契配合亦非常重要；巡回护士需提前预备好相应的应急药物，甚至在术者做出决定前提前给予处理。

此外，有关 STEMI 合并低血压和 CS 的药物干预和围手术期管理策略的循证医学证据相对较少，相关指南推荐更多是基于专家共识建议。因此，应该在符合医学伦理条件下开展更多的大规模循证医学研究为临床诊疗提供支持。

（赵然尊　石　蓓）

第**10**章　急诊冠状动脉造影和左心室造影

学习要点

1. 急诊冠脉动脉造影的适应证和禁忌证。
2. 急诊 CAG 常见问题及处理。
3. 急诊左心室造影的技巧及诊断价值。

急诊冠状动脉造影（coronary arteriography，CAG）和左心室造影的主要目的是快速明确冠状动脉病变或明确其他临床情况，并选择合适的治疗方案与判断预后。对于手术医师而言，除了要熟练掌握 CAG 的基本流程和技术操作外，还必须把握好急诊造影的适应证和禁忌证，充分做好患者手术风险的评估，并熟练应对和处理急诊造影操作过程中可能出现的各种风险和困难，并根据其病变类型迅速做出相应的诊断治疗策略的选择。

第一节　冠状动脉造影概述

一、冠状动脉的解剖

见图 10-1。

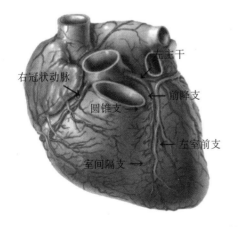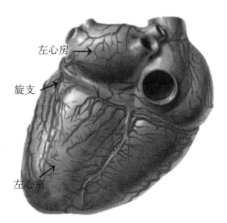

图 10-1　冠状动脉解剖图

二、冠状动脉走行与血供情况

1. 左主干（LM） 起源于左主动脉窦,位于主动脉瓣的左冠状动脉瓣与窦管结合部之间。左主干长度为 0~10mm,直径为 3~6mm。左主干从主动脉窦发出后,走行在左心耳和肺动脉干之间,然后分叉为左前降支和左回旋支。左主干供应心脏绝大多数心肌,包括大部分左心室、肌部室间隔、二尖瓣的上外侧乳头肌。

2. 左前降支（LAD）走行 沿前室间沟下行,通常到达心尖部,22% 的正常人 LAD 未到达心尖部。分支：间隔支（septals）和对角支（diagonals）,供应左心室侧壁,乳头肌前侧部,37% 的正常人有中间支（ramus）。供血范围：供应心室的前侧壁、心尖部和间隔部、45%~55% 的左心室。

3. 左回旋支（LCX）走行 沿左室间沟下行。分支：钝缘支（obtuse marginal）、后侧支（postero laterals）,供应左室后侧壁,乳头肌前侧部。38% 的正常人发出 SAN。供血范围：供应 15%~25% 左心室、左心室优势型（40%~50% 左心室）。

4. 右冠状动脉（RCA） RCA 起源于右冠窦（低于左冠起源）,走形于沿右房室沟绕向心十字交叉部,发出后降支（PDA）（85%）；供血范围：支配 25%~35% 的左心室。

三、冠状动脉分段情况

根据美国心脏病协会建议的冠状动脉树状结构模型,把冠状动脉分为 15 段,见图 10-2。

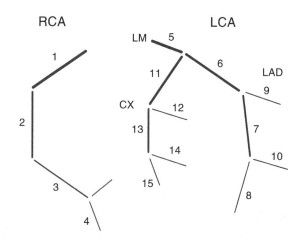

图 10-2　冠状动脉分段情况

第 1 段为右冠状动脉的近段（RCA1）；第 2 段为右冠状动脉的中段（RCA2）；第 3 段为右冠状动脉的远段（RCA3）；第 4 段为分支以后,包括后降支（PD）、后侧支（PL）和房室结（AVN）；第 5 段为左冠状动脉主干（LM）；第 6 段为左前降支的近段,从前降支的开口至分出第一对角支／第一间隔支（LAD1）；第 7 段为左前降支的中段,从第一间隔支到分出第二对角支（LAD2）；第 8 段为左前降支的远段,从第二对角支分出以后（LAD3）；第 9 段为第一对角支（D1）；第 10 段为第二对角支（D2）；第 11 段为回旋支近段（LCX1）；第 12 段为钝缘支（OM）；第 13 段为回旋支远段（LCX2）；第 14 段为回旋支发出的后降支（PD）；第 15 段为回旋支发出的后侧支／左心室后支（PL）；CX. 回旋支

第二节　冠状动脉造影的基本流程

一、术前准备

1. 了解上、下肢动脉搏动情况。了解桡动脉以及股动脉手术、外伤史。在做桡动脉导管术前，Allen 试验（手指压迫两侧尺和桡动脉使手掌变白，在两侧动脉放松时产生充血）能测定一旦发生桡动脉闭塞是否有足够的尺动脉侧支血流灌注手掌（如先压迫尺动脉再放松后 10s 内不产生再灌注，试验阳性就不考虑该侧的桡动脉路径）。双侧腹股沟区及双侧前臂备皮。行碘过敏试验。

2. 了解过敏史（尤其造影剂过敏史）。术前心理教育，呼吸训练、适量限制饮水。

3. 术前 24h 给予抗血小板治疗。术前口服阿司匹林、氯吡格雷负荷剂量各 300mg。

4. 术前静脉注射地塞米松 5mg，穿刺成功后注射肝素 1000~2000U（应用 5F 造影导管，15min 内结束手术者可不用肝素）。

5. 临时起搏器不作为常规使用，仅用于窦房结和房室结病变、高危急性心肌梗死（acute myocardial infarction，AMI）患者行急诊 CAG 时。

二、穿刺路径选择与注意事项

1. 路径选择　除非特殊情况，优先选择桡动脉途径；对于判断为左主干分叉病变、多支病变、复杂病变等复杂情况者，主动脉弓扭曲、成角严重者及桡动脉路径失败等情况时选择股动脉途径。

2. 注意事项

（1）桡动脉穿刺时：①术前仔细观察患者，触摸桡动脉搏动情况；②穿刺时回血压力一定要足够；③送钢丝不能有较大阻力，如阻力过大建议重新穿刺；④送入鞘管后如有痉挛，建议给予一定量的抗痉挛药物；⑤痉挛后不用慌张，可稍等片刻或注入抗痉挛药物；⑥导管在体内痉挛持续不缓解，则通过鞘管注入生理盐水同时撤出鞘管。穿刺流程见图 10-3。

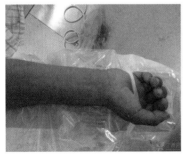
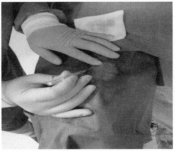
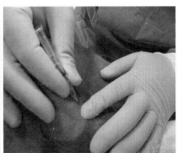

| 摆放体位 | 麻醉后穿刺 | 见回喷血 |

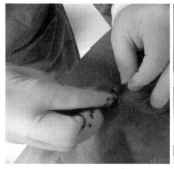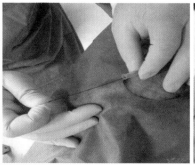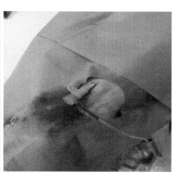

见动脉喷血后送导丝　　　　右手持导丝，左手缓慢退针　　　沿导丝送入鞘管，拔出管芯刺

图 10-3　桡动脉穿刺流程

（2）股动脉穿刺时：①穿刺点在腹股沟韧带中点下方 1cm，太高不易压迫止血，并发腹膜后血肿，穿刺点太低，不易穿刺成功，并且容易进穿支；②进导丝不能有任何阻力，预防夹层形成，一般应在透视下完成；③动脉切割伤，穿刺针进入皮下不要左右摆动找动脉，容易切割动脉；④动脉破裂，当进导丝有阻力时，有可能进了穿支，应及时退回否则容易把动脉刺破。

三、造影导管的选择

1. 造影导管为一根长形高分子导管，是经皮血管造影的关键器械，属于诊断导管，其主要作用为提供通道使造影剂能顺利引进血管内，产生造影效果或其他药剂能到达血管系统的指定位置。

2. 造影导管的主要类型和适用部位

（1）Judkins 造影导管（最常用）：当进行左冠状动脉 Judkins 造影时，如果主动脉弓正常，可选择 JL4；如果 X 线胸片提示胸主动脉增宽，且向左突出，可选择 JL5；重度主动脉瓣狭窄伴明显狭窄后扩张时，可选择 JL6；当进行右冠状动脉 Judkins 造影时，右冠状动脉发自中度扩张的主动脉时，可选择 JR4；当主动脉增宽伴主动脉弓延长或主动脉狭窄后扩张时，可选择 JR5（图 10-4）。

（2）Amplatz 造影导管：左冠状动脉 Amplatz 造影导管有 AL1~AL4；右冠状动脉 Amplatz 造影导管有 AR1~AR4。当冠状动脉开口变异，或由于升主动脉异常（尤其是主动脉根部扩张时），用 Judkins 导管行 CAG 有困难时，可选用 Amplatz 造影导管（图 10-5）。

（3）Sones 导管：经桡动脉或肱动脉路径行 CAG 时，可选用 Sones 造影导管，也可在导引钢丝配合下采用 Judkins 或 Amplatz 造影导管。

（4）广泛应用的多功能造影导管（multipurpose）：可同时用于左、右冠状动脉的造影；而多功能导管为端孔、侧孔造影导管，因此在造影时与 Judkins 导管用法不同，无须将导管顶端插入开口，只要其顶端位于开口附近即可。但是，当女性主动脉根部较小时，应用多功能导管行左冠状动脉造影有一定困难。

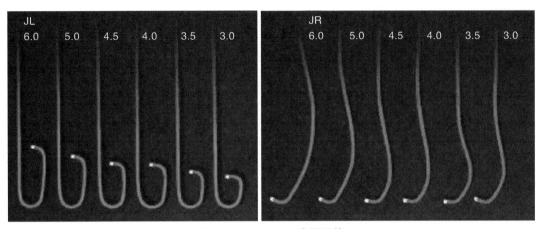

图 10-4　Judkins 造影导管

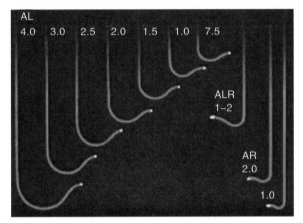

图 10-5　Amplatz 造影导管

（5）猪尾造影管（pig tail）：用于左心室造影检查，此外在左、右冠状动脉开口不明确时，可先选择猪尾巴导管行主动脉根部造影。

（6）内乳动脉导管 （ internal mammary）：胸廓内动脉开口无明显成角时，一般可用 JR4；如果开口明显成角应选用专用的胸廓内动脉造影导管。

3．造影导管使用程序

（1）小心打开无菌包装，取出导管。使用前，用肝素盐水冲洗内腔，并将导管浸入肝素盐水以润滑表面。

（2）将适当大小的导丝从管座中穿入，一直通过头端约 5cm。

（3）采用经皮穿刺技术建立动脉入口。

（4）沿动脉传入导丝，然后推动导管一同进入动脉。

（5）当导管头端到达目标血管分支时，撤出导丝。

（6）在造影下确认头端位置，并将导管推送到目标位置，然后进行造影。

（7）造影完成后，撤出导管。将导丝穿入导管，当导丝刚穿出导管头端时，将导丝和导管一起小心撤出。

四、造影的体位选择与操作要点

1. 左冠状动脉 一般造影时会首先选择左冠状动脉进行造影。左冠状动脉造影主要选择 6 个固定体位，根据不同情况会进行小的调整。当正位导管到位后，体位顺序为：头位→左肩位→蜘蛛位→正足位→肝位→右肩位。顺时针转一圈也利于初学者方便记忆。

常用的投照体位与对应观察的血管区域：①右前斜（RAO）30°＋头位（Cra）20°（右肩位）主要观察 LAD 中、远段；②右前斜（RAO）30°＋足位（Cau）20°（肝位）主要观察 LAD、LCX 起始部、LCX 体部、钝缘支（OM）开口和体部；③ LAO 45°＋Cau 20°（脾位、蜘蛛位）主要观察 LM、LAD、LCX 开口病变，LCX 体部、钝缘支（OM）开口和体部；④正位（AP）＋头位（Cra）主要观察 LAD 近、中段，LAD 与对角支分叉处。

在操作时需要注意：正位下见导管尖端向外侧轻轻窜动提示尖端已进入左冠状动脉口部，轻推少量造影剂"冒烟"确定导管尖端位置，显影左主干及其分支。心电图及血压均正常，可固定导管，迅速调好造影体位，用力加压推注造影剂并拍摄电影。电影开始 1～2s 不推注造影剂，以便观察钙化及冠脉内支架的位置，直至造影剂完全排空后 1s 停止电影，以观察血流速度、有无造影剂滞留。

2. 右冠状动脉 左侧斜位 45°这个体位即是右冠插管体位，亦是造影体位，此体位可以充分显示右冠头、体部，是观察右冠的最重要体位。头位能更好地观察右冠远段的血管情况。基本上这两个体位就可以将右冠展示清楚。

在操作时应该注意：右 CAG 于左前斜位 45°送管时，导管送至主动脉窦后，缓慢顺时针旋转导管，使其尖端转向正前方（即主动脉左前方），导管尖端向外侧轻轻窜动提示尖端已进入右冠状动脉口部。其余过程同左 CAG。

第三节　急诊冠状动脉造影的常见问题与处理对策

一、急诊 CAG 的适应证

1. 所有明确诊断的 STEMI 患者包括：①发病 12h 内的 STEMI 患者；②院外心搏骤停复苏成功的 STEMI 患者；③ STEMI 发病超过 12h，但有临床和（或）心电图进行性缺血证据；伴持续性心肌缺血症状、血流动力学不稳定或致命性心律失常；④ STEMI 溶栓成功或失败的患者。

2. 存在心肌梗死进行性心肌缺血症状，但无 ST 段抬高，出现以下一种情况的患者：血流动力学不稳定或心源性休克；反复或进行性胸痛，保守治疗无效；致命性心律失常或心脏骤停；机械并发症；急性心力衰竭；ST 段或 T 波反复动态改变，尤其是间断性 ST 段抬高。

3. 危险分层为极高危和高危 NSTE-ACS 患者。

4. 院外不明原因心搏骤停心肺复苏成功，但未确诊为 STEMI 的患者，高度怀疑有进行性心肌缺血，建议急诊 CAG。

5. 胸痛自发性或含服硝酸甘油后完全缓解，抬高的 ST 段恢复正常，尽管无症状再发或 ST 段再度抬高，建议早期（<24h）行 CAG。

二、高危患者的识别及处理

有以下临床情况应考虑为高危 STEMI 患者：高龄女性、广泛前壁心肌梗死、下壁合并右心室和（或）正后壁心肌梗死、KillipⅡ～Ⅳ级；合并严重并发症：恶性心律失常（室性心动过速）、急性心力衰竭、心源性休克及机械并发症等；院外心搏骤停。

对于高危患者，尤其是术前评估存在呼吸和循环不稳定者，在急诊 CAG 前应先行呼吸和机械循环辅助支持。目前常用的机械循环辅助装置包括：主动脉内球囊反搏（intra-aortic balloon pump，IABP）、Impella 装置、体外膜肺氧合（extracorporeal membrane oxygenation，ECMO）及 TandemHeart 系统。结合基层医院的现状，IABP 置入是首选的循环辅助装置。

三、手术路径选择

2019 年中国 STEMI 指南推荐对于大多数患者首选桡动脉路径（IA），重症患者也可考虑经股动脉入路。对于女性、心率较快（>100 次／分）、心房颤动、低血压时可直接选择股动脉路径。

四、常见问题与处理对策

（一）穿刺困难

1. 桡动脉　女性、低体重、肥胖、低血压或休克、心房颤动是导致急诊桡动脉穿刺困难的常见原因。对于低血压或休克患者，可适当补液或应用血管活性药物，多数患者脉搏的搏动会有所改善。鉴于急诊时间的紧迫性，桡动脉穿刺尝试 1～2 次仍不能成功，尽早更换股动脉路径。

2. 股动脉　肥胖、低血压或休克是导致急诊股动脉穿刺困难的常见原因，此外，穿刺位置偏低，进入分支动脉也导致穿刺失败的常见原因。

解决方案：①确定搏动最强侧的股动脉作为血管入路；②尽量穿刺股总动脉；③通过透视确定动脉穿刺位置，避免穿刺位置过高或过低，最可靠的标志是透视下股骨头中下 1/3 结合部位，这个部位的动脉入路通常位于股总动脉处。

（二）路径严重扭曲、痉挛

1. 桡动脉　桡动脉痉挛和扭曲是导致造影导管和指引导管通过困难的常见原因。

解决方案：①桡动脉鞘管置入后，常规行桡动脉造影可了解桡动脉粗细、走行及是否存在痉挛、纤曲。对于痉挛严重者，可以局部注射硝酸甘油或置入薄壁长鞘覆盖痉挛段。②纤曲严重者，尤其存在环状纤曲，常规亲水涂层超滑导丝不能通过时，可使用冠状动脉工作导丝（如 Runthough 1 根或 2 根等）通过，再缓慢引导造影导管通过。

2. 股动脉　股动脉严重扭曲伴狭窄常见于老年患者。

解决方案：①严重扭曲伴或（不伴）狭窄导致常规"J"导丝推送困难时，可更换亲水涂层的导丝通过；②更换长动脉鞘管，为后续造影导管和指引导管操作奠定基础。

（三）造影导管到位困难

锁骨下动脉 - 升主动脉严重扭曲、髂动脉 - 腹主动脉严重扭曲、升主动脉增宽以及左右冠状动脉解剖变异是造影导管到位困难的常见原因。

解决方案：①锁骨下动脉 - 升主动脉严重扭曲。可使用"J"硬导丝加强支撑后调整，同时配合患者缓慢深吸气，憋住动作，胸腔的运动带动主动脉的拉伸，主动脉弓的弯曲度减小，有利于造影导管的到位。上述方法不能成功时，应尽早更换股动脉路径。②髂动脉 - 腹主动脉严重扭曲。首先可更换长鞘管加强支撑；更换长鞘管后，仍有困难者，可使用两根导丝（"J"硬导丝和亲水超滑导丝或两根"J"硬导丝）辅助缓慢通过。③升主动脉增宽。常规的 Tig 多功能导管不能到位时，可选择大一号 Judkins 左和右的造影导管（JL4.5、JL5.0、JR4.0、JR4.5），仍有困难时可尝试 Amplatz 导管。④冠状动脉开口解剖变异。冠状动脉开口起源异常发生率约 1.03%，右冠状动脉起源异常最常见，其次是左冠状动脉。

右冠状动脉常见的开口异位包括高位开口于右冠窦上方、低位开口于右冠窦底、右冠窦后位、左冠窦、与左冠共干开口于左窦（图 10-6）。左冠脉常见的开口异常包括前降支和回旋支分别开口于左冠窦、前降支开口于右冠窦、回旋支开口于右冠窦（图 10-7）。

解决方案：①常规 Tig 或 Judkins 造影导管都不能找到开口时，尽早行左冠窦、右冠窦及主动脉非选择性造影寻找开口大致位置。②异位的开口位置明确后，根据具体解剖情况选择头端操控相对灵活的造影导管（JR、JL、3DRC、AL 等）进行精细调整，完成造影；对于位置特殊，更换多种导管均不能到位时，尽早更换手术路径。③造影导管或指引

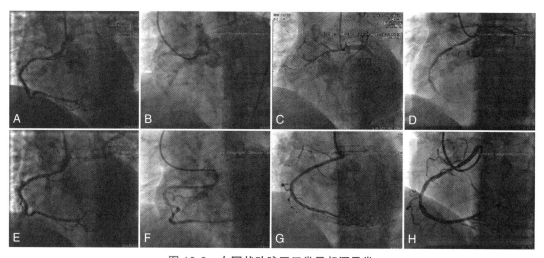

图 10-6　右冠状动脉开口常见起源异常

A. RCA 高位开口于右冠窦上方，近段和远段狭窄 80%；B. RCA 开口于右冠窦前上方；C. RCA 开口于左冠窦，与左冠脉开口相对，RCA 中段急性闭塞；D. RCA 开口于左冠窦旁接近主动脉前侧壁，RCA 远段急性闭塞；E. JR4.0 指引导管到位后 RCA 近段和远段置入支架。F. BL3.0 指引导管 +Guidezilla 支撑与 RCA 近段完成支架置入。G. JR4.0 指引导管到位后完成支架置入。H. JL4.0 指引导管主动深插到位后完成 RCA 远段支架置入

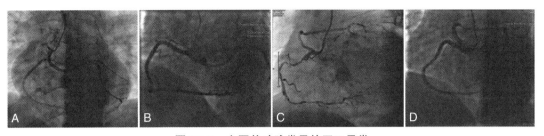

图 10-7　左冠状动脉常见的开口异常

A 和 B . LCX 与 RCA 共同开口于右冠窦；C 和 D . LAD 和 RCA 共同开口于右冠窦

导管无限接近但不稳定，可以借助导丝或 5 in 6 延伸导管调整同轴完成高质量造影。④上述方法无找到开口时，可尽早更换手术路径尝试。更换手术路径也无法找到开口时，对于 STEMI 患者可先行溶栓治疗，同时行冠状动脉 CT 成像检查指导再次造影和 PCI 治疗。

（四）CAG 过程中的注意事项

1. 造影导管到达左冠窦或右冠窦时，建议常规轻柔注射少量对比剂（"冒烟"）。造影剂冒烟的优点：①判断导管与血管壁关系；②判断导管是否进入冠状动脉口；③了解冠状动脉起始段走向、冠状动脉口和起始段病变情况；④导管与冠状动脉起始段是否同轴；⑤导管是否超选择进入分支血管。

2. 所有 AMI 的患者，急诊 CAG 时都应注意控制造影剂的用量，同时还要控制造影剂推注的力度，避免用量过大，导致开口病变出现夹层、次全闭塞病变发生急性闭塞。

3. 开口病变：通常指右冠脉开口和左主干开口病变。极少数患者无左主干，前降支和回旋支分别开口。对于开口完全闭塞病变，造影导管到位后，轻"冒烟"存图即可。对于开口次全闭塞病变，避免造影导管深插。对于冠状动脉窦非选择性"冒烟"已证实开口次全病变的患者，尽量避免再次造影，可以直接选择适合的指引导管行 PCI 治疗。

4. 合并心功能不全或心源性休克的多支病变：在保证造影质量的前提下，尽量减少造影的体位、造影剂的用量、控制造影剂推注的速度和力度，避免过频的造影，加重心力衰竭。

第四节　急诊左心室造影

急性冠脉综合征（acute coronary syndrome，ACS）患者急诊 CAG 发现无冠状动脉狭窄或者冠状动脉狭窄程度较轻（狭窄程度 ≤ 50%）与临床症状、心电图及心肌坏死标记物升高不相吻合时，临床要考虑冠状动脉非阻塞性心肌梗死（myocardial infarction with non obstructive coronary arteries，MINOCA）。此时，应常规行左心室造影，不仅可以评估左心室功能，更重要的是根据左心室造影形态协助 MINOCA 的病因诊断。MINOCA 由多种病因引起，主要包括心外膜血管病因（斑块破裂、侵蚀、痉挛、栓塞等）和微血管病因（微血管痉挛、Takotsubo 心肌病等），其中 Takotsubo 心肌病可以通过急诊左心室造影进行早期诊断和排除。

一、左心室造影的操作流程

1. 造影导管选择 一般选择 5F 或 6F 猪尾造影导管。

2. 造影体位 最常用的体位是右前斜 30°，主要用于观察高侧壁、前壁、心尖部和下壁室壁运动。其他体位：左前斜 45° 加头位 30° 可以观察室间隔后 1/3 处室壁运动；左前斜 60° 加头位 30°（长轴位）可以观察室间隔前 2/3 室壁运动运动、膜部室间隔和左心室流出道。

3. 造影导管操作技巧 一般用超滑导丝推送猪尾造影导管，在右前斜 30° 将猪尾导管推送抵达冠状动脉窦，继续推送使猪尾导管的尾圈弯向上，此时尾圈弯向上的方向很重要，朝向右则比较容易进入左心室。造影导丝应该留置在猪尾造影导管内加强导管的张力，导丝尖端向前退出导管尖端 4~5cm，这样柔软的尖端可以通过打弯跨过主动脉瓣进入左心室，此时导管的尖端常常挂在主动脉瓣上，快速配合向前推送导丝，将猪尾巴导管的尾端打直，则尖端容易弹入左心室内。当术者将导管的圈弯好并配合慢慢顺钟向旋转导管，将尾圈转向右侧，便可以缓慢后撤导管。在大多数情况下，导管应在后撤中自动弹入左心室。也可先将导引钢丝送入左心室，然后沿导引钢丝送入造影导管至左心室。最满意的导管位置是左心室腔中部（图 10-8）。

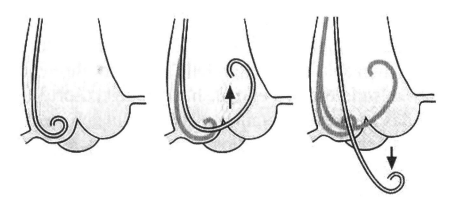

图 10-8　左心室造影猪尾巴造影导管操作示意图

4. 造影剂注射量和速度 造影剂的量取决于左心室大小和有无反流，一般情况总量 30 ~ 45ml，如果左心室扩大或有反流可适当增加造影剂的总量和速度。使用猪尾造影导管的注射速度 10~16ml/s，压力选用 500~700 个大气压。

二、正常左心室造影形态

左心室腔无扩大，前基底段、前侧壁、心尖部、下壁、后基底段运动无异常，肌小梁清晰，无附壁血栓形成。主动脉瓣开放正常，无二尖瓣反流（图 10-9）。

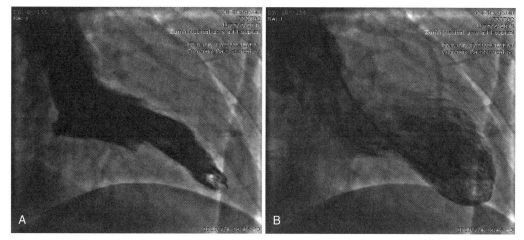

图 10-9　正常心脏左心室造影形态

A. 收缩期；B. 舒张期

三、急诊左心室造影的临床诊断价值

1. 急诊左心室造影正常　STEMI 患者若急诊 CAG 无狭窄或轻度狭窄（≤ 50%），急诊左心室造影也未见左心室收缩功能显著下降及形态异常，此时，需要进一步明确 MINOCA 的病因。对轻度狭窄的心外膜血管需要进一步行 OCT 检查排除斑块破裂、斑块侵蚀的可能，其他病因的诊断分析详见第 14 章第六节。

2. Takotsubo 心肌病　Takotsubo 心肌病又称应激性心肌病或心尖球形综合征。常见于绝经后女性，常因情绪、精神应激所诱发的，以左心室心尖和心室中部运动减弱、可逆性左心室功能异常为特征。对于绝经期女性，胸痛前有情绪、精神刺激等诱因，伴有心电图 ST-T 改变以及心肌标志物水平升高，急诊 CAG 正常，此时应高度怀疑 Takotsubo 心肌病的可能,进一步行急诊左心室造影协助诊断。Takotsubo 心肌病的左心室造影形态有 4 种，最常见类型为心尖型，表现为心尖部球样扩张伴基底部运动增强，其他类型有左心室中段型、基底型及局灶型（图 10-10、图 10-11）。

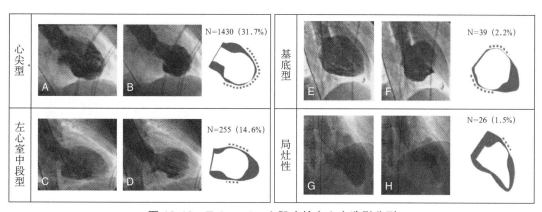

图 10-10　Takotsubo 心肌病的左心室造影分型

心尖型（A. 收缩期；B. 舒张期）；左心室中段型（C. 收缩期；D. 舒张期）；基底型（E. 收缩期；F. 舒张期）；局灶型（G. 收缩期；H. 舒张期）

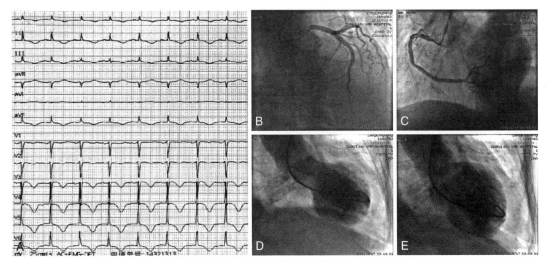

图 10-11　应激性心肌病

A. 心电图 V3~V6 T 波倒置；B. 前降支和回旋支血管未见狭窄；C. 右冠状动脉未见狭窄；D. 收缩期左心室基底部收缩增强，其余部位无明显收缩，呈"球形"；E. 舒张期可见基底部明显舒张，其余部位无明显舒张改变

3. 心尖肥厚型心肌病　心尖肥厚型心肌病（apical hypertrophic cardiomyopathy，AHCM）是肥厚型心肌病的一种较为罕见的表型，其肥厚部位主要限于左心室心尖部。患者可有胸痛、胸闷、心悸等不适，但大多表现为良性临床过程，无严重症状或严重心脏事件。心尖肥厚型心肌病的心电图改变与 ACS 心肌缺血心电图类似，当患者有胸痛、胸闷不适时，急诊 CAG 正常，要高度怀疑心尖肥厚性心肌病的可能，可行左心室造影协助诊断。左心室造影诊断心尖肥厚型心肌病准确性高，收缩期左心室形态呈"鸟嘴样或桃心样"改变（图10-12）。

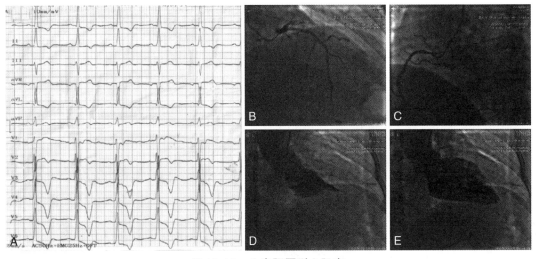

图 10-12　心尖肥厚型心肌病

A. 心电图 V4~V6 T 波倒置；B. 前降支未见狭窄；C. 右冠状动脉未见狭窄；D. 收缩期左心室呈"鸟嘴样或桃心样"改变；E 舒张期恢复正常

（马　懿　刘志江）

第11章 急诊 PCI 器械选择及操作要点

第一节 常规器械选择

学习要点

1. 急诊 PCI 术中指引导管、导丝及球囊的选择及技术要点。
2. 急诊 PCI 支架置入的基本原则。

一、指引导管

（一）指引导管的选择

1. 指引导管的作用　指引导管的主要作用是输送器械、注射造影剂和药物以及监测动脉压力等。此外，还可经指引导管输送血栓抽吸导管、延长导管及微导管等特殊器械。正确选择指引导管是急诊 PCI 器械选择的第一步，也是手术成功的关键因素之一。

2. 指引导管的基本功能要求

（1）管腔够大以满足技术操作需要。常选用 6F 指引导管可满足大部分急诊操作需求，包括血栓抽吸等。如血栓抽吸时需导丝保护分支，或预期复杂病变需要同时进入更多器械时应选择至少 7F 指引导管。

（2）指引导管易送入冠脉口并获得良好的同轴性。急诊 PCI 中导管的同轴性好不仅可以获得足够的支撑力，且在血栓抽吸、球囊与导管进出指引导管时避免将血栓带至主动脉而引起脑栓塞等栓塞并发症。

（3）能提供足够的支撑力。急性冠脉综合征（acute coronary syndrome，ACS）患者常是软斑块和（或）血栓病变，但也常伴随钙化、扭曲、夹层等特殊病变，且该类患者常病情变化快、无复流／慢血流发生率高、血流动力学不稳定，如导管支撑力不足或被迫更换指引导管，常导致操作困难，增加围手术期并发症的风险。

（4）其他要求包括指引导管头端软，不易损伤冠状动脉口；外表光滑，与动脉壁摩擦力小以及操作扭控性好等。

急诊 PCI 时需快速有效地恢复闭塞或狭窄冠状动脉的血流，缓解胸痛等缺血症状。因此为尽快开通罪犯血管，术者应综合平衡指引导管的可操作性、支撑力和同轴性等因素，并根据冠状动脉开口解剖特征、主动脉窦宽度和冠状动脉病变特点等，结合自己的使用习惯选择合适的指引导管。

3. 常用的指引导管 目前常用的指引导管主要包括三大类。

（1）Backup 类指引导管：Backup 类指引导管是目前临床应用最多的一类强支持力导管，包括 Cordis 公司的 XB、XBC、XBLAD、XBRCA、JCL、JCR 和 NR 导引导管；Medtronic 公司的 EBU、JCL、JCR 及 RBU 等导引导管；Boston 公司的 CLS、Q curve、Voda left、ART、WRP 导引导管。这些型号中左冠状动脉最常用的指导导管室 XB 和 EBU，右冠状动脉最常用 JR 和 XBRCA 等。SPB 和 LBU 系列也属于 Backup 类导管，但少用，主要适用于水平或向上开口的左冠状动脉以及解剖上困难的前降支、回旋支病变（扭曲、钙化、闭塞病变），提供较强的对侧支持，选择时较 JL 导管小半号应用。

（2）Judkins 指引导管：Judkins 指引导管分为 JL 和 JR，分别应用于左、右冠状动脉。该类导管操作简单，但支撑力较弱，主要适用于常规简单、中等难度的病变。根据 L 段的长短将左状动冠脉导管分为 JL3.5、JL4.0、JL4.5 和 JL5.0 等；根据头端的长短分为 JL（标准头）和 JL-ST（短头）。根据 R 段的长短将右冠脉导管分为 JR3.5、JR4.0、JR4.5 和 JR5.0 等；同样，根据头端长短分为 JR（标准头）和 JR-ST（短头）。

（3）Amplatz 指引导管：Amplatz 指引导管包括 AL 和 AR 两类。常用于大多数开口起源异常的冠状动脉。左 Amplatz 导管适用于左冠状动脉开口偏前或偏后的病例，常能获得良好的同轴和被动支持力。根据 L 段长短分为 AL0.75、AL1、AL1.5、AL2、AL3、AL4；右 Amplatz 导管适用于开口偏高、偏前的右冠状动脉以及开口向下的右冠脉及其静脉桥病例。根据 R 段的长短分为 AR1 和 AR2。

使用这种导引导管进行介入治疗时，切记要轻柔操作，撤出导管时应注意两个问题：①当 Amplatz 导管的"L"或"R"段位于冠状动脉开口水平线上方时，可直接撤出导管。如果需要加强支持力，可直接推送导管，使"L"或"R"段位于冠状动脉开口水平线以下，此时导管头端可"深插"至冠脉开口内。②当"L"或"R"段位于冠状动脉开口水平线下方时，切忌直接后撤导管，应向内推送导管，以底部为支撑点，使导管尖端后退，离开冠状动脉开口，再旋转导管尖端，使之完全偏离冠状动脉开口而撤出导管，避免损伤冠状动脉开口。

短头 AL（short amplatz left，SAL）指引导管。常用的有 SAL0.75、SAL1.0 等，常用于右冠状动脉的介入治疗，是中强支撑的指引导管，由于其头端较 AL 短，增加了其操作的安全性，可满足大多数右冠状动脉的介入治疗。

（4）TIG 指引导管：TIG 指引导管是国内新上市的一款多功能型指引导管，由埃普特医疗器械公司自主研发，其在 TIG 多功能造影导管基础上进行了多项创新改进，具有显著的优势：①左右冠脉共用的多功能管型，适应多种解剖开口及病变，尤其在急诊使用中安全快速；②简便安全操作：减少导管交换次数，缩短操作时间，有效避免或减少血管痉挛发生；③较强的支撑力：采用"1搭2双"编织技术，增强管壁韧性，提供最佳支撑力；④节省临床费用：只需一根导管即可完成左右冠脉介入治疗。目前该导管使用的经验相对较少，有条件可选用。

4. 指引导管选择原则 选择指引导管应考虑 4 个方面问题，即导管易于进入冠状动脉开口、能提供足够的后座支撑力、导管与冠状动脉开口之间具有良好的同轴性以及导管腔能够满足操作需要。但实际操作中这 4 个方面的要求可能很难同时满足。

对于扭曲、钙化、弥漫或分叉等复杂病变，指引导管支撑力是保障操作成功的关键因素。

影响指引导管支撑力的主要因素包括导管管径、指引导管同轴段与对侧主动脉壁的成角和接触面积等 3 个方面因素。外径越大，指引导管的支撑力也越强（8F＞7F＞6F）；成角和接触面积较大的指引导管，其支撑力也越大。使用相同的指引导管，经股动脉和经桡动脉途径的支撑力也存在较大差异。目前，急诊 PCI 大多通过桡动脉途径，由于桡动脉较细，常不能支持外径大的指引导管，6F 指引导管常作为首选。

一般而言，Judkins 导管通常比较容易进入冠状动脉开口处，但处理复杂病变时难以提供足够的后座支撑力。反之，具有良好的后座支撑力与同轴性的导管如 EBU、XB、Amplatz 等有时却不易插入冠状动脉开口，操作不当还有可能损伤冠脉开口。因此，选择指引导管时应综合考虑、权衡利弊，兼顾解剖特点、技术要求和自身习惯与经验等多方面因素综合考量。

指引导管的选择要考虑到主动脉粗细、开口形态、病变部位、病变复杂程度、血管入路、拟采用的设备及技术、操作者对指引导管的认知和熟练程度等。一般来讲，经左桡动脉或股动脉入路要比右上肢动脉入路大半号。

5. 指引导管的操作 指引导管尾端经短连接管、"Y"形连接管与三联三通及环柄注射器连接并生理盐水冲洗排气。在 0.035″ J 形导丝或超滑导丝引导下，推送指引导管至冠状窦底，环柄注射器回抽排气，Y 阀打开放出指引导管内气泡，关闭 Y 阀，回撤导丝至第二弯曲以上使指引导管在窦底自然成型。观察压力图形，确定指引导管顶端位置、导管有无打折、是否顶壁，确认无气泡后推入少许造影剂以明确指引导管位置。操作指引导管进入冠状动脉开口，注意压力图形，如压力图形异常，应注意导管与冠脉的同轴性并注意除外冠状动脉开口处病变，推入少许造影剂明确指引导管到位。处理冠状动脉开口病变时也常选择带有侧孔的指引导管，当没有带侧孔的指引导管可用时，也可自行制造侧孔，以防止导管嵌顿导致冠状动脉缺血。当经桡动脉路径时，由于桡动脉常较细，建议全程透视下小心推送并感受导管阻力，当导管遇到阻力时应停止推送，寻找遇到阻力的原因。血管细小、痉挛、迂曲、转折等是导管推送困难的主要原因，可推注硝酸甘油解除痉挛［急性心肌梗死（acute myocardial infarction，AMI）患者常合并低血压时，推注硝酸甘油前应确认患者血压在正常可以耐受硝酸甘油的范围，如血压低，应尽量避免推注硝酸甘油，必要时在应用血管活性药物使血压恢复正常后再推注硝酸甘油］、小心旋转导管推送通过、必要时球囊辅助等可能奏效，但可能会增加血管损伤风险。一旦发现血管损伤应及时更改血管径路，避免损伤进一步加重。穿刺成功和 PCI 术后常规造影可能会发现血管不利于导管前进的血管情况和血管损伤，以便及时更改血管入路或处理血管损伤，一般血管损伤通过局部压迫止血可避免出血进一步加重，术后密切观察预防继续出血导致局部血肿和骨筋膜室综合征。

二、指引导丝

（一）常用指引导丝的特点及应用

1. 指引导丝的特性 将指引导丝通过狭窄或完全闭塞的节段以使尖端安全地到达目标血管的远端是 PCI 重要的一步，指引导丝为球囊导管和其他介入器械输送至病变血管段提供轨道。

指引导丝的特性如下。

（1）扭控性：克服旋转阻力沿轴心旋转的能力。终极目标是实现 1∶1 转向，（即导丝近端 360° 转向可立即产生远端 360° 同步旋转），但很少能实现。

（2）追踪性、推送性和通过性：导丝沿血管前进并通过狭窄甚至闭塞病变的能力。

（3）触觉反馈：操作者可感受到的导丝尖端的扭矩和前进阻力。

（4）尖端负载或尖端硬度：当导丝尖端作用于平面上使导丝尖端弯折的力量。尖端硬度大可以帮助跨越坚硬或高度狭窄的病变，而尖端硬度小使尖端非常软，可避免对血管损伤。常用导丝的尖端硬度一般在 0.5~15g 变化，少数情况下可达 25g。了解导丝硬度范围有助于介入医师根据合适病变选择恰当硬度的导丝，从而在安全性和有效性之间取得平衡。当考虑到导丝尖端的表面积时，尖端硬度即转化为导丝穿透力。因此，与传统的非锥形尖端相比，锥头尖端可以显著提升穿透力。相比之下，橄榄形尖端导丝的穿透力就要小很多。如果有辅助设备的（球囊导管、微导管）支撑，任何导丝的穿透力都可增加。

（5）支持力：即导丝抗弯折能力。一根支持力较强的导线可帮助设备输送和血管矫直，而一根支持力较弱的导线可以帮助通过曲折的解剖路径。如上所述，核心材料的强度是支撑性能的主要来源。

（6）可视性：导丝远端要有好的可视性，帮助术者识别导丝的走向及其在血管腔内的位置。

2. 常用指引导丝的特点

（1）Runthrough NS 导丝（TERUMO）：通用型导丝，也是目前冠状动脉介入治疗中最常用的"主力"导丝之一。其头端显影部分为 3cm，直径 0.014″，长度 180/300cm；有机硅树脂涂层、亲水涂层、聚四氟乙烯（PTFE）涂层，塑形记忆性较好，不锈钢和镍钛合金无缝连接，保证了导丝的操控性和跟踪性。Runthrough NS 导丝采用 Core-to-tip 核芯设计，推送杆采用不锈钢核芯，连接部采用 Duo-Core 连接，连接部平滑，使其具有良好的操控性、顺应性、跟踪性和支撑力。目前 Runthrough NS 导丝既是常规介入治疗中的首选导丝之一，也是纡曲、成角、分叉病变、血栓闭塞病变及穿支架网眼等复杂介入治疗中常用导丝。

（2）Abbott Hi-Torque BMW 与 BMW Universal 导丝：属于常用的通用型工作导丝，两者均采用弹簧圈护套、成型丝设计，头端较为柔软。导丝表面为亲水涂层，不易造成血管壁的严重损伤，且具较好的可推送性。头端不透光段均为 30mm。两者的不同之处在于，BMW Universal 在不透光段的近段 15mm 处有一个不透光的标记，可用于病变长度的测量；另外，其导丝中部还增加了聚合物护套，能提供卓越的跟踪性和触觉反馈。部分学者认为，在用于边支保护时，BMW Universal 的聚合物护套可能发生损坏而导致导丝回撤困难。由于两者均具备了较好的扭控性和支撑力，可用于绝大多数的冠脉病变，以及 AMI 的血栓闭塞性病变，为综合性能较好的工作导丝。

（3）Sion 系列（ASAHI）导丝

1）Sion 导丝：Sion 导丝显影部分 3cm，弹簧圈 28cm，直径 0.014″，长度 180/300cm。其头端硬度仅 0.7g，特点是采用独特的双核芯设计 - 头端为中央核芯和缠绕核芯，弹簧圈缠绕护套和亲水涂层。双核芯设计改善了导丝头端塑形的保持能力和扭矩传导，很大程度上避免了操作过程中导丝尖端的跳跃现象。因其头端硬度小，操控性和扭矩传导好，常用于：①与微导管结合用于 CTO 病变逆向导丝通过侧支循环，是常用的首选导丝之一；②作为通用型工作导丝用于常规冠脉病变的介入治疗中以及用于严重成角病变进入分支血管或导丝穿支架网眼。

2）Sion Blue 导丝：Sion Blue 导丝头端显影部分 3cm，弹簧圈 20cm，头端硅油涂层 1.5cm 亲水涂层 18.5cm，直径 0.014″，长度 180/300cm。导丝头端硬度 0.5g，具有复合核芯和双弹簧圈结构，头端耐用，通过细小扭曲的血管时，操控性好的优势更加明显；方便进入侧枝，无甩尾现象。与 Sion 导丝比较，其通过性、血管追踪性更高，头端更软、支撑力较好，已逐渐替代 Sion 导丝用于逆向导丝技术。

3）Sion Black 导丝：Sion Black 导丝头端显影部分 3cm，弹簧圈 12cm，直径 0.014″，长度 190cm，头端硬度 0.8g。有聚合物（20cm）包裹和亲水涂层（40cm）提高导丝的顺滑度；采用复合核芯设计，无跳跃且头端记忆性好。适合扭曲血管的治疗以及扭曲的侧支血管跟踪，亦多用于逆向导丝技术中。

4）SUOH 03 导丝：SUOH 导丝是 ASAHI 公司与 Sion 系列同期研发的产品。该导丝头端为双重绞股螺旋结构，具备较好的灵活性及扭转控制能力，可对血管进行高度选择。其头端直径为 0.014″，硬度为 0.6g，不透光区域长度为 3cm，亲水涂层长度为 21cm，长度 180cm/300cm。SUOH 导丝最大优势是在 PCI 逆向技术策略时对极端成角、纤曲血管具有良好的选择性和操控性，是通过严重扭曲成角的侧支血管，尤其是心外膜侧支血管的首选导丝。

（4）Whisper 导丝：头端为超滑涂层，过渡段与推送段外均为亲水涂层。适用于明显弯曲的血管病变，具有良好的可控性。但由于轴心钢丝的硬度较弱，其支撑力较差。

（5）Pilot 系列导丝：为雅培公司生产的亲水涂层导丝，轴心钢丝为 DURASTEEL 材料，其硬度较高，提高了导丝的通过性、推送性及支撑力。该系列导丝有 Pilot50、150 和 200 三种型号，以 Guidant（Abbott Vascular）方法测量其头端硬度分别为 3.4g、5.5g 和 8.3g，以 Asahi 方法测量其头端硬度分别为 2g、4g 和 6g。一般而言，Pilot150 与 Pilot200 主要用于 CTO 病变。Pilot 系列导丝以其良好的综合性能，已经成为临床常用的亲水导丝。

（6）PT 系列导丝：包括 PT Graphix Intermediate 和 PT2MS 和 LS 等。PT Graphix Intermediate 俗称"绿 PT"，为较常用的中等硬度轴心导丝，其头端硬度为 3.1g，支撑力较强，超滑尼龙头使得导丝具有良好的推送性。整体的亲水涂层明显提高了导丝通过病变的能力。新一代 PT2 导丝为一体化轴心钢丝，具有更好的通过性与推送性。总体上而言，这一类导丝的综合性能良好，是目前国内较为常用的导丝之一。

（7）Cross-IT XT 导丝：该系列导丝为轴心钢丝直达头端设计，头端呈锥形，直径仅为 0.010，中间段直径变化为渐变式，这一设计有利于导丝的头端"刺破"完全闭塞段斑块或进入闭塞段斑块内的微孔，主要用于 CTO 病变。该系列导丝分为 Cross-IT 100 XT、200XT、300XT 和 400XT 四种型号，Guidant 方法测量其头端硬度分别为 4.3g、9.56g、15.4g 和 21.5g，Asahi 方法测量其头端硬度分别为 2g、3g、4g 和 6g。

（8）Shinobi 系列导丝：与 Cross-IT XT 导丝相比，导丝头端较硬，结合超滑尼龙头的头端设计，使其头端更容易穿透闭塞段病变。导丝的支撑力与可控性也较好。该导丝是目前头端最硬的导丝之一。主要适用于 CTO 病变。该导丝的操作需要相当丰富的经验，处理不当时极易穿透血管壁全层，临床现已少用。

（9）Miracle 系列导丝：与 Shinobi 系列导丝相似，其显影部分 11cm，弹簧圈 11cm，直径 0.014″，长度 175cm，其头端的硬度分为 4 个级别，分别为 Miracle 3、Miracle 4.5、Miracle 6 和 Miracle 12，其硬度分别为 3g、4.5g、6g 和 12g，主要用于 CTO 病变。Miracle 12 因其头端良好的支撑力，常用于 ADR 技术时推送 Stingray 球囊的导引导丝。

（10）Conquest 系列导丝（ASAHI 公司）：该系列导丝的头端最细，仅为 0.009″，其头端至推送段呈锥形，有利于导丝如针尖般"穿透"入完全闭塞的血管段斑块内。目前该系列导丝有 Conquest、Conquest pro、Conquest pro12 和 Conquest pro8-20 等。

1）Conquest 导丝：显影部分 20cm，弹簧圈 20cm，直径 0.014in，长度 180cm。无亲水涂层且头端 0.009in，硬度 9g，锥形头端便于找到高度狭窄病变的微通道并穿透进去。

2）Conquest pro 导丝：显影部分 20cm，弹簧圈 20cm，直径 0.014in，长度 180cm，头端硬度 9g。除弹簧圈部分具有亲水涂层之外，结构和硬度与 Conquest 几乎一样，但通过病变更加顺滑。最远头端帽没有亲水涂层，更容易进入病变。Conquest 和 Conquest Pro 的区别在于头端 1mm 以后的部分，后者增加了硅油涂层，理论上可降低导丝通过闭塞段的摩擦力。

3）Conquest pro 12 导丝：显影部分 20cm，弹簧圈 20cm，直径 0.014in，长度 180cm。头端硬度增加至 12g，对于坚硬的纤维帽和钙化病变具有更强的穿透能力。

4）Conquest pro 8-20 导丝：显影部分 17cm，弹簧圈 17cm，直径 0.014in，长度 180cm。弹簧圈部分带有亲水涂层，是专门为通过严重钙化、纤维帽极为坚硬的复杂病变而设计的。头端硬度达到 20g，而且头端直径只有 0.008in，是目前市场上最细和最硬的 PTCA 导丝。

（11）Fielder 系列导丝：Filder FC 导丝显影部分 3cm，弹簧圈 11cm，直径 0.014in，长度 180/300cm，头端硬度 0.8g。其设计之初拟作为常规导丝使用，但聚合物加亲水涂层，有时也可作为 CTO 病变逆向导丝使用，适用于高度狭窄病变和扭曲病变。

Fielder XT 系列导丝包括 3 种导丝，分别是 Fielder XT、Fielder XT-A、Fielder XT-R 导丝。

Fielder XT 的特性：Fielder XT 导丝是单体核芯导丝，导丝杆部的直径是 0.014in，头端直径是 0.009in，长度 190mm、300mm，国内常见的是长度 190mm，头端硬度是 0.8g。导丝有聚合物包裹和亲水涂层，属于超滑导丝。

Fielder XT-A 与 Fielder XT-R 的特性：Fielder XT-A 及 Fielder XT-R 导丝均是复合核芯导丝，导丝杆部直径有 0.010in 与 0.014in 两种型号，头端直径均是 0.010in，长度有 190mm/300mm 两种，国内常见的杆部直径是 0.014in、头端直径是 0.010in、长度 190mm 导丝。这两种导丝均有聚合物包裹和亲水涂层，属于超滑导丝，由于采用复合核芯设计，无跳跃且头端记忆性好，导丝通过性好，有很好的操控性，Fielder XT-A 导丝头端硬度是 1g，Fielder XT-R 导丝头端硬度是 0.6g。

Fieler 系列导丝常作为次全闭塞或完全闭塞病变的首选导丝，当闭塞段较短且有锥形残端时，正向介入的导丝首选 Fielder XT-R 或 Fielder XT 导丝。

当 Fielder XT-R 或 Fielder XT 导丝失败后更换 Fielder XT-A 导丝或其他类型的导丝如 Pilot 系列导丝、Gaia 系列导丝。如果完全闭塞病变的闭塞血管段较长或预计病变较硬可首选 Fielder XT-A 导丝。逆向技术导丝选择上 Fielder XT-R 也常作为首选导丝之一。

（12）Gaia 系列导丝（ASAHI 公司）：Gaia 系列导丝在头端 1mm 处预成形弯，角度 <45°。Gaia 系列导丝尖端采用 Core-to-tip 设计，核心钢丝直达导丝的帽端，改进了导丝

的尖端的操控性能，增加了尖端硬度，适于通过阻力较大、弯曲的病变和经支架网孔穿入边支血管的操作。

Gaia 系列导丝护套采用螺旋线圈护套（Coil）的设计。此设计帮助术者获得良好的尖端触觉反馈，同时增强了导丝的可视性。其不足是增加了导丝与病变间的摩擦力，不利于严重钙化、扭曲及闭塞病变的通过。为降低导丝表面的摩擦力，改善器械间的相互作用，提高导丝在血管中的跟踪性，Gaia 系列导丝表面进行亲水涂层处理，使导丝具有出色的顺滑性，大大降低了导丝与血管和病变之间的摩擦力，不仅使之易于在闭塞病变中穿行，也大大增强了导丝的扭控性。ASAHI Gaia 系列导丝核心钢丝贯穿整个导丝全长，在远端呈阶梯式过渡段，高强度不锈钢核芯和 Core-to-tip 头端设计使导丝具有出色的扭控反应、耐用性和头端塑形保持能力。导丝核芯从距头端 12cm 处开始呈流线型过渡，避免了脱垂点的产生，尽可能减少了导丝打折，并提供可靠的导丝操控性，使扭矩传递接近 1∶1，同时提高了导丝的跟踪性和导丝远段的支撑力。

1）Gaia first 导丝：导丝总长度 190cm，不透射线螺旋线圈护套长度 15cm，SLIP-COAT 亲水涂层段长度 40cm，PTFE 涂层段长度 150cm。其尖端采用独特的复合芯设计，内层螺旋线圈位于导丝尖端，其内层螺旋线圈位于导丝尖端中间段，头端呈锥形，锥形头端直径 0.010in，头端有 SLIP- COAT 亲水涂层，直形段 15mm，锥形段 30mm，尖端硬度 1.5g。

2）Gaia second 导丝：总长度 190cm，不透射线螺旋线圈护套长度 15cm，SLIP-COAT 亲水涂层段长度 40cm，PTFE 涂层段长度 150cm，但其头端直径为 0.011in、推送杆直径 0.014in，其螺旋线圈位于导丝尖端远端与导丝的帽端连接。独特的双螺旋线圈复合芯设计，由多个特殊结构和技术构成，包括线材技术、钢丝成形技术、扭矩技术，使导丝头端的扭矩性、耐弯曲性、耐压缩性、复原性等性能得到了极大的提高，利于传递扭力至远端、提高接头强度、提供良好的操控性；Gaia Second 的头端无亲水涂层，为裸露头端，直形段 6mm，锥形段 30mm，尖端硬度 3.5g。此设计同时保持尖端的灵活性和对病灶的穿透能力，有利于导丝利用其尖锐的锥形尖端"刺"破闭塞近段坚硬的纤维帽并顺利"穿"越闭塞段到达远端，以提高 CTO 病变介入治疗的成功率。

3）Gaia third 导丝：Gaia third 总长度 190cm，不透射线螺旋线圈护套长度 15cm，SLIP-COAT 亲水涂层段长度 40cm，PTFE 涂层段长度 150cm，头端无亲水涂层，为裸露头端，直形段 7mm，锥形段 30mm，尖端硬度 4.5g，适宜穿刺纤维帽。

4）Gaia next 导丝：Gaia next 导丝是 ASAHI 公司新推出的系列导丝，目前尚未在国内上市。其主要特点是拥有同轴六芯的头端，比 Gaia 系列导丝具有更强的柔韧性及穿透力、更小的摩擦力及更强的耐损伤能力，减少了在闭塞段损伤的风险，提高抗折性，且增加了顺时针和逆时针的扭转控制能力，操控性更佳。Gaia next 导丝有望成为介入医师面应对 CTO 病变的又一有力武器。

3. 急诊 PCI 导引导丝的选择原则　AMI 冠状动脉病变常为血栓病变、重度狭窄的次全闭塞病变，因此常用的头端硬度低的工作导丝常可满足要求，如 Runthrough NS 导丝、Sion 系列导丝、BMW 系列导丝或与上述导丝特性类似的导丝。急诊 PCI 中尽量避免选择穿刺型的硬导丝或尖端超滑图层的硬导丝，在某些特殊病变如合并钙化、扭曲、成角、严重狭窄的次全闭塞病变等，在上述工作导丝不能通过或可以首选超滑的 Fielder 系列导丝（常首选 Fielder XT-R）、Pilot 系列导丝（如 Pilot50）。

4. 常用指引导丝的操作

（1）导引导丝的准备：从导丝外保护圈抽出导丝前，应经保护圈尾部冲洗导丝。抽出导丝，穿入持针器，用针头对导丝头端进行塑形，塑形的角度及半径依血管发出的角度及血管的内径而定。

（2）导引导丝的送入：将塑好形的导丝顶端退回到持针器内，拧松指引导管尾部螺纹，插入持针器，拧紧指引导管尾部螺纹。缓慢推送导引导丝至估计即将出指引导管处，X 线透视下继续推送导丝进入冠状动脉，将导丝调节器套在导丝尾部，边旋转边推送导丝，间断注入少许造影剂，以确认导丝在正常的路径内。导丝到位后，退下导丝调节器、持针器，用湿纱布擦拭导丝。

（3）导引导丝的操作技巧：根据冠状动脉病变类型选择正确地导引导丝是冠状动脉介入治疗安全、成功的重要环节，但导丝的操作技术更为关键，同一个导丝在不同的术者可能产生不同的效能，它决定了 PCI 术的成功与否，尤其是慢性完全闭塞病变导丝操作技术更为关键。

1）正确的导丝塑型：根据病变特点、血管粗细、血管走向、纤曲度和主支与分支血管角度的大小对导丝进行塑形。但对于 AMI 患者，冠状动脉常常在易损斑块基础上合并血栓形成导致血管急性闭塞，闭塞段可以是无明显固定性狭窄、轻度狭窄、甚至重度狭窄等，并可能合并有迂曲、成角、钙化、夹层、斑块破裂等，因此罪犯节段解剖结构常较复杂。因此在急诊 PCI 时，导丝远端塑形常按复杂病变进行塑形，塑成以近段血管为参考直径长度约为血管内径大小或血管直径大小的 2/3 左右、弯曲角度一般 45° 左右的弯，尖端再塑一长度 1mm、角度 45° 左右的弯。

2）正确操控导丝：在急诊 PCI 中，特别是血栓性完全闭塞病变，导丝操控非常重要，导丝应自然的前进、密切观察导丝尖端形态并感受任何可能遇到的阻力，如果导丝远端有阻力、导丝尖端弯曲度增加，应少量回撤导丝重新调整方向再向前推送，尽量在毫无阻力的情况下送至冠脉远端较大的分支血管内。导丝尖端毫无阻力的自由进入远段不同的分支是导丝在血管真腔内的重要征象。当导丝通过病变后，大多数病变会有造影剂进入远段血管，可以轻推造影剂验证，如远段未显影，可用直径 2.0mm 的球囊在病变处反复前送、回撤几次，轻冒烟确认是否恢复血流；如导丝仍未恢复，如确认导丝尖端在真腔，可用球囊低压 6~8atm 预扩张。

3）控制好导丝远端：导丝送至冠状动脉远端后，PCI 全程应监视导丝尖端不要走行太远，不要过多进入远端分支血管，不要有张力，尤其是硬导丝和超滑导丝，特别是在向前推送器材时，有导致导丝顺势前送，刺穿血管末梢，导致血管末梢穿孔，致心脏压塞。

三、球囊导管

（一）球囊导管的分类

目前常用的球囊导管有半顺应性球囊、非顺应性球囊及一些特殊类型的球囊如棘突球囊、切割球囊、双导丝球囊、OTW 球囊、药物涂层球囊等。由于 AMI 患者常为含脂质较多的不稳定斑块，病变常较软，因此一般的半顺应性球囊预扩张病变即可，部分合并钙化病变可能需要非顺应性球囊甚至特殊类型的球囊。

预扩张球囊为半顺应性球囊，直径为 1.0~5.0mm，长度为 6~20mm。后扩张球囊为非顺应性球囊，直径为 2.5~5.0mm，长度为 8~15mm。预扩张球囊常用于病变预处理，后扩张球囊常用于支架置入后支架优化。有时由于血管纤曲、钙化、狭窄严重，较大直径球囊通过困难，需要从小球囊开始逐渐增加球囊直径，特别严重的钙化可直接选用非顺应性球囊进行预扩张。对合并有钙化，普通球囊扩张不满意者，也可使用切割球囊、棘突球囊等特殊设计的球囊。

（二）球囊导管在急诊 PCI 中的主要作用

1. 预扩张病变，恢复前向血流，为后续支架置入做好病变准备。

2. 控制性的血流灌注，从而减轻缺血再灌注损伤，即缺血后适应，其做法为：一般选用直径 2.0mm 或 2.5mm 非顺应性球囊在闭塞病变处低压（6~8atm）扩张堵闭 30s → 回抽球囊开放血流 30s，反复 3~5 个循环（或更多个循环，常根据血流动力学和心电学的反应性来决定），常可减轻缺血再灌注损伤，稳定血流动力学和心电学。

3. 评价病变性质（如钙化），估计病变处理难度，指导后续策略的制订。

4. 测量病变长度和血管直径，辅助指导支架选择。

5. 对支架进行后扩张，以确保支架膨胀和贴壁良好。

（三）球囊导管的选择与操作

1. 病变预处理　半顺应性球囊（常称为预扩张球囊）是病变预处理常用的球囊。一般根据病变远段血管直径和病变长度选择预扩张球囊，但 AMI 常血管闭塞，远段血管不清晰，因此当无法判断病变远段血管直径和病变长度时，可根据近段血管直径选择中等长度的球囊。由于 AMI 病变常为软斑块或血栓病变，多不需要太大直径球囊扩张，首要的是恢复血流，再根据病变情况、远段血管直径等选择下一步处理策略。个人经验常选用 2.0mm×15mm 或 2.0mm×20mm 球囊作为首选，近段直径较大血管可选择直径略大的球囊，远段直径较小血管可选择直径略小球囊。待血流恢复后，再根据病变的软硬程度、血管直径和血流情况等选择合适直径和长度的球囊进行预处理。当病变较硬或合并钙化病变时，也可考虑使用与血管直径匹配的非顺应性球囊进行预处理，以确保支架置入后膨胀良好。但应注意的是，较大直径、较大压力扩张病变常导致无复流／慢血流的发生率增加。

2. 支架后扩张　支架后扩张常采用非顺应性球囊。由于 AMI 病变常为"软"病变，如病变短且支架近远端直径差别不大时，可采用中高压力一次性释放支架而不需要后扩张；当支架释放后扩张不满意、前后直径差别较大、长支架时常需要使用非顺应性球囊进行后扩张。后扩张球囊的直径常根据血管直径按 1:1 选择，长度可选择中等偏长，尽量减少扩张的次数和扩张压力，以避免无复流／慢血流的发生。当进行后扩张时，应提前做好处理无复流／慢血流的预案，如替罗非班、尼可地尔、硝普钠、腺苷等处理无复流／慢血流的药物应随时可获得使用；对预测无复流／慢血流发生风险高的病变可考虑预防性应用。

四、支架

（一）冠状动脉支架的类型

冠状动脉支架有金属裸支架（bare metal stent，BMS）、药物洗脱支架（drug-eluting stent，DES）、生物可吸收支架（biodegradable stent，BRS）等。BMS 时代因再狭窄率高达 30% 而严重影响其远期疗效。目前仅少数临床情况，如某些简单病变、血管粗大、限期手术需要缩短抗血小板治疗时间等特定患者，仍考虑优先使用 BMS。

DES 首次用于临床后观察到再狭窄率为"0"，使我们误以为已经战胜再狭窄并开启了介入治疗"无再狭窄"时代。最新一代 DES 采用更新的支架设计和特异性生物相容性多聚物、可降解多聚物或无多聚物涂层，显著降低再狭窄率至 5%~10%。目前最常用的降低再狭窄的涂层药物为西罗莫司（sirolimus）及其衍生物，其次为紫杉醇（paclitaxel）。再狭窄的病理机制包括：球囊扩张和支架置入引起的血管损伤以及机械牵拉、内皮剥脱和内膜下出血等继发的炎症反应激活多个细胞与组织增殖进程，如血管平滑肌细胞激活后增殖、迁移和分化、细胞外基质沉积等形成新生内膜增生。DES 即通过抗炎症、抗增殖和免疫调节等机制发挥降低再狭窄率的作用。近年来认识到，新生内膜可再次发生动脉粥样硬化，即新生动脉粥样硬化，这也是晚期再狭窄的重要机制。因此，动脉粥样硬化及其再狭窄是 DES 时代永远也无法解决的临床问题。DES 相比 BMS 的最大优势即是延缓再狭窄。

生物可降解支架按制造材料不同分为三大类，即可降解聚合物支架、可降解镁合金支架和可降解铁合金支架。这三类支架在生物相容性、聚合物的构成和降解时间、抗增生剂药物动力学、力学支撑性等方面各有优劣。目前临床研究尚未证明哪一类生物可降解支架比其他种类的生物可降解支架更有优势。世界上第一个上市的生物可降解支架来源美国雅培公司生产，后因远期血栓事件发生率增加而退市。现国内有多款生物可吸收支架上市销售，但临床应用以简单病变为主，近期安全性好，远期安全性尚有待进一步大规模临床研究证实。

（二）支架选择与操作

直接 PCI 的主要目的是开通闭塞冠状动脉、恢复前向 TIMI 血流 3 级，从而挽救存活心肌、改善预后。因此，直接 PCI 处理冠状动脉"犯罪"血管是否置入支架应个体化。直接 PCI 时对高血栓负荷 STEMI 患者应首选血栓抽吸，如血栓抽吸后造影和（或）OCT 检查证实为斑块侵蚀且病变狭窄程度 <50%，TIMI 血流 3 级，可暂不置入支架，强化内科药物治疗为主。高龄、糖尿病、血栓负荷重、血管粗大、再灌注延迟等均为无复流发生的独立预测因素，如高龄、糖尿病、梗死相关血管粗大、长病变、血栓负荷重、腔内影像学证实的脂质丰富斑块，预计发生慢血流／无复流概率高，若通过血栓抽吸、球囊低压扩张等措施恢复了前向 TIMI3 级血流，建议延迟支架置入。生物可降解支架用于 AMI 直接 PCI 的经验有限。

在血流动力学允许的情况下，建议冠脉内推注硝酸甘油 100~200μg，以解除冠状动脉痉挛，准确评估冠状支架，选择合适支架。支架可根据远段参考血管支架 1∶1 选择。支架释放以远段血管充分膨胀达到远段血管直径为准，扩张时间可适当延长至 20~30s，以确保支架均匀、充分膨胀。支架一次性释放膨胀、贴壁充分的短支架，病变近远段直径无明显差别的可不给予后扩张。如支架释放后膨胀不良、贴壁欠佳、长支架、近远段直径差别大，则建议后扩张，但应尽量减少扩张次数、控制扩张压力，以尽量避免慢血流／无复流的发生。预防或处理慢血流／无复流可冠状动脉内推注尼可地尔、硝普钠、替罗非班、腺苷等，严重的无复流上述药物可以联合应用。

（李宗庄　赵然尊）

第二节　特殊器械在急诊 PCI 中的使用

学习要点

1. 血栓抽吸导管在急诊 PCI 中的规范使用。
2. 延伸导管、微导管和临时起搏器在急诊 PCI 中的使用。

在急诊 PCI 中往往会遇到严重的心动过缓、高度房室传导阻滞、高血栓负荷、高阻力病变和严重成角或扭曲等情况。而遇到这样的问题通常需要使用一些特殊器械才能更好地完成急诊 PCI 治疗。急诊 PCI 中可能需要使用到的特殊器械有血栓抽吸导管、延长导管、微导管和临时起搏器等。本节将针对基层医院常常需要用到的这几种特殊器械的适应证、方法技巧和注意事项等进行阐述。

一、血栓抽吸导管

血栓抽吸导管在急诊 PCI 术中常用于高血栓负荷的处理，有时也可用于慢复流或无复流时送入冠状动脉远端给药。血栓抽吸装置分为手动血栓抽吸导管和机械血栓抽吸装置，结合基层医院的实际情况，重点阐述手动血栓抽吸导管的使用。

目前，临床应用的手动抽吸导管根据头端开孔的设计多为斜面切孔型，也有个别品牌为斜面切孔＋侧孔型（如 Diver CE）。多数血栓抽吸导管杆部有金属编织结构，且多采用密度相同的固定编织（如 ZEEK）。为提高导管远端的柔顺性，部分抽吸导管采用由远及近密度逐渐增高的全程可变编织方式（如 Export Advance），极个别品牌杆部无金属编织（如 Thrombuster Ⅱ）。多数抽吸导管内配有预置钢丝，可增强其推送性和抗折性。一般采用近远端粗细一致的钢丝，也有部分导管采用由近及远渐细的钢丝（如 Export Advance），以增强导管在冠状动脉内的顺应性和通过性。不同品牌抽吸导管的导丝交换腔长度各异，导丝交换腔越长，抽吸导管的轨道性也越好，且能减少回撤导管时导丝在指引导管头段打折。

抽吸导管的抽吸效率与头端设计、抽吸腔大小、内腔形态以及导管型号等相关。头端抽吸腔有圆形、半圆形、半月形等设计，一般而言，圆形抽吸腔导管的抽吸效率较高。多数品牌的抽吸导管提供 6F 和 7F 两种型号，选择较大型号能提高抽吸效率。常见手动血栓抽吸导管头端的设计与性能参数见图 11-1。

品牌	Medtronie	Medtronie	Kaneka	Kaneka	Terumo	Zeon	Goodman	Merit
系列	Eaport AP	Eaport Advance	Thtombuster II	Thtombuster III GR	Extractor (Eliminate)	ZEEK IV	Rebirth Pro	ASAP
头端设计	前向斜切短头端	前向斜切短头端	前向斜切长头端	前向斜切长头端	前向斜切长头端	凹型长头端	斜切长头端	斜切短头端
头端形状	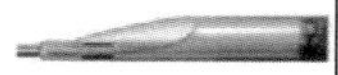	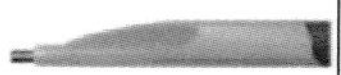	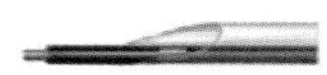	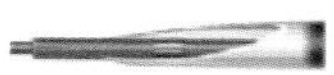	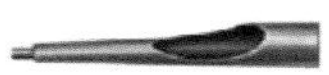	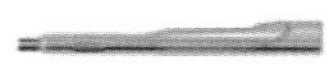	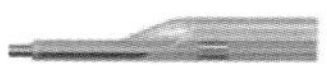	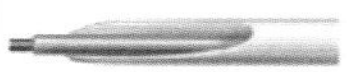
抽吸腔形状	圆形	圆形	半圆形	圆形	圆形	圆形	圆形	半月形
导丝交换段横截面	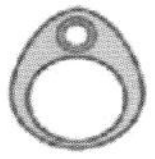	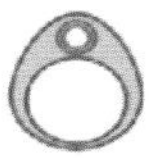	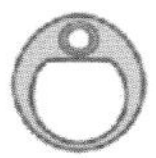	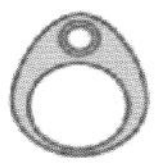	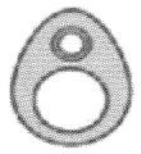	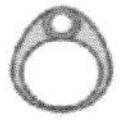	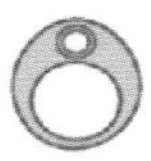	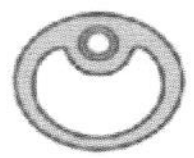
抽吸腔内径：远端/近端（mm）	1.07/1.09	1.09/1.12	1.18/1.05	1.06/1.06	0.79/0.95	0.93/1.09	0.98/0.98	0.76/0.76
远段最大外径（mm）	1.72	1.70	1.70	1.70	1.68	1.30	1.63	1.68
远端抽吸腔截面积（mm²）	0.93	0.94	0.78	1.06	0.79	0.87	0.92	0.98
抽吸效率（cc/min）	52	67	40	61	49	NA	NA	50
抽吸导管杆部长度（cm）	140	140	140	140	140	135	136	139
导丝交换腔长度（cm）	9	21	1	12	23	1.7	22	20
亲水涂层长度（cm）	40	38	30	30	40	30	60	30
标记带距离头端（mm）	1.5	1.5	4	4	4	1.2	7	2
杆部金属编织	全程可变编织	全程可变编织	无金属编织	固定编织	固定金属编织	固定编织	固定编织	固定编织
预置钢丝	无	有	有	有	有	有	有	无
预置钢丝特性	无	由近及远逐渐变细	近端/远端粗细一致	近端/远端粗细一致	由近及远逐渐变细	近端/远端粗细一致	近端/远端粗细一致	无
专用注射器配置	30ml×2	30ml×2	30ml×2	30ml×2	30ml×2	30ml×2	30ml×2	30ml×2
可供选择型号	6F	6F	6F	6F/7F	6F/7F/8F	6F	6F/7F	6F

图 11-1　常见手动血栓抽吸导管的头端设计与性能参数

注：远端最大外径，导丝交换腔段最大外径；NA 为无数据。相关参数均以 6F 导管为准

（一）手动血栓抽吸导管的适应证

早期多项有关手动血栓抽吸的临床研究显示，直接 PCI 时常规血栓抽吸存在多重获益。然而，随着 TASTE 试验和 TOTAL 试验等的相继发表，其临床获益和适用范围也出现了较大争议。虽然目前对于血栓抽吸的应用存在争议，但对于高血栓负荷患者，血栓抽吸是必要的手段。现有血栓抽吸的临床研究大多数是以 ST 段抬高型心肌梗死（ST-segment elevation myocardial infarction，STEMI）为研究对象而不是以高血栓负荷患者为研究对象，抽吸血栓技术对于大量血栓负荷患者疗效并未被大规模多中心临床试验评价。因此，2019 年中国 STEMI 诊治指南推荐冠状动脉内血栓负荷大时应考虑应用血栓抽吸（Ⅱb，C）。

合理应用血栓抽吸既要参照现有的临床研究结果，还需要充分考虑病变血管情况（如血栓负荷程度、TIMI 血流分级、罪犯血管的直径与供血范围）以及器械特点等因素见图 11-2。

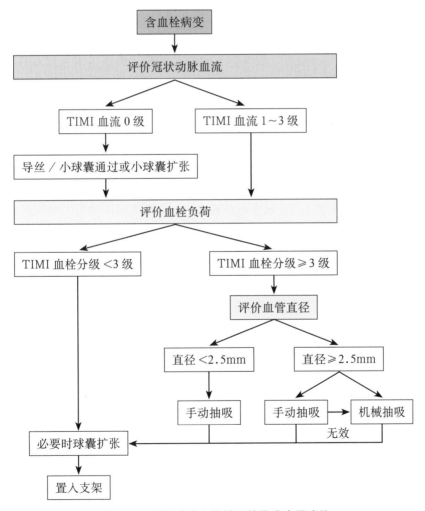

图 11-2　冠状动脉血栓抽吸的临床应用建议

（二）血栓抽吸导管的规范操作技巧

1. 术前准备 从包装中取出抽吸导管套件（不要从环鞘中直接抽出抽吸导管），充分冲洗环鞘，以激活抽吸导管头端表面亲水涂层。将延长管连接到抽吸导管尾端。用肝素生理盐水冲洗抽吸导管内腔，排尽导管腔内空气。关闭旋塞阀，连接专用注射器。将注射器抽至最大负压，顺时针旋转锁定。

2. 推送抽吸导管 沿导引导丝经导丝交换腔插入抽吸导管，充分打开 Y 阀，固定导引导丝，开始推送抽吸导管。推送速度不宜过快，手握抽吸导管不宜过紧，手握抽吸导管的位置与 Y 阀入口一般不宜超过 5cm，并尽量使抽吸导管与导引导丝和指引导管保持平行，以免损坏抽吸导管。推送抽吸导管到达血栓病变的近端。

3. 血栓抽吸 由近及远地进行抽吸。由远及近地抽吸可能在导管通过病变的过程中引起血栓移位，导致或加重远端栓塞。抽吸过程中应持续保持充足负压，若抽吸血量已达注射器容量的一半（15~20ml），应关闭旋塞阀并更换注射器后重新开始抽吸。出现回血减慢，提示抽吸导管端孔已接触血栓。若遇无回血或回血极度缓慢，不宜快速推送，可在抽吸过程中适当调整导管位置，或将抽吸导管回撤至血栓近端并适度旋转后重新前送并抽吸。

4. 抽吸次数与时间 一般将导管从病变近端至远端、再由远端至近端移动并抽吸定义为一次抽吸。单次抽吸时间不宜过短，在回血变缓的病变部位应延长抽吸时间。部分患者经单次抽吸即可恢复 TIMI 3 级血流，血栓负荷明显减轻；若抽吸后血栓负荷仍较重或 TIMI 血流 0~2 级，应考虑多次抽吸。抽吸总次数也不宜过多，操作时间不宜过长，一般以回抽总血量不超过 200ml 为宜，以免造成患者失血过多。

5. 回撤抽吸导管 回撤前应首先确认抽吸注射器负压充足，将指引导管调整至靶血管开口附近并保持同轴（必要时可超选进入靶血管），有利于减少血栓脱落引起相关并发症。回撤抽吸导管时，尽量保证指引导管在冠脉开口内，避免在回撤过程中血栓脱落至主动脉；前降支开口闭塞时，回旋支放保护导丝，确保指引导管与靶血管开口同轴。

6. 抽吸终点 抽吸后血栓负荷明显减轻，达到 TIMI 血流 2~3 级；反复抽吸效果仍不理想，残余大量血栓负荷；操作时间过长或回抽血量较多。

（三）血栓抽吸的困难及解决方法

1. 抽吸导管无法通过

解决方案：如抽吸导管不能通过罪犯病变，应选择支撑力强的指引导管；小球囊（直径 ≤ 2.0mm）低压扩张后，再尝试通过；若仍不能通过，可采用双导丝支撑、换用支撑力更强的指引导管或通过性更好的抽吸导管。

2. 抽吸无回血或回血过缓

解决方案：开始血栓抽吸后，若 5s 内无回血或回血过缓，应适当调整导管头端位置；抽吸过程中，若突然出现血流中断，有可能为较大血栓阻塞抽吸导管所致，此时，应在负压状态下撤出抽吸导管，并用肝素盐水反复冲洗，同时充分回抽指引导管内血液。

3. 抽吸导管打折

解决方案：抽吸导管推送过快或过度弯曲可导致导管打折，并影响抽吸效果。如出现打折，可根据打折程度决定是否更换抽吸导管。

4. 抽吸导管无法撤出

解决方案：部分患者需要适当前送抽吸导管，在透视下松解导丝打弯或扭结；必要时可将指引导管连同抽吸导管和导引导丝一并撤出。

5. 抽吸导管撤出后压力曲线低平或无压力值

解决方案：抽吸导管撤出指引导管后，如遇无压力值或压力曲线低平或接近直线，应充分放开 Y 阀，若仍无回血或回血过缓，应考虑血栓阻塞指引导管。此时切忌推注对比剂，并尝试回抽指引导管内血液，必要时可撤出并冲洗导引导管。

6. 抽吸后血栓负荷未减轻

解决方案：换用抽吸效率更高的抽吸导管；改行机械血栓抽吸；试用子母导管技术或 TransportaGe 导引延伸导管进行抽吸；考虑延迟介入治疗。

二、延伸导管

（一）延伸导管的种类

1. Guidezilla 延伸导管　与 6F 指导导管兼容的单腔快速交换导管，由推送杆和导引导管段组成。延长导管总长度 145cm，推送杆长 120cm，由不锈钢海波管构成；导引导管段长 25cm，由特殊的钢丝编织网和聚合物结构构成。内径 1.45mm，外径 1.68mm，外表面为亲水涂层，推送杆与导引导管段呈内嵌式聚合物包裹结构连接（图 11-3）。

2. Guideliner 延伸导管　与 Guidezilla 导管类似，是一种能与 6F 指引导管兼容的快速交换导管，导管长度为 20cm。

3. Expressman® 导引延伸导管　与 Guidezilla 导管类似，但距离导管尖端 3cm 和 5cm 处设有直径为 0.8mm 的侧孔，可以有效地解决导管进入冠脉后血流减少的问题，提高手术耐受性。

4. TransportaGe® 导引延伸导管　这是一款国内自主研发的创新型导管，该导管包含 4F、5F 规格，管身柔软，通过性好；内径大，器械兼容能力强。TransportaGe 头端带侧孔，可提供充分的前向血流，增加患者对缺血的耐受性；此外，对于血栓负荷较大的患者，TransportaGe 还可以用于抽吸血栓（图 11-3）。

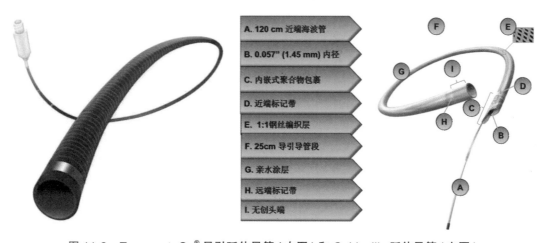

A. 120 cm 近端海波管
B. 0.057" (1.45 mm) 内径
C. 内嵌式聚合物包裹
D. 近端标记带
E. 1:1钢丝编织层
F. 25cm 导引导管段
G. 亲水涂层
H. 远端标记带
I. 无创头端

图 11-3　TransportaGe® 导引延伸导管（右图）和 Guidezilla 延伸导管（左图）

（二）延伸导管在急诊 PCI 中的应用

1．严重纡曲、钙化、成角病变，器械不容易通过时，延伸导管可以提供更好的支撑力及输送通道。

2．冠状动脉开口异位，通过延伸导管到达冠脉开口并具有更好的同轴性。

3．发生并发症时：如冠脉穿孔，可以通过延伸导管暂时阻断部分血管，为并发症处理赢得时间；如冠脉夹层时，可以通过延伸导管暂时阻断部分血管，在置入支架前避免血肿向远端蔓延；如支架脱载或导丝断裂时，可通过延伸导管自制抓捕器。

4．血栓负荷较大时，血栓体积大，常规手动血栓抽吸导管不能抽出血栓时，TransportaGe 导引延伸导管可以抽出较大体积的血栓，并可较好的避免长血栓或大血栓在指引导管口部脱落（图 11-4）。

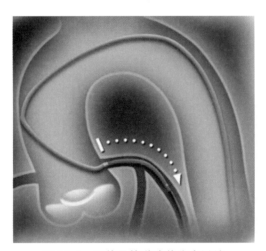

图 11-4　延伸导管送达前降支近端

（三）延伸导管的操作方法及注意事项

1．延伸导管的操作方法　打开止血阀，沿导丝送入延伸导管到指引导管内，像送球囊一样输送延伸导管。推送过程中注意延伸导管伸出指引导管段不要超过 25cm。导管段离头端和近端各有 1 个 Marker，如透视下观察到第二个 Marker 时需非常注意，不要再过分向前推送延伸导管，以免与指引导管不同轴影响器械输送。对通过非常困难的病变近端球囊锚定后再送延伸导管。同时注意 6F 指引导管保持稳定不要弹出冠口。撤回时，先小心将延伸导管撤到指引导管中，但不全撤出。完全撤出支架或球囊等器械，再小心撤回延伸导管，确保止血阀充分打开，再完全撤出延伸导管。

2．延伸导管使用的注意事项

（1）延伸导管送入过程中建议使用 2.0mm 直径的顺应性球囊在导管前端引导进入。

（2）延伸导管深插后避免进行造影，以免形成夹层和血肿，如确实需要造影剂明确血管情况或器械位置时，可少量及缓慢地推注造影剂。

（3）如使用延伸导管抽吸血栓时，退出延伸导管时需要持续负压退出延伸导管。

（4）延伸导管进入冠脉内，需严密监测压力曲线，避免冠脉痉挛或嵌顿导致缺血。

三、微导管

（一）常用微导管的类型

1. Finecross 微导管　外径为 1.9F，编织结构和外径小的特点使其通过性较好，由于头端缺少渐细性结构且不能旋转推送，对于高阻力通过性受到限制。

2. Corsair 微导管　外径较大，为 2.6F，提供的支撑力和稳定性要优于 Finecross 微导管，头端无金属结构，柔软和灵活的同时其与导丝有良好的贴合，对于长段，纡曲和高阻力病变具有更好的通过性。术中可通过顺时针或逆时针方向旋转增加其通过能力。

3. Caravel 微导管　外形与 Corsair 导管极其相似，头端成锥形，长度 135cm、150cm，头端外径 1.4F，体部外径 1.9F（Corsair 为 2.6F），但其内径与 Corsair 相当，其特点为"杆细腔大"，因其管壁比较薄，使用该导管时切忌旋转。

4. 双腔微导管（dual lumen catheter, KDC）　可同时通过两根导引导丝。

5. MAMBATM 系列微导管　MAMBATM 系列微导管由 11 根锥形钢丝一体化捻股而成，最内层为 PTFE 内衬，最外层前端 60cm 涂有 HydroPass™ 亲水涂层，这一设计使得 MAMBATM 微导管在保证良好的支撑力的同时保持出色的通过能力，并可通过旋转提高推送力。综合集成头端设计，金属线圈部分延伸到离顶端 1mm 处，增加力量的延伸，增强头端抗折性。

（二）微导管在急诊 PCI 中的应用

1. 罪犯血管出现慢血流或无复流时，经微导管向冠状动脉远端给药。

2. 罪犯血管合并高血栓负荷时，经微导管向冠脉内注射溶栓治疗。

3. 严重纡曲、钙化、成角病变时辅助导丝通过病变。

4. 靶病变存在钙化或支架内闭塞，便于导丝的升级和交换工作导丝。

5. 血栓机化病变或血栓负荷较重，判断能否使用支架覆盖血栓或判断支架置入远端位置时，通过微导管在病变远端进行高选择性造影。

6. 术中导丝进入内膜下需要平行导丝技术时，辅助第二根导丝重回真腔。

四、临时起搏器

（一）急诊 PCI 临时起搏器的适应证

1. 下壁心肌梗死合并高度房室传导阻滞或严重心动过缓。

2. ACS 合并高龄，心动过缓或房室传导阻滞。

3. 右冠状动脉或粗大的回旋支存在严重的斑块负荷或弥漫性长病变，预计出现慢／无复流可能性大。

（二）临时起搏器使用方法和技巧

1. 临时起搏器置入路径：股静脉首选，如股静脉穿刺困难或其他原因不能通过可选择锁骨下静脉或颈静脉途径。

2. 临时起搏电极的置入：必须在全程透视下送至右心室心尖部，如遇到阻力要回撤电极，调整方向前进；送入右心室后避免出现过多的期前收缩，避免电极张力过大。

3. 血压不低的患者设置起搏频率为 50 次／分，合并低血压的患者建议起搏频率设置为 60～70 次／分。

（三）临时起搏器使用的注意事项

1. 急诊 PCI 术前充分预判，高危患者提前置入可保障术中安全：当右冠脉或粗大的回旋支存在严重的斑块负荷或弥漫性长病变，预计出现慢／无复流可能性大时，可考虑在术前预先置入。

2. 搬动患者要小心，防止电极脱开或刺破右心室。

3. 严格避免临时起搏电极的插头接触任何金属物和液体；随时检查电极插头是否固定在插孔内，极性是否正确；禁止起搏器连接电极工作状态下更换电池；严密观察血钾变化，维持内环境稳定，以免膜电位改变而发生心室颤动。

4. 术后评估自主心率，当高度房室传导阻滞恢复或无严重的心动过缓可关闭临时起搏器观察，无危及生命的心动过缓可以考虑拔除临时起搏器。

5. 临时起搏器安置时间一般不超过 14d。

（沈　正　张巍）

第三节　急诊 PCI 操作技术原则与注意事项

> **学习要点**
>
> 1. 急诊 PCI 的技术要点。
> 2. 急诊 PCI 术中常见问题及处理方案。

ACS 是心血管疾病最常见的急危重症，包括 STEMI 和非 ST 段抬高型急性冠脉综合征（non-ST-segment elevation acute coronary syndrome，NSTE-ACS），急诊 PCI 是降低患者病死率、改善远期预后最有效的措施。急诊 PCI 实施过程中会碰到各种困难，正确应对和处理各种困难是确保急诊 PCI 成功的前提条件，本章节重点阐述急诊 PCI 的原则及术中注意事项。

一、急诊 PCI 的处理原则

（一）总体原则

时间就是心肌，时间就是生命，争分夺秒开通血流，最大限度地挽救心肌，减少心肌再灌注损伤，保护心功能。不管是钢丝通过、球囊通过、球囊扩张、抽吸导管抽吸，还是激光导管消融，一定要快速开通梗死相关动脉，恢复 TIMI 3 级血流。重视微循环，可根据情况冠脉内注入硝酸甘油、硝普钠和替罗非班等药物缓解痉挛以及预防血栓，少造影，尽量避免慢复流及无复流的发生。

（二）技术原则

1. 急诊一定遵循"少置入，多取出"，对于高血栓负荷病变，可采取血栓抽吸后评价血栓负荷以及血流，若血栓负荷仍重，已恢复 TIMI 3 级血流，可采取加强抗栓治疗后择期行 PCI。

2. 对于复杂病变，应复杂病变简单做，尽量避免过多的操作，保证患者的安全以及手术的有效性。

3. 基层医院技术力量不足，尤其是没有心外科保驾的医院，遇到复杂病变不要盲目"恋战"，保证有良好的血流后，立即结束手术转诊至上一级医院。生命体征不稳定者，尽早予以呼吸和循环支持，维持生命体征，尽早转诊至上一级医院。

4. 对于血栓负荷重、弥漫性小血管、严重钙化、扭曲病变，采用单纯 PTCA，保持 TIMI 3 级血流即可，不要贸然置入支架，避免导致严重无复流、支架脱载，冠状动脉穿孔破裂、急性支架内血栓形成等严重并发症的发生。

（三）风险评估

危险分层是一个连续的过程，准确识别高危患者，可以避免术中风险，保障患者的安全。

1. 有以下临床情况应判断为高危 STEMI

（1）高龄：尤其是老年低体重女性。

（2）有严重的基础疾病：如糖尿病、心功能不全、肾功能不全、脑血管病、既往心肌梗死或心房颤动等。

（3）重要脏器出血病史：脑出血或消化道出血等。

（4）大面积心肌梗死：广泛前壁心肌梗死、下壁合并右心室和（或）正后壁心肌梗死、反复再发心肌梗死。

（5）合并严重并发症：恶性心律失常（室性心动过速或室性颤动）、急性心力衰竭、心源性休克和机械并发症（如室间隔穿孔、二尖瓣乳头肌断裂）等。

（6）院外心搏骤停，心肺复苏术后。

2. 有以下临床情况应判断为高危 NSTE-ACS，相对 STEMI，NSTE-ACS 的评估更为重要。《2020 ESC 非持续性 ST 段抬高型急性冠脉综合征管理指南》中将极高危 NSTE-ACS 患者定义为：①血流动力学不稳定；②心源性休克；③药物治疗后仍反复性／顽固性胸痛；④威胁生命的心律失常；⑤合并机械并发症；⑥ NSTE-ACS 相关急性心力衰竭；⑦ 6 个导联 ST 段压低 >1mm 合并 aVR 和（或）V1 导联 ST 段抬高，这些情况需要立即（2h内）进行有创干预。

（四）准确判断罪犯血管

术前判断罪犯血管尤其重要，应结合普通 18 导联心电图确定梗死相关血管，术中结合造影对相关血管进行多体位的投照，评价冠心病的程度及非梗死区域心肌灌注情况，同时观察对梗死相关血管远端的侧支循环供血情况。需要注意的是，在诊断性造影过程中，所有主要血管及主要分支应被包括在内，以防错过任何梗死相关血管；对于造影与心电图不一致，应仔细读图，尽可能准确无误判断本次的罪犯血管；对于罪犯血管判断困难时，可根据 TIMI 血流及狭窄程度做出判断，必要时可借助腔内影像学（OCT 或者 IVUS）检查辅助诊断。

二、急诊 PCI 术中常见问题及处理方案

（一）手术路径选择及术中困难应对方案

1. 路径选择　优先选择经桡动脉入路，重症患者也可考虑经股动脉入路。有经验的术者也可以选用远端桡动脉及肱动脉，但不作为首选。对于持续性心源性休克的患者，休克状态绝大多数是由于冠状动脉阻塞导致心肌缺血坏死，从而影响心肌收缩力和心室泵功能，再加上神经反射及血容量不足，导致血压下降以至危及生命；在此情况下桡动脉常扪不清，穿刺成功率低，多次穿刺又将浪费宝贵的抢救时间，故首选股动脉途径行 PCI。对于术中需要 IABP 保驾的尽量采取也可尝试单侧股动脉穿刺 + 单侧桡动脉穿刺途径，从而避免双侧股动脉穿刺，尽量减少并发症。

2. 穿刺困难

（1）常见于老年女性，体格瘦小且脉搏细弱或多次穿刺，可改为股动脉；穿刺桡动脉时，有时血液从针尾流出，而导引钢丝却不能顺利插入，原因可能为穿刺针未完全进入血管腔，针面顶在管壁上。

（2）桡动脉血管容易痉挛，或发生变异及狭窄，此时应仔细调整针的角度、深度、方向，同时轻柔地用导丝试探，直至顺利插入，如仍有困难，可将导丝头端制成 J 形，以利于调整导丝的方向。

（3）穿刺股动脉通常要避免穿透血管，可在透视下确定骨性标记后行穿刺，以免在导引钢丝进入时造成血管夹层分离，同时也避免血肿发生。

（4）推送导引钢丝过程中不应有任何阻力，如遇阻力，可能是导引钢丝进入分支血管或进入夹层内，也可能血管过度迂曲，此时不可盲目向前推进，应退出导引钢丝，观察导引钢丝是否损坏或变形，穿刺针尾部血流应该喷射而出，而不应缓缓流出，在导丝进入不顺利时，应该重新穿刺，或者在确认导丝进入真腔血管时，逐渐调整穿刺针深浅来了解导丝走行。

（二）指引导管难以到位的原因及应对方法

指引导管无法到达冠脉口，一般有以下几种情况：一是指引导管选择问题，可根据主动脉窦底宽度选择合适的指引导管；二是入路纡曲或冠状动脉开口异常，可采用 J 形导丝加强支撑，通过旋转提拉配合指引导管到达冠冠状脉口，如仍无法到达冠脉口可以采取指引导管靠近冠冠状脉口，操作工作导丝进入冠冠状脉内，通过球囊锚定等技术使指引导管到达冠冠状脉口。若上述两种办法都无法到达冠脉口则需更换入路血管。总之，急诊指引导管无法到位时，应及时选择更换指引导管或者更换路径，尽快使指引导管到位，开通血管。

（三）导丝通过病变困难的处理

急性心肌梗死的病变血管通常为血栓病变或者高度狭窄病变，病变较软，选择导丝要

选择软的、非亲水涂层的工作导丝，轻柔的调整导丝头端的方向逐渐前行；避免导丝进入夹层及在夹层内行走；对于导丝无法通过病变时，可首选亲水涂层并且可通过血管微通道的导丝如 Fielder XT-R 或 pilot 50 导丝等，需要注意的是导丝没有顺利到达远段且无法确定真腔时，坚决反对球囊扩张及支架置入。

（四）球囊的选择原则及球囊无法通过病变的处理

1. 球囊的选择原则　预扩张球囊参考血管直径，一般选 2.0mm 或 2.5mm 的预扩张球囊，除非狭窄很重或斑块较硬不能通过大球囊，或者直径 <2.5mm 的小血管。

2. 球囊无法通过病变　若球囊无法通过病变，首先确定导丝是否位于真腔，若导丝位于真腔，可以选择小球囊先行扩张，或者使用双导丝、延伸导管加强支撑等技术，急性心肌梗死不主张旋磨。

（五）支架选择和置入原则，无法通过病变时的解决方案

1. 支架的选择　①支架直径的常以指引导管作为参考（6F 指引导管直径为 2mm）。急性心肌梗死时因急性缺血、炎症刺激、低血压以及血管活性药物的使用导致冠状动脉存在不同程度的痉挛，选择支架前应常规冠冠状脉内注射硝酸甘油解除冠脉痉挛后再选择支架，避免因为支架偏小出现支架贴壁不良；②选支架要尽可能正常段到正常段，离闭塞段稍远，否则易引起支架边缘的夹层；③如果是弥漫性病变，应选短支架在相对正常的位置简单处理。支架扩张压力尽量低，避免支架两端的夹层，让支架安全着陆；支架球囊扩张时间尽量长，使支架充分贴壁；支架尽量少，能一枚长支架就不串联两枚支架，能处理一处就不触及两处。

2. 支架无法通过病变　原因大多为指引导管支撑力不足、预扩张不充分、血管纡曲、成角和钙化病变等。处理方法：①对于指引导管支撑力不足，则应适时更换指引导管，如已经进行预扩张并有夹层形成时需慎重；②预扩张不充分时可以加大压力扩张或选大号球囊充分扩张；③血管纡曲时尽量选择短支架，短支架推送仍有困难，可以尝试使用延伸导管辅助支架置入；④钙化病变处理较为困难，严重钙化病变通常使球囊和支架通过困难，增加支架脱载的风险，导致支架不能充分扩张，亚急性血栓形成的发生率增高，此时可应非顺应性高压球囊、双导丝球囊、棘突球囊及切割球囊充分预处理病变，如果不成功，尽量保证 TIMI 3 级血流，择期评估后再考虑旋磨处理。

（六）STEMI 合并多支血管病变的处理

STEMI 合并多支血管病变急诊行完全血运重建存在以下风险：此类患者全身高凝状态，干预非靶血管后支架内血栓形成风险增加，非靶血管术中易出现无复流、慢血流导致血流动力学恶化的风险增加；手术时间延长、对比剂用量增多，增加对比剂肾病风险。因此，STEMI 合并多支血管病变急诊 PCI 的最佳策略：急诊仅干预梗死相关动脉（infarct related artery，IRA），本次出院前完成对非 IRA 血运重建；对合并心源性休克患者急诊仅干预 IRA；此外，术前充分评估患者病变的复杂性、心功能及血流动力学情况，必要时行呼吸和循环支持，置入 IABP 和（或）ECMO。

（七）高血栓负荷病变的识别和处理

冠状动脉造影显示梗死相关动脉有下列特征之一提示为高血栓负荷：①大于参照血管内径 2 倍以上的长条形血栓；②闭塞近端存在漂浮的血栓；③闭塞近端有大于 5mm 长条形血栓；④闭塞近端血管没有逐渐变细的突然齐头闭塞；⑤梗死相关动脉的参照管腔内径 >4mm；⑥闭塞远端对比剂滞留等。上述情况中，可考虑应用血栓抽吸（IIb，C），但是需要关注的是，局部血栓分为腔内血栓和斑块内血栓或粥样碎末，抽吸导管仅能将腔内的血栓取出，而斑块内的血栓或者碎末则无效，会随着球囊扩张或者支架置入被动挤出，会形成新的碎末雨造成远端的毛细血管床再次淤积导致慢血流，也可以考虑恢复 TIMI 3 级血流后择期 PCI，充分抗凝、抗栓治疗后再次行 PCI 可能是一个比较好的选择。

（八）慢血流和无复流的预防

STEMI 直接 PCI 时易发生慢血流或无复流，此时，应避免支架置入后过度扩张，可选择一次性释放支架，若非必要尽量减少后扩张，若需后扩张，可在高压后扩张前冠状动脉内注射硝普钠、钙通道阻滞剂、替罗非班等药物预处理，有助于预防或减轻慢血流或无复流发生。若出现严重的无复流，首先维持生命体征平稳，迅速通过血栓抽吸导管或微导管向冠脉远端注射硝普钠、钙通道阻滞剂、替罗非班等药物处理，同时严格控制造影剂用量，必要时考虑补救性 IABP 置入。

（九）术中心律失常的处理

术中出现心律失常一般有以下几种情况：对于开通血管后再灌注心律失常，若血流动力学无影响，只需观察等待，无须特殊处理；对于影响血流动力学的室性心动过速或心室颤动都应积极行电除颤术，保持生命体征的稳定。

（十）术后低血压的处理

早期再灌注出现的低血压多为一过性，多数患者使用血管活性药物后可以纠正，但有极少数患者会呈持续低血压的状态且对血管活性药物效果欠佳，甚至危及患者生命，增加死亡风险。这可能与急性心肌梗死坏死面积过大、心功能差、再灌注损伤所致心肌顿抑有关，若为前降支病变时，尤其是合并心源性休克患者，应在血管活性药物（首先去甲肾上腺素）应用下加用正性肌力药物（如米力农、新活素等），尽早置入 IABP 辅助；若为右冠病变所致的右室心肌梗死时，建议尽快建立中心静脉通道补充血容量，应根据中心静脉压补液，避免过度多快的补液导致心力衰竭的发生。

三、结语

综上所述，没有完美的技术，但充分的风险评估，术前充分的策略制订，术中冷静的头脑以及规范的操作，是保证急诊 PCI 成功的关键。

（邓　熠　戴宇翔）

第12章 急性冠脉综合征高危患者急诊 PCI 的处理策略

学习要点

1. STEMI 合并多支血管病变的处理原则。
2. STEMI 合并心源性休克的处理原则。
3. NSTE-ACS 危险分层以及介入干预的时机。

对于急性冠脉综合征（acute coronary syndrome，ACS），尤其是急性 ST 段抬高型心肌梗死（ST-segment elevated myocardial infarction，STEMI）和非 ST 段抬高型急性冠脉综合征（non-ST-segment elevation acute coronary syndrome，NSTE-ACS）极高危患者，尽快实施急诊 PCI 是挽救患者生命、改善患者预后最有效的治疗方法。近年来，我国基层医院积极建设 ACS 胸痛中心网络救治体系，其目的在于尽早为患者重建有效的心肌灌注。同时，随着胸痛中心的建设和快速发展，使更多急危重症 ACS 患者能够有机会到医院救治。高危 ACS 患者一方面表现为年龄多样化，发病年龄逐渐趋于年轻化，不再局限于高龄、超高龄患者；另一方面患者临床合并症复杂或冠状动脉病变复杂的情况也不断增加，如何成功救治此类高危 ACS 患者是急诊救治的挑战。

第一节 术前风险评估

ACS 的共同病理基础是由于冠状动脉内发生不同程度的完全或不完全、持续或非持续血栓闭塞而致突发或新近发生的不同程度的冠状动脉血流供应不足，临床病情不稳定，可快速进展或动态变化。因此，ACS 患者的危险分层是一个连续的过程，通过动态的危险分层对高危 ACS 有及时、足够的认知。ACS 的风险评估包括缺血风险和出血风险的评估，《2019中国 ACS 急诊快速诊治指南》指出，风险评估需根据临床情况动态考量（表 12-1）。

一、缺血风险的评估

（一）STEMI

高龄、女性、Killip Ⅱ～Ⅴ级、既往心肌梗死史、心房颤动、前壁心肌梗死、肺部啰音、收缩压 <100mmHg、心率 >100 次 / 分、糖尿病、肌酐增高、BNP 或 NT-proBNP 明显升

表 12-1　急性冠脉综合征患者风险评估

推荐意见	建议分类	证据级别
高龄、心力衰竭、心房颤动等心律失常、前壁梗死、收缩压降低、肌酐增高等多个因素独立增加 STEMI 患者死亡风险	I	A
使用 GRACE 评分和（或）TIMI 积分评估 NSTE-ACS 缺血风险和预后	I	A
接受冠状动脉造影的 ACS 患者，应用 CRUSADE 评分预测严重出血风险	I	A

高等是 STEMI 患者死亡风险增加的独立危险因素。溶栓治疗失败、伴有右心室梗死和血流动力学异常的下壁 STEMI 患者病死率增高。合并机械性并发症的 STEMI 患者死亡风险增大。

　　冠状动脉造影可为 STEMI 危险分层提供重要信息，以下病变增加急诊 PCI 治疗的风险：①冠状动脉主支血管近端闭塞，包括左主干（LM）闭塞、左前降支（LAD）起始部、右优势冠状动脉近段闭塞等；②冠状动脉双支急性闭塞；③急性冠状动脉闭塞合并陈旧性心肌梗死或其他冠状动脉慢性完全闭塞（chronic total occlusion，CTO）病变；④急性冠状动脉闭塞合并三支血管病变；⑤ SYNTAX 积分 ≥ 33 分属高危患者。

（二）NSTE-ACS

　　使用 GRACE 评分和（或）TIMI 积分评估缺血风险和预后。《2020 ESC 非持续性 ST 段抬高型急性冠脉综合征管理指南》将极高危 NSTE-ACS 患者定义为：①血流动力学不稳定；②心源性休克（cardiogenic shock，CS）；③药物治疗后仍反复性／顽固性胸痛；④威胁生命的心律失常；⑤合并机械并发症；⑥ NSTE-ACS 相关急性心力衰竭；⑦ 6 个导联 ST 段压低 >1mm 合并 aVR 和（或）V1 导联 ST 段抬高。这些情况需要立即（2h 内）进行有创干预。将高危 NSTE-ACS 人群定义为：①诊断 NSTEMI 成立；②新的连续的 ST-T 动态变化的（伴或不伴症状）；③无 ST 段抬高或 CS 的心搏骤停复苏；④ GRACE 评分 >140 分。对于有任何高危标准的患者，建议早期常规在入院 24h 内采用有创方法诊治 NSTEMI。

二、出血风险的评估

　　出血风险评估是制订 ACS 治疗决策的重要组成部分。出血是 ACS 患者远期不良预后的独立危险因素，ACS 出血越严重患者死亡风险越高。此外，出血风险与缺血风险往往拥有许多共同的危险因素如高龄、糖尿病、慢性肾功能不全等。因此，有些高危 ACS 患者往往不仅是缺血事件高危的风险人群，也是出血事件高危的风险人群。接受冠状动脉造影的 ACS 患者，应用 CRUSADE 评分预测严重出血风险，并根据缺血、出血风险程度优化患者的抗栓药物方案。

第二节　急诊 PCI 的综合管理

一、充分预判风险与术前准备

高危 ACS 患者行急诊 PCI 治疗较常规 ACS 患者风险大、并发症多、死亡率高，术前应充分与患者家属沟通，理解所存在的风险。同时也要求急诊 PCI 术者团队一定要有做复杂病变、处理应急情况的经验，导管室要配备主动脉内球囊反搏（intra-aortic balloon pump，IABP）、有创呼吸机等抢救设备，有些高危 ACS 患者甚至需要 Impella 等机械循环辅助装置以及需要院内有体外膜肺氧合（extra-corporal membrane oxygenator，ECMO）、左心室辅助装置（left ventricular assist device，LVAD）团队或心外科团队的支持。若患者风险极高，基层医院设备难以达到救治患者的要求时，可以初步处理后积极转运至大的心脏中心救治。当前国内有些医院可以开展 ECMO 团队的区域协同救治，申请这些团队携带 ECMO 设备来院帮助共同救治高危患者也是一个新的治疗模式。

二、强化抗栓治疗

（一）抗血小板治疗

高危 ACS 患者更需要强化抗血小板治疗，SYNTAX 评分越高，30d 和 1 年确定的或可能的支架血栓风险越高。PLATO 研究中 30% 的患者为复杂病变，包括三支病变、左主干病变及冠状动脉搭桥术后病变。研究显示，新型 P2Y12 受体拮抗剂替格瑞洛较传统的氯吡格雷能进一步降低复杂冠状动脉病变患者死亡／心肌梗死／再次血运重建发生风险的 2.7%。同时，ACS 合并多支、分叉、钙化及长病变时，应强化抗栓治疗，以降低支架血栓风险。因此，最新欧美以及中国 STEMI 指南中替格瑞洛（180mg 负荷剂量，90mg，每日 2 次维持）推荐用于中高危缺血风险且无禁忌证的 STEMI 患者，且不受初始治疗策略影响。

（二）抗凝治疗

1. 普通肝素与低分子肝素　普通肝素仍然是大多数心脏中心行急诊 PCI 的常规抗凝血药物，但近年来低分子肝素因其安全性和疗效优于普通肝素其推荐级别也在逐渐上升。2017 年 ESC STEMI 管理指南建议 STEMI 患者急诊 PCI 术中应该考虑常规使用依诺肝素，常规依诺肝素治疗的推荐级别由 IIb 类提升为 IIa 类。

2. 比伐卢定　对于高龄、近期出血史、出血性脑卒中史、血小板水平偏低等出血高风险患者，仍应考虑使用比伐卢定。

3. 血小板糖蛋白 IIb/IIIa 受体拮抗剂（GPI）　2016 年中国 GPI 专家共识建议：接受直接 PCI 治疗的 STEMI 患者无论是否置入支架，在无使用 GPI 禁忌证的情况下，出现下列情况时应用 GPI 的建议：①血栓负荷重、造影出现血流慢、无复流等情况时；②患者出现呕吐或处于无法进食状态，双联抗血小板药物服用时间距直接 PCI 时间间隔较短或存在氯吡格雷抵抗等情况时；③高危 STEMI 患者可考虑在转运行急诊 PCI 前给予 GPI；④对已给予双联抗血小板治疗并使用比伐卢定抗凝的患者暂不建议给予 GPI。

（三）强化降脂治疗

《2020 中国急性冠状动脉综合征患者血脂管理临床路径专家共识》明确指出 ACS 合并高风险因素患者的血脂管理流程：①对于 ACS 合并高风险因素患者，降脂目标是 LDL-C 水平 <1.4mmol/L（55mg/dl），且较基线水平降幅≥50%。② ACS 合并高风险因素患者，入院时 LDL-C 水平 <1.4mmol/L（55mg/dl），若入院前规律服用他汀类药物（4 周及以上），建议加强饮食等生活方式干预，同时根据实际情况调整用药；若未规律服用他汀类药物，建议给予他汀类药物治疗。LDL-C 水平在 1.4~2.6mmol/L（55~100mg/dl）范围者，若入院前规律服用他汀类药物，建议联用其他降脂药物（如依折麦布或 PCSK9 抑制剂）；若未规律服用他汀类药物，则给予他汀类单药治疗。LDL-C 水平 >2.6mmol/L（100mg/dl）者，建议他汀类单药或他汀联合非他汀类降脂药物 [依折麦布和（或）PCSK9 抑制剂]。

（四）器械循环辅助

器械循环辅助装置可为高危 ACS 患者尤其是血流动力学不稳定的患者赢得急诊 PCI 机会、降低介入治疗风险或提高救治成功率。最常用的机械循环辅助装置是 IABP，心脏介入手术医师应当能够熟练应用这种装置，目前国内有相当部分基层医院已开始使用 IABP；其次是 ECMO，由于置入及护理难度大，目前尚未在基层医院开展使用。

1. IABP　IABP 是一种循环辅助装置，依赖于心脏的射血功能而不能完全代替心脏的射血功能，在心脏停搏没有自主心律时不能提供有效循环辅助，因此 IABP 仅适用于 AMI 后发生 CS 的早期，器官功能尤其是心肌尚未发生不可逆性缺血损伤或者患者血压尚能维持在 50mmHg 以上时。SHOCK 研究显示：与非手术治疗组相比，早期血运重建组 12 个月死亡率明显下降（46% vs.33%），其中 86% 的患者置入了 IABP。该研究成为 STEMI 并 CS 治疗的里程碑，在此之后，IABP 支持下早期血运重建成为 ACS 合并 CS 的首选治疗策略。但 IABP-SHOCK Ⅱ 研究显示：在早期血运重建和强化药物治疗基础上，IABP 循环支持不能进一步改善患者 30d 内的全因死亡率。因此，《2016 中国 PCI 指南》《2017 ESC STEMI 指南》指出对于 STEMI 合并 CS 患者 IABP 不做常规推荐（Ⅲ，B）。但对药物治疗后血流动力学仍不能稳定者（Ⅱa，B）或合并机械并发症血流动力学不稳定者可置入 IABP（Ⅱa，C）。

2. ECMO　ECMO 是一种呼吸循环支持技术，其人工心泵能够有效地替代患者自体心泵，可以部分代替心肺功能，从而维持血流动力学的稳定性，为急诊 PCI 提供必备的前提条件。即使在心脏收缩功能严重受损、血压明显降低时仍能发挥作用。急性心肌梗死合并 CS 患者在 ECMO 支持下行 PCI 术，能够改善生存率。需要注意的是，ECMO 是一种短期生命支持的方法，即使维持了全身血流动力学稳定，也应积极开通梗死相关血管（infarct related artery，IRA），维持有效的心肌灌注，从而恢复心泵功能。由于 ECMO 置入需要一定时间，不如 IABP 便捷，如患者自身心脏有一定功能，则先采取 IABP 辅助；如效果不佳，有条件可考虑联合 ECMO 治疗。

3. 其他器械循环辅助装置　目前常用的 Impella Recover LP 2.5 系统是一种新型左心室辅助装置，用于顽固性休克的短期过渡性治疗。作用机制是通过插入到左心室的中空轴流导管将左心室的氧合血液泵入到升主动脉，减低左心后负荷，提高心排血量，改善冠脉灌注。

TandemHeart 是一个左心房至股动脉旁路系统，其工作原理是通过将含氧的血液直接从左心房运送至体循环提供循环支持，降低心脏前负荷和心脏做功，维持有效循环血容量和血压，保证重要组织器官灌注和功能。在临床上主要用于急性心肌梗死并 CS 患者等。

第三节　急诊 PCI 术中病变处理的基本原则

急诊 PCI 作为高危 ACS 患者的一种抢救性治疗手段，手术风险极高，介入术者往往面临着许多不可预知的问题。因此，对于这类患者，介入术者需要有丰富的介入治疗经验、冷静的头脑，重视急诊 PCI 术前、术中和术后的每一个环节，包括用药、器械支持及合适的冠脉病变处理策略等。越危重的患者，从急诊 PCI 中的获益越显著。对于有些极危重 ACS 患者如冠状动脉左优势型的 LM 急性闭塞，急诊 PCI 建立有效的心肌灌注是挽救患者生命的唯一手段。

一、高危 STEMI 急诊 PCI 处理策略

2017 年 ESC STEMI 指南中移除了"门球时间"，明确定义了首次医疗接触（first medical contact，FMC）的概念。贯穿了"时间就是心肌，时间就是生命"的理念，强调医务人员到达急救现场对 STEMI 患者应该尽快启动医学干预。无论是欧美指南还是 2019 年中国 STEMI 指南，均明确常规选择开通 IRA 的时间限制为 0~12h（I）、12~48h（IIa）及 >48h（III）。STEMI 患者 PCI 治疗指征见表 12-2。

表 12-2　ST 段抬高心肌梗死患者 PCI 治疗指征

推荐意见	建议分类	证据级别
发病 12h 内（包括正后壁心肌梗死）或伴有新发左束支传导阻滞的患者	I	A
伴严重急性心力衰竭或 CS 时（不受发病时间限制）	I	B
发病 12~24h 存在持续性心肌缺血、心力衰竭或致命性心律失常的症状或体征	I	C
对因就诊延迟（发病后 12~48h）并具有临床和（或）心电图缺血证据的患者行急诊 PCI	IIa	B

注：PCI. 经皮冠状动脉介入术；CS. 心源性休克

（一）恢复血流是关键

在处理 IRA 时，当冠状动脉解剖学复杂时，比如合并真分叉病变或 LM 病变，往往会出现最初目标的漂移，应以恢复血流、简单处理为首要原则。真分叉病变如果采取更有效的边支保护策略，比如拘禁球囊技术，往往采用单支架解决问题，这样既保证了梗死相关动脉的有效开通，又降低了术中慢血流或无复流的风险。如果一味采用双支架复杂技术，

反而适得其反。当合并 LM 病变时，除非为 IRA，尽量不同期处理 LM 病变。LM 急性闭塞的患者病情凶险，急诊 PCI 治疗往往成为此类高危 STEMI 患者唯一的选择，要求术者有丰富的经验、娴熟的技巧与良好的心理素质。急诊 PCI 路径尽量采用股动脉路径，术中更改介入策略与更换特殊器械时可不受路径限制。左主干置入支架的根本目标是恢复血流，而不是获得最佳的血管造影效果，为患者稳定病情及接受冠状动脉旁路移植术（coronary artery bypass grafting，CABG）或再次 PCI 治疗提供基础。如果合并严重内膜钙化，若血流已改善，必要时可延期 PCI，相对风险更低。

FITT-STEMI 研究显示，对于合并 CS 患者，治疗每延迟 10min，在 FMC 后 60~180min 内，每 100 例接受急诊 PCI 治疗的患者中增加 3.3 例死亡；而对于稳定的 STEMI 者，仅增加 0.3 例死亡，例数明显减少。因此，在心肌梗死合并 CS 患者中 FMC 到急诊 PCI 的时间是治疗关键。

（二）合并多支血管病变时不推荐同时处理非 IRA

《2016 年 ESC ST 段抬高型心肌梗死指南》建议合并多支血管病变的 STEMI 患者推荐完全性血运重建，由 III 类推荐升级为 IIa 类推荐（立即处理或分期处理）。对于 STEMI 合并 CS 的患者，推荐行 PCI 完全血运重建（IIa 类）。但 CULPRIT-SHOCK 研究显示，仅处理 IRA 可以降低 30d 全因死亡率及严重肾功能障碍的发生率。因此，《2018 ESC/EACTS 心肌血运重建指南》依据 CULPRIT-SHOCK 研究建议：对于 CS 患者，不推荐对非 IRA 病变进行常规血运重建（III 类）。然而，在 CULPRIT-SHOCK 中仅处理 IRA 组患者因心力衰竭住院及再次血运重建比率明显升高。因此，对特定患者的非 IRA，可选择在住院期间对多血管择期 PCI 来改善长期预后。一般来说，为降低风险，急诊 PCI 后实施择期 PCI 的最佳时间宜晚不宜早，可选择在术后 8~10d。

（三）合并 CS 时强调早期血运重建，不受发病时间限制

STEMI 与 NSTEMI 两种类型患者均可以合并 CS，鉴于两者冠状动脉病变特点及病理生理机制存在一定差异，指南对其血运重建策略的推荐亦不完全相同。2010 年之后更新的欧美指南已经取消了对 CS 进行血运重建的时间限制。2015 年中国 STEMI 指南推荐合并严重心力衰竭或 CS 患者，即使发病时间超过 12h，也要行急诊 PCI（Ib），如果冠脉解剖特点不适合行急诊 PCI 或合并机械并发症需要外科干预时可选择急诊 CABG。目前尚无随机对照研究比较急诊 PCI 与 CABG 的疗效，有限的观察性数据仅显示二者死亡率相似，但注册研究中接受 CABG 的患者仅占 5%~10%。故类似研究结果仍有待进一步确认。由于急诊 CABG 操作复杂、手术风险高，临床可行性极差，我国医院能够开展急诊 CABG 的医院极少，一般仅在冠脉解剖十分不适合行 PCI 或 PCI 失败时才考虑 CABG。因此，急诊 PCI 仍是此类患者可以考虑的首选治疗方案。

NSTE-ACS 患者合并 CS，属极高危人群，建议在入院后 2h 内进行紧急血运重建。

早期血运重建是目前已证明的唯一可降低急性心肌梗死合并 CS 患者死亡率的治疗措施。但研究显示，高龄、心肺复苏后、既往有心肌梗死史、合并多种疾病的患者可能无法从早期血运重建治疗中获益。血运重建方式可影响 CS 患者的预后。

（四）高负荷血栓患者仍建议使用血栓抽吸

当 IRA 血栓负荷严重时给予血栓抽吸，必要时延期支架置入。尽管对于血栓抽吸的临床获益仍有争议，对于高危血栓负荷严重的患者，仍然主张积极进行血栓抽吸治疗。2019年中国 STEMI 指南认为对经过选择的患者（如血栓负荷较重、支架内血栓）可用手动或机械血栓抽吸，或作为应急使用（IIb，C）。血栓抽吸时应注意技术方法的规范化，以发挥其对血栓性病变的治疗作用。血栓手动抽吸需要反复进行、联合多种抽吸导管、子母导管抽吸，联合冠脉内 GPI、硝普钠的使用，抽吸效果较好。

如果反复抽吸后仍有一定血栓存留，TIMI 血流欠佳，必要时采取延期支架置入技术，抗栓治疗一段时间后再进行 PCI 治疗，可显著减少慢血流 / 无复流的发生。DANAMI 3-DEFER 研究共纳入 1215 例 STEMI 患者，随机分为传统 PCI 治疗组（n=612）和延迟支架置入组（n=603，合理的抗栓治疗恢复冠状动脉血流并稳定 48h 后置入支架），平均随访42 个月。结果显示，两组患者的主要终点事件发生率无明显统计学差异。但是，延迟支架置入组的左心室射血分数较高，且射血分数≤45% 的比例较低。该研究提示，在拟行 PCI 的 STEMI 患者中，与即刻置入支架相比，延迟置入支架并不会增加心血管不良事件；与即刻置入支架（血小板活化和高血栓负荷状态）可能导致 TIMI 血流降低相比，延迟置入支架可能降低无复流的发生风险。

（五）溶栓失败后尽快实施补救 PCI

对于 FMC 至急诊 PCI 时间超过 120min 者，应迅速评估以下几个重要因素：①症状发生的时间；② STEMI 相关并发症的风险；③药物溶栓发生出血的风险；④休克或严重心力衰竭；⑤转运至可行 PCI 医院的时间。对于发病早期的患者，即使转运时间非常短，立即溶栓策略也优于延迟急诊 PCI，包括老年人在内的高危人群在发病后 120min 内溶栓绝对获益最大。PCI 延迟超过 120min 与立即溶栓比较，患者生存率没有优势。2019 年中国 STEMI 指南中强调，在没有禁忌证的情况下，预计从 FMC 开始 120min 以上才能完成 PCI 的患者，应在 30min 内给予溶栓治疗。溶栓后的 STEMI 患者转运到有 PCI 条件的医院，溶栓成功的患者应在溶栓后 2～24h 常规行冠状动脉造影并 IRA 血运重建治疗（I，A），溶栓失败，或在任何时候出现血流动力学、心电不稳定或缺血症状加重，推荐立即行补救性 PCI（I，A）。初始溶栓成功后缺血症状再发或有证据证实再闭塞，推荐行急诊冠状动脉造影和 PCI（I，B）。

开展院前溶栓治疗的适应证应具备以下全部 4 个条件：①急性胸痛持续 30min 以上，但未超过 12h；②心电图相邻 2 个或更多导联 ST 段抬高在肢体导联≥0.1mV、胸导联≥0.2mV 或新出现的完全性左（或右）束支传导阻滞；③年龄≤ 75 周岁；④不能在120min 内完成急诊 PCI。决定溶栓治疗前应综合分析预期风险 / 效益比、发病至就诊时间、就诊时临床及血流动力学特征、合并症、出血风险、禁忌证及预期 PCI 延误时间等综合因素后决定。

（六）合并机械并发症患者急诊 PCI 需要慎重

左心室游离壁破裂、室间隔穿孔、二尖瓣乳头肌断裂是最常见的严重机械并发症，一且发生，预后极差，内科 PCI 开放血管治疗往往效果不佳，需要外科急诊处理。STEMI 合并机械并发症，如血流动力学不稳定，建议终止急性 PCI，立即给予 IABP 或 ECMO 行器械循环辅助支持治疗，联系外科紧急会诊明确外科手术指征与时机。根据当前 STEMI 管理指南 STEMI 起病 12h 以内，如发生室间隔穿孔、二尖瓣乳头肌功能不良，血流动力学相对稳定时，可在充分告知病情后，给予急诊 PCI 治疗（I，C），术中可以考虑置入 IABP，必要时 ECMO 以降低介入治疗风险。及时血运重建治疗能减轻左室不良重构，可能改善二尖瓣乳头肌血液供应或避免因室间隔穿孔直径继续延展而失去介入或外科治疗机会。

（七）特殊高危 STEMI 患者急诊 PCI 处理策略

1. 老年患者 高龄 STEMI 患者出血风险和心肌梗死并发症、肾功能不全等伴随疾病发生率升高，抗栓药物治疗耐受性差，易出现治疗相关的出血和其他并发症。再灌注治疗不存在年龄限制，尤其是直接 PCI。尽可能使用桡动脉入路。按照推荐进行治疗，采用合适抗栓治疗策略降低出血风险。

2. 肾功能不全 STEMI 合并严重肾功能不全 [eGFR<30ml/(min·1.73m^2)] 的患者预后较差，且院内并发症风险明显增加。STEMI 患者不必等待肾功能评估再决定再灌注治疗策略，但已知或肾功能不全高风险患者出血风险增加，某些抗栓药物应减量或避免使用。PCI 时尽可能减少对比剂用量，推荐使用低渗或等渗对比剂，介入治疗中如果预期对比剂用量超过 100ml，可加强术后水化治疗，术后嘱患者适量饮水，监测肾功能变化，降低对比剂相关肾损伤风险。

3. 糖尿病 合并糖尿病的 STEMI 患者冠状动脉病变更弥漫，死亡和并发症风险高。再灌注治疗和抗栓治疗策略与非糖尿病患者相同。与氯吡格雷相比，口服作用更强的 P2Y12 受体抑制剂（如替格瑞洛）可进一步降低糖尿病患者绝对风险。所有 STEMI 患者均应评估血糖状况，合并糖尿病或高血糖患者应进行血糖监测。

二、高危 NSTE-ACS 处理策略

VERDICT 研究纳入哥本哈根 9 家医院的共 2147 例 NSTE-ACS 患者。旨在研究更早期侵入治疗（<12h）能否获益的大规模、多中心、随机对照临床研究。研究结果提示，高危 NSTE-ACS 亚组患者中，早期侵入治疗能带来明显的主要及次要终点获益，同时证明了更早期侵入治疗（<12h）在高危 NSTE-ACS 患者人群中的安全性。

对于 NSTE-ACS 患者，需要准确危险分层，早期识别高危患者。对于极高危或高危患者，建议采取积极的早期介入策略。指南建议对极高危 NSTE-ACS 患者选择紧急侵入治疗策略（<2h）（I，C），等同急诊 PCI；对具有至少 1 条高危标准患者（肌钙蛋白升高，心电图缺血性动态改变或者 GRACE 评分 >140 分）选择早期侵入治疗策略（<24h）（I，A）。

合并 CS 的 NSTE-ACS，建议行紧急冠状动脉造影，如果冠脉解剖符合 PCI 要求，即刻采取 PCI，建议仅处理 IRA（I，B）；如果冠脉解剖不符合 PCI 要求，建议行紧急 CABG（I，B）。合并 CS 的 NSTE-ACS，如果没有 ACS 相关的机械并发症，不推荐常规使用主动脉内球囊反搏术（III，B）。合并多支血管病变的 NSTE-ACS 伴 CS 的患者，不推荐常规行非罪犯病变的紧急血运重建术（III，B）。

三、结语

高危 ACS 患者的急诊 PCI 治疗是对心血管介入医师的一场严峻的考验和挑战，由于其手术风险大，面临不可预知的情况多，死亡率高等，因此需要认真对待，仔细评估后慎重决策。高危 ACS 患者的急诊 PCI 治疗对术者、导管室设施及装备、院内团队支持条件及快速转运流程都有很高的要求：不仅需要有丰富介入经验的术者、有经验的导管室人员配合，而且导管室相应的急救设备和 IABP 等循环支持器械配备齐全，紧急情况下要有快速转运的方案以及转运过程中维持患者血流动力学的治疗方案。极高危的 ACS 患者，即使成功地恢复了有效的心肌灌注，由于心肌受损面积大，围术期管理也不能放松，需要在合理的抗栓、维持血流动力学稳定、纠正酸碱失衡等药物治疗措施下，预防或治疗缺血、出血、感染、心力衰竭、CS、肾衰竭、呼吸衰竭等并发症，有器械置入的患者如 IABP、ECMO、无创或有创呼吸机、CRRT 等还需要多学科的支持，才能达到最终的成功救治。

（鄢　华　徐承义　苏　晞）

第13章 急诊 PCI 的循环支持

> **学习要点**
>
> 1. IABP 使用的适应证、禁忌证及并发症。
> 2. IABP 植入术后的管理。
> 3. ECMO 的适应证。

急性心肌梗死（acute myocardial infarction，AMI）是心血管内科常见的急危重症，急诊 PCI 时需要血流动力学支持的高危患者多表现为心源性休克、心搏骤停。另外，存在高危病变如无保护的左主干、多支血管病变合并分叉病变或严重钙化，以及基础情况差、合并肾功能不全及心力衰竭（LVEF<35%）等高危患者也常需要血流动力学支持。急诊 PCI 循环支持可以维持血流动力学稳定，逆转不断下降的重要脏器灌注，减轻左心室或右心室负荷，降低心肌缺血程度及对细胞的损伤，最大化保留心功能，为有效再血管化争取更多时间。

目前循环支持的手段包括主动脉内球囊反搏（intra-aortic balloon pump，IABP）、Impella 装置、体外膜肺氧合（extracorporeal membrane oxygenation，ECMO）及 Tandem Heart 系统。结合基层医院具体情况，本章重点讨论急诊 PCI 中常用的辅助循环装置 IABP，并简要介绍 ECMO。

第一节 主动脉内球囊反搏的使用

IABP 于 1968 年首次用于心源性休克（cardiac shock，CS）患者的救治，目前已成为临床应用最为广泛和成熟的围手术期循环辅助方法。现阶段，我国广大的基层医院已开展 PCI 术，高危复杂的患者逐渐增多，因此，对高危患者的合理评估，规范掌握 IABP 置入时机、操作技术及术后的管理，是每一个基层心内科冠心病介入医师必备的临床技能。

一、IABP 的临床应用证据及指南推荐

早期的 SHOCK 研究显示，与保守治疗组比较，早期血管重建组 12 个月死亡率明显下降（46% vs.33%），其中，86% 的患者置入了 IABP。因此，在 SHOCK 研究之后，

IABP 支持下早期血管重建成为 AMI 合并 CS 的首选治疗策略。然而，后续发布的 IABP-SHOCK Ⅱ 研究 30d、1 年以及 6 年的随访结果显示 IABP 组和对照组在全因死亡率上仍无显著差异，在再次心肌梗死、卒中、再次血运重建、ICD 置入等次级终点方面，也没有发现统计学差异。因此，2017 ESC STEMI 指南对于 STEMI 合并 CS 不常规推荐 IABP（Ⅲ，B）。尽管如此，该研究结果仍不足以全面否定 IABP 的临床价值，IABP-SHOCK Ⅱ 研究本身存在一定的局限性。第一，该研究观察到的患者死亡率较低，表明研究入组人群可能缺少更为严重的心功能失代偿情况；第二，胸痛发作至血运重建和 IABP 置入时间间隔未予明确；第三，对照组 17.4% 的患者交换至 IABP 组，这也很可能会降低对照组的死亡率；此外，IABP 置入时间未控制，86.6% 的患者接受 IABP 治疗前已经进行过急诊 PCI 治疗。另一方面，IABP-SHOCK Ⅱ 研究结果也提示我们，随着器械的改良和临床管理的加强，置入 IABP 是安全的，并不增加并发症的发生。所以，IABP 支持下尽早血管重建仍然是目前 AMI 合并 CS 的首选治疗。同时，在使用 IABP 时，应该强调合理的适应证选择，以及尽早应用和足够疗程支持。

二、IABP 的工作原理及操作流程

1. IABP 的工作原理 IABP 是一种搏动泵辅助装置，其原理是通过主动脉内球囊与心动周期同步的充气及放气，达到循环辅助作用。在心室舒张早期，主动脉瓣关闭后瞬间球囊立即充气，可提高舒张压，增加大脑、冠状动脉、肾及外周的血流灌注；在等容收缩期末，主动脉瓣开放的瞬间快速排空球囊，产生"空穴"效应，进而降低心脏后负荷及室壁张力，并减少心肌氧耗。IABP 可增加心排血量 10%~20%，血流动力学效果肯定。

2. IABP 操作流程 绝大多数经股动脉置入。在无菌操作下，穿刺股动脉，送入导丝，经血管扩张器扩张后送入鞘管。在气囊导管中心腔穿过导丝，经鞘管缓慢送至左锁骨下动脉开口远端 1~2cm 处（气管隆凸水平）撤出导丝，固定鞘管和气囊导管，通过 Y 形阀连接气泵和反搏仪，调整各种参数后开始反搏。采用无鞘气囊导管时，先用血管扩张器扩张血管，再用止血钳扩张皮下组织，经导丝直接送入气囊导管。

三、IABP 的适应证和禁忌证

IABP 的适应证：急性心肌梗死合并严重心力衰竭或心源性休克；AMI 机械并发症，如乳头肌功能失调或断裂、室间隔穿孔等；难治性心绞痛；高危 PCI 围手术期支持；心脏移植前过渡。

IABP 的禁忌证：中、重度主动脉瓣关闭不全，主动脉窦瘤破裂，主动脉疾病如主动脉夹层、主动脉瘤和主动脉外伤，外周血管疾病如髂动脉严重狭窄，心脏停搏、心室颤动，严重出血倾向和出血性疾病，严重贫血，不可逆的脑损害、脑出血急性期等。

四、IABP 置入时机

由于 IABP 仅能轻度增加心排血量和冠状动脉血流，且其作用需要依赖于尚存的左心

室功能和心脏自身节律，因此当血流动力学完全崩溃时并不能提供完全的循环支持。对于高危急诊 PCI 患者，一旦发生心脏泵功能衰竭，迅速造成心血管链崩溃，此时再补救性置入 IABP 泵，效果较差。研究表明，在高危患者 PCI 术前早期将 IABP 预防性置入不仅能够降低患者病死率，还可以降低术中恶性心律失常、心源性休克等各种严重并发症的发生。因此，对于高危的急诊 PCI 患者，建议预防性 IABP 置入。

五、IABP 的术后管理

1. 患者的观察　对比观察置入 IABP 肢体和对侧肢体的皮肤温度、颜色、动脉搏动及腿围大小的变化等。置入 IABP 后由于机械损伤、出血以及肝素诱导的血小板减少等原因，血红蛋白和血小板会出现下降，因此应动态监测血红蛋白和血小板的变化。

2. 反搏参数调整　①触发方式：首选心电图触发，选择 R 波高尖的最佳导联，确保 QRS 波群 >0.5mV，低于 0.5mV 不利于触发，也可通过调节心电图增益来提高 QRS 波群的辨识度。当患者为起搏心率时选择起搏触发。②反搏频率：首选 IABP 1∶1 辅助，1∶2 时辅助效果明显下降。当心率 >150 次／分时，IABP 辅助效果降低，应控制心率而不是降低辅助频率。当心电图不能触发时，可选用压力触发，此时主动脉收缩压应 >50mmHg。当出现反搏效果下降、主动脉舒张末压较无反搏时下降时，应注意有无充气过早或过晚、放气过早或过晚。

3. 心率和心律的管理　心律失常会干扰 IABP 球囊的触发、充气和放气，应及时发现、早期处理。在心房颤动时 IABP 球囊会自动选择 R 波放气。室性心动过速、心室颤动和心搏骤停时可选择固有频率反搏。

4. IABP 术后的抗凝　IABP 置入后，通过导管中心腔进行压力监测，使用肝素盐水冲洗中心管保证其通畅。为了预防 IABP 相关的血栓形成以及肢体缺血，置入 IABP 后可考虑普通肝素抗凝，维持活化部分凝血活酶时间（APTT）在 50~70s 或活化凝血时间（ACT）在 150~180s。

六、IABP 的撤机时机

患者的意识状态改善，周围组织灌注良好，四肢温暖，尿量 >30ml/h，无明显心力衰竭及无恶性心律失常；血流动力学标准包括：心脏指数 >2.0L/(min·m²)，平均动脉压 >70mmHg，已停用或小剂量的血管活性药物支持，心率 <110 次／分时可考虑撤机。此外，出现下肢缺血、气囊功能障碍、严重血小板减少或感染等并发症时应尽早撤机。撤除 IABP 时可以选择减少辅助频率或减少球囊容积，亦可两者结合。

七、IABP 并发症和局限性

IABP 的并发症多与器具本身、插管技术有关。术前评估以及术后严密的监护能够使 IABP 并发症的发生率下降。常见并发症包括主动脉或股动脉夹层、动脉穿孔、穿刺点出血、气囊破裂、斑块脱落导致栓塞、血栓形成、溶血、血小板减少和感染等。IABP 的局限性在于 IABP 的工作必须依赖于心脏自身收缩及稳定的心脏节律，而不能主动辅助心脏做功；由于辅助力度有限，对合并严重左心衰竭或持续性快速型心律失常患者效果欠佳。

八、总结

IABP 具有操作简单、安全性较高和费用相对低廉等优点，是目前应用最广泛的机械循环辅助装置。在临床决策过程中，一方面遵循指南的推荐；另一方面应根据临床实践，结合患者的血流动力学特点、冠状动脉病变的严重性及心功能状态，识别并筛选高危患者，合理选择 IABP 置入时机，从而更大程度地改善高危 PCI 患者的临床结局。

第二节　体外膜肺氧合的使用

ECMO 主要用于对重症心肺功能衰竭患者提供持续的体外呼吸与循环支持，以维持患者生命。ECMO 作为一种重要的体外生命支持技术，目前已经成为治疗难以控制的严重心力衰竭和呼吸衰竭的关键技术。在 CS 中 IABP 的应用是有争议的，但相反，AMI 合并 CS 患者在 ECMO 支持下行 PCI 成为改善临床结果的新选择。虽然目前 ECMO 技术在基层医院尚未开展，但作为基层心血管临床医师需熟悉和了解 ECMO 的临床适应人群和工作原理依然十分必要。

一、ECMO 在急诊 PCI 中应用的临床证据及指南推荐

Kim 等研究显示，STEMI 合并 CS 患者在 ECMO+IABP 辅助下行 PCI，患者短期（30d）和长期（1 年）的预后优于单独 IABP 辅助的患者。Sheu 等研究对比了 1993-2009 年 334 例 STEMI 合并 CS 患者 PCI 预后，结果表明，VA-ECMO 支持下梗死相关血管血流 TIMI 3 级高达 80.4%，而无 ECMO 支持患者仅 56%，此外，ECMO 有助于降低 30d 死亡率（41.7% vs.30.1%），尤其明显降低了合并严重 CS 患者 30d 的死亡率（72.0% vs.39.1%），相对风险降低 45.8%，每使用 3 次 ECMO 就可以挽回 1 条生命。同样，随后的 2 项观察性临床研究同样显示 ECMO 支持显著改善 CS 的短期和 1 年临床结局。因此，循证医学证据和指南的推荐更鼓励 ECMO 辅助直接 PCI 在严重 CS 患者中的应用。

二、ECMO 的工作原理

ECMO 是一种短期呼吸部分替代兼有循环辅助功能的装置，首先将体内的静脉血引出体外，以膜氧合器和血泵为核心，经过心肺旁路氧合后注入患者动脉或静脉系统，起到部分心肺替代作用，维持人体脏器组织氧合血供，AMI 后血流动力学异常是其适应证之一。

ECMO 工作方式包括两种：V-V 转流和 V-A 转流。V-V 转流是经静脉将静脉血引出经氧合器氧合并排除二氧化碳后泵入另一静脉，适合单纯肺功能受损的患者；V-A 转流则是将静脉血引出经氧合器氧合并排除二氧化碳后泵入动脉，适合心功能衰竭、高危 PCI 患

者，可以有效替代患者的心脏泵血功能，维持循环稳定，减轻心脏负荷，提高冠状动脉灌注，改善心肌血供。

（一）VA-ECMO 入路

关于 VA-ECMO 入路，图 13-1 介绍了 3 种置管方法，图 13-1A 静脉套管被放置于下腔静脉或右心房内用于引流血液，而动脉套管被置于右侧股动脉用于回输。股动脉置管相对容易，因此是 VA-ECMO 的首选。股动脉置管的主要缺点是同侧下肢缺血。通过以下方法可减少这一并发症：在股动脉套管远端另外置入 1 根动脉套管，并使部分回输血液经这根套管对下肢进行"再灌注"，或可在胫后动脉中置入一根套管，以便对下肢进行逆行灌注。有时，股动脉不适合进行 VA-ECMO 置管，例如有严重闭塞性外周动脉疾病的患者，或既往进行过股动脉重建的患者。在这些情况下，可使用右颈总动脉或锁骨下动脉进行置管（图 13-1C），通过右颈总动脉置管时，发生大面积分水岭脑梗死的风险为 5%~10%，使用锁骨下动脉的优点是接受 ECMO 治疗的患者可以活动。心脏外科手术时进行 ECMO，可以将体外循环所使用的套管从心肺机转接至 ECMO 回路，此时从右心房引出血液并回输入升主动脉（图 13-1B）。

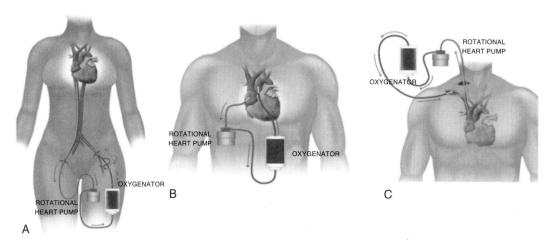

图 13-1　ECMO 入路

oxygenator. 氧合器；rotational heart pump. 转动心泵

（二）VA-ECMO 监测内容

VA-ECMO 需监测 3 个方面内容。

1. 血流量，用以保证充分的灌注压和静脉血氧饱和度，保证充分的前负荷来维持左心室排血量。

2. 出液量，如果需要，可以进行积极利尿或进行超滤。

3. 左心室功能监测，包括动脉导管脉搏波形、超声心动图，可以使用正性肌力药增加心肌收缩力。

三、ECMO 的适应证和禁忌证

适应证：适合各种原因导致的心力衰竭合并呼吸衰竭患者，也适用于心搏骤停患者抢救时的治疗。其他适应证包括：心脏术后低心排综合征、急性暴发性心肌炎、难治性恶性心律失常、围生期心肌病、急性大面积肺栓塞、高危 PCI、急性右心衰竭、心肺复苏术及心脏移植前过渡等。

禁忌证：终末期恶性肿瘤、严重出血性疾病或存在抗凝禁忌证、严重神经系统疾病、严重免疫抑制状态、不可逆的多脏器功能衰竭、不能接受血制品患者、终末期心脏疾病但不适合移植、急性主动脉夹层、主动脉瘤和主动脉瓣中／重度关闭不全等。

四、ECMO 的并发症及防治策略

ECMO 相关并发症可影响患者预后。

1. VA-ECMO 一般选择股动脉插管，从而导致严重下肢缺血，甚至肢体坏死，可以通过将股动脉置管改为中心动脉置管（锁骨下动脉或腋动脉）。

2. 逆行的股动脉至胸主动脉的灌注血流增加了左心室后负荷，从而导致左心室扩张、心腔血栓形成、主动脉瓣反流和肺水肿等不良事件。

3. 出血是常见的并发症，会导致低血压，氧供应不足，低 ECMO 流量，甚至死亡，可以通过适当降低 ACT 的目标范围，减少或停止输注抗凝药物，必要时考虑输注活化凝血因子Ⅶ。

4. 血栓栓塞在并发症的防治中也不可忽视，发生率可高达 16%，产生全身性血栓栓塞风险，使用 ECMO 过程中需要密切观察管路中的血凝征象，达到 ACT 目标范围。

5. ECMO 也可能导致其他系统，如泌尿系统、神经系统和免疫系统相关并发症，可能与高乳酸血症，大量正性肌力药物的应用以及输入大量血液制品相关。

五、ECMO 和 IABP 的联合使用

Tsao 等证明在接受直接 PCI 合并 CS 患者中，与单纯使用 ECMO 相比，联合 IABP 和 ECMO 的支持治疗组 1 年死亡率明显降低。研究结果强化了两者结合的概念，联合使用 IABP 和 ECMO 具有协同作用，ECMO 可提供心肺循环支持，减轻心肺负荷增加；IABP 可增加舒张灌注和降低后负荷。事实上，在 STEMI 合并 CS 的患者，完全的血管重建通常是困难的，并且对梗死相关血管获得 TIMI 3 级血流的机会相较非 CS 患者低，可进一步加剧此类患者血压的不稳定。另一方面，通过使用 ECMO 支持，有助于血流动力学的稳定，为良好血运重建争取足够时间，最重要的是，联合 IABP-EMCO 支持下开展急诊 PCI 具有双重好处，即稳定的血流动力学和增加冠状动脉灌注，实现梗死相关血管的血流恢复 TIMI 3 级。因此，对危重 AMI 合并 CS 患者行急诊 PCI，IABP 和 ECMO 支持优于单纯 ECMO 支持，降低死亡风险。

六、结语

综上，准确识别高危患者并合理的选择心脏辅助装置十分重要。IABP 操作简单，尽管降低远期死亡率优势较小，但血流动力学作用肯定，因此，在急性心肌梗死合并泵衰竭的患者，IABP 是首选。若 IABP 辅助效果不佳时，尤其是患者伴有严重氧合功能障碍，可联合使用 ECMO。IABP 和 ECMO 联合应用在血流动力学和器官血供方面呈现互补，可取得较好的临床效果。

（张书宁　王尹曼）

第 14 章 急诊 PCI 常见特殊病变的处理原则与实战

第一节 高血栓负荷病变的处理

> **学习要点**
>
> 1. 冠状动脉血栓的分级。
> 2. 冠状动脉高血栓负荷的定义。
> 3. 高血栓负荷病变的处理方法。

PCI 已成为急性 ST 段抬高型心肌梗死（ST-segment elevation myocardial infarction，STEMI）患者的首选治疗方式，但梗死相关血管中固有的破裂斑块、血栓、异常激活的血小板黏附和聚集功能，与 PCI 术相关的高凝因素，以及多因素介导的再灌注损伤都会导致冠脉内血栓负荷增高，导致术后慢血流、无复流等现象。大量研究证实血栓病变是急诊 PCI 的高危因素，是导致术后心肌灌注不良甚至无复流的重要原因。急诊 PCI 术中对高血栓负荷病变的处理是对冠心病介入医师策略和技术的考验。因此，熟练掌握高负荷血栓病变的急诊处理是每个一线冠心病介入医师必备的技能。

一、冠状动脉血栓的 TIMI 分级

2001 年，Gibson 等根据血栓负荷的最大线性尺寸提出了 TIMI 血栓分级（TTG），该分级分为 0～5 级（表 14-1），TTG 2～5 级定义为造影可见血栓。通过对血栓负荷分级，可以更好地指导临床医师进行相应的处理。

二、急诊 PCI 高血栓负荷病变的定义

多项研究根据 TTG 分级将 ≥4 级的血栓负荷定义为高血栓负荷病变。对于完全血栓闭塞虽被定义为 5 级，但其实际血栓线性尺寸或血栓负荷未必最大。鉴于冠状动脉急性血栓的不稳定性，完全性血栓闭塞患者在导丝或小球囊通过（或扩张）后进行血栓分级，可能更为合理。2002 年 Yip 等提出，满足至少两项以下特征可称为"高血栓负荷"：①梗死相关动脉目测参考血管直径 ≥4mm；②血栓呈长条状，线性尺寸超过参考血管直径的 3 倍；

表 14-1　TIMI 血栓分级

TIMI 血栓分级	
0 级	造影下未见血栓影
1 级	可疑血栓，表现为造影下管腔显影模糊，云雾影、病变轮廓不规则或完全闭塞部位突出管腔的平滑新月形影像提示但无法确诊血栓
2 级	明确存在血栓，线性尺寸 ≤ 1/2 血管直径
3 级	明确存在血栓，线性尺寸为血管直径的 0.5~2 倍
4 级	明确存在血栓，线性尺寸 ≥ 2 倍的血管直径
5 级	血栓形成导致完全闭塞

③ "截断" 样或齐头闭塞，闭塞近端没有逐渐变细的管腔；④闭塞近端血栓堆积（线性尺寸 >5mm）；⑤闭塞近端存在漂浮的血栓；⑥闭塞远端持续对比剂滞留。

三、急诊 PCI 高血栓负荷的危害性

高血栓负荷是直接 PCI 术后无复流发生的独立预测因素，导致 PCI 术后支架内血栓发生率和死亡率明显增高。急诊 PCI 遭遇高血栓负荷时，则有可能发生以下情况。

1．影响远端血管 TIMI 血流，发生远端微血栓栓塞，甚至无复流。

2．可能触发血管收缩，导致行急诊 PCI 时预计的血管直径有误，影响选择支架尺寸的准确度。

3．急诊 PCI 时发生的血栓移位或远端栓塞可能影响分支灌注。

4．血栓的裂解可能导致晚期支架贴壁不良。

以上这些，均可成为造成后期预后不良的主要因素。

四、急诊 PCI 高血栓负荷的处理原则

急诊 PCI 高血栓负荷的处理原则为：①当诊断性造影或者导丝通过闭塞病变后，TIMI 血流为 0~1 级可先进行抽吸导管的抽吸。若抽吸后 TIMI 血流仍为 0~1 级，可进行球囊的预扩张，再根据血栓情况进行处理；若抽吸后 TIMI 血流为 2~3 级可直接进行支架手术；②若诊断性造影或导丝通过闭塞病变后，TIMI 血流为 2~3 级，可进行直接支架手术；若血栓负荷非常高则建议延迟支架手术，与此同时可进行机械抽吸、远端保护、手动抽吸，或持续应用抗栓药物以避免因大量血栓破裂导致慢血流和无复流。对于这类高血栓负荷的 STEMI 患者，虽然延迟手术增加了住院时间，但避免了出现无复流和慢血流现象而给患者带来更加不利的后果。

五、急诊 PCI 高血栓负荷的处理策略

（一）循环支持

急诊 PCI 术中高血栓负荷常见于 STEMI 患者，病变通常闭塞在血管近端，大多数患者血管闭塞时间长，大量心肌坏死容易合并传导阻滞、恶性心律失常、急性左心衰竭甚至心源性休克。同时由于血栓负荷重，手术时间会延长，血栓处理效果的不确定性，会导致部分患者血流动力学进一步恶化，因此，在处理此类患者时需提前评估并采取相应措施稳定血流动力学，为后续治疗提供保障。

（二）有效的抗栓治疗

1. 强化抗凝治疗

（1）普通肝素：为国内应用最广泛的 PCI 术中抗凝血药物，其基本特点是抗凝效果肯定、起效快、使用方便且价格低廉，指南推荐的常用剂量为首次经静脉或经鞘管内注射 70 ~ 100U/kg，维持 ACT250~300s。大量血栓患者常常需要联合使用 GP Ⅱb/Ⅲa 受体拮抗剂，指南推荐在两者联用时首次肝素剂量为 50~70U/kg，并维持 ACT200~250s。

（2）比伐卢定：相对于肝素，其显著的特点是半衰期更短，起效和作用消失均很快，在具备与肝素相似的抗凝效果的同时，出血不良反应相对更低。适用于所有急诊 PCI 患者，尤其是合并出血风险较高及既往确定肝素诱发的血小板减少症（HIT）的患者。高血栓负荷的非出血高危患者，不作为常规推荐。

2. 术前有效的双联抗血小板治疗　明确诊断的 STEMI 患者在首次医疗接触时需服用负荷量双联抗血小板治疗。急诊冠状动脉造影明确罪犯血管为高血栓负荷病变时，应尽快确认患者是否真正服双联抗血小板治疗及其品种和剂量。关于双联抗血小板治疗的方案：2019 年中国 STEMI 指南推荐在阿司匹林基础上加用一种 P2Y12 受体拮抗剂，如无禁忌证优先推荐替格瑞洛。

3. GP Ⅱb/Ⅲa 受体拮抗剂的使用　2019 年中国 STEMI 指南推荐冠状动脉造影明确的高血栓负荷患者静脉使用 GP Ⅱb/Ⅲa 受体拮抗剂（替罗非班）（Ⅱa，B），但由于是在双联口服抗血小板治疗基础之上使用，必须重视使用前的出血评估。在临床实践中，对于高血栓负荷的患者，可以经血栓抽吸导管或微导管在冠脉内注射替罗非班治疗，但尚缺乏大型临床研究的数据。

（三）血栓抽吸

目前指南不建议对急性心肌梗死（acute myocardial infarction，AMI）患者常规进行血栓抽吸，但对于高血栓负荷患者，血栓抽吸仍然是非常重要的手段。2019 年中国 STEMI 诊治指南将冠状动脉内血栓负荷大时应考虑应用血栓抽吸（Ⅲb，C）。对于基层医院处理高血栓负荷病变时，血栓抽吸仍是最常用、有效的处理方法。

（四）冠状动脉内溶栓

有效的抗栓治疗联合血栓抽吸是目前高血栓负荷病变主要治疗方案。若经上述处理后

血栓负荷未明显减轻且前向血流不佳（TIMI 血流 <3 级），可考虑行冠状动脉内选择性溶栓治疗。

1. 药物：冠状动脉内溶栓同样首选特异性纤溶酶原激活剂（如阿替普酶、尿激酶原、替奈普酶等），如基层医院不具备此条件，可选用非特异性纤溶酶原激活剂（如尿激酶等）。前者相对于后者具有再通率高，对全身性纤溶活性影响较小，且出血风险低等优点。

2. 给药方法：最有效方法是通过微导管或者血栓抽吸导管置于血栓病变以远 1～2cm 部位给药，缓慢推注溶栓药物并逐步后撤，同时经指引导管注射造影剂观察血栓溶解及血流恢复情况，直至微导管头端离开闭塞部近端。

3. 同时强调，必须在有效的抗凝抗栓基础上进行，给药静脉溶栓剂量的 1/4～1/3 的量，比如给予尿激酶原 10～20mg，尿激酶 50 万 U。仅在无上述特异性纤溶酶原激活剂时应用非特异性纤溶酶原激活剂。

（五）延迟支架置入

高血栓负荷的患者经上述方案处理后，血栓负荷并无明显减轻，则应评估即刻置入支架的可能获益与风险，可考虑延迟支架置入策略。择期血管造影证实血栓负荷减少后再行支架置入可显著降低远端栓塞的风险。早期的研究显示，TTG 血栓分级 4 级以上患者延迟 1 周支架置入组在 6 个月 EF 值和 1 年无事件生存率均优于即刻支架置入组。在 DANAMI-DEFER- 研究发现即刻支架置入组和延期支架置入组在主要终点事件方面两组无显著差异，不支持延期支架置入。但该研究入选人群为所有 STEMI 患者，而非针对高血栓负荷患者。

六、总结

对于高血栓负荷患者经过积极的术中抗栓、反复血栓抽吸等治疗后，血栓负荷减轻不明显的患者，可考虑冠状动脉内溶栓治疗，保证远端 TIMI 血流 2～3 级；同时建议采取延迟支架置入策略，术后强化抗栓治疗 7～10d 后复查冠状动脉造影，再根据造影结果决定后续治疗方案。在患者强化抗栓治疗期间，严密观察病情变化，维持生命体征平稳，预防出血并发症的发生。

七、实战病例

病例 1：男性，67 岁。主诉：突发胸闷 6h。心电图：窦性心动过缓，ST 段 Ⅲ、aVF、V3～V6 水平压低 0.5～1mm。心肌酶：肌红蛋白 73ng/ml，CK-MB 2.5ng/ml，肌钙蛋白 0.09ng/ml。既往史：高血压病史，吸烟史。入院诊断：冠心病，急性非 ST 段抬高型心肌梗死，Killip Ⅰ级。急诊造影结果：前降支近段发出对角支后完全闭塞（图 14-1A），对角支开口狭窄 90%，回旋支及右冠状动脉未见明显狭窄。PCI 过程：SION 导丝顺利通过闭塞段，2.0mm×15mm 球囊预扩张后造影显示前向血流恢复，前降支近段血栓负荷重（图 14-1D）。予以血栓抽吸出大量血栓（图 14-1F），冠脉内注射替罗非班 10ml，再次造影显示前降支远端血流改善，中段仍有血栓，结合前降支血流恢复 TIMI 3 级，对角支角度大，病变处瘤样扩张，患者生命体征平稳，择期再行 PCI 术（图 14-1E）。1 周后复查造影前降支近段血栓明显减少，前降支和对角支 TIMI 血流 3 级（图 14-1G），于前降支置入支架 1 枚（图 14-1H、I），TIMI 血流 3 级，对角支无明显影响。

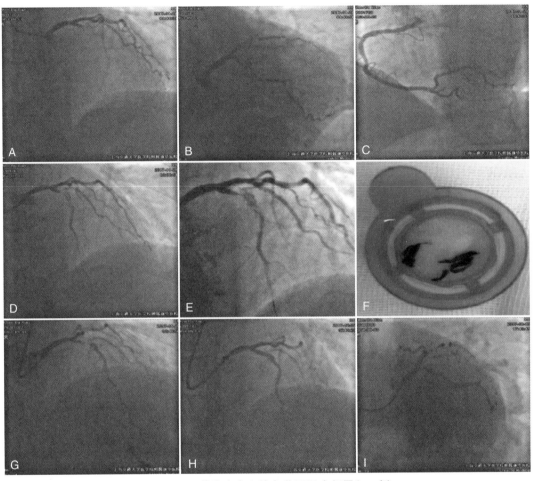

图 14-1　前降支高血栓负荷延迟支架置入一例

病例 2：男性，43 岁。因"突发胸痛 10h"入院。既往有高血压病史，规律服用"替米沙坦片及苯磺酸左旋氨氯地平片"降压；吸烟 20 年，7~8 支／日。查体：脉搏 62 次／分、血压 108／68mmHg，急性病容，体型肥胖。双肺呼吸音粗，未闻及干、湿啰音。心率 62 次／分，律齐，心界不大，各瓣膜听诊区未闻及病理性杂音。双下肢无水肿。辅查：心电图：窦性心律，Ⅱ、Ⅲ、aVF 导联 ST 段抬高，Ⅰ、V2~V6 导联 ST 压低。诊断：冠状动脉粥样硬化性心脏病，急性冠脉综合征，急性下壁 ST 段抬高型心肌梗死，Killip Ⅰ 级。急诊冠状动脉造影：左主干、前降支及回旋支均未见狭窄（图 14-2A），右冠状动脉近段闭塞（图 14-2B）。PCI 过程：Runthough 导丝通过闭塞段后，2.5mm×20.0mm 预扩张后，造影见血栓负荷重，送入血栓抽吸导管反复抽吸，冠脉内注射替罗非班等处理后，血栓负荷仍比较重，但远端 TIMI 血流达到 1~2 级（图 14-2C），患者心率和血压稳定，决定终止手术，加强抗栓治疗，7d 后复查造影右冠状动脉中远段血栓消失，右冠状动脉远端长狭窄 80%~90%，前向血流恢复 TIMI3 级（图 14-2D），建议支架置入，患者选择药物治疗。

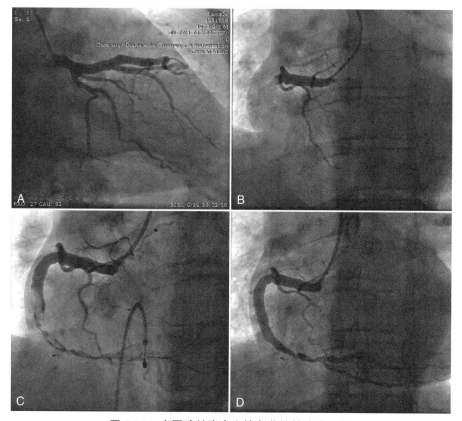

图 14-2　右冠脉扩张高血栓负荷抗栓治疗一例

　　病例 3：男性，70 岁。因"突发胸痛 6h"入院。10 年前发现"高血压"，最高达 170/110mmHg，不规律服用药物降压。吸烟 40 年，20 支／天。查体：脉搏 57 次／分，血压 118/78mmHg。神志清楚，急性病容。双肺呼吸音粗，未闻及明显干、湿啰音。心界不大，心率 57 次／分，律齐，各瓣膜听诊区未闻及病理性杂音。腹平软，全腹无腹肌紧张、压痛及反跳痛，肝脾未及。双下肢无水肿。辅助检查：心电图示：窦性心动过缓；急性下壁、右心室心肌梗死，前间壁、前壁心肌损伤；左心室肥厚劳损。诊断：冠状动脉粥样硬化性心脏病，急性冠脉综合征，急性下壁、右室 ST 段抬高型心肌梗死，Killip Ⅰ级。急诊冠状动脉造影：左主干未见狭窄；前降支和回旋支近段扩张明显，中远段未见明显狭窄，右冠状动脉近端完全闭塞（图 14-3A～C）。PCI 过程：置入临时起搏器保驾。导丝通过右冠脉闭塞段至远段后，2.0mm×20mm 预扩张后，造影见右冠状动脉近中段血栓负荷重，送入血栓抽吸导管反复抽吸，冠状动脉内注射替罗非班等处理后，再次造影见右冠状动脉全程严重扩张伴扭曲，血栓负荷仍比较重，远端 TIMI 血流达到 1 级（图 14-3D），决定终止手术，加强抗栓治疗，10d 后复查造影右冠状动脉血栓基本消失，右冠状动脉近中段严重瘤样扩张伴扭曲、成角（图 14-3E、F）。病变不适合支架置入，建议双抗治疗 12 个月。

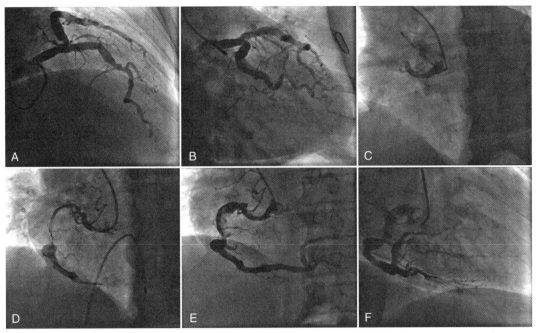

图 14-3　右冠脉瘤样扩张伴高血栓负荷抗栓治疗一例

（张　力　刘志江）

第二节　左主干病变的处理

> **学习要点**
>
> 1. 左主干病变特点。
> 2. 左主干病变的介入治疗原则。
> 3. 左主干病变的循环支持。

一、左主干闭塞病变及其特点

左主干（LM）一般发自左冠窦，走行于肺动脉和左心房之间，部分被左心耳覆盖，短暂向左前方向移行后分为前降支（LAD）和回旋支（LCX），30% 的左主干同时发出中间动脉。左主干一般长 1~3cm，最长可达 4~6cm，极少数人左主干缺如。造影显示左主干平均直径女性为 3.9mm，男性为 4.5mm，平均长度为 13.5mm。左主干在解剖上人为分为 3 个部分：开口部，即冠状动脉左主干开口于主动脉部分；体部或躯干部或中间部；分叉部或远端。左主干病变是指左冠状动脉主干直径狭窄 >50% 并明显影响血流动力学的病变，通常由动脉粥样硬化、多发大动脉炎、纵隔放疗或医源性所致，主干开口病变斑块多延续至主动脉壁，具备所有开口病变的特点，富含弹性纤维。根据左冠状动脉是否存在通畅的桥血管或侧支循环保护，分为有保护左主干病变与无保护左主干病变。有保护左主干病变是指既往存在冠状动脉移植至左冠状动脉一支或多支血管且畅通的动／静脉桥或存在自身右向左的良好侧支循环，无保护左主干病变指不存在上述移植动／静脉桥和自身右向左的侧支循环。

急性左主干心肌梗死（myocardial infarction，MI），指的是冠状动脉左主干发生了急性闭塞，导致左冠状动脉血流完全中断。左心室的供血主要来自左冠状动脉，右优势型的冠状动脉中，左主干对左心室供血占 60%~70%，左优势型的冠状动脉中，左主干供血占 80%~100%，因此，左主干闭塞时，其下游的左前降支、回旋支等分支动脉供血中断，引起左心室前壁、间隔、后壁、侧壁大面积缺血和坏死，严重影响左心室的功能，后果极其严重。临床表现为突发加重的胸闷、胸痛、出汗和（或）晕厥，极易出现室颤等各种恶性心律失常，多伴有心搏骤停或心源性休克，预后极差，并极易在发病初期死亡，是 STEMI 中死亡率最高的情况。左主干急性闭塞或严重狭窄所致的 STEMI 患者病情凶险，其中部分患者可能没有机会到达医院接受急诊冠状动脉造影，真实的发生率并不明确。即使能够接受紧急血运重建，病死率仍远高于普通 STEMI 患者。

此外，对于累及左主干远端病变，即前三分叉（左主干、前降支及回旋支）病变，作为冠状动脉最大的分叉病变，具备所有分叉病变的特点，进一步增加病变的复杂性，极大增加手术操作难度。

二、急性左主干心肌梗死的心电图表现

急性左主干心肌梗死的心电图表现多种多样，可表现为广泛的 ST 段压低（包括下壁导联 II、III、aVF，侧壁导联 I、aVL、V5、V6，前壁导联 V2~V4）、aVR 及 V1 导联 ST 段抬高（ST_{aVR} 抬高 $>ST_{V1}$），或表现为广泛导联 ST 段抬高（包括 V2~V6、I、aVL）而 aVR 及 V1 导联抬高不明显，以及合并完全性右束支阻滞（right bundle branch block，RBBB）及左前分支阻滞（left anterior fascicular block）等传导异常，还可以表现为各种快速性的心律失常。所有左主干闭塞并 RBBB、aVR 导联 ST 段抬高、休克和心脏停搏的患者被认为是左主干休克综合征，这种患者死亡率很高。

三、急诊 PCI 左主干病变的处理原则

在时间窗口内尽快完成再灌注治疗开通闭塞的左主干并恢复前向血流灌注、减少再灌注损伤是急诊 PCI 处理左主干病变的两大原则。

再灌注治疗的措施包括溶栓治疗、PCI 及冠状动脉旁路移植术，对于左主干病变的再灌注治疗策略选择，应该进行危险评分。心内科介入医师与心外科医师应当建立心脏团队，依据治疗指南以及循证医学证据，结合患者病情及病变特点，对危险度进行分层，合理选择血运重建治疗策略。但急性左主干闭塞病情凶险，患者不论是否接受再灌注治疗均有较高病死率，急诊 CABG 或 PCI 作为一种有效再灌注治疗，理论上可以快速开通闭塞血管，挽救患者生命，但究竟哪种方案能显著改善这类患者的生存率尚有争论。CABG 曾被认为是慢性无保护左主干病变治疗的"金标准"，但对于急性左主干闭塞的处理有很大争议。随着 PCI 操作水平的提高及器械的进步，尤其是药物洗脱支架（drug eluting stent，DES）出

现，一系列临床试验证实了 PCI 和 DES 的安全性及可行性，左主干病变早已不是 PCI 的禁忌证，尤其对于急性左主干闭塞患者，PCI 的优势更为明显。

在现阶段临床实践中，左主干 STEMI 的再灌注措施以溶栓治疗和 PCI 为主，急诊冠状动脉旁路移植术所占比例不足 5%。溶栓和 PCI 作为左主干 STEMI 再灌注治疗的主要方法，具有各自的优势与不足。虽然溶栓治疗后疼痛完全缓解和心电图 ST 段回落可判断冠状动脉再通，但并非十分可靠，易错过最佳冠状动脉开通时机，且由于大部分该类患者存在严重的心源性休克及严重再灌注损伤，溶栓治疗往往不能获得满意的再灌注效果，因而急诊 PCI 治疗是首选。大量循证医学均显示，直接 PCI 与溶栓治疗相比再通率高，残余狭窄轻，可显著减少死亡、再梗死和中风、出血等不良事件，在一些高危亚组患者获益更大，包括心源性休克、心力衰竭、高龄患者、前壁心肌梗死、既往有心肌梗死史、既往有搭桥术史的患者，对于左主干闭塞 STEMI 患者直接 PCI 的优势更为显著。因而，对于所有有条件且预计首次医疗接触（first medical contact，FMC）至 PCI 时间≤ 120min 时，尽可能尽早直接 PCI 完成再灌注治疗；对首诊不能开展急诊 PCI 的医院，当预计 FMC 至 PCI 时间 >120min 时，应立即静脉溶栓且 FMC 至溶栓时间≤ 30min。对于极少数通过直接 PCI 或静脉溶栓均不能获得良好再灌注结果的患者，也可考虑急诊 CABG。

心肌缺血再灌注损伤是影响心肌梗死患者预后的重要因素，其可引起心肌顿抑、无复流现象、再灌注心律失常，甚至不可逆的心肌细胞死亡。左主干由于供血范围非常大，其急性闭塞再通后的再灌注损伤影响极其巨大，尤其是合并心源性休克的患者在开通左主干后，可能会出现严重再灌注损伤，而策略性地开通血管，给予患者适当的缺血后适应，有利于减轻再灌注损伤，避免严重再灌注损伤，以减轻心肌顿抑和恶性心律失常。已经有研究显示，再灌注后即刻使用球囊低压力扩张阻断血流 30s，继而灌注 30s，反复 2~4 次，然后长时间灌注，如此能够显著减少梗死面积，提高心肌微循环灌注，然而结果尚需更大样本临床研究的验证。

四、急诊 PCI 左主干病变的细节处理

急性左主干闭塞患者往往病情极度凶险，除了及时的再灌注治疗和减少再灌注损伤外，有许多细节方面需要术者给予充分重视，要求术者有丰富的经验、娴熟的技巧与良好心理素质，术中操作宜果断、沉稳、简洁、流畅以及快速。

1. 体位选择　左主干体部病变是较容易显示和发现的，头位和足位均可清楚暴露该部位病变；左主干末端病变往往累及前降支和回旋支开口，通常在足位、蜘蛛位或肝位（右前斜足位）能清楚显示左主干末端三分叉部位；累及左主干开口的病变，是最危险的病变，也是最容易被忽视的病变，通常在头位或左前斜头位显示更清楚，尤其是短左主干，在左冠脉造影时应首先观察该部位情况，如发现病变更应轻柔操作并尽快结束造影。

2. 入路选择　急诊左主干 PCI 入路上尽量采用股动脉路径，因其操作简单、迅速，血管较少痉挛与变异，且方便 7F 指引导管的使用，可保证手术顺利、快速完成，尤其是病变累及左主干分叉时，桡动脉入路将会使介入手术受到一定限制。但对于非常有经验的中心和术者，或股动脉入路困难情况下，也可选择桡动脉或肱动脉入路，必要时可采用薄壁 7F 鞘管联合 7F 指引导管的使用。且对于需要更换特殊器械时，可不受导管和路径的限制。指

引导管选择方面：JL4、EBU、XB 等指引导管均可根据术中情况使用。

3. 支架选择及置入 急诊左主干 PCI 一般不推荐直接支架术，跳过预扩张可能增加支架不能充分释放的手术风险，造成支架扩张及贴壁不良。为了支撑延至主动脉窦壁上的动脉粥样硬化斑块，左主干开口及体部病变应尽量选择支持力较强的管状闭环支架，而左主干远端分叉处病变可选用开环、柔软性好的管状、环状支架，或缠绕支架。支架的长度，在不影响分支的前提下，应尽量长地覆盖所有病变。压力泵内造影剂应经过≤1∶2（造影剂∶水）的稀释，使扩张后球囊能够迅速回缩，减少对血流的影响。左主干 PCI 务必确保支架扩张、贴壁良好，一旦出现左主干急性血栓，预后极差。对于左主干远端分叉病变的 PCI 策略，单支架抑或双支架，需要根据前三叉病变的形态与特点灵活决定，以保证优势血管的前向血流为目的，尽量采用单支架，而不宜过于追求完美，避免复杂术式增加操作时间及术中风险。

4. 无复流和再灌注损伤的预防 左主干病变往往血栓负荷重，建议使用抽吸导管进行血栓抽吸，减少远端无复流风险，同时预扩张时尽量低压扩张一次，避免反复预扩。对于左主干闭塞，导丝或球囊通过病变后会出现严重的再灌注反应，包括心室颤动、室性心动过速、血压降低、剧烈胸痛，或急性左心衰竭发作，应该积极应用各种药物和器械，如 GPI、血栓抽吸导管、以小球囊适当控制前向血流量半小时左右后，再置入支架，从而减少再灌注损伤。为减少无复流的发生，支架释放时尽量一次性高压释放，如支架膨胀满意，尽量减少后扩张。对于左主干急性闭塞患者，血流心肌梗死溶栓治疗试验达到 3 级至关重要，术中尽量减少造影剂使用。如果出现无复流，可尝试冠状动脉内给予硝普钠或血小板 IIb/IIIa 受体抑制剂。

5. 术后综合管理 急性左主干闭塞 PCI 开通了闭塞的血管，只是治疗的第一步，一定要重视围手术期尤其是术后患者的综合管理，才能进一步降低死亡率。急性左主干闭塞 PCI 术后常常会出现上消化道出血或应激性溃疡、急性肾衰竭、肺部感染等并发症，这些都是增加院内死亡的重要原因。因此，对于此类患者，需要积极抗感染、应用质子泵抑制剂、无创呼吸机或床旁血滤，以最大程度提高生存率。

五、急诊 PCI 左主干病变的循环支持

对于急性左主干闭塞的 AMI 患者，及时及有效的器械辅助循环支持是必要的，甚至有时是至关重要的，尤其对于左主干完全闭塞且无侧支循环者，术中及术后体外膜肺氧合治疗（extracorporeal membrane oxygenation，ECMO）、主动脉内球囊反搏（intra-aortic balloon pump，IABP）及呼吸机辅助支持能够有效稳定血流动力学，减轻肺水肿，提高患者生存率。

虽然 IABP-SHOCK Ⅱ研究结果认为，合并心源性休克的患者早期血管重建同时使用 IABP 不能减少 30d 病死率；但临床实践中发现，对于无保护左主干的急诊 PCI，尤其是并发心源性休克的患者，置入 IABP 支持有助于改善心功能和冠状动脉灌注。对于部分术前尚未发展为心源性休克的患者，也应预防性置入 IABP，有助于避免快速恢复血流后，因为可能的严重再灌注损伤导致短时间内血流动力学急剧恶化，从而使患者失去进一步治疗时机。

对于低血压合并低氧血症患者，ECMO 具有良好效果，但需要避免操作损伤及血管相关并发症。鉴于多数医院急诊无行 IABP 的准备，为不延误血管开通时间，建议术中设两组术者，分别进行介入及 IABP 准备。

六、急诊 PCI 左主干病变处理的展望

　　尽快恢复前向血流并避免再灌注损伤是左主干急性闭塞介入治疗处理的核心原则，因而在此种特殊情形下，更完美的影像学结果并不是首要目的，介入治疗通过球囊扩张以及血栓抽吸等手段开通左主干血管后，是直接置入支架还是延迟置入支架，目前尚无定论，存在一定争议。复旦大学附属中山医院葛均波院士团队发起的左主干闭塞所致急性心肌梗死急诊介入治疗最佳处理策略研究（OPTIMAL 研究），旨在对比直接支架置入和先部分血管化再延迟置入支架两种治疗方法，从而比较两者的优劣，该研究结果将对左主干急性闭塞急诊 PCI 策略这一问题给予初步的回答。

　　总之，临床急性左主干闭塞病变发病率不高，但危险性极大，一旦闭塞，常导致极其严重的后果，甚至死亡。快速、准确地识别高危患者，并给予及时、正确、适合的治疗方案，具有非常重要的临床意义。

七、实战病例

　　病例 1：患者，男性，58 岁。因"反复胸痛 4 个月，加重 6h"入院。患者 4 个月前无明显诱因出现胸痛，位于剑突下，多于夜间发生，持续 5～10min，伴冷汗，6h 前患者再发胸痛，呈闷痛，伴大汗，含服硝酸甘油不缓解，心电图示 V1、V2 导联 ST 段抬高 1～2mm，I、aVL、V3～V6 导联 T 波双相、倒置≤3mm（图 14-4A），心肌肌钙蛋白 T 0.018ng/ml；BNP 1788pg/ml。既往有长期吸烟史、高血压病史，否认糖尿病病史及血脂异常病史。查体：脉搏 80 次／分，呼吸 18 次／分，血压 156/88mmHg，痛苦貌，双肺呼吸音清，未闻及干、湿啰音，心率 80 次／分，律齐，各瓣膜区未闻及杂音，腹软，无压痛及反跳痛，双下肢无水肿。诊断"冠心病，急性心肌梗死"。急诊冠状动脉造影示：左主干狭窄 99%（图 14-4B），右冠未见明显狭窄（图 14-4C）。由于患者血流动力学尚稳定，故未予置入 IABP，将导丝分别通过左主干病变后置于前降支及回旋支远段，另一根导丝至窦底稳定系统防止导管嵌顿，先后取 2.0mm×20mm 和 3.0mm×15mm 球囊于左主干 12atm 扩张（图 14-4D），造影提示前降支开口亦显著受累，狭窄 90%（图 14-4E），送血管内超声至前降支中段连续回撤示，前降支近段至开口纤维斑块伴管腔严重狭窄，开口处最小管腔面积 3.5mm²，斑块负荷 80%，左主干最小管腔面积 3.23mm²，斑块负荷 78%，再送血管内超声至回旋支开口面积 4.5mm²，未见明显斑块，于前降支近段至左主干开口置入 4.0mm×20mm 药物洗脱支架（图 14-4F），以 12atm*10s 扩张释放，再分别取 4.0mm×8mm、4.5mm×10mm 高压球囊于支架内予以 14～20atm*10s 后扩张塑形（图 14-4G），复查血管内超声及造影示支架扩张满意，无残余狭窄，回旋支开口无受累，血流 TIMI 3 级（图 14-4H、I）。

　　病例 2：患者，女性，62 岁。因"反复胸痛 1 个月，加重 5h"入院。近 1 个月来活动后胸闷、胸痛，持续数分钟不等，伴冷汗，休息后好转，5h 前患者再次突发胸痛，呈压榨样痛，伴后背、左上肢及咽喉放射痛，全身冷汗，含服硝酸甘油不缓解。既往否认吸烟史、高血压病史及血脂异常病史，发现 2 型糖尿病 10 余年。查体：脉搏 92 次／分，呼吸 21 次／分，血压 94/61mmHg，神志清，双肺呼吸音清，未闻及干、湿啰音，心率 92 次／分，律齐，各

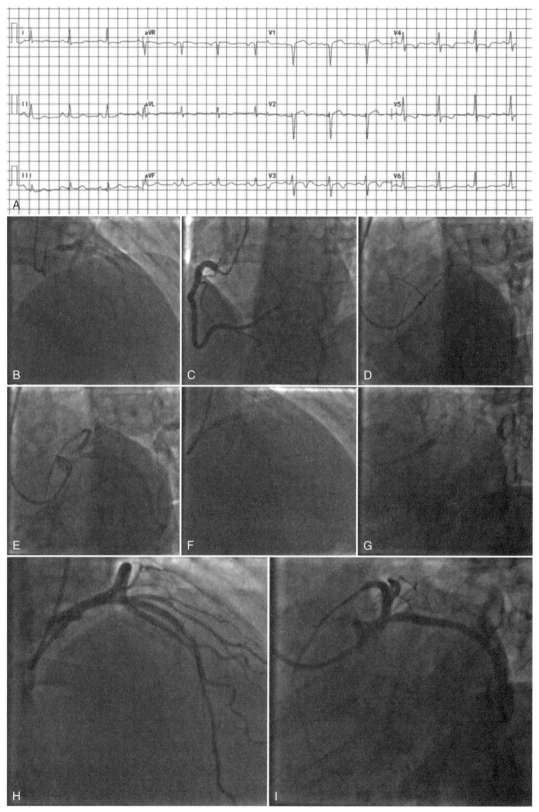

图 14-4 左主干口部至远段前三叉全程次全闭塞伴前降支开口受累

瓣膜区未闻及杂音，腹软，无压痛及反跳痛，双下肢无水肿。心电图示 aVR 导联 ST 段弓背向上导联抬高 1.5mm，Ⅱ、Ⅲ、aVF、V3~V6、V3R~V5R、V7~V9 导联 ST 段呈水平型压低≤2mm，Ⅱ、Ⅲ、aVF、V4R、V5R、V6、V7~V9 导联 T 波双相、倒置≤5mm（图 14-5A），cTnT 0.14ng/ml。诊断"冠心病，急性心肌梗死"。急诊冠状动脉造影示：左主干中段完全闭塞（图 14-5B）；右冠未见明显狭窄，右冠远段提供侧支循环供应前降支中远段（图 14-5C）。快速将导丝通过闭塞的左主干病变处送至前降支远段，取 2.5mm×15mm 球囊于左主干闭塞处 12atm 扩张（图 14-5D），患者出现室性心动过速、心室颤动，予以 200J 非同步电除颤两次恢复窦性心律，冠状动脉内注射替罗非班 10ml，造影示左主干末段狭窄 90% 伴斑块破裂征象，前降支中段未显影（图 14-5E），Thrombuster Ⅱ 血栓抽吸导管至左主干末梢抽吸 2 次，抽吸出少许混合性血栓（图 14-5F），造影示前降支、回旋支恢复前向血流（图 14-5G），于左主干至前降支近段置入 3.5mm×16mm 药物支架，12atm 扩张

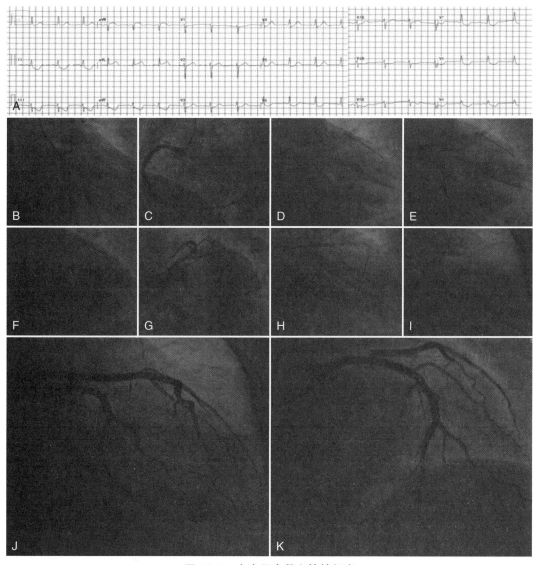

图 14-5　左主干中段血栓性闭塞

释放（图 14-5H），再取 3.5mm×12mm 高压球囊于支架内 16~20atm 后扩张（图 14-5I），复查造影示支架扩张满意，无残余狭窄，回旋支未见明显狭窄，前降支、回旋支血流 TIMI 血流 3 级（图 14-5J、K）。

病例 3：患者，男性，69 岁。因"反复胸痛 2 年，再发伴意识丧失加重 2h"入院。患者 2 年前因突发胸痛考虑急性下壁心肌梗死行 CAG+PCI，前降支多处狭窄 30%~50% 伴管壁钙化，右冠近中段狭窄 95% 伴血栓征象影，中段狭窄 80% 伴扭曲，远段可见破裂斑块征象，于右冠行血栓抽吸术，并置入两枚支架。此次 2h 前患者在此突发胸痛，随后意识丧失，伴恶心呕吐。既往有长期吸烟史和高血压病史，否认糖尿病及血脂异常病史。查体：脉搏 88 次／分，呼吸 22 次／分，血压 99/67mmHg，神志清，双肺呼吸音清，未闻及干、湿啰音，心率 88 次／分，律齐，各瓣膜区未闻及杂音，腹软，无压痛及反跳痛，双下肢无水肿。心电图示，非阵发性房性心动过速，心室内阻滞，Ⅲ、aVF 导联 QS 型，Ⅱ、Ⅲ、aVF、V1~V6 导联 ST 段抬高 ≤ 4mm，Ⅰ、aVL 导联 ST 段水平型压低 ≤ 3mm，V2~V6 导联 R 波无递增（图 14-6A），cTnT 1.67ng/ml。诊断"冠心病，急性心肌梗死"，此外该患者有长期慢性肾功能不全病史 20 余年，目前规律血透治疗中，该患者冠状动脉重度钙化考虑与慢性肾功能不全密切相关。急诊冠状动脉造影示：左主干至前降支中段、回旋支中段弥漫性重度钙化影，左主干远段狭窄 90% 伴血栓影，累及前降支开口狭窄 99%，前降支远段血流 TIMI 1 级，左回旋支开口狭窄 50% 伴血栓征象，近中段狭窄 30%（图 14-6B），右冠未见明显狭窄（图 14-6C）。快速将两根导丝分别送至前降支及回旋支远段，送入血栓抽吸导管抽出大量血栓，后患者出现反复室速，给予非同步 200J 双向电除颤 10 次，静脉注射利多卡因、可达龙，并给予气管插管、呼吸机辅助通气，取 2.5mm×15mm 球囊于左主干远段至前降支近段 14~16atm 扩张（图 14-6D），造影示左主干远段至前降支开口狭窄 80%，前降支恢复前向血流（图 14-6E），再取 3.0mm×10mm 高压球囊于左主干至前降支近段 14atm 扩张后（图 14-6F），于左主干远段至前降支近段置入 4.0×16mm 药物支架 16atm 扩张释放（图 14-6G），冠状动脉内注射替罗非班 10ml，复查造影示支架扩张满意，无残余狭窄，回旋支未受累，前降支、回旋支前向 TIMI 血流 3 级（图 14-6H、I）。

病例 4：患者，女性，78 岁。因"反复胸闷 4 个月余，加重伴胸痛 10h"入院。患者近 4 月来反复出现胸闷不适，多于餐后出现，每次持续 2~3min 好转，10h 前再发胸闷不适，伴胸痛，持续数小时不缓解。既往否认吸烟史、糖尿病病史，有高血压病史 10 余年，发现高脂血症 5 年。查体：脉搏 105 次／分，呼吸 18 次／分，血压 138/53mmHg，神志清，双肺呼吸音清，未闻及干、湿啰音，心率 105 次／分，律齐，各瓣膜区未闻及杂音，腹软，无压痛及反跳痛，双下肢无水肿。心电图示 aVR 导联 ST 段抬高 1mm，Ⅰ、Ⅱ、aVL、V2~V8 导联 ST 段呈水平型压低 ≤ 1mm，Ⅰ、aVL、V2~V5 导联 T 波双相、浅倒置（图 14-7A），cTnT 2.23ng/ml。诊断"冠心病，急性心肌梗死"。急诊冠状动脉造影示：左主干狭窄 99%，左前降支开口狭窄 80%，第一对角支未见明显狭窄，左回旋支开口狭窄 90%，中间支开口狭窄 70%（图 14-7B），右冠纤曲，中段狭窄 40%，左心室后支和后降支未见明显狭窄（图 14-7C）。快速将导丝通过病变处分别送至左前降支和回旋支远端，先后取 1.5mm×15mm 和 2.0mm×20mm 球囊于左主干远段、前降支开口及回旋支开口病变处以 10atm 多次预扩张（图 14-7D、E），采用 DK-Crush 分叉支架术式，于左主干 - 回旋支近段病变处置入 3.0mm×18mm 雷帕霉素药物支架，以 10atm 扩张释放（图 14-

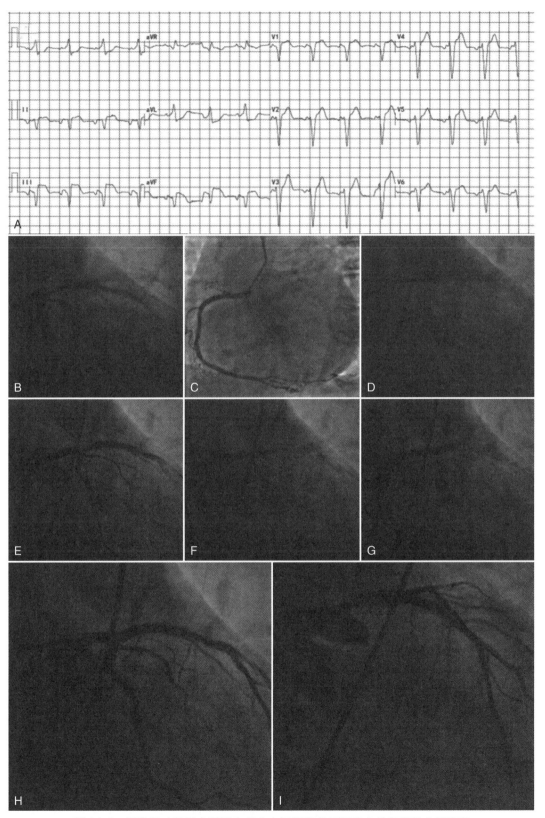

图 14-6　慢性肾功能不全透析患者左主干远段前三叉处血栓伴真性分叉病变

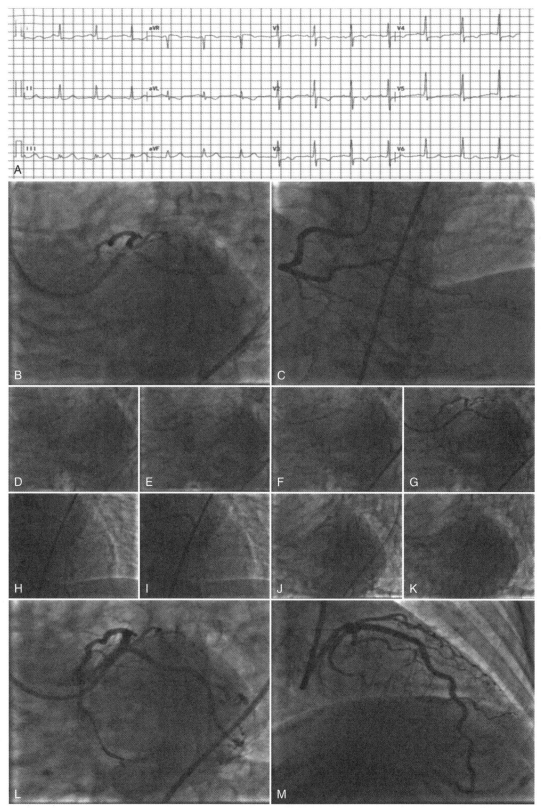

图 14-7　左主干次全闭塞伴真性四分叉病变

7F、G），3.0mm×15mm 高压球囊于支架内 12～22atm 多次后扩张，重置回旋支内导丝后 3.0mm×15mm 高压球囊分别于左前降支和回旋支开口 12atm 对吻扩张，采用边支球囊拘禁技术将 1.5mm×15mm 球囊于中间支开口 12atm 扩张，于左主干开口至前降支近段病变处置入 3.5×38mm 雷帕霉素药物支架，以 10atm 扩张释放（图 14-7H、I），再取 3.0mm×15mm 和 4.0mm×12mm 高压球囊于支架内 10～20atm 多次后扩张，重置回旋支内导丝后取 3.0mm×15mm 分别于左前降支和回旋支开口 12atm 对吻扩张（图 14-7J），4.0mm×12mm 高压球囊于左主干支架内 12～20atmPOT 扩张（图 14-7K），造影和 IVUS 检查示支架扩张满意，支架置入处无残余狭窄，左前降支、中间支和回旋支均血流通畅，TIMI 血流 3 级（图 14-7L、M）。

（戴宇翔）

第三节 分叉病变的处理

学习要点

1. Medina 分型。
2. 简单和复杂分叉病变识别。
3. 急诊分叉 PCI 的处理原则及术式选择。

冠状动脉分叉病变约占 PCI 患者的 20%，是 PCI 手术最具挑战性病变之一。分叉病变介入治疗的技术操作难度大、并发症发生率高，是尚未被完全攻克的介入治疗技术难关。当急诊 PCI 遭遇分叉病变时其治疗更具有挑战，一方面要面对病变本身的复杂性（主支和分支血管的保护、分叉处血栓的处理、最佳术式的选择及主／分支慢血流和无复流的防治等），另一方面还要面对患者血流动力学障碍、心电不稳定等病情变化。因此，在急诊 PCI 中如何做好对病变和病情的评估并制订最佳的手术策略是 PCI 手术成败的关键。本节将在介绍分叉病变分型基础上，重点阐述急诊分叉病变的评估、手术策略选择及操作技术要领。

一、分叉病变的分型

冠状动脉分叉病变定义为：在近段主支血管、远段主支血管和边支血管开口处的任意部位，存在着≥50% 狭窄病变。准确判断分叉病变类型，特别是分支开口病变严重程度，对成功处理分叉病变尤为重要。目前分叉病变有 7 种分型方法，分别是 Sanborn 分型、Safian 分型、Duke 分型、Lefevre 分型、Movahed 分型、Medina 分型和 Chen 分型，其中 Medina 分型简明易记，临床上使用最为广泛。Medina 分型用 3 个数字顺序代表主支血管近端、主支血管远端和边支血管，1 表示该部位存在超过 50% 狭窄的病变，0 表示该部位不存在超过 50% 狭窄的病变。Medina 分型根据不同的组合，共有 7 种分型（图 14-8）。欧洲分叉病变俱乐部推荐将 Medina 分型作为分叉病变分型的"金标准"。

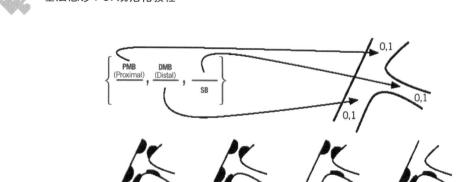

图 14-8   冠状动脉分叉病变 Medina 分型

二、分叉病变的评估

冠状动脉造影是评估分叉病变最重要的影像学方法。分支血管的评估重点要考虑以下 4 个方面。①分支血管的供血范围：供血范围大小主要取决于血管的直径和长度，分支血管直径≥2.0mm 需要保护，≥2.25mm 应考虑支架置入。②分支血管的狭窄程度：包括狭窄的位置、程度和长度。分支血管直径≥2.25mm、开口狭窄≥50%，且病变长度≥10mm 需考虑支架置入。③分叉病变的斑块负荷：分叉部位斑块负荷较大，尤其是斑块分布于分支血管同侧或逼近分支血管开口。④分叉病变的分叉角度：分叉远角大（T 形病变）不容易发生嵴移位及斑块推移，而分叉远角小（Y 形病变）则容易发生嵴移位及斑块推移。因此，T 形病变更适合单支架术，Y 形病变需要双支架术。

欧洲分叉俱乐部专家共识推荐，对于大部分简单的分叉病变采用单支架术是合理的，但对于真性分叉病变采用单支架术式会增加分支闭塞的风险。鉴于分叉病变的复杂性对后续治疗策略的选择有重要的影响，因此在分叉病变的评估中，如何识别简单分叉病变和复杂分叉病变就尤为重要。国内陈绍良等的 DEFINITION 研究首次建立了复杂分叉病变的标准。该研究首次从造影角度区分了简单和复杂分叉病变的标准，如表 14-2 所示，在 DEFINITION II 研究中进一步证实了复杂分叉病变中双支架优于 Provisional 术式。

（一）急诊 PCI 分叉病变的特殊性

冠心病介入治疗中，分叉病变约占 PCI 病例的 20%。与非分叉病变比较，分叉病变介入治疗技术难度大、并发症发生率较高。当急性心肌梗死合并分叉病变时，术中会面临更大的挑战。其病变具有如下特征：①病情更危重，尤其是左主干分叉病变，需要积极处理恶性心律失常的发生及血流动力学恶化等。②病变更为复杂，主支和分支的保护及血栓对主支、分支血管的影响等。③在处理血栓时可能发生血栓的移位，影响主支和分支的 TIMI 血流。

表 14-2　复杂分叉病变的判断标准

主要标准 1	左主干远端分叉病变：分支狭窄程度≥70%，分支病变长度≥10mm
主要标准 2	非左主干分叉病变：分支狭窄程度≥90%，分支病变长度≥10mm
次要标准 1	中重度钙化病变
次要标准 2	多处病变
次要标准 3	主支与分支夹角 <45° 或 >70°
次要标准 4	主支参照血管直径 <2.5mm
次要标准 5	含血栓病变
次要标准 6	主支病变长度≥25mm
复杂分叉病变定义 1	主要标准 1+ 任意 2 个次要标准即可定义为复杂左主干分叉病变
复杂分叉病变定义 2	主要标准 2+ 任意 2 个次要标准即可定义为复杂非左主干分叉病变

（二）急诊 PCI 分叉病变的临床研究及指南推荐

目前国内外针对急性冠脉综合征（acute coronary syndrome，ACS）罪犯血管为分叉病变行急诊 PCI 的临床研究并不多，且基本上都是单中心回顾性研究。Hamkin 等发现急诊 PCI 处理分叉病变（必要时 T 支架术）和非分叉病变者 1 年后主要心血管不良事件（major adverse cardiovascular events，MACE）事件均无明显的区别。DK-Crush Ⅱ 对急诊 PCI 分叉病变不同术式进行比较，发现必要时 T 支架术和 DK-Crush 术式术后 1 年 MACE 事件均无明显的差别。2018 年的 COBIS Ⅱ 注册研究分析了 2807 例接受 PCI 治疗的冠状动脉分叉病变患者，其中 ACS 患者 1798 例，非 ACS 患者 1009 例，结果显示：ACS 分叉病变中使用计划性单支架策略的患者靶病变的失败率低于双支架策略。因此，从目前有限的临床试验结果来看，对于大多数患者急诊 PCI 术中采用简单策略可能是最佳选择。

《2018 年欧洲血运重建指南》对分叉病变处理策略提出以下推荐：①仅在主血管置入支架，对分支血管行球囊成形术，必要时根据情况决定是否分支血管置入支架（Ⅰ，A）；②对于真性左主干分叉病变推荐双支架策略，并指出 DK-Crush 技术优于 Provisional T 支架技术（Ⅱb）。然而，该指南并未对急诊 PCI 中分叉病变做出相应推荐。由于分叉病变的临床研究中大多排除了急诊 PCI 患者，实际上，在临床实践中罪犯血管为分叉病变者并非少见。目前国内外心肌血运重建指南、STEMI、NSTE-ACS 等相关指南，均未针对急诊分叉病变的介入治疗做出相应推荐。

三、急诊 PCI 分叉病变的处理原则及术式选择

（一）治疗原则

急诊 PCI 治疗的目标是以最快的速度有效、持久的开通梗死相关血管，挽救濒死的心肌、维持患者生命体征的稳定。急诊 PCI 术中保证开通的梗死相关血管 TIMI 血流达到 3 级是保证心肌水平灌注和近远期预后的关键。因此，急诊 PCI 分叉病变的治疗原则是：尽量简单处理，避免过多复杂操作。单支架或必要时边支支架技术是急诊分叉病变的首选术式。

（二）术式选择

1. 单支架或必要时分支支架（Provisional）策略　急诊分叉病变造影评估不符合 DEFINITION 研究复杂病变的标准，则考虑简单分叉病变。单支架或必要时分支支架（Provisional）策略是简单分叉病变的首选术式（图 14-9）。急诊 PCI 分叉病变选择

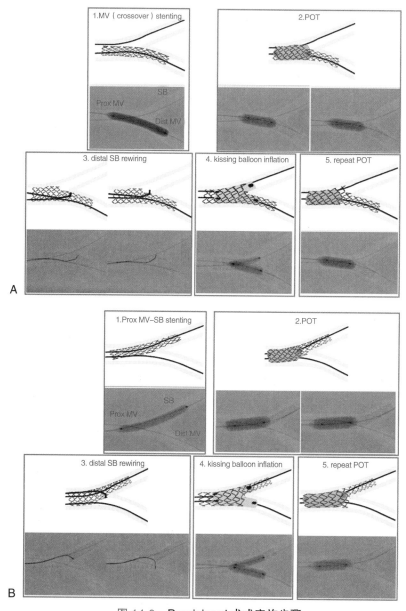

图 14-9　**Provisional 术式实施步骤**

A. Provisional 术式实施步骤；B. 反向 Provisional 术式（摘自 2020- 欧洲分叉俱乐部冠状动脉分叉病变支架置入技术白皮书）

MV（crossover）stenting. 主支支架置入；POT. 支架近端优化技术；distal SB rewiring. 靠近嵴部的支架远端网眼重入边支导丝；kissing balloon inflation. 对吻球囊扩张；repeat POT. 再次支架近端优化技术；prox MV-SB stenting. 近端主支 - 分支支架置入

Provisional 策略除了造影评估是简单分叉原因之外，还基于以下原因：①手术程序简单，减少了挤压、对吻等操作次数，发生无复流与慢血流的风险降低；②对比剂用量少，降低了对比剂肾病发生风险；③手术操作简单、耗时短、术中患者耐受性提高。Provisional 作为初始策略，术中分支血管需补救性置入支架时，可选择 T 支架、TAP 或 Culotte 术式。

2. 双支架策略　急诊分叉病变的 PCI 治疗中，双支架策略不是首选，然而对于回旋支优势的左主干分叉或对角支优势的前降支复杂分叉病变，此类患者分支血管一旦闭塞将导致严重后果。因此，对于左主干分叉病变或非左主干分叉病变造影评估符合 DEFINITION 研究复杂病变的标准时，建议采用双支架策略。选择术式时需注意的问题：①选择术者掌握最熟悉的双支架术式。②在术者熟练掌握双支架技术的基础上，优选循证医学证据最充分 DK-Crush 术式（图 14-10）；③ Provisional 作为初始策略，术中分支出现夹层或血肿需补救性置入支架时，需转换策略改为双支架术式，可选择 T 支架、TAP 或 Culotte 术式（图 14-11）。

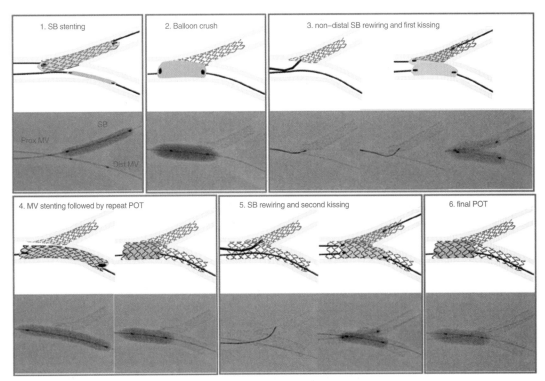

图 14-10　**DK-Crush 术式手术步骤**

（摘自 2020-欧洲分叉俱乐部冠状动脉分叉病变支架置入技术白皮书）

SB stenting. 分支支架置入；balloon crush. 球囊挤压；non-distal SB rewiring and first kissing. 非远端网眼重置边支导丝和初次对吻；MV stenting followed by repeat POT. 主支支架置入后再次支架近端优化；SB rewiring and second kissing. 非远端网眼再次边支重置导丝和第二次对吻；final POT. 最后完成支架近端优化

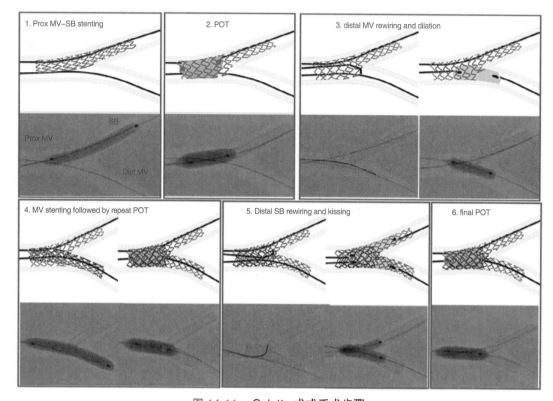

图 14-11　Culotte 术式手术步骤

（摘自 2020- 欧洲分叉俱乐部冠状动脉分叉病变支架置入技术白皮书）

prox MV-SB stenting. 主支 - 分支支架置入；POT. 支架近端优化；distal MV rewiring and dilation. 采用边支回撤导丝技术在靠近嵴部位置重置主支导丝和扩张支架网孔；MV stenting followed by repeat POT. 主支支架置入后再次支架近端优化；distal SB rewiring and kissing. 采用导丝回撤技术在靠近嵴部位置重置边支导丝和完成对吻；final POT. 最后完成支架近端优化。

四、急诊 PCI 分叉病变技术操作的优化方案

（一）病变预处理

STEMI 患者通常为闭塞病变，闭塞段表现为不同程度的狭窄基础上合并血栓形成，预处理强调在扩张狭窄基础上以积极去除血栓为主。处理上应尽可能通过抽吸导管将血栓抽吸干净，尤其是在分支部位的血栓应尽快清除后再进行支架置入，否则容易发生慢血流、无复流或血栓移位导致边支闭塞。对于存在严重钙化的病变，经血栓抽吸后恢复血流，常规球囊扩张膨胀不佳时，应避免支架置入，加强抗凝、抗血小板治疗，择期旋磨处理后再评估术式选择及支架置入。NSTE-ACS 患者病变相对更为复杂，包括脂质病变、钙化病变、弥漫性长病变居多，通常需要多枚支架置入，且发生慢血流、无复流的风险较高。此外，对于钙化严重病变，需充分做好预处理，可使用棘突球囊、切割球囊、非顺应性高压球囊预扩张，必要时行旋磨处理。

分支预处理目前存在争议，当前的观点倾向不常规进行边支预扩张。当导丝进入分支困难、分支存在严重弥漫和（或）钙化、导丝通过后分支血流不理想时，可以考虑对分支预扩张处理。进行分支预扩后出现夹层或边支进入困难时，应考虑分支先置入支架策略（可

选择反向 Provisional、DK-Crush、Culotte 术式）。

（二）分支保护

分支开口受累主要机制包括：斑块移位与破裂、血管分叉嵴移位、血管严重痉挛。此外，急诊分叉病变 PCI 时，还应考虑分支开口位置与急性闭塞部位的关系。当分支开口位于闭塞部位上方时，提前送入导丝做好分支保护，避免操作主支导丝通过闭塞段时，血栓或斑块移位导致分支闭塞。当分支开口位于闭塞部位下方时，分支供血已受累，保证主支血管开通更重要。当分支血管直径在 2mm 以上、分支开口狭窄 ≥ 50%、分支夹角 ≤ 70°、分支开口附近斑块负荷重时，分支闭塞风险较高，应预先采取措施保护，避免分支血管闭塞。目前分支保护的常用技术有以下 3 种。

1. 单纯导丝保护技术　分支评估闭塞可能性较小者，可采取单纯导丝保护技术。单支架术或必要时 T 支架术，先以低压释放主支支架，将主支钢丝交换到边支血管、边支钢丝交换至主支血管，然后再行球囊高压后扩张。

2. 拘禁球囊技术　分为被动的球囊拘禁技术和主动的球囊拘禁技术。被动的拘禁球囊技术：主支支架释放时，分支球囊不充盈。主动的球囊拘禁技术：主支支架释放时，分支球囊低压充盈。

3. 支架 - 球囊对吻技术　用于单支架术或必要时 T 支架术，在主支支架、边支球囊到位后，以同步对吻扩张的方式释放主支支架并扩张边支球囊即为支架 - 球囊对吻技术。该技术优势：有效分支保护，减少血管嵴移位导致边支开口受累，血管嵴偏移减少可为后续器械操作提供方便，后续边支钢丝能够更接近血管嵴的原位进入边支血管，同时使补救性支架能够更精确地进行开口定位。

（三）近端优化技术

近端优化技术有利于恢复分叉病变近端原有的解剖形态，保证近段主支支架贴壁良好，避免重置导丝进入分支时导丝从主支支架下通过。近端优化技术需要短的、直径适当的球囊。因此，主支支架置入时需要考虑主支近段预留 6~10mm 的支架长度，保证球囊与主支近段的直径比应为 1∶1。近端优化技术关键是定位，球囊不能超过嵴部，否则会增加边支闭塞的风险。

五、急诊分叉病变合并高血栓负荷的处理方案

急诊分叉病变伴高血栓负荷时，高血栓负荷影响分叉病变的准确判断，即刻行主支支架置入血栓容易向分支血管挤压，导致边支闭塞。充分血栓抽吸恢复 TIMI 血流 3 级或接近 3 级的前提下，分叉部位特别是较大边支开口或近端仍有明显的残余血栓者，应考虑延迟支架置入。

关于急诊 PCI 延迟支架置入问题，早期的 DEFER-STEMI 研究结果显示：高风险 STEMI 患者中，急诊 PCI 延迟支架置入减少了无复流的发生，增加了心肌存活。然而，在 DANAMI 3-DEFER 等数个研究中均未观察到延迟支架置入减少心肌梗死面积、减少无复流的发生及增加心肌存活。荟萃分析结果也发现，STEMI 患者中延期支架置入并不能减少

慢复流或无复流、死亡、心肌梗死或再次血运重建的发生。由此可见，鉴于现有的临床研究结果目前不建议在 STEMI 患者常规延迟支架置入。然而，上述 4 个研究也存在局限，延期 PCI 的时间均较短，均未超过 48h。在临床实践中，对于高血栓负荷患者，通常延迟 7 ～ 10d，这与上述临床研究存在较大不同。因此，对于急诊分叉病变合并高血栓负荷时，延迟支架置入期间积极强化抗血小板治疗，择期再次 PCI 也是可选择的治疗方案。

六、总结

急诊 PCI 分叉病变的处理面临挑战。PCI 术前要对患者的整体病情和病变的复杂性做好充分的评估。对于大多数病变采取简单处理的策略，以单支架或必要时分支支架技术为首选，同时优化边支保护；对于合并高血栓负荷时，可考虑延迟支架置入。

七、实战病例

患者，男性，50 岁。因"持续胸痛 10h"急诊入院。既往有长期吸烟史，否认高血压、糖尿病病史。查体：脉搏 100 次 / 分，血压 118/78mmHg，神志清，双肺呼吸音清，双肺底闻及细湿啰音，心率 100 次 / 分，律齐，各瓣膜区未闻及杂音。心电图：窦性心律，V2 ～ V6 导联 ST 段在 J 点后上斜型压低达 0.5mV，T 波高尖对称（图 14-12A）。诊断：冠心病，急性心肌梗死，Killip I 级。

急诊冠状动脉造影：左主干末端狭窄 95%，前降支开口后闭塞，回旋支相对细小，开口狭窄 90%；右冠状动脉中段内膜不整，狭窄 20%～30%（图 14-12B、C）。PCI 术过程：取 6F EBU3.5 指引导管，BMW 导丝通过前降支闭塞段至远段真腔，Runthrough 导丝送

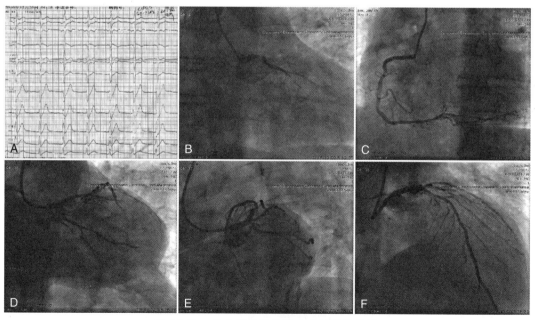

图 14-12　单支架处理急诊左主干简单分叉

至回旋支，2.5mm×20mm 预扩张球囊于左主干 - 前降支近段狭窄处预扩张后，于左主干 - 前降支近段植入 3.5mm×18mm 药物支架，回旋支取 2.0mm×20mm 球囊主动拘谨。取 4.0mm×8mm 高压球囊于支架内以 18~20atm 高压后扩张塑形，最后造影见支架完全覆盖病变，无膨胀不良及夹层，TIMI 血流 3 级（图 14-12D~F）。

（刘志江　石　蓓）

第四节　STEMI 合并多支血管病变的处理

> **学习要点**
>
> 1. STEMI 合并多支血管病变的急诊 PCI 策略类型及利弊。
> 2. STEMI 合并多支血管病变的 PCI 最佳策略类型。
> 3. STEMI 合并多支血管病变伴心源性休克的处理原则。

多支血管病变的定义为两支或两支以上的冠状动脉以及其主要分支的狭窄程度≥50%。急性 ST 段抬高型心肌梗死（STEMI）合并冠状动脉多支病变的发病率为 40%~60%，有 10%~15% 同时合并 CTO 病变。伴有多支病变的 STEMI 患者通常具有左心功能减退、再发 ACS 事件比例高以及更高的死亡率等特点。当 STEMI 发生后，冠状动脉系统暴发氧化炎症反应，交感神经紧张性增加，可触发非罪犯血管病变纤维帽的破裂，引起新的梗死事件，导致心肌坏死面积扩大，进而导致心源性休克、恶性心律失常的发生。因此，急诊 PCI 术中对合并多支病变的处理决策常常极为困难，同时手术的难度也更大，术中并发症多，临床预后不良。

一、STEMI 合并多支病变的急诊 PCI 策略类型

STEMI 合并多支病变 PCI 处理有 3 种策略：①急诊 PCI 时仅开通梗死相关血管（infarction related arteries，IRA）；②急诊 PCI 同时处理 IRA 和非 IRA，达到完全血运重建；③急诊 PCI 时仅处理 IRA，出院前或出院后数周分次处理非 IRA，达到完全血运重建。近年来相关临床研究不断深入，国际推荐的策略也不断变化，但在临床实践中对 STEMI 伴多支冠状动脉病变患者急诊 PCI 治疗策略的选择依然需要结合临床实际，个体化治疗。

二、STEMI 合并多支病变血运重建的临床研究及指南变迁

2010 年美国的一项注册研究纳入的 STEMI 伴多支冠状动脉病变的 4024 例患者中，3521 例患者急诊 PCI 仅开通 IRA，503 例患者急诊 PCI 同时完全血运重建。结果发现急诊 PCI 同时完全血运重建的患者在住院期间的死亡率高于急诊 PCI 仅开通 IRA 的患者。英国的 Columbia 注册研究显示，急诊 PCI 同时完全血运重建者（$n=1325$）在 30d、1 年

及 2 年的死亡率均高于急诊 PCI 仅开通 IRA 的患者（*n*=4520）。另外一项纳入 18 项研究的荟萃分析结果显示：40 280 例 STEMI 伴多支冠状动脉病变的患者，比较急诊 PCI 仅开通 IRA 和完全血运重建策略对短期和长期死亡率的影响，结果发现急诊 PCI 仅开通 IRA 策略短期和长期死亡率均低于完全血运重建策略。因此，2012 年 ECS STEMI 指南和 2013 年的 ACC/AHC STEMI 指南均不推荐对血流动力学稳定的 STEMI 患者的非 IRA 行血运重建。

然而，自 2013 年以来，PRAMI、CvLPRIT、DANAMI-3-PRIMULTI 等一系列临床随机对照研究结果显示，急诊 PCI 时完全血运重建策略的死亡率或心肌梗死发生率低于急诊 PCI 仅开通 IRA 策略。由此，2014 年 ESC 心肌血运重建指南和 2015 年 ACC/AHA 对 STEMI 指南进行了更新，对于血流动力学稳定的 STEMI 合并多支病变患者，可在处理罪犯血管的同时对非罪犯血管进行干预（IIb，B）。随后的 COMPARE-ACUTE 研究及相关荟萃分析结果进一步证实完全血运重建策略的死亡率或心肌梗死发生率低于急诊 PCI 仅开通 IRA 策略。

2017 年 ESC STEMI 指南和 2018 年 ECS 心肌血运重建指南推荐对 STEMI 合并多支病变的患者常规于院内完全血运重建（IIa，A）。

2019 年的 COMPLETE 研究比较了 2025 例急诊 PCI 仅开通 IRA 的患者与 2016 例急诊 PCI 后分次完全血运重建（住院期间或出院后 45d 内）患者的远期疗效，显示急诊 PCI 后分次完全血运重建的患者 3 年心血管死亡和心肌梗死的复合终点事件发生率低于急诊 PCI 仅开通 IRA，其中再发心肌梗死率降低了 32%。COMPLETE 研究充分显示相比急诊 PCI 仅开通 IRA，急诊 PCI 后分次对非 IRA 完全血运重建策略疗效更佳。

三、STEMI 合并多支病变血运重建策略的选择

急诊 PCI 同时完全血运重建具有如下风险：①手术时间延长、X 线暴露量增加、造影剂量多，对比剂肾病风险增高；② STEMI 患者的非 IRA 病变为不稳定斑块的风险较高，对不稳定的非 IRA 行 PCI 有可能出现无复流的风险，导致 PCI 相关心肌梗死，增加心肌缺血范围；③ STEMI 患者冠状动脉炎症反应重，对多支血管置入多枚支架，发生支架内血栓风险增高；④ AMI 急性期合并冠脉痉挛常见，可能高估非 IRA 的狭窄程度；⑤部分复杂病变在急诊时难以实现完全血运重建，包括慢性堵塞、分叉病变、弥漫性病变或血管直径过小（<2mm）。

而急诊 PCI 后分次完全血运重建策略的优势在于：①患者能在病情和病变相对平稳的基础上处理非 IRA；②可以最大限度地避免同时完全血运重建存在的诸多缺陷和可能致死的风险；③有充足的时间评估非 IRA 血运重建的利弊，降低急诊 PCI 仅开通 IRA 患者远期主要 MACE，尤其是再次血运重建率增高的风险。

综上，结合目前最新的临床研究以及新近国内外指南的推荐，急诊 PCI 开通 IRA 后，在出院前或出院后数周内分次对非 IRA 行择期 PCI 的策略，可能是目前对于 STEMI 伴多支冠状动脉病变患者的最佳策略。

四、STEMI 合并多支病变伴心源性休克的处理原则

2017 年 ESC STEMI 指南建议 STEMI 合并心源性休克的患者，推荐行 PCI 完全血运重建（Ⅱa 类）。2017 年的 CULPRIT-SHOCK 研究结果显示，AMI 合并心源性休克的多支血管病变患者接受仅处理 IRA 策略优于即刻处理多支血管策略，能降低 30d 死亡率及肾脏替代治疗的发生率。该研究结果对于合并心源性休克 AMI 患者的 PCI 策略选择具有重要意义。因此，2018 年 ESC 血运重建指南将心源性休克患者急诊 PCI 同时完全血运重建从Ⅱa 类降为Ⅲ类推荐。CULPRIT-SHOCK 的研究结果无疑是有临床指导意义的，但是在对 CULPRIT-SHOCK 的亚组分析也显示：仅处理 IRA 组的患者，因心力衰竭住院和再次血运重建比率却明显升高。因此，临床实践中应根据患者情况（如 IRA 及非 IRA 病变部位、严重程度、对心功能影响程度、肾功能情况）、医师团队情况、心脏辅助支持情况、患者意愿等综合考虑，可选择在住院期间对非 IRA 行择期 PCI 改善长期预后。一般来说，为降低风险，急诊 PCI 后实施择期 PCI 的最佳时间宜晚不宜早，可选择在急诊 PCI 实施后 8～10d。

五、总结

综上所述，对于 STEMI 合并多支血管病变且血流动力学稳定的患者推荐急诊 PCI 开通 IRA 后，在出院前或出院后数周内完成对非 IRA 的 PCI 策略。对于 STEMI 合并多支病变伴心源性休克患者推荐急诊 PCI 时仅处理 IRA，不推荐同时处理非 IRA。然而，在具体的临床实践中，临床医师不仅要考虑新近指南的推荐，还要根据患者年龄、冠状动脉病变的复杂程度、肾脏功能、出血与缺血风险、手术时间以及造影剂用量等情况制订不同的个体化治疗方案，才能使患者临床获益最大化。

六、实战病例

患者，男性，48 岁。因"突发胸痛 5h"急诊入院。既往有吸烟史 20 年，否认高血压、糖尿病病史。查体：脉搏 90 次 / 分，血压 87/52mmHg，双肺低闻及细啰音。心电图：急性下壁心肌梗死；心脏彩超：LVD 50mm，EF35%。心肌酶：CK-MB 430mmol/L，hs-TNT 4 876pg/L；血脂：TG 2.81mmol/L，CHO 9.17mmol/L，LDL-C 5.61mmol/L，HDL 1.33mmol/L。诊断：①冠状动脉粥样硬化心脏病，急性下壁 ST 段抬高型心肌梗死，Killip Ⅰ～Ⅱ级；②高脂血症。

急诊冠状动脉造影：LM 尾部斑块，狭窄 30%～40%；LAD 近段闭塞，S1 粗大；LCX 细小近、远段内膜规整，未见明显狭窄，TIMI 血流 3 级；RCA 粗大，近段内膜规整，未见明显狭窄，中段闭塞（图 14-13A～C）。手术策略：急性下壁 ST 段抬高型心肌梗死合并 LAD-CTO，本次的罪犯血管 RCA 为 LAD-CTO 病变的供血血管，属于高危病变，予以 IABP 保驾下仅对 RCA 行 PCI 术，出院前择期处理 LAD-CTO 病变。PCI 过程：在 IABP 保驾下，急诊处理 RCA 病变。导丝通过 RCA 闭塞段后行球囊扩张、血栓抽吸后，RCA

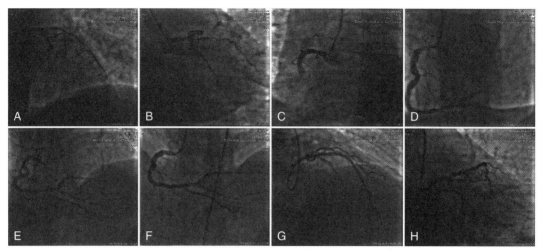

图 14-13　分次 PCI 处理急性下壁 ST 段抬高型心肌梗死合并前降支 CTO 一例

前向血流恢复至 2 ～ 3 级（图 14-13D），考虑仍有血栓残留，且 RCA 优势、血管斑块负荷重，急诊支架置入发生无复流风险较高，予以延迟支架置入，保留 IABP，术后加强抗栓治疗，1 周后再次行 CAG+PCI 术。1 周后复查造影（图 14-13E），RCA 远段至左心室后支近段串联置入 3.0mm×18mm 和 4.0mm×25mm 药物支架，2.0mm×20mm 球囊拘谨后降支（图 14-13F）。随后在 RCA 造影引导下正向开通 LAD-CTO，于 LAD 近中段串联置入 2.75mm×33mm 和 3.0mm×29mm 药物支架（图 14-13G、H）。

（张　力　石　蓓）

第五节　钙化、扭曲、成角病变的处理

学习要点

1. 钙化病变的分型及评估方法。
2. 扭曲、成角病变的定义和分型。
3. 急诊钙化、扭曲、成角病变的处理策略。

　　随着 PCI 技术的发展，介入技术已经可以处理更多的复杂病变，而钙化、扭曲、成角病变经常贯穿其中，增加了冠状动脉介入治疗的难度，导致支架脱载、血管夹层、血管破裂等多种严重并发症的发生，增加了术后主要心血管不良事件的发生率，常被称为"导管室的噩梦"。因此，正确识别和评估此类病变，选择恰当的介入器械和辅助治疗手段，对于提高手术成功率、减少相关并发症的风险以及术后不良事件的发生，都有很大的意义。

一、钙化病变

（一）概述

ACS 病理改变由三种斑块形态引起：斑块破裂、斑块侵蚀和钙化结节。钙化结节（calcified nodules）是单个或多个钙化的区域，突出到管腔内部伴纤维帽的破裂，形成尖锐突出的角，伴有血栓形成，是继斑块破裂和斑块侵蚀后，引起冠状动脉血栓的第三大常见病理改变。病理研究显示在急性冠状动脉血栓导致的心脏性猝死或心肌梗死患者中，2% ~ 7% 是由钙化结节导致。HORIZONS-AMI 研究的 6855 例 ACS 患者中，中重度钙化病变的发生率为 32%，其中 5.9% 为重度钙化病变。由此可见，在 ACS 患者中钙化病变并不少见，急诊造影后对钙化病变的充分评估和预处理是钙化病变 PCI 成功的关键。

（二）钙化病变的影像学诊断方法

冠状动脉钙化病变的诊断主要依靠影像学方法，常用的方法有冠状动脉 CT 血管造影、冠状动脉造影、血管内超声、光学相干断层显像等。

1. **冠状动脉 CT 血管造影**（coronary computed tomographic angiography, CCTA）　是目前鉴定和定量冠状动脉钙化斑块的常用无创手段。临床常用冠状动脉钙化积分来评价冠状动脉钙化的严重程度。目前最常用的方法为 Agatston 积分，冠状动脉钙化积分 >100 分时诊断冠心病（冠状动脉造影证实狭窄 >50%）的敏感性为 95%，特异性为 79%。冠状动脉钙化积分为 0 分时，除外冠心病的阴性预测值为 96%~100%。正是由于钙化的存在，影响了其对冠状动脉狭窄程度测量的准确性。

2. **冠状动脉造影**（coronary angiography, CAG）　诊断钙化病变的敏感性较低（48%），但特异性较高（89%），对于严重钙化病变，特异性可达 98%。冠状动脉钙化病变在 X 线上的特征性表现是沿血管走行的密度不均的高密度影像。其缺点是不能判断钙化与管腔的关系。但在急诊 PCI 时，仍是常用的最简单而快速的方法。有条件的基层医院在病情允许情况下可考虑腔内影像学检查。

3. **血管内超声**（intravascular ultrasound, IVUS）　是目前检测冠状动脉钙化的金标准，IVUS 诊断钙化病变的敏感度为 90%，特异性为 100%，IVUS 可较好地判断钙化的位置和范围，帮助制订介入治疗的策略。根据钙化在 IVUS 图像上血管内壁的分布位置，可分为 3 种类型，即内膜钙化、基底膜钙化和混合钙化，一般认为基底膜钙化不影响介入治疗。IVUS 根据钙化病变累及血管腔的范围，将钙化病变分为 I ~ IV 级。I 级为钙化范围 <90°；II 级为钙化范围在 91°~180°；III 级为钙化范围在 181°~270°；IV 级为钙化范围 >271°。除了钙化的范围，IVUS 检查还可以准确地测量钙化病变的长度。

4. **光学相干断层显像**（optical coherence tomography, OCT）　诊断钙化病变的敏感度为 96%，特异性为 97%。钙化病变在 OCT 成像中表现为边界清晰、分层均质的低信号图像，对钙化的形态、厚度的检测比 IVUS 更清晰。同时，OCT 具备无声影效应，能评价钙化病变整体及钙化后部的病变；可识别钙化弧度、长度、厚度、钙化小结以及在钙化表面的组织厚度；可准确识别内膜和中膜钙化，对钙化环的断裂也能清晰显示，并穿透钙化层，显示粥样硬化斑块的各种组分（如脂质含量、纤维帽和微钙化）。缺点是穿透力差（1 ~ 2mm），无法评估冠脉管壁深部的钙化。

（三）急诊 PCI 钙化病变的治疗策略

1. 急诊钙化病变的处理原则

（1）术前充分的评估：评估患者生命体征、是否需要呼吸和循环支持；评估病变的难易程度，是否为左主干病变、分叉病变、纤曲成角病变及弥漫性长病变；评估本中心的硬件设施，能否行腔内影像学指导、有无强支撑的指引导管、切割球囊、棘突球囊及延长导管等特殊器械；术者对复杂病变处理的技术水平。

（2）对于经过常规方法充分预处理后，钙化病变仍不能充分扩张时，需要牢记"三不"和"一通畅"两大原则。三不：不盲目置入支架、不提倡急诊旋磨和不恋战；一通畅：尽量保持血流通畅，TIMI 血流 2 级以上。评估生命体征，必要时予以呼吸和循环支持，待充分抗栓治疗 7~10d 后再择期 PCI。

2. 择期钙化病变的处理　由于钙化病变导致血管坚硬、管腔狭窄，有些管腔纤曲、成角，严重时导致导丝、球囊难以通过病变到达血管远端，或支架推送困难。术前应充分预判，选用支撑力强的、大号导引导管，使用深插、锚定、Guidezella、双导丝等加强支撑，使用超滑导丝、微导管支撑协助导丝通过病变。

（1）根据钙化程度，推荐处理原则如下：

1）对于钙化病变的高发人群推荐在冠状动脉造影前应用 CCTA 对冠状动脉钙化的范围和程度进行预评估。

2）如果 PCI 术前未行 CCTA，冠状动脉造影时见冠状动脉严重钙化病变者，推荐术中行 IVUS 或 OCT 检查，评估钙化病变部位及范围并指导治疗；冠状动脉造影提示冠状动脉外膜钙化者无须行 IVUS 或 OCT 检查。

3）轻度表浅的钙化病变与无钙化病变者治疗大致相同。

4）钙化位于斑块基底部（深部钙化），对 PCI 操作影响不大，无须旋磨术治疗；斑块位于内膜（浅表钙化）而且钙化较严重者会使球囊扩张困难，通常需要切割球囊或旋磨术治疗。

5）多数钙化病变用球囊以 <16atm（1atm=101.3kPa）的压力即可展开，当球囊扩张压力达 16atm 未充分扩张病变时，不宜强行扩张，可行旋磨术治疗。

6）对严重钙化者可直接选择旋磨术；IVUS 检查提示 >270° 范围的内膜钙化，可直接选择旋磨术，再行球囊预扩张后置入支架。

（2）钙化病变的预处理：钙化病变的预处理至关重要，直接影响手术成功率。目前临床常在支架置入前对普通球囊无法通过或扩张的病变进行斑块修饰，确保后续器械通过病变并保证支架充分扩张。

1）切割球囊：与普通球囊的钝性、无序扩张相比，切割球囊能以较低压力获得斑块有序、充分扩张，对血管内膜损伤小、炎性反应轻的钙化病变具有优势。对于 IVUS 提示的 Ⅲ~Ⅳ 级严重钙化病变不建议使用切割球囊。使用切割球囊时最大扩张压力不应超过 12atm，以免过高的压力导致刀片嵌顿而难以收回。对于小血管（直径 <2mm）、弥漫性病变（长度 >20mm）、无保护的左主干病变、高度成角及极度扭曲血管的病变、严重的钙化病变慎用切割球囊。

2）棘突球囊：在球囊进入斑块并扩张时三个尼龙棘突通过其垂直挤压作用而切断钙化

环，与普通球囊和切割球囊相比，棘突球囊大大降低了对正常血管壁的损伤风险。

3）双导丝球囊（dual-wire balloon）：与切割球囊比较，通过性较好，但效果不如切割球囊。在球囊加压过程中，通过附加导丝能够利用集中、较低的扩张压力，对血管壁进行聚力纵向切割，最大程度减少血管内膜损伤。

4）刻痕球囊：与双导丝球囊类似，作用原理是利用球囊外附着的镍钛导丝进行压力聚焦，把扩张压力聚焦于外附导丝上，因与斑块接触面积较小而产生较大的压强，其扩张压力低，对血管内膜损伤小。

5）冠状动脉旋磨术（Rotational atherectomy，RA）：对于钙化明显，可直接行 RA 或腔内影像学评估后根据情况决定是否行 RA。

RA 适应证包括：血管内膜严重钙化病变和球囊无法通过或无法充分扩张病变；而对于以下情况是不能进行旋磨的：①旋磨导丝不能通过的病变；②明显富含血栓的病变；③静脉桥血管病变；④ >90° 的成角病变；⑤严重螺旋性夹层。

（四）结语

随着我国人口老年化的加剧，老年急性心肌梗死的患者逐年增多，ACS 合并钙化病变也随之增多。急性心肌梗死合并钙化病变的处理对于我国大多数刚起步开展急诊 PCI 的基层冠心病介入医师来说面临巨大挑战。严重钙化的急诊患者，术前对患者的临床情况及病变的复杂性做好充分评估，术中尽量恢复罪犯血管 TIMI 血流，稳定血流动力学，择期再对钙化病变进行 PCI 或转诊至上级医院进一步治疗，这是最重要的处理原则。

二、扭曲、成角病变

（一）概述

1. 扭曲病变

（1）定义：靶病变近段有 2 个或 2 个以上 ≥75° 的弯曲，至少 1 个近段弯曲 ≥90°。

（2）根据靶病变近段血管 ≥45° 的弯曲数目进行分级：无或轻度扭曲（易于通过）；中度扭曲：存在 2 个弯曲；重度扭曲：存在 3 个或 3 个以上的弯曲。

2. 成角病变　多数学者认为成角 >45° 为成角病变，<45° 为不成角，45°～90° 为中度成角；>90° 为严重成角。

3. 扭曲及成角病变对手术的影响　冠状动脉扭曲及成角病变会增加额外的阻力，导致指引导管支撑力下降，器械通过困难。一般中度扭曲、中度成角被认为是 B 型病变，而重度扭曲、重度成角归为 C 型病变。

4. 扭曲及成角病变的手术风险

（1）容易损伤血管：深插指引导管增加支撑力时易造成冠状动脉开口或近段损伤；支架、腔内成像导管遇阻力强行通过时造成病变近段血管损伤；不适当使用旋磨技术造成夹层或血管穿孔。

（2）球囊扩张或支架后夹层、血肿：扭曲及成角病变导致球囊、支架扩张时血管壁受力不均一，同时产生一定扭力，极易造成夹层或壁间血肿，并有向远端快速发展的趋势和特点，需特别警惕。

（3）器械嵌顿及支架脱载：多发生在扭曲、成角合并钙化的病变，嵌顿的可以是旋磨头，也可以是支架；如支架不能到位，退出亦困难时，强行退出会造成支架脱载。

（二）器械选择及操作技巧

1. 指引导管　对于钙化、扭曲及成角病变，指引导管的选择一般会遵循"大一号"原则，甚至可选择直径 7F 或 8F 的指引导管，来提供更好的支撑力，同时选择同轴性较好的指引导管，如 EBU、XB、AL 等系列。增加支撑力，或必要时可使用辅助器械，如"5 进 6"技术尽可能地将延长导管向远端推送增加支撑力，从而降低球囊、旋磨头及支架等器械通过的阻力。

操作技巧：操作时可适当将指引导管深插以利于球囊或支架到达病变远端，但应关注压力及患者症状，适时回撤避免长时间缺血。

2. 导引导丝　柔软导丝容易通过扭曲血管到达远端，但支撑力差，推送支架困难。超支持力导丝不易到达远端，但可提供强支撑力，可使扭曲段拉直，便于支架输送。亲水涂层导丝及锥形导丝均易通过扭曲病变。

操作技巧：增加导丝的旋转以克服扭曲血管的阻力。选用柔软导丝借助微导管增加支撑力有利于通过严重成角病变。支架输送困难时，使用双导丝技术可增加支撑力、拉直血管、改善成角，且不增加额外操作风险，建议在球囊扩张前提前送入第二根导丝，因球囊扩张后有可能出现夹层，增加导丝送入难度，且易造成夹层扩大的风险。

3. 球囊　应选择尖端柔软、循迹性好、球囊与中心杆同轴性好、推送杆支持力好的球囊。对于成角病变，短球囊容易移位；对于扭曲病变，长球囊的顺应性好，血管壁受力更均匀，发生血管损伤的概率低。因此，扭曲、成角病变不宜选择过短的球囊。

4. 支架　支架长度应尽量跨越扭曲段，完全覆盖病变并减少扭曲成角病变两端的血管撕裂。选用柔顺性及通过性好的支架。必要时可选用短支架相接代替长支架。

操作技巧：当支架推送困难时，可令患者适当咳嗽、深吸气拉直近段血管。增加支架推送的振动频率，易于支架通过，必要时可利用球囊的滑轨和锚定技术，来帮助支架的通过。

5. 抽吸导管　抽吸导管较硬，且外径大，通过严重扭曲、成角病变困难，换用 7F 指引导管，使用"伴行导丝"技术，有助于抽吸导管通过。

6. 旋磨器械　冠状动脉旋磨器械柔韧性好，一般可通过中重度扭曲，其成功率与血管近段扭曲无关。但成角病变的旋磨可能会伤及深层血管壁，甚至引起冠状动脉穿孔。因此严重成角病变（>90°）为旋磨禁忌证，中度成角（60°～90°）为相对禁忌证。

（三）结语

急诊 PCI 时多数患者存在血流动力学障碍、心电不稳定等病情变化，在此基础上罪犯病变合并了扭曲、成角显著增加手术操作的难度及风险。由于病变的扭曲、成角会增加介入器械通过病变的困难，可以导致血管夹层、内膜撕裂、支架脱载等不良事件，降低手术成功率，因此，术者应多体位造影并仔细分析靶病变近段情况，以及时发现扭曲成角病变，并充分了解其对操作的影响，做到心中有数，并根据具体情况选择合适的器械，提高手术的成功率。

三、实战病例

病例 1：患者为 64 岁男性，因"阵发性胸闷憋气 20 余天"入院，危险因素为高血压、糖尿病、长期吸烟史。冠状动脉造影提示回旋支近段狭窄合并扭曲成角，远段弥漫狭窄钙化（图 14-14A），使用 APT 延长导管跨过近段扭曲段，远段送 Yinyi 药物洗脱球囊扩张（图 14-14B），近段置入 Essen 2.5mm×30mm 支架 1 枚（图 14-14C）。右冠状动脉第一、第二转折处成角 90°，远段及冠状动脉后降支重度狭窄，支架不易通过，使用双导丝技术（图 14-14D），支架成功通过第二转折送至远段（图 14-14E），右冠共串联置入支架 4 枚（图 14-14F）。

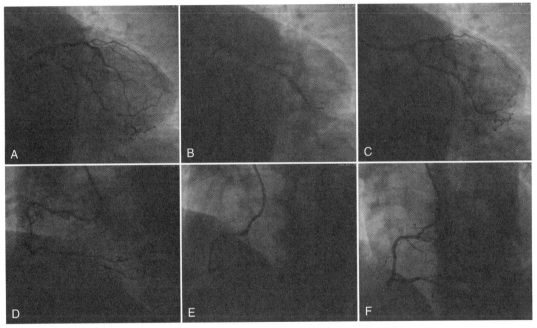

图 14-14　回旋支和右冠脉扭曲、成角 PCI 一例

病例 2：66 岁男性，因"反复胸闷胸痛 2d"入院，高血压、2 型糖尿病、吸烟的危险因素。冠脉造影提示右冠全程重度钙化狭窄（图 14-15A），选用 Medtronic AL1.0 的指引导管提供较强支撑力，先选用 Goodman 1.3mm×10mm 小球囊扩张、后用 2.0mm×15mm 球囊扩张（图 14-15B、C），共置入支架 4 枚（图 14-15D、E）。

病例 3：51 岁男性，高血压、糖尿病、吸烟的危险因素，因"发性胸痛 5 年，复发 1 周"入院。5 年前右冠状动脉介入治疗史，造影提示支架内再狭窄，为严重扭曲成角病变（图 14-16A）。选用 7F Cordis AL1.0 指引导管，SION 导丝送至远段，先后用 Goodman Lacrosse Powered 3.0mm×10mm、4.0mm×10mm 及 Goodman Lacross NSE 4.0mm×10mm 棘突球囊扩张（图 14-16B），使用双导丝技术增加支撑力，送入 Yinyi 轻舟 4.0mm×20mm 药物洗脱球囊扩张（图 14-16C）。

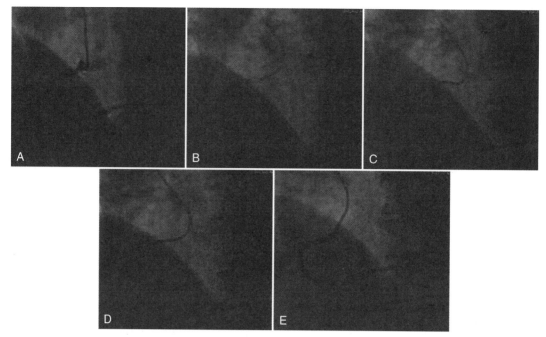

图 14-15 右冠状动脉弥漫性钙化 PCI 一例

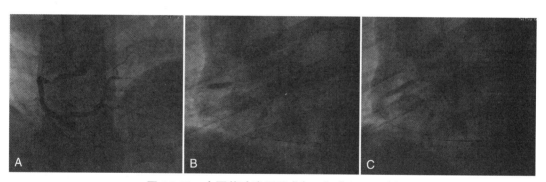

图 14-16 右冠状动脉严重成角、扭曲 PCI 一例

（赵　林）

第六节　冠状动脉非阻塞性心肌梗死

学习要点

1. MINOCA 的定义和诊断。
2. MINOCA 的常见病因。
3. MINOCA 的处理原则。

一、冠状动脉非阻塞性心肌梗死的定义

冠状动脉非阻塞性心肌梗死（myocardial infarction with non obstructive coronary arteries，MINOCA），是一种特殊类型的 AMI，顾名思义，是指尽管临床表现符合，但冠状动脉造影未见明显阻塞性病变（狭窄 <50%）的 AMI。MINOCA 病因多种多样，处理也各不相同，因此如何正确鉴别并适当处理非常重要。研究报道，在所有接受冠状动脉造影的 AMI 患者中，MINOCA 占所有 AMI 病例的 5%~25%，具体取决于所纳入的人群，由于近几年 AMI 的定义发生了一定变化，使得 MINOCA 的病因分类也随之有所不同，并且受不同病因的影响，MINOCA 患者的预后情况目前尚无定论，不同的研究数据提示 MINOCA 全因死亡率和 1 年随访死亡率分别为 0.1%~2.2% 和 2.2%~4.7%。

MINOCA 的临床特征与经典的 1 型 AMI 有显著差异：MINOCA 患者通常更年轻，女性比例更高，而 ST 段抬高比例和肌钙蛋白升高的幅度较低；在传统冠心病危险因素方面两者也存在差异：MINOCA 患者的糖尿病、高血压、血脂异常、吸烟和心肌梗死家族史的比例较低，而性别及激素水平变化却参与其中。MINOCA 可表现为 STEMI 或 NSTEMI，女性患者 STEMI 与 NSTEMI 比例相似，而男性患者 STEMI 更常见。2019 年 3 月 27 日，美国心脏协会（AHA）发布了《2019 AHA 科学声明：冠脉非阻塞性心肌梗死患者的当前诊断和管理》。对 MINOCA 的定义进行了更新，对其流行病学、病因、诊断、治疗和预后进行了详细阐述，为 MINOCA 患者的诊断、评估及管理提供了临床实用性指导。

二、MINOCA 的诊断标准

1. AMI 的诊断标准
(1) 心脏生物标志物连续增高和（或）降低，至少一项超过参考值上限值的 99%。
(2) 以下至少一项梗死相关证据：①缺血症状；②新发或可疑 ST 段抬高，或新发左束支传导阻滞；③心电图见病理性 Q 波；④影像学证据可见新发存活心肌丧失或新发局部心室壁功能障碍；⑤造影或尸检提示冠脉内血栓。
2. 造影显示非阻塞性冠状动脉：造影提示在任一可能与梗死相关的冠状动脉上均无冠状动脉阻塞（冠状动脉狭窄 <50%），包括正常冠状动脉（狭窄 ≤ 30%）和轻度冠状动脉粥

样硬化（狭窄 >30%，但 <50%）。

3. 对于急性症状，临床上无明确病因：①造影时，临床症状的病因及诊断未明；②需进一步评估患者 MINOCA 症状潜在的病因。

三、MINOCA 的常见病因及处理原则

结合最新的心肌梗死全球统一定义，对 MINOCA 的病因进行归纳分类，可分为冠状动脉粥样硬化相关的病因（冠状动脉粥样硬化斑块破裂）、冠状动脉非粥样硬化性病变相关的病因（包括冠状动脉痉挛、冠状动脉栓塞或血栓形成、自发性冠状动脉夹层和心肌桥等）和非冠状动脉性病因（应激性心肌病及心肌氧供需失衡所致的心肌梗死）。

（一）冠状动脉粥样硬化斑块破裂

冠状动脉粥样硬化斑块破裂是 MINOCA 的常见病因，包括冠状动脉粥样硬化斑块的破裂、糜烂／侵蚀及钙化小结等，这些情况都可以继发血栓形成导致冠状动脉管腔完全或部分阻塞，引起急性冠脉事件发生，而后出现自发性纤溶，从而造成 MINOCA 的发生。

MINOCA 患者的冠状动脉粥样硬化斑块通常具有易损斑块的特征，即巨大的脂质核和薄纤维帽。有研究采用 IVUS 发现约 1/3 的 MINOCA 患者存在斑块破裂。冠状动脉造影表现为冠状动脉管腔未见明显阻塞，但可见模糊或小的充盈缺损。年龄、吸烟、高血压、高脂血症、糖尿病和薄帽纤维粥样斑块均为 ACS 患者斑块破裂的预测因子。斑块侵蚀的机制目前尚不清楚，通常由内皮损伤所致，可能与内皮细胞的凋亡以及内皮细胞与潜在的细胞外基质失去连接等有关。斑块侵蚀在女性、吸烟者、单支血管病变患者及不具有传统心血管疾病危险因素的年轻患者中较常见。钙化结节根据 OCT 诊断标准，表现为突出于管腔内边界模糊的低信号区域，是引起斑块破损不常见的原因。

对于发生冠状动脉粥样硬化斑块破裂的患者，若冠脉造影时血栓自溶或部分自溶，残余狭窄不严重，可能漏诊。此类病因诊断的关键是腔内影像学检查，如 IVUS 及 OCT。OCT 较 IVUS 具有更好的分辨率，可以区分斑块破裂和斑块侵蚀，是目前判断冠状动脉粥样硬化斑块病变性质的重要方法。

在治疗方面，建议此类 MINOCA 患者根据 AMI 指南进行心脏保护治疗。由于其发病机制与冠状动脉阻塞性心肌梗死（MICAD）相似，因此抗血小板药物及他汀类药物可能对患者的预后有一定益处。

实战病例

病例：患者，男性，48 岁。因"反复胸痛 6 个月，加重 1h"入院。患者 6 月前开始活动后出现胸闷、胸痛，持续数分钟，无肩背部放射痛，不伴冷汗，此次 30min 前再发胸痛，呈闷痛，伴大汗，伴肩背部放射痛。既往有长期吸烟史，否认高血压、糖尿病及血脂异常病史。查体：脉搏 68 次／分，呼吸 18 次／分，血压 126/76mmHg，痛苦貌，双肺呼吸音清，未闻及干、湿啰音，心率 68 次／分，律齐，各瓣膜区未闻及杂音，腹软，无压痛及反跳痛，双下肢无水肿。心电图示 Ⅱ、Ⅲ、aVF、V5~V6 导联 T 波倒置≤3mm（图 14-17A），cTnT 峰值 0.788ng/ml。诊断"冠心病，急性心肌梗死"。急诊冠状动脉造影示：左主干未见明显狭窄；左前降支近中段狭窄 30%～40%，第一对角支未见明显狭窄；左回旋支未

见明显狭窄，钝缘支未见明显狭窄（图 14-17B、C）；右冠中段狭窄 40% 伴斑块破裂征象，左心室后支及后降支未见明显狭窄（图 14-17D、E）。对右冠行血管内超声（IVUS）检查可见，右冠中段弥漫性纤维斑块形成，局部可见斑块破裂（图 14-17F、G）。

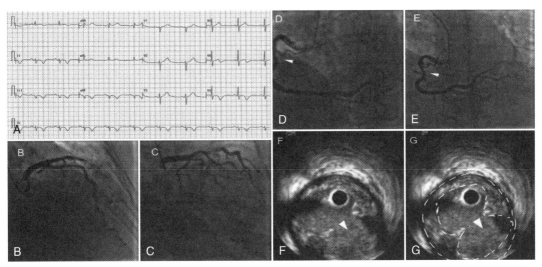

图 14-17　右冠脉中段斑块破裂

（二）冠状动脉痉挛

冠状动脉痉挛是指心外膜冠状动脉收缩（即直径减小 >90%）导致心肌血流量减少，是导致 MINOCA 的常见原因。冠状动脉痉挛在临床上比较常见，其发生机制可能与血管内皮细胞结构和功能紊乱、血管平滑肌细胞的收缩反应性增高、自主神经功能失衡及炎症等因素有关。一项研究显示，MINOCA 患者中约有 46% 的患者冠状动脉激发试验可激发冠脉痉挛。另有研究提示，与白种人相比，亚洲人更容易发生血管痉挛性心绞痛。对于此类患者的治疗，在二级预防的基础上，还包括硝酸酯类药物和钙离子拮抗剂，其中硝酸酯类药物可迅速缓解症状，钙离子拮抗剂可预防冠状动脉痉挛性心绞痛患者心脏事件的发生。

实战病例

病例 1：患者，男性，45 岁。因"反复胸痛 3 个月，加重 30min"入院。患者 3 个月前无明显诱因出现胸痛，多于夜间及凌晨发生，持续数十分钟，伴冷汗，此次 30min 前患者再发胸痛，呈闷痛，伴大汗。既往有长期吸烟史，否认高血压、糖尿病及血脂异常病史。查体：脉搏 82 次 / 分，呼吸 18 次 / 分，血压 128/78mmHg，神志清，双肺呼吸音清，未闻及干、湿啰音，心率 82 次 / 分，律齐，各瓣膜区未闻及杂音，腹软，无压痛及反跳痛，双下肢无水肿。心电图示 Ⅱ、Ⅲ、aVF 导联 ST-T 动态改变（图 14-18A～C），cTnT 0.43ng/ml。诊断"冠心病，急性心肌梗死"。急诊冠状动脉造影示：左主干未见明显狭窄，左前降支、第一对角支未见明显狭窄，左回旋支和钝缘支未见明显狭窄（图 14-18D、E）；右冠中段狭窄 90%（图 14-18F），多次注射硝酸甘油后右冠中段狭窄完全消失（图 14-18G），左室后支和后降支未见明显狭窄，考虑右冠近段狭窄系严重痉挛所致，后给予硝酸酯类及非二氢砒啶类钙离子拮抗剂抗痉挛治疗，未再有胸痛发作。

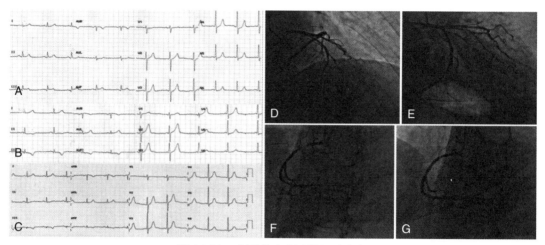

图 14-18　右冠状动脉近段严重痉挛

病例 2：患者，男性，50 岁。因"反复胸痛半年，加重 1h"入院。患者半年前开始反复夜间胸痛，持续数分钟，伴冷汗，含服硝酸甘油可缓解，此次 1h 前患者再发胸痛，伴肩背部放射痛，伴大汗。既往有长期吸烟史和高血压病史 10 余年，否认糖尿病及血脂异常病史。查体：脉搏 86 次／分，呼吸 20 次／分，血压 158/74mmHg，神志清，双肺呼吸音清，未闻及干、湿啰音，心率 86 次／分，律齐，各瓣膜区未闻及杂音，腹软，无压痛及反跳痛，双下肢无水肿。心电图示 V2~V6 导联 ST-T 动态改变（图 14-19A、B），cTnT 0.83ng/ml。诊断"冠心病，急性心肌梗死"。急诊冠状动脉造影示：左主干无明显狭窄，左前降支中段病变狭窄最重 90%（图 14-19E），给予硝酸甘油后狭窄改善至 30% 左右，伴局部心肌桥收缩期压缩 50%，舒张期缓解（图 14-19F），对角支无明显狭窄，左回旋支及钝缘支无明显狭窄（图 14-19D）；右冠状动脉、后降支及左室后支无明显狭窄（图 14-19C）。考虑为左前降支中段严重狭窄系心肌桥伴冠状动脉痉挛所致，故停用普奈洛尔，并给予非二氢砒啶类钙离子拮抗剂抗痉挛治疗，胸痛发作较前明显改善。

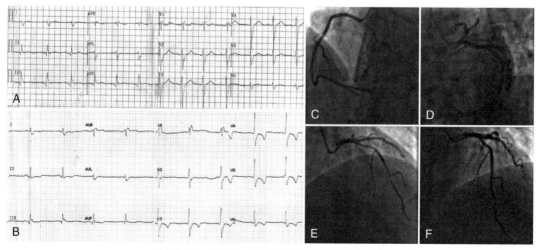

图 14-19　前降支中段心肌桥伴冠脉严重痉挛

（三）冠状动脉栓塞或血栓形成

冠状动脉栓塞或血栓形成导致 MINOCA 的机制是栓塞或原位血栓形成后自发性溶解，从而冠状动脉造影表现正常。而导致冠状动脉栓塞或血栓形成的潜在原因包括非高凝状态和高凝状态。非高凝状态通常指继发于斑块破坏或冠状动脉痉挛的冠状动脉血栓形成，以及心房颤动、心脏瓣膜病等血栓形成高风险的情况。而高凝状态的原发病大多为血液系统疾病，比如抗磷脂抗体综合征（APS）、血栓性血小板减少性紫癜、遗传性易栓症包括蛋白 C 和蛋白 S 缺陷等均与 MINOCA 发生有关。此种情况引起的 MINOCA 很难通过冠状动脉造影观察到栓塞或血栓形成至溶解的全过程，因而单纯通过造影结果往往很难确诊，需要结合多个系统进行全面、综合评价，并且需要排除其他 MINOCA 的病因才能考虑，经胸或经食管超声心动图是心源性血栓的重要检查方法。对于该类患者的治疗，主要为抗凝、抗血小板聚集及基础疾病的治疗，是否需要终身抗凝或抗血小板尚无定论。

（四）自发性冠状动脉夹层

自发性冠状动脉夹层（spontaneous coronary artery dissection，SCAD）是指突然出现的冠状动脉壁内假腔，对真腔产生压迫，引起冠脉血流急剧减少。其病理机制尚不明确，通常认为是指无显著动脉粥样硬化的冠状动脉发生血管内膜撕裂或滋养血管出血导致外压性管腔突然狭窄甚至急性闭塞，从而影响冠状动脉血供，临床往往表现为 ACS。根据冠状动脉管腔受压程度以及对冠状动脉血流的影响程度，其临床表现可覆盖从 UA 到 STEMI，心室颤动，甚至猝死等。虽然 SCAD 是一种相对少见的导致 MINOCA 的病因，但在年龄 <50 岁的女性中却是 AMI 常见的原因，多发生在围生期，尤其是产后早期。据不完全统计，年轻女性（年龄 <50 岁）中多达 1/3 的 AMI 可能是 SCAD 引起的。

根据造影结果对 SCAD 进行分型，1 型 SCAD 为经典类型；2 型和 3 型的病理基础是壁内血肿，造影表现为非特异性的、程度和长度不一的血管狭窄，特点是管壁光滑。在单纯冠脉造影时代，SCAD 的检出率仅为 0.1%~1.1%，其发生率明显被低估。可能由于 1 型 SCAD 通过造影较易识别，但是自发性冠状动脉壁内血肿单凭造影往往难以确诊，极易和冠脉痉挛、粥样硬化、Takotsubo 心肌病等混淆，容易漏诊和误诊。因而，对于临床表现为 ACS 而造影结果为轻中度冠脉狭窄难以解释的病例中，需要警惕冠状动脉壁内血肿的存在，借助于腔内影像学（IVUS 及 OCT）的资料可以较易加以证实或排除。在我们上述两个病例中，临床均表现为 ACS，而冠状动脉造影均表现为血管中远段管腔狭窄，而管壁光滑，若缺乏 IVUS 证实，非常容易漏诊。

对 SCAD 的病因认识整体来说经历了从动脉粥样硬化（AS）至妊娠／激素相关的学说，再到肌纤维发育不良三个理论阶段。早年认为冠脉粥样硬化是 SCAD 的主要病因，SCAD 是其特殊的表现形式，但后来认识到，SCAD 通常缺乏 AS 的典型危险因素，尽管在此基础上可并发 SCAD，但 AS 可能仅仅参与了 SCAD 的发生、发展，并非决定作用。随后的研究发现，SCAD 好发于年轻女性，早年回顾性研究更是发现围妊娠期（妊娠、分娩和产后早期）女性占所有 SCAD 的 30%，由此建立起妊娠和激素相关的学说，妊娠中全身高血流动力学状态和激素水平变化对血管中层基质结构的影响可能诱发 SCAD 的发生，但后续研究又发现，妊娠相关 SCAD 比例仅占 5%，并非 SCAD 的主因。与此类似的是，自身免疫性血管炎、结缔组织病、中膜退行性变等疾病均与 SCAD 相关，但亦很少见。近年来多个回顾性研究发现动脉肌纤维发育不良可能是 SCAD 的主要病因。除了引起血管中层变性薄弱的内因作为发病基础之外，包括剧烈活动、情绪波动等外力冲击往往是导致急性发病的诱因。

在治疗上，SCAD 处理与一般的动脉粥样硬化性狭窄处理大相径庭，由于此类患者管壁无斑块，随着壁内血肿的吸收，管腔狭窄可显著缓解，除了患者临床症状、血流动力学及心电学的不稳定，累及左主干、冠脉前向血流不佳等情况下，一般不建议介入治疗。在药物治疗上，抗血小板药物治疗在 SCAD 中的证据尚不明确，但考虑到阿司匹林在 ACS 及二级预防中的基石作用，在此类患者急性期及长期应用阿司匹林是合理的，目前没有足够证据支持在未行支架置入的此类患者中使用氯吡格雷。由于动脉粥样硬化不是此类患者的主要发病机制，多数患者管壁光滑，因而他汀类药物无使用指征。β 受体阻滞剂可降低动脉壁剪切力，有助于血肿吸收并减少再次发病风险，因而建议长期使用。

在预后方面，SCAD 急性期生存率很高，院内死亡率低于 5%。然而，此类疾病复发率亦较高，2 年复发率 15%，5 年复发率达 27%，因此对于有过冠状动脉壁内血肿和 SCAD 病史的患者应长期密切随访。

实战病例

病例 1：女性，59 岁。因"活动后胸闷、胸痛 10d"入院；入院前 10d 剧烈活动后突发胸闷、胸痛两次，位于胸骨中下段，伴紧缩感、肩背部放射痛，休息 20min 左右均可自行缓解。既往高血压病史 20 余年，否认糖尿病、高脂血症病史。查体：脉搏 68 次／分，呼吸 18 次／分，血压 138/75mmHg，神志清，双肺呼吸音清，未闻及干、湿啰音，心率 68 次／分，律齐，各瓣膜区未闻及杂音，腹软，无压痛及反跳痛，双下肢无水肿。心电图示 I、aVL、V5~V6 导联 T 波低平、双向、浅倒置（图 14-20A），cTnT：0.523ng/ml。结合临床症状、心电图和心肌标志物考虑为急性冠脉综合征，冠状动脉造影示：左主干未见狭窄，

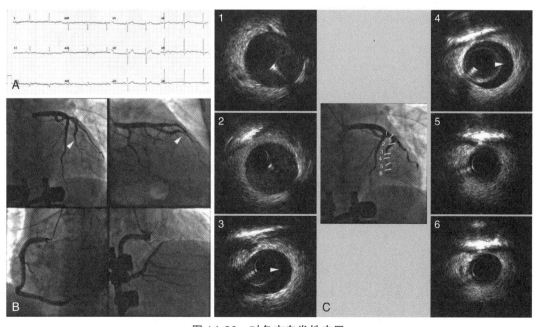

图 14-20 对角支自发性夹层

左前降支未见狭窄，对角支中段骤然变细，左回旋支及钝缘支未见狭窄，右冠、左室后支及后降支未见狭窄（图 14-20B）。于对角支行 IVUS 示对角支中远段可见壁内血肿征象，对角支近段、前降支及左主干管壁光滑（图 14-20C）。术后完善自身免疫指标（抗核抗体，ANCA 相关抗体，自身抗体等）检查均未见异常。术后停用氯吡格雷及他汀类药物，给予阿司匹林 100mg/d 和美托洛尔缓释片 23.75mg/d。

病例 2：女性，42 岁。因"胸痛 1 周余"入院；入院前 1 周情绪波动后突发胸痛，持续 1h 左右，伴冷汗。既往高血压病史 20 余年，否认糖尿病、高脂血症病史。查体：脉搏 72 次／分，呼吸 20 次／分，血压 135/78mmHg，神志清，双肺呼吸音清，未闻及干、湿啰音，心率 72 次／分，律齐，各瓣膜区未闻及杂音，腹软，无压痛及反跳痛，双下肢无水肿。外院 ECG 示 Ⅱ、Ⅲ、aVF、V3~V6 导联 ST 段抬高 1~2mm；入院 ECG 示 Ⅱ、Ⅲ、aVF、V5~V6 导联 T 波双向、倒置（图 14-21A），cTnT：0.389ng/ml。结合临床症状、心电图和心肌标志物考虑为急性冠脉综合征，冠状动脉造影示：左主干未见狭窄，左前降支、对角支未见狭窄，左回旋支中段发出细小钝缘支后骤然变细，右冠、左心室后支及后降支未见狭窄（图 14-21B）。于左回旋支及左前降支行 IVUS 示：左回旋支中、远段可见壁内血肿征象，近段管壁光滑（图 14-21C），左前降支管壁光滑，未见壁内血肿征象。术后完善自身免疫指标（抗核抗体，ANCA 相关抗体，自身抗体等）检查均未见异常。术后停用氯吡格雷及他汀类药物，给予阿司匹林 100mg/d 和美托洛尔缓释片 47.5mg/d。

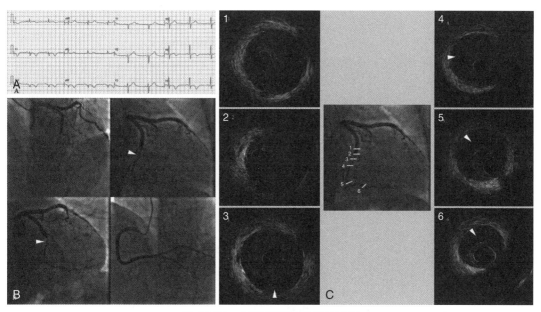

图 14-21　回旋支远段自发性夹层

（五）心肌桥

冠状动脉主干位于心外膜表面，但在一些情况下，冠状动脉的有些节段长度与深度不一地浸入心肌，覆盖这些节段的心肌被称为心肌桥。其发生率平均为 25%，大多数（70%～98%）累及左前降支，可以通过冠状动脉造影明确诊断。心肌桥的患者可表现为急性冠脉综合征，其原因可能与心肌桥存在所致的相关并发症（如冠状动脉痉挛、血栓形成和冠状动脉夹层）有关。目前尚无明确证据表明其与 MINOCA 有直接联系，但在不明原因的 MINOCA 时仍需将其考虑在内。对于仅有临床症状而无客观缺血征象的心肌桥，一般不需要处理；对于存在客观缺血征象的心肌桥，可给予 β 受体阻滞剂或钙离子通道阻滞剂；其他治疗方法包括支架置入术、微创冠状动脉旁路移植术、心肌切开术，临床上极少使用。

实战病例

病例：患者，男性。55 岁，因"活动后胸闷、胸痛 6 个月，心悸伴胸痛再发 1h"入院。半年前开始反复活动后胸闷、胸痛，位于胸骨中下段，伴紧缩感、肩背部放射痛，休息后可自行缓解，此次于 1h 前突发心悸伴胸痛，持续不缓解。既往有长期吸烟史，高血压病史 15 年，否认糖尿病、高脂血症病史。查体：脉搏 105 次／分，呼吸 22 次／分，血压 158/98mmHg，神志清，双肺呼吸音清，未闻及干、湿啰音，心率 105 次／分，律齐，各瓣膜区未闻及杂音，腹软，无压痛及反跳痛，双下肢无水肿。心电图示 V2~V6 导联 ST 段压低 1~3mm，T 波低平、倒置（图 14-22A），cTnT：0.783ng/ml。结合临床症状、心电图和心肌标志物考虑为急性冠脉综合征，冠状动脉造影示：左主干未见狭窄，前降支中段长段心肌桥，收缩期管腔受压 90%，舒张期改善（图 14-22D、E），第一对角支未见狭窄，回旋支、钝缘支未见狭窄（图 14-22B），右冠、左心室后支、后降支未见狭窄（图 14-22C）。术后给予普萘洛尔缓释片 47.5mg／d，地尔硫革缓释片 90mg／d 治疗。

（六）应激性心肌病

应激性心肌病又称 Takotsubo 心肌病、心尖球形综合征等，最早于 1991 年由日本学者 Hikan 等首先报道，2008 年欧洲心脏病学会将其归为未分类性心肌病。应激性心肌病的确切发病率尚不清楚，一般认为占初次诊断 ACS 总数的 0.7%~2.5%，女性患者中占 6%~7.5%。

应激性心肌病常见于绝经后女性，由情绪、精神、躯体等众多应激性因素刺激所诱发，临床往往表现为突发性胸痛、一过性左心室收缩功能障碍，但缺乏明确的冠状动脉病变依据。由于其临床表现与急性冠状动脉综合征（ACS）相似，故初次诊断时极易误诊。目前应激性心肌病已成为临床可疑 ACS 的重要鉴别诊断之一。

目前，应激性心肌病的病理发病机制尚不肯定，为何该疾病主要发生于绝经后妇女，以及主要累及心尖部尚不清楚。由于难以建立相应的动物实验模型，上述问题很难得到明确的答案。目前认为，应激性心肌病导致左心室心尖部收缩功能障碍的主要机制可能包括：交感神经系统和儿茶酚胺介导的心肌顿抑；儿茶酚胺引起冠状动脉多支血管痉挛；冠状动脉短暂性微循环障碍；冠状动脉结构异常；雌激素水平减低；脂肪酸代谢障碍等。此外，左心室心尖部和心底部心肌的 β-肾上腺素能受体密度和心肌组织儿茶酚胺水平不同，这可能是心尖部易受累的原因之一。老年女性对应激相关的心肌功能障碍的生物敏感性较高，以及性激素对交感神经轴和冠状动脉反应性的重要影响也可能是绝经后妇女易发病的重要原因。

因而，当出现下列情况时：绝经期女性；起病前有严重的心理或躯体应激等诱因；与病情不相符的心电图及心肌标志物水平升高；冠状动脉造影正常；超声心动图或左心室造影有特殊的左心室形态改变，且较快恢复时，应高度怀疑应激性心肌病的可能。其他新兴影像技术对于提高鉴别诊断的准确性非常重要，如心脏磁共振增强检查（钆对比剂延迟增强扫描）及心肌核素显像可显示存活心肌，因而成为诊断应激性心肌病的重要补充手段，

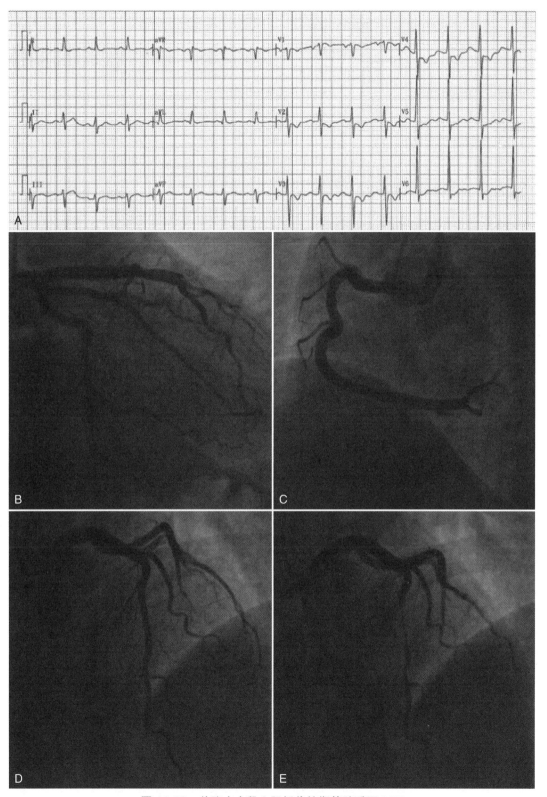

图 14-22　前降支中段心肌桥收缩期管腔受压 90%

心脏磁共振增强检查延迟增强往往显示心肌呈均匀一致低信号影，未见明确延迟强化灶。

应激性心肌病的总体预后良好，但急性期可合并多种并发症包括恶性心律失常、心力衰竭、心脏破裂、血栓栓塞等。应激性心肌病的治疗以祛除诱因、对症支持为主，治疗目的是缓解症状及减少并发症。部分患者左心室壁运动异常持续存在，应给予 ACEI/ARB/ARNI、β 受体阻滞剂等治疗。对于严重的心力衰竭患者，可酌情使用正性肌力药物，未明确诊断之前，可按照 ACS 进行监护及治疗。

实战病例

病例 1：患者，女性，79 岁。主因"提重物后出现突发胸痛 9h"入院。呈持续性，不伴肩背部放射痛，无头晕、晕厥、呕吐，心电图示 Ⅱ、Ⅲ、aVF，V3~V6 导联 T 波倒置，且伴动态改变（图 14-23A、B），血清心肌标志物进行性升高。后至我院行急诊 CAG 示：左主干未见明显狭窄，左前降支开口狭窄 30%，左回旋支及右冠状动脉未见明显狭窄病变，均未见破裂斑块、心肌桥及夹层征象（图 14-23D、E）；IVUS 检查示左前降支斑块负荷 46%，未见斑块破裂或溃疡征象（图 14-23F），左心室造影见左心室心尖部收缩期膨出，室壁收缩活动明显减弱（图 14-23G）。即刻心脏超声示左心室心尖段收缩活动减弱，范围约 25mm×25mm，余室壁收缩活动未见异常，左心室射血分数（LVEF）63%（图 14-23H）。8 周后至我院门诊，症状明显改善、未有胸痛再发，复查心电图提示胸前导联 T 波倒置较

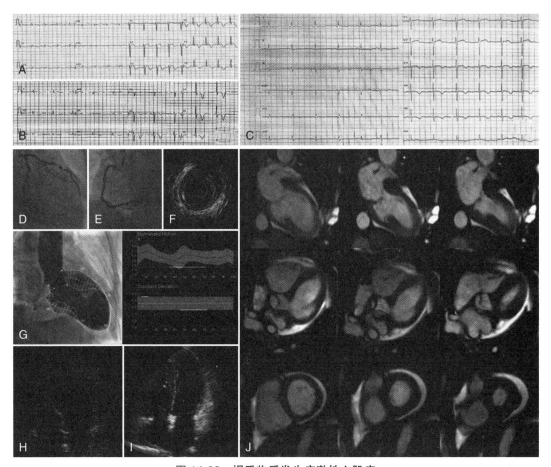

图 14-23 提重物后发生应激性心肌病

前明显改善（图 14-23C）；心脏超声检查示，左心室心尖段收缩活动稍减弱，余各节段收缩活动未见异常，LVEF 65%（图 14-23I）。心脏磁共振增强检查示，左心室乳头肌至心尖部心肌收缩活动略减弱，延迟增强显示心肌呈均匀一致低信号影，未见明确延迟强化灶（图 14-23J）。

病例 2：患者，女性，58 岁。主因"受惊吓后胸痛 2d"入院，胸痛位于胸骨后及剑突下，呈持续性不缓解，不伴肩背部放射痛，ECG 示胸前导联 T 波倒置，且伴有明显动态改变（图 14-24A、B），血清心肌标志物进行性升高。后至我院行急诊 CAG 检查，结果提示冠状动脉未见明显狭窄、破裂斑块、心肌桥及夹层征象（图 14-24D、E），IVUS 检查见血管内膜光滑，未见明显斑块形成（图 14-24F），左心室造影见左心室心尖部收缩期膨出（图 14-24G）。即刻心脏超声检查示：左心室前壁、前间隔自腱索水平以下至心尖部收缩活动减弱至消失，心尖部圆钝，收缩活动减弱至消失，余各节段收缩活动未见异常，LVEF 51%（图 14-24H）。6 周后至我院门诊，症状明显改善、未有胸痛再发，复查心电图提示胸前导联 T 波倒置较前明显改善（图 14-24C）；心脏超声检查示，左心室前壁、前间隔自腱索水平以下至心尖部收缩活动略减弱，心尖部圆钝，收缩活动稍减弱，余各节段收缩活动未见异常，LVEF 65%（图 14-24I）。心脏磁共振增强检查示，左心室乳头肌以下前壁及心尖部心肌收缩活动略减弱，延迟增强显示左室心肌显像均匀一致，未见异常强化灶（图 14-24J）。

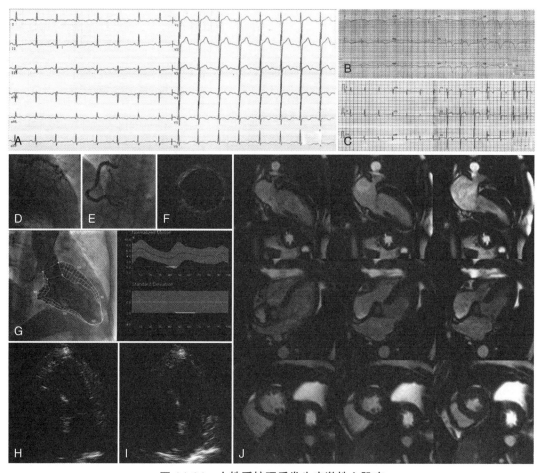

图 14-24　女性受惊吓后发生应激性心肌病

（七）非冠状动脉相关的病因

在第 4 版心肌梗死全球统一定义中，2 型心肌梗死是指与冠状动脉粥样硬化和血栓形成无关的心肌氧供需失衡所致的心肌梗死，除了上文中提及的冠状动脉痉挛、自发性冠状动脉夹层等之外，还有导致心肌供氧减少的疾病（如严重贫血、缓慢性心律失常、呼吸衰竭、低血压／休克等）和耗氧增加的疾病（如严重高血压、持续快速性心律失常等）。因此，心肌氧供需失衡也是 MINOCA 的病因之一，这类患者的管理主要为治疗潜在疾病和纠正可逆因素。

四、MINOCA 的处理流程

MINOCA 的处理流程见图 14-25。

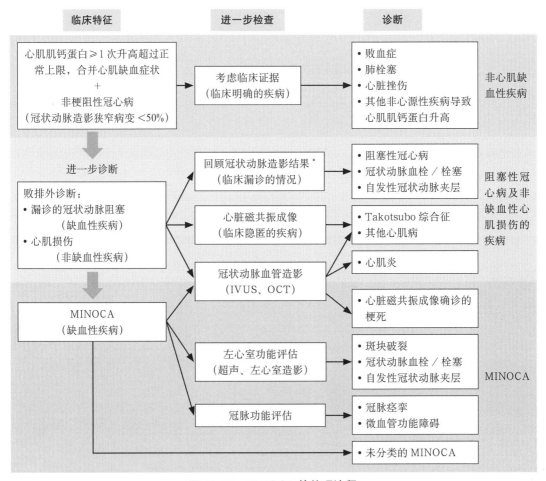

图 14-25　MINOCA 的处理流程

　*. 对于冠状动脉临界狭窄患者（如 30%＜ 冠脉狭窄 ＜50%），可考虑 FFR；建议 FFR>0.8 为诊断 MINOCA 的标准。FFR. 冠状动脉血液储备分数；IVUS. 血管内超声；OCT. 光学相干断层扫描

（戴宇翔）

第15章 腔内影像技术在急诊PCI中的应用

随着我国冠心病介入治疗数量日益增长，各种复杂病变也随之明显增多。复杂病变的处理常常伴随更高的手术风险和更多的并发症发生。因此，如何降低手术并发症、提高手术成功率，改善患者的预后，是每个冠心病介入医师面临的挑战。随着腔内影像学的广泛应用，为复杂病变的精准介入治疗提供了重要保障。近年来，我国基层医院冠心病介入治疗逐渐普及，尤其是基层胸痛中心的推动，基层医院急诊PCI手术量逐年增多，部分基层医院也逐渐开始使用腔内影像学指导PCI治疗。然而，腔内影像学在基层医院的使用尚处于起步阶段，对仪器的规范操作及如何在术中具体指导PCI治疗还存在诸多困难。因此，为了进一步规范和推动腔内影像学在基层医院急诊PCI术中的使用，本章节结合基层医院冠心病介入治疗的现状，重点阐述血管内超声（intravascular ultrasound，IVUS）和光学相关断层成像（optical coherence tomography，OCT）在急诊PCI术中的具体应用。

第一节 血管内超声

> **学习要点**
>
> 1. IVUS对常见ACS病变的识别。
> 2. IVUS在急诊PCI中的应用。

一、概述

IVUS成像系统可发射超声波，部分超声从组织折射返回传感器产生电脉冲，经处理后转换成图像。使用导管技术将IVUS探头送入血管腔内后，即可显示血管腔、管壁及周围组织结构，在介入手术中为腔内结构评价、解剖关系分析、支架置入策略等各方面提供帮助，指导冠状动脉疾病的诊断及治疗。IVUS技术的使用对于减少不良心血管事件及改善远期获益具有重要的意义，有关血管内超声应用在大量观察型研究、随机对照研究以及荟萃分析结果显示，IVUS可改善手术过程并且提高PCI临床结果。

2018年由欧洲心血管介入学会（EAPCI）组织撰写的首部腔内影像学临床应用专家共识，总结了腔内影像技术优化介入手术的临床依据、应用策略等，确认最有可能从腔内影像引导 PCI 获益的患者或者病变类型，包括在急性冠脉综合征（acute coronary syndromes，ACS）中的应用。

二、IVUS 在急性冠脉综合征中的应用策略

与稳定型冠心病患者相比，ACS 主要心血管不良事件（major adverse cardiovascular events，MACE）显著增加，多因易损斑块致管腔完全或不完全闭塞所致，同时自发夹层、壁内血肿、冠状动脉痉挛等也可能是致病因素，因此识别罪犯病变对疾病的诊断及治疗策略具有重要意义。ACS 患者造影评估后发现明确狭窄病变后进行支架置入等再灌注治疗是合理的，但如存在非典型表现或造影难以确认的罪犯病变情况下，应积极考虑腔内影像学检查。临床表现不典型或血管造影未发现明显的阻塞性冠状动脉疾病，此时需考虑非动脉粥样硬化病因。冠状动脉造影仅可评估血管走形及管腔充盈程度，而腔内影像可提供斑块性质及血栓情况等其他信息。对疑似 ACS 患者，2019 EAPCI 欧洲腔内影像学检查共识推荐腔内影像指导的处理流程如图 15-1 所示。

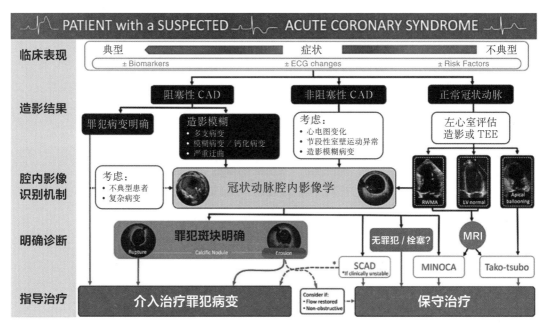

图 15-1　2019 EAPCI 推荐腔内影像指导 ACS 的处理流程

三、IVUS 对 ACS 相关病变形态的确认

正常冠状动脉的血管壁由具有不同回声特性的层状结构组成，在 IVUS 上可呈现 3 层结构：内层代表内膜和内弹力膜，表现为纤薄的白色回声带；中层为中间无回声层（黑色或暗灰色），代表中膜；外层有特征性的"洋葱皮"样表现，代表外膜和外膜周围的组织。传统灰阶 IVUS 可充分评估管腔狭窄程度、血管重构、钙化情况等信息，但因分辨率限制，缺乏对斑块纤维帽厚度、脂质成分、斑块颜色等方面的充分鉴别能力。灰阶 IVUS 背

向散射（backscatter-IVUS）、虚拟组织学 IVUS（virtual histologica-IVUS，VH-IVUS）、IVUS-NIRS（近红外光谱法 near-infrared spectroscopy，NIRS）等新一代 IVUS 技术可能对罪犯病变的检出有积极意义。例如 VH-IVUS 可通过处理不同组织反射的信号对斑块成分进行模拟成像，以不同颜色显示不同组织学特性（图 15-2），表现为纤维斑块（深绿色）、纤维脂质斑块（黄绿色）、坏死核心（红色）、钙化斑块（白色），与实际组织学特性高度一致，但仍不足以识别薄纤维帽、巨噬细胞等结构，对斑块内出血、血栓、钙化声影区无法充分评估成像。

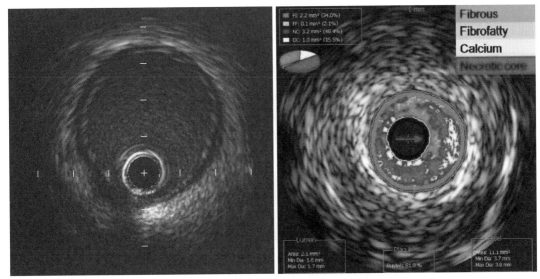

图 15-2　正常血管 IVUS 图像（左）及 VH-IVUS 图像（右）示意图

　　IVUS 通常将斑块内的回声与血管周围代表外膜或外膜周围组织的回声进行比较，来确定斑块的"软硬"程度。据此可分为：①低回声斑块，也就是通常所说的软斑块，通常提示斑块的脂质含量较多，斑块内的坏死带、斑块内容物溢出后留下的空腔、壁内出血、血肿或血栓等也可表现为低回声；②等回声斑块，通常提示纤维斑块，其回声与外膜类似；③高回声斑块，提示钙化，表现为回声超过周围的外膜组织，并伴有下方的声影。混合性斑块指斑块含有 1 种以上回声特性的组织，也有将其描述为纤维钙化斑块或纤维脂质斑块。但是近年来病理学发现，IVUS 斑块的回声强度不能完全代表其病理学特征。

　　一般认为 ACS 的发生与覆有薄层纤维帽的斑块（thin-cap fibroatheroma，TCFA）破裂伴血栓形成相关，而相关治疗的焦点主要在于尽量使斑块趋于稳定。相对于"稳定斑块"，"易损斑块"的概念被提出。"易损斑块"多被定义为具有高破裂风险、快速进展且易于形成血栓的不稳定斑块，病理特征包括：①容易破裂的斑块，包含大脂质核及薄纤维帽，同时有巨噬细胞浸润；②已经破裂的斑块伴导致管腔闭塞的血栓；③容易侵蚀的斑块，富含平滑肌细胞并有糖蛋白基质；④已经侵蚀的斑块伴接近导致管腔闭塞的血栓；⑤斑块内滋养血管破裂出血；⑥钙化结节突出于血管腔表面；⑦慢性狭窄斑块伴严重钙化、陈旧血栓和偏心管腔狭窄。在灰阶 IVUS 下常见易损斑块的征象多表现为回声衰减斑块、回声透亮斑块、钙化结节、点状钙化等，此外血管正性重构也认为是不稳定病变的表现。

（一）回声衰减斑块

回声衰减斑块指斑块后有回声衰减现象，即非钙化斑块后部出现回声衰减，IVUS 无法显示斑块后的组织结构，回声衰减弧度一般超过 30°。根据衰减位置分为浅表衰减（衰减边缘与外膜相比接近管腔）及深部衰减（衰减边缘与管腔相比接近外膜）。回声衰减的机制多见于斑块富含脂质核心，富含胆固醇结晶。有研究表明，回声衰减斑块与介入手术过程无复流相关，急性心肌梗死（acute myocardial infarction，AMI）患者 IVUS 常见衰减斑块，衰减弧度越大，斑块负荷重，更容易出现无复流（图 15-3）。

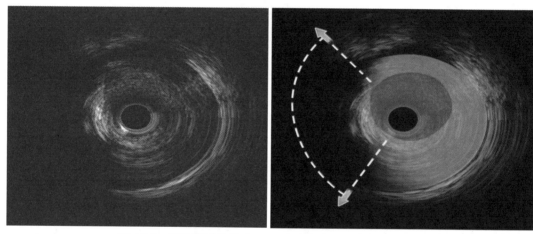

图 15-3　回声衰减斑块（7~11 点方向出现回声衰减现象）

（二）回声透亮斑块

指斑块内存在低回声区域，该区域回声低于外膜回声，被较高回声组织所包围，回声透亮区弧度超过 30°，厚度 >0.3mm。当 IVUS 下无回声区位于斑块表浅部位时，即回声透亮区靠近管腔者，在长期随访中 ACS 事件风险增加。如图 15-4 所示，低回声区斑块与管腔被高回声组织分离。

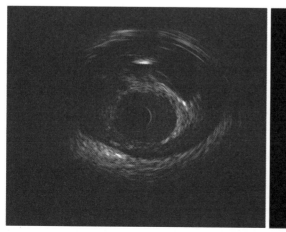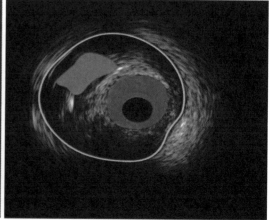

图 15-4　回声透亮斑块（蓝色图区）

（三）钙化小结与点状钙化

钙化病变 IVUS 表现为高回声斑块伴回声阴影，浅表大角度钙化后可能存在成熟脂质核或坏死核心，可能与浅表钙化旋磨后无复流现象相关。区别于钙化病变的钙化小结表现为突出于管腔的不规则钙化斑块，其病理机制在于钙化基质上覆盖小结样物质，导致斑块纤维帽不连续，易破裂形成血栓，钙化结节附着纤维素和红色血栓。钙化弧度 <90°且含有小钙化沉积表现为点状钙化，点状钙化是斑块破裂的常见特征，薄纤维帽中常可见小的钙盐沉积，钙化与斑块交界部位钙沉积不稳定可能是导致斑块易破裂的原因。此外，存在大量钙化小结的 ACS 患者其手术难度会增加，并且具有更高的靶血管血运重建率，IVUS 对钙化小结的充分评估可帮助术者做好更多病变预处理策略。如图 15-5 中白色区域所示为钙化小节。

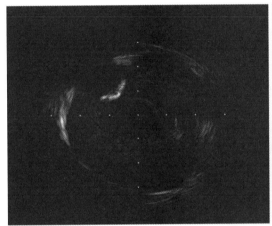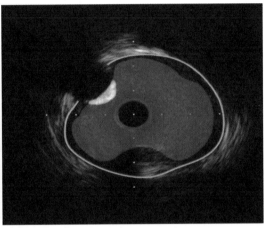

图 15-5　钙化小结

（四）血管正性重构

临床上主要应用 IVUS 评估冠状动脉重构。以距离病变最狭窄处 10mm 以内正常且无分支开口的血管为参考血管，测定近远端参考血管的外弹力膜横截面面积（EEM-CSA），计算冠状动脉重构指数（RI）。RI 为冠状动脉病变处 EEM CSA/ 近远端参考血管 EEM CSA 的平均值。通常定义为：RI>1.05，提示正性重构；RI<0.95，提示负性重构；0.95<RI<1.05，提示无重构。正性重构的发生多是血管内膜对斑块生长的反应，为减少斑块对血管管腔的侵犯而降低管腔的狭窄程度。但研究发现，正性重构却多与 ACS 相关。组织病理学与 VH-IVUS 相关研究证实冠状动脉正性重构部位的斑块富含脂质，这种斑块存在巨噬细胞及泡沫细胞广泛浸润，多表现为典型易损斑块。此外，由于斑块向外生长，导致一侧外膜被拉伸形成偏心斑块，如图 15-6。因此，正性重构部位一般存在的是不稳定斑块，其临床表现以 ACS 为主。

（五）斑块侵蚀

在临床应用中，IVUS 无法识别斑块侵蚀。只有 OCT 被成功用来确认斑块侵蚀。由于斑块侵蚀导致的 ACS 患者，在血流恢复后，如果罪犯病变为非阻塞性（<70%）病变，推荐药物非手术治疗为主；如是阻塞性病变，则考虑 PCI 治疗。

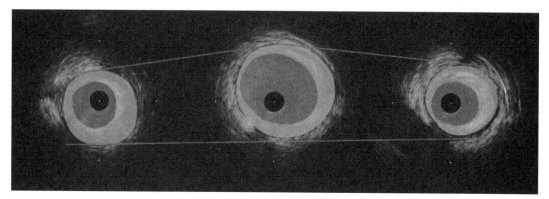

图 15-6 正性重构

四、IVUS 在急诊 PCI 中的应用意义

IVUS 在择期 PCI 手术中的应用价值已经得到广泛认可，但在急诊 PCI 术中应用相对较少。对于 AMI 患者指南多推荐直接行 PCI 治疗，以尽早开通罪犯血管，降低死亡率，改善远期预后，但 IVUS 对 ACS 相关病变形态的确认及围手术期策略指导仍有积极意义。一项来自日本 JMINUET 研究一共入组 2788 例患者，其中 IVUS 在急诊 PCI 的使用率高达 70%，结果显示，IVUS 相比造影指导 PCI 可以明显减少院内死亡（10.4% vs.5.1%）。

（一）识别斑块破裂及血栓

血管腔内血栓形成最常见原因是斑块破裂，其他则可能与斑块侵蚀、钙化小结等相关。斑块破裂在 IVUS 下可见斑块纤维帽连续性中断，斑块内部可有血流灌注，形成一空腔与管腔相通，伴漂浮的内膜片。研究发现急性 ST 段抬高型心肌梗死（ST-segment elevated myocardial infarction，STEMI）与急性非 ST 段抬高型心肌梗死（non-ST-segment elevation myocardial infarction，NSTEMI）斑块破裂检出率分别为 46% 与 29%，而 STEMI 患者更倾向于发生多发斑块破裂。对于斑块破裂的 ACS 患者多考虑支架置入，而临床操作中如果 IVUS 发现斑块破裂后遗留的管腔面积足够大，则可采取抗栓治疗手段，减少或延缓支架置入；斑块破裂伴血栓形成导致血管急性闭塞或管腔严重狭窄时则需积极处理。因分辨率的限制，IVUS 对血栓的识别往往不够准确，常见的多为分叶状突入管腔的团块，回声较低，部分存在透亮点状斑块，通过造影剂或盐水冲刷血流后则可更清楚显示血栓轮廓与表现，如图 15-7。

（二）冠状动脉自发夹层

冠状动脉自发夹层（spontaneous coronary artery dissection，SCAD）是 ACS 少见的原因之一，可能与动脉硬化、妊娠及围生期激素水平变化、结缔组织病、药物等因素相关，常见于年轻女性和心血管危险因素较少个体。冠状动脉造影见冠状动脉腔内出现内膜分离形成透亮的线样影或管腔直径突然出现落差形成"鼠尾样"表现，均应怀疑 SCAD。造影剂填充假腔且排空延迟，偶可见撕裂的内膜片在管腔内随血流摆动，而真腔受压迫变细甚至完全闭塞形成 ACS 事件。国内外指南均支持造影诊断不确定时使用腔内影像，IVUS 和

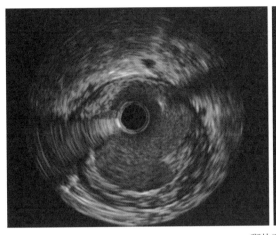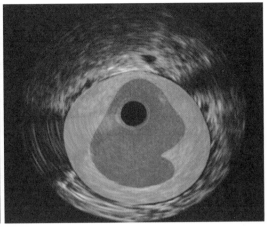

斑块破裂

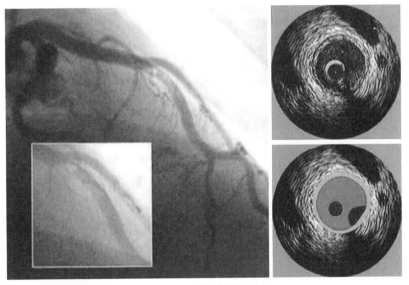

图 15-7　斑块破裂与血栓

OCT 都可以用来诊断自发夹层，但是更加推荐 IVUS，因为 IVUS 不需要造影剂冲洗，对于近端血管 IVUS 探测深度更深。SCAD 常需和冠状动脉痉挛相鉴别，对于需确诊 SCAD 者，术中 IVUS 能清楚显示冠状动脉壁和内腔结构，并分辨出孤立的呈新月状的组织斑块及其后的环形无回声区，还能够判断夹层沿血管纵向和横向撕裂的范围、程度及有无血栓，如图 15-8。

（三）筛选高危无复流病变

急诊 PCI 术后无复流发生率较高，导致再灌注治疗效果不佳，影响预后，而 IVUS 在预测支架术后无复流方面有较好临床价值。有研究认为 AMI 患者术后无复流与超声衰减斑块相关，衰减斑块的角度 >180° 或斑块长度 >5mm 时无复流现象增加。除此之外，病变处多发斑块破裂、支架术后组织脱垂等均有可能是无复流增加的危险因素。

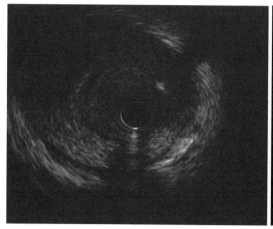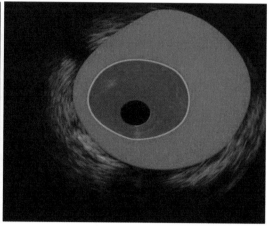

图 15-8　冠状动脉自发夹层

（四）其他应用

急诊 PCI 时使用 IVUS 还可优化支架置入（落脚点、支架尺寸）、评估支架膨胀不全及明确支架内血栓、边缘夹层及血肿等情况。对特殊病变中导丝在真假腔中行进有指引作用，指导术者在造影有盲区时及时发现术中并发症（夹层、血肿）。

（郭　宁　冯家豪）

第二节　光学相干断层成像技术

学习要点

1. ACS 罪犯病变的 OCT 图像特征。
2. OCT 在急诊 PCI 中的应用价值。

冠状动脉血栓形成是大多数 ACS 患者最终的致病环节。病理上，冠状动脉血栓形成是由三种主要的斑块形态引起：斑块破裂、斑块侵蚀和钙化结节。急诊 PCI 术中出现造影结果模糊不清、造影结果无法解释 ACS 心电图改变、多支病变罪犯血管无法确认等困难时，腔内影像学的应用能够精确的评估罪犯病变，并指导 PCI 治疗。冠脉造影是评估 ACS 患者血管狭窄程度的"金标准"，但是不能评估管腔内部结构。IVUS 可以用于评估斑块形态包括斑块负荷和血管重构，但其分辨率还不足以分辨出血管壁内细微的变化。OCT 分辨率为 $10\sim15\,\mu m$，可以显示动脉粥样硬化斑块的微观结构（如纤维帽、血栓、钙化等），因此 OCT 在精准识别 ACS 罪犯病变特征、优化和指导急诊 PCI 更具有优势。

一、OCT 概述

OCT 技术是一种应用近红外光干涉的成像技术，其原理是通过记录不同深度生物组织的反射光，由计算机构建出易于识别的血管图像。2001 年，第一台用于人体冠状动脉血管内成像的时域 OCT 面世。2005 年，第一代 M2 成像系统获批准进入我国，在哈尔滨医科大学附属第二医院率先开展。2010 年，第三代频域 OCT（frequency domain OCT，FD-OCT）系统采用频域成像技术使成像速度提高达 10 倍，横向分辨率和图像质量更高，使其在冠心病介入诊疗领域迅速推广。最新一代 ILUMEIN 和 ILUMEIN OPTIS 系统成像速度更快，并整合血流储备分数（fractional flow reserve，FFR）功能，同时具备形态学和功能学评估功能，扩展了 OCT 的应用指征。OCT 是目前分辨率最高的腔内影像学技术，应用中存在的主要问题是：穿透力有限，当斑块负荷过大时，影响对病变严重性的评估、血管外膜的识别和斑块负荷的测定；对左右冠状动脉开口病变的评价能力有限，但是与术者经验及临床操作有关。OCT 与 IVUS 的成像特点比较见表 15-1。

表 15-1　OCT 与 IVUS 成像特点比较

项目	OCT			IVUS
	时域 OCT	频域 OCT（C7-XR）	ILUMIEN/ILUMIEN OPTIS	
成像原理	近红外光	近红外光	近红外光	声波
轴向分辨率（μm）	15~20	12~15	12~15	100~150
横向分辨率（μm）	40	20	20	150~300
帧速（fps）	20	100	180	30
透射深度（mm）	1.0~2.0	1.0~2.0	1.0~2.0	4.0~8.0
扫描范围（mm）	8	10	10	8~10
回撤速度（mm/s）	1.0~3.0	10.0~25.0	18.0~36.0	0.5~20
阻断血流	需要	不需要	不需要	不需要
结合 FFR	无	无	有	无
三维重建	不能	能（后台处理）	能（后台实时处理）	能

注：OTC 为光学相干断层成像；IVUS 为血管内超声

二、OCT 在 PCI 中应用的指南推荐

2018 年，ESC 心肌血运重建指南推荐 OCT 应用于优化 PCI 治疗和诊断支架失败的潜在机制，推荐级别由 IIb 升级为 IIa。2019 年，欧洲心血管介入协会（EAPCI）发布冠状动脉腔内影像学在临床应用的专家共识，该共识制订了 OCT 在 ACS 和造影模糊病变中应用

流程（图 15-1），并明确了腔内影像学在 ACS 中的应用价值：① OCT 是目前检测血栓的金标准；②有助于明确 ACS 罪犯病变；③有助于明确 ACS 斑块的病因并指导个体化的治疗；④非 ST 段抬高型急性冠脉综合征（NSTE-ACS）血管造影不能明确病变时，应考虑应用腔内影像评估后指导治疗；⑤疑似 SCAD 血管造影不明确时，推荐腔内影像学评估（通常为 3 型和 4 型）；⑥急诊冠状动脉造影没有发现显著血管狭窄时，应考虑腔内影像学评估心外膜血管，明确冠状动脉非阻塞性心肌梗死的可能病因。

三、ACS 常见罪犯病变的 OCT 图像特征

研究表明，导致 ACS 的三个主要病理学机制是斑块破裂、斑块侵蚀及钙化结节。此外，SCAD、冠状动脉痉挛及冠状动脉栓塞等非动脉粥样硬化因素，也是导致 ACS 的少见原因。2013 年，Jia 等报道了 OCT 观察 ACS 罪犯病变的特点，并制订了罪犯病变的分类和诊断标准（图 15-9）。上述 ACS 常见病变的 OCT 图像特征如下。

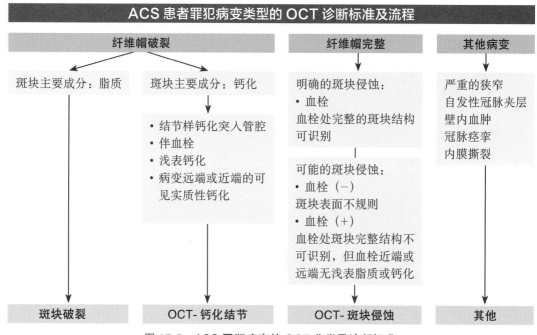

图 15-9　ACS 罪犯病变的 OCT 分类及诊断标准

1. 斑块破裂　表现为斑块纤维帽的连续性中断破裂后斑块内的空腔形成，以及伴有血栓形成（图 15-10A）。

2. 斑块侵蚀　根据斑块表面是否有血栓及其所覆盖斑块的能见度，将斑块侵蚀分为明确的OCT-斑块侵蚀和可能的OCT-斑块侵蚀。明确的OCT-斑块侵蚀的定义为纤维帽完整，未见斑块破裂，伴血栓形成，血栓下斑块结构可识别。可能的OCT-斑块侵蚀为纤维帽完整，罪犯病变无血栓形成，管腔表面不规则；病变处伴血栓形成，血栓处斑块结构不可识别，血栓近端或远端无浅表脂质和钙化（图 15-10B）。

3. 钙化结节　表现为结节样钙化突出到管腔内，伴纤维帽破裂，可伴血栓形成。主要

特征为结节样突出，浅表钙化，病变近端或远端常可见严重钙化（图 15-10C）。

　　4. SCAD　表现为由内膜 - 中膜的撕裂导致的双腔（真、假腔）或壁内血肿的形成（图 15-10D）。

　　5. 冠状动脉痉挛　表现为痉挛期中膜收缩增厚，内膜聚集隆起，管腔面积缩小，冠状动脉注射硝酸甘油后，上述现象消失，管腔恢复至痉挛前水平（图 15-10E）。

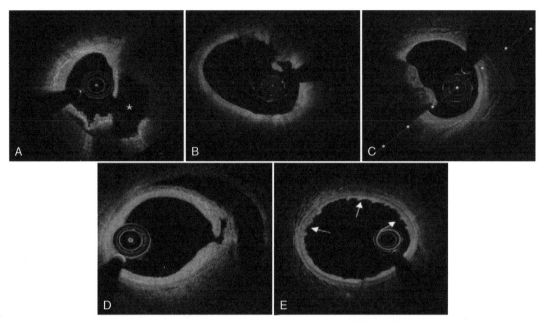

图 15-10　A. 斑块破裂；B. 斑块侵蚀；C. 钙化小结；D. 自发冠状动脉夹层；E. 冠状动脉痉挛

四、OCT 在急诊 PCI 中的应用

　　结合临床实践和新近指南的推荐，急诊 PCI 术中 OCT 的应用主要包括：识别 ACS 罪犯斑块并指导治疗、对冠状动脉造影模糊病变的识别、诊断支架内血栓形成的机制并指导治疗及冠状动脉非阻塞性心肌梗死的病因诊断。

（一）OCT 识别 ACS 罪犯斑块并指导治疗

　　当罪犯病变在血管造影不能明确时，OCT 通过识别血栓和破裂或侵蚀的斑块，可以明确 ACS 的罪犯病变。多项 OCT 相关研究显示在导致 ACS 的罪犯病变中斑块破裂占 50%，斑块侵蚀占 37%。

　　1. 斑块破裂　STEMI 大多数犯罪病变是斑块破裂伴急性血栓形成导致，罪犯病变管腔面积小，血栓负荷重，病变弥漫，且斑块负荷。回顾性研究发现，与斑块侵蚀相比，斑块破裂导致的 ACS 罪犯病变的 TCFA、脂质斑块及微通道更多，PCI 术后即刻出现无复流现象更常见。Niccoli 等前瞻性研究发现，与斑块侵蚀比较，斑块破裂导致的 ACS 患者 3 年随访期间 MACE（不稳定型心绞痛和靶血管再次血运重建）发生率更高，预后较差，故提出斑块破裂是不良临床事件的独立预测因子。该研究建议将 OCT 检测的 ACS 罪犯病变类型纳入 ACS 患者危险分层。在治疗上，大多数以斑块破裂为病理基础的 STEMI 患者，由于罪犯病变管腔面积小通常需要常规支架置入。

2. 斑块侵蚀　1994 年，Van 等通过对 20 例 AMI 患者的病理学检查首次发现血栓可在斑块纤维帽不破裂的情况下形成，这类斑块被称为侵蚀斑块。2013 年，Jia 等首次利用 OCT 观察 ACS 罪犯病变特点，对 ACS 的罪犯斑块进行分类和定义（图 15-9）。该定义与病理学研究取得了高度的一致性，从而证明了 OCT 诊断斑块侵蚀的优越性和可靠性。但我们仍然需要注意，OCT 的分辨率尚不足以识别内皮细胞的剥脱，诊断斑块侵蚀仍属于排除性的诊断。

（1）斑块侵蚀的临床特征：罪犯病变为斑块侵蚀的患者更常见于 NSTE-ACS。斑块侵蚀相关的因素包括：年龄 <50 岁、吸烟、无其他冠心病危险因素、单支血管病变、病变程度较轻、管腔大及分叉病变，其中分叉病变和吸烟是男性患者侵蚀性斑块最重要的相关因素，而在女性患者中，年龄 <50 岁是侵蚀性斑块最重要的预测因素。Sugiyama T 等对斑块侵蚀或斑块破裂引起的 ACS 非罪犯斑块 OCT 研究发现，相对于罪犯斑块破裂患者，罪犯斑块侵蚀患者的非罪犯斑块易损性较低，表现为更少的斑块破裂和巨噬细胞浸润。这些结果表明，斑块侵蚀导致的 ACS 患者的全血管易损程度更低，进一步说明斑块侵蚀和斑块破裂有不同的病理生理机制，在治疗上可能需要不同的处理策略。

（2）斑块侵蚀的治疗策略：斑块侵蚀通常有 3 个独特的形态学特征：血管结构完整、管腔较大、血栓负荷小（富含血小板的血栓为主）。临床上由斑块侵蚀导致的 ACS 患者，经溶栓或血栓抽吸后，若造影血管管腔无严重狭窄，对于血流动力学稳定，TIMI 血流 3 级，仅予以强化抗凝、抗血小板治疗，不予支架的置入，从而避免支架内血栓及再狭窄等并发症的发生，改善 ACS 患者的长期预后。

EROSION 研究是首个单中心、前瞻性概念验证研究，旨在证明斑块侵蚀引起的 ACS 患者在没有支架置入的情况下，抗栓治疗的可行性和安全性。405 例 ACS 患者中，有 103 例（25.4%）斑块侵蚀。60 例残余直径狭窄 <70% 且 TIMI 血流 3 级的斑块侵蚀患者，未置入支架继续进行抗栓治疗。该研究的 1 年随访结果则显示：与随访 1 个月时的结果相比，1 年时的平均残余血栓体积进一步下降，近 50%（46.9%）的患者在 1 年随访时残余血栓消失。大多数（92.5%）由斑块侵蚀引起的 ACS 患者在使用阿司匹林和替格瑞洛治疗后 1 年内没有发生重大不良心血管事件。近期 EROSION 研究的四年随访结果再次证实了斑块侵蚀导致的 ACS 不置入支架，单纯抗血小板治疗的安全性。

这些研究表明，对于斑块侵蚀导致的 ACS 患者，无置入支架的抗栓治疗可能是一种最佳选择。当然，ACS 新的治疗策略的长期安全性、有效性及临床预后需要更大规模的随机对照临床试验来证实。

（二）识别 ACS 造影模糊病变

冠状动脉造影模糊病变指冠脉造影中发现的造影剂分布不均一，血管腔边缘不清晰或管腔内毛玻璃样改变，并除外造影可明确的血栓、内膜撕裂或显著狭窄病变。研究发现，斑块破裂与白血栓是造影模糊病变的两个主要成因。此外，管腔局限性偏心钙化、血管迂曲成角也常引起模糊病变。因此，在某些特殊情况下冠脉造影识别 ACS 罪犯血管和罪犯病变存在困难，需要使用腔内影像技术来明确诊断和指导治疗。2019 年，（EAPCI）冠状动脉内影像学临床应用专家共识首次对 ACS 造影模糊病变的诊断制订了流程（图 15-1）。Koskinas K 等列举了临床实践中腔内影像学识别不同造影模糊病变（图 15-11）。

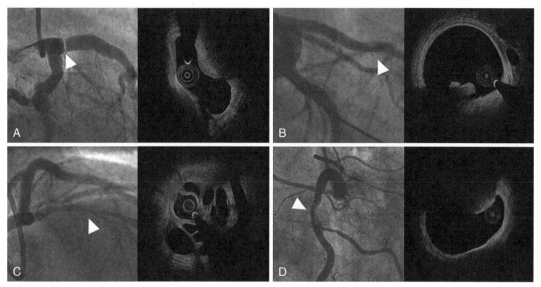

图 15-11　造影模糊病变的腔内影像特征

　　A. 前降支开口"皱褶"，OCT 提示显著的偏心性狭窄；B. 前降支中段模糊病变，OCT 提示纤维斑块处斑块侵蚀伴血栓；C. 前降支中段弥漫性模糊病变，OCT 提示机化血栓再通；D. 右冠中段模糊病变，OCT 提示钙化结节

（三）识别冠状动脉非阻塞性心肌梗死的病因

　　冠状动脉非阻塞性心肌梗死（myocardial infarction with non obstructive coronary arteries，MINOCA）是指心肌梗死合并非阻塞性冠脉疾病，是一种由多种病因引起的综合征，其特点是冠状动脉造影显示冠脉正常或仅有轻度异常（狭窄程度 <50%）。MINOCA 约占急性心肌梗死的 6%，可表现为 STEMI 或 NSTEMI。

　　MINOCA 由多种病因引起，包括心外膜血管病因和微血管病因（见表 15-2）。MINOCA 的病因诊断在临床实践中面临挑战。在诊断评估方法中，心脏磁共振和血管腔内影像检查是最重要的方法。OCT 具有高分辨率优势，是目前诊断冠状动脉粥样硬化相关病因(如斑块破裂、斑块侵蚀及钙化小结)和非动脉粥样硬化因素（如自发冠状动脉夹层）的重要手段。

表 15-2　冠状动脉非阻塞性心肌梗死常见的潜在病因

心外膜血管原因	微血管原因
斑块破裂或侵蚀	冠状动脉微血管痉挛
冠状动脉痉挛	心肌炎
自发冠状动脉夹层	Takotsubo 综合征
冠状动脉栓塞	微血管栓塞

1. 斑块破裂和侵蚀 是 MINOCA 的常见病因。鉴于 OCT 高分辨率的优势，OCT 在识别心外膜血管病因方面，尤其是斑块侵蚀的诊断更有优势。OCT 联合 CMR 的前瞻性研究结果显示：OCT 发现 35% 的 MINOCA 存在斑块破裂，30% 存在斑块侵蚀。针对女性 MINOCA 的多中心、前瞻性研究发现，经 OCT 证实心外膜血管明确或可能的罪犯病变占 46.2%，其中 40% 明确发生斑块破裂，3.4% 存在血栓不伴斑块破裂。上述研究证实，OCT 是明确 MINOCA 患者心外膜血管动脉粥样硬化病因的首选方法。

2. 自发冠状动脉夹层（SCAD） 导致 MINOCA 较少的病因。自发冠状动脉夹层在所有造影病例中的诊断率为 0.07%~0.2%，在 ACS 病例中为 4%。年轻女性的发病率较高。其病理特点主要表现为内膜撕裂和壁内血肿。CAG 是目前诊断和制订分型的重要工具。IVUS 和 OCT 可提供血管壁和冠状动脉腔的断层图像，在诊断冠脉自发夹层中具有重要价值。相比 CAG 和 IVUS，OCT 对组织识别的清晰度更高，能清晰识别血肿和内膜破口，是目前诊断的金标准。Paulo 的研究中，OCT 发现 67% 内膜破裂，而 IVUS 并未发现破口。由此可见，OCT 不仅可以发现壁内血肿，而且对内膜撕裂的诊断准确性更高。因此，OCT 通过精准识别内膜撕裂、壁内血肿及病变狭窄长度可以更好地指导自发冠状动脉夹层精准治疗。

（四）明确支架内血栓形成机制并指导治疗

药物洗脱支架内血栓形成的发生率为 0.5%~1%，一旦支架内血栓发生其死亡率高达 20%~25%。根据冠状动脉支架内血栓发生的时间分为早期支架内血栓形成（PCI 术后 24h~30d）、晚期支架内血栓形成（PCI 术后 30 天~1 年）及极晚期支架内血栓形成（PCI 术 1 年以后）。不同时期的支架内血栓有不同的预测因素，与患者的临床情况、病变的复杂性及支架等因素密切相关。

腔内影像学的应用可以准确检测支架内血栓，识别支架血栓发生的潜在机制并指导治疗。来自 3 个 OCT 的队列研究分析了支架置入后不同时期支架内血栓形成的发生机制，结果发现早期支架内血栓形成主要与支架贴壁不良、支架膨胀不良及支架边缘夹层有关，而晚期、极晚期支架内血栓形成主要与支架贴壁不良、新生动脉粥样硬化、支架梁未覆盖以及支架膨胀不良有关。2018 年，EAPCI 制订的冠状动脉内影像学临床应用专家共识，推荐在支架失败的病例中使用冠状动脉内影像学评价再狭窄和支架内血栓形成的机制，并强调 OCT 是目前评价支架内血栓形成机制的首选方法。

根据 OCT 明确的支架内血栓存在的不同机械性因素，采取不同的方法处理（图 15-12）：

（1）支架完整性缺失如支架断裂，或者因严重钙化或开口病变导致支架塌陷，充分预处理后应再次支架置入。

（2）支架边缘夹层导致血栓形成，需要置入支架覆盖夹层。

（3）支架内新生动脉粥样硬化斑块破裂，充分预处理后通常需要再次支架置入。

（4）支架膨胀不良或贴壁不良，使用非顺应性球囊高压扩张纠正。

（5）部分患者经 OCT 评估后不存在机械性支架血栓形成的因素，通过血栓抽吸和（或）球囊扩张恢复血流，强化抗血小板、抗凝治疗，避免再次支架置入；术后进一步评估患者双联抗血小板治疗的依从性和是否存在阿司匹林或氯吡格雷抵抗；抗血小板治疗上可选择替格瑞洛代替氯吡格雷，同时评估血栓和出血风险，延长双联抗血小板治疗疗程。

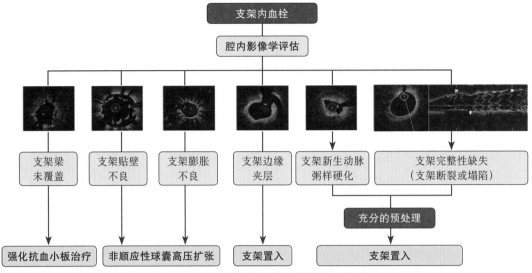

图 15-12　支架内血栓形成的处理策略

五、总结

目前 OCT 在 ACS 中已广泛应用，临床医师对 ACS 血栓形成的病理机制有了更深刻的理解，同时 OCT 指导 ACS 相关临床研究的深入开展，有助于推动 ACS 治疗的精准化和个体化，避免所有患者"一刀切"的治疗模式，从而改善 ACS 患者的临床预后。

（刘志江　石　蓓）

第16章 心源性休克急诊 PCI 策略与综合管理

学习要点

1. CS 的定义和诊断标准。
2. CS 急诊 PCI 的操作要点。
3. CS 的综合管理要点。

急性冠脉综合征（acute coronary syndrome，ACS）尤其是急性心肌梗死（acute myocardial infarction，AMI）的直接 PCI 策略已在多项大型随机临床试验中得到验证，然而，入院时已发生或濒临发生心源性休克（cardiogenic shock，CS）的 AMI 患者的治疗仍然存在争议和挑战，即使在这些患者中进行早期血运重建治疗，CS 的死亡率仍然很高。国内外心脏病学会已经发布了多部有关 AMI 和 CS 诊断和治疗的指南和共识，旨在为临床实践提供参考。由于 AMI 所致的 CS 发展迅速、救治时间窗窄、救治难度大、死亡率高，全面掌握 CS 的快速诊断、急诊处理决策及综合治疗策略显得尤为重要。尤其对于基层医院的医师，应尽早制订安全有效的再灌注治疗方案（即就地治疗或及时转运至上级医院），避免病情进一步恶化后进入两难选择的窘地。

第一节　心源性休克的诊断及评估

一、心源性休克的定义、诊断及鉴别诊断

CS 定义为：由于心脏的泵血功能受损，导致心脏不能将足够的血液输送到各组织器官，无法满足静息代谢需求，在血容量充足时存在终末器官缺氧和灌注不足的症状。急性心肌梗死相关心源性休克（AMI-CS）的诊断标准如下：

1. 低血压时间超过 30min　SBP<90mmHg 并超过 30min 和（或）需要使用儿茶酚胺类药物维持血压。

2. 症状和低灌注证据　终末器官灌注受损存在以下至少一项：神志改变、皮肤或肢端湿冷、少尿 <30ml/h、动脉血乳酸浓度 >2.0mmol/L 或左心室充盈压升高（肺淤血为主要表现）。

3. 心源性证据　左室泵衰竭 LVEF<40%（左室造影或心脏超声），右心功能不全，继

发于机械并发症（二尖瓣功能不全或脱垂、室间隔穿孔、游离壁穿孔）。

需同时满足以上 3 条标准方可确诊。

AMI-CS，需要与单纯性 CS 和混合性休克（其他原因的休克，例如血容量不足、感染）相鉴别；鉴别诊断基于病史、体格检查、心电图、超声心动图和实验室检查。对所有 AMI 患者应及时进行超声心动图检查，以快速区分诊断并排除机械并发症。左心功能不全是 CS 的标志，右心室较大、左心室较小提示肺栓塞的可能，心包积液提示心脏压塞可能，心脏容积缩小而功能正常需除外低血容量性休克。

二、心源性休克的分期及初始风险评估

心源性休克分期包括（表 16-1）：风险期、休克前期（代偿期）、休克典型期、休克恶化期、终末状态。在临床实践中，休克风险期或（代偿期）休克前期极容易被忽略，需要仔细观察反复评估，争取尽早控制，一旦进入恶化期则难以逆转。

临床实践中，早期风险分层对于识别休克高风险患者或代偿期患者非常实用。目前仅 IABP-SHOCK II 危险评分在内部和外部队列中被验证（表 16-2）。

表 16-1　心源性休克的分期、生物标记物和血流动力学评估

分期	描述	体格检查	生物标志物	血流动力学
风险期	当前未出现心源性休克症状或体征，但存在进展为心源性休克的风险。患者可能表现良好，体检及实验室检查结果正常	颈静脉搏动正常，肺部呼吸音清晰，肢体温暖且灌注良好（远段脉搏强劲、精神状态正常）	肾功能正常；乳酸正常	血压正常，血流动力学指标：心脏指数 ≥2.5L/(min·m²)、中心静脉压（CVP）<10cmH₂O、肺动脉血氧饱和度≥65%
休克前期（代偿期）	患者可能出现血压相对降低或心动过速，但无低灌注临床证据。体检可能出现轻度容量超负荷，实验室检查结果可能正常	颈静脉搏动增强，肺部啰音，肢体温暖且灌注良好（远段脉搏强劲、精神状态正常）	乳酸正常，轻微肾功能损害，BNP升高	收缩压<90mmHg 或平均压（MAP）<60mmHg 或较基线下降>30mmHg；脉搏≥100 次 / 分；心脏指数 ≥ 2.2L/(min·m²)；肺动脉血氧饱和度≥65%
典型期	患者表现为低灌注，为恢复灌注需给予除容量复苏外的其他干预如正性肌力药、升压药、ECMO 等机械支持，患者通常表现为血压相对降低，其中大多数表现为典型的休克症状	可能包括下列任何一项：一般状态不佳；皮肤苍白斑驳晦暗；容量超负荷；大范围啰音；Killip III～IV 级；需进行双水平正压通气或机械通气；皮肤湿冷；精神状态急剧改变；尿量<30ml/h	可能包括以下任意一项：乳酸≥2mmol/L；肌酐正常上限 2 倍以上或 eGFR 下降>50%；肝功能指标升高；BNP升高	可能包括以下任意一项：收缩压<90mmHg 或平均压（MAP）<60mmHg 或较基线下降>30mmHg 且需要接受药物或器械治疗以达到靶目标；心脏指数<2.2L/(min·m²)；PCWP>15cmH2O；右房压/PCWP ≥ 0.8；肺动脉灌注指数<1.85；心脏输出功率<0.6

（续表）

分期	描述	体格检查	生物标志物	血流动力学
恶化期	患者接受了系列治疗但病情仍未稳定趋于恶化，需进一步治疗；患者进行了适当治疗且在 30min 后仍对低血压或器官灌注不足治疗无反应	同典型期	满足典型期的任何一项且出现恶化	满足典型期的任何一项，且需要多种升压药物或者机械循环辅助装置以维持灌注
终末期	患者出现循环衰竭，在进行心肺复苏时出现顽固性心搏骤停，或正在接受多种同时进行的急性干预措施，包括 ECMO 辅助的心肺复苏	脉搏几乎消失，心脏衰竭，机械通气，使用除颤仪	心肺复苏，pH<7.2，乳酸≥ 5mmol/L	停止复苏无收缩压，无脉性电活动后难治性室性心动过速、心室颤动，最大强度治疗下仍表现为低血压

表 16-2　IABP-SHOCK Ⅱ 危险评分

参数	分数
年龄 >73 岁	1
脑卒中史	2
血糖 >191mg/dL （>10.6mmol/L）	1
肌酐 >1.5mg/dL （>132.6μmol/L）	1
动脉血乳酸 >5mmol/L	2
PCI 后 TIMI 血流 <3 级	2
风险分层	
低	0~2 分
中	3~4 分
高	5~9 分

　　低、中、高风险患者的 30d 死亡率分别为 20%~30%、40%~60% 和 70%~90%，这种评分的应用有助于患者选择更合适的治疗方法。但是，尚未证明使用 CS 风险评分对患者预后的影响，当前所有风险评分仅用于风险分层。

第二节　心源性休克的早期血运重建及综合治疗

一、心源性休克患者早期血运重建治疗推荐

　　欧洲心脏病学会对 CS 早期血运重建及其综合治疗策略的推荐路径（图 16-1）。

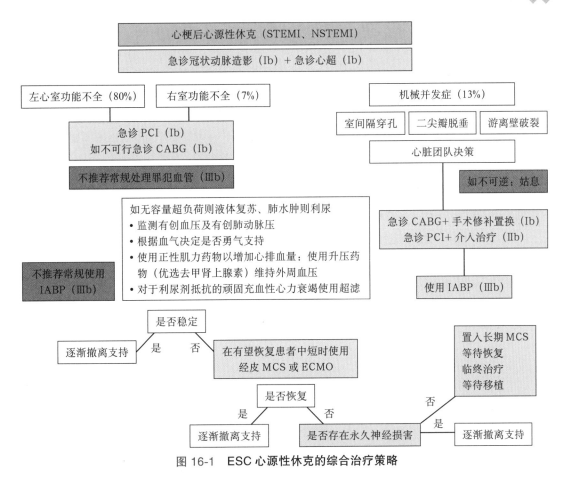

图 16-1　ESC 心源性休克的综合治疗策略

（一）是否行早期血运重建

早期血运重建是 AMI-CS 最重要的治疗方法。SHOCK 研究是首次在 CS 患者中进行的大型随机对照试验，证实了早期侵入性策略和随后的血运重建可使 CS 患者获益。SHOCK 研究长期随访结果表明，与单纯药物治疗相比，早期血运重建可显著降低 AMI-CS 患者 6 个月、1 年和 6 年病死率。早期血运重建是目前唯一被证明可以降低 AMI-CS 患者病死率的治疗措施。再灌注时间至关重要，因此应尽可能地减少 CS 患者的缺血时间。

中国《急性 ST 段抬高型心肌梗死诊断和治疗指南（2019）》推荐如下。

1. 经救护车收治且入院前已确诊为急性 ST 段抬高型心肌梗死（ST-segment elevation myocardial infarction，STEMI）的患者，若 120min 内能转运至 PCI 中心并完成直接 PCI 治疗 [（首次医疗接触（first medical contact，FMC）至导丝通过时间 <120min)]，则应首选直接 PCI 治疗，相关 PCI 中心应在患者到达医院前尽快启动心导管室，并尽可能绕过急诊室直接将患者送入心导管室行直接 PCI。

2. 若 120min 内不能转运至 PCI 中心完成再灌注治疗，最好在救护车上开始溶栓治疗，院前溶栓后具备条件时应直接转运至具有直接 PCI 能力的医院，根据溶栓结果进行后续处理。

3. 若患者就诊于无直接 PCI 条件的医院，如能在 FMC 后 120min 内转运至 PCI 中心并完成再灌注治疗，则应将患者转运至可行 PCI 的医院实施直接 PCI，且患者应在就诊后

30min 内转出。

4．若 FMC 至导丝通过时间 >120min，则应在 FMC 后 30min 内开始溶栓。

5．患者自行就诊于可行直接 PCI 的医院，应在 FMC 后 90min 内完成直接 PCI 治疗。

再灌注治疗时间窗内，发病 <3h 的 STEMI 患者，直接 PCI 与溶栓同效；发病 3～12h，直接 PCI 优于溶栓治疗，优选直接 PCI。接受溶栓治疗的患者应在溶栓后 60～90min 评估溶栓有效性，溶栓失败的患者应立即行紧急补救 PCI；溶栓成功患者应在溶栓 2～24h 常规行冠状动脉造影，根据病变特点决定是否干预。根据我国国情，也可请有资质的医师到有 PCI 设备的医院行直接 PCI（时间 <120min）。

（二）选择 PCI 或 CABG

目前尚无比较 PCI 和 CABG 疗效的随机对照研究，有限的观察数据显示，两者似乎对 CS 患者的死亡结局的影响无显著差别。SHOCK 研究中接受 PCI 和 CABG 的比例分别为 63% 和 37%，两者 30 天、1 年及 6 年病死率相似。虽然 ACC/AHA 和 ESC 指南均推荐根据冠脉解剖选择血运重建方式，但由于急诊 CABG 手术的复杂性、高手术风险和不良的临床可行性，我们的经验是仅在冠状动脉介入治疗不能启动或解剖结构不适合 PCI 术时才考虑行急诊 CABG。

（三）罪犯血管处理的基本原则

包括气管插管和机械通气的患者在内，经桡动脉入路应是首选入路，可有效减少出血。PCI 时推荐使用新一代药物洗脱支架；PCI 期间应考虑应用腔内影像检查（血管内超声或光学相干断层成像技术）进行手术优化。AMI 并发多支血管病变并且血管造影结果不能识别出罪犯血管，或者当血管造影结果与心电图和超声心动图检查结果不一致时，腔内影像学检查能协助指导治疗策略。当冠状动脉血栓负荷较大时，考虑先进行血栓抽吸；直接 PCI 容易导致血液流动缓慢或无复流，因此应避免支架过度后扩张。冠状动脉内注射替罗非班、钙通道阻滞剂、硝酸甘油、硝普钠或腺苷等药物可帮助预防或减少慢血流或无复流的发生。主动脉内球囊反搏（intra-aortic balloon counter-pulsation，IABP）有助于稳定严重无复流及严重机械并发症患者的血流动力学。

（四）是否同时完全血运重建

AMI-CS 患者多存在冠状动脉多支血管病变，目前欧洲指南给予了可操作性比较强的决策路径（图 16-2），注册研究显示，急诊 PCI 术中同时处理多支血管较仅开通罪犯血管的死亡率高。CULPRIT-SHOCK 试验时迄今为止 AMI 合并 CS 患者样本量最大的随机对照试验，证实了仅开通罪犯血管组与同期多支血管完全血运重建组相比，30 天全因病死率和肾衰竭风险更低，而两组间的心肌再梗死发生率、心力衰竭再住院率、出血事件及脑卒中发生率均无统计学差异；随访 1 年显示，仅开通罪犯血管患者的复合终点持续降低。由于 AMI-CS 患者对手术耐受性较差，尽量缩短手术时程也是需要考量的方面。因此，我们在临床实践中，针对绝大多数 CS 患者的 PCI 治疗建议仅开通罪犯血管，对于非靶病变推荐择期血运重建治疗。但是在特定情况下，如非罪犯血管的远段血流较差或存在多个罪犯血管时，也可即刻开通多支血管。对于此类高危患者不必过分强调完全血运重建的必要性，

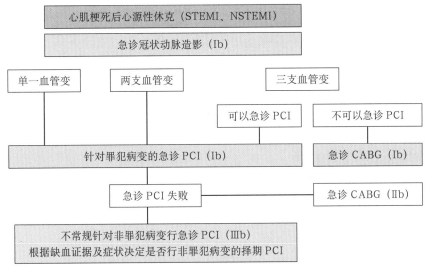

图 16-2　急性心肌梗死合并心源性休克的血运重建策略流程

而是全面评估血管病变的解剖学特点、评估非靶病变对缺血及血流动力学的影响、PCI 预期成功率和操作时长、患者状态及对手术的耐受性，综合判断谨慎决定是否对非罪犯血管实施 PCI。

二、心源性休克患者的综合治疗

（一）监护措施

CS 患者均应进行心脏单元监护，以期尽早发现即将发生的血流动力学改变，寻找血流动力学不稳定原因，监测患者对治疗的反应，并确定是否需要进行机械循环辅助装置（mechanical circulatory support, MCS）等更高级别的支持治疗。如果患者需要进行通气辅助，还需根据麻醉及人工通气指南进行额外监测；在使用 MCS 的情况下，同样需要进行额外监测，如活化凝血时间（ACT）等；患者还可通过 Swan-Ganz 导管检测心排血量，或有助于对 CS 或混合性休克的病因进行鉴别。ESC 指南对于 CS 患者综合监测给予了详细的推荐建议，见表 16-3。

（二）药物治疗

1. 围手术期抗血小板治疗　及时有效的抗血栓治疗可以改善患者的预后和生存率。在具有 ACS 高风险的患者中，尤其是在 CS 患者中，以最小的风险进行有效的血小板抑制和抗凝治疗尤为重要。

（1）阿司匹林：口服 300mg 负荷剂量。

（2）P2Y12 受体抑制剂：没有大出血危险时，应使用普拉格雷和替格瑞洛。氯吡格雷应用于高出血风险的 CS 患者（例如颅内出血、近期胃肠道出血或需要抗凝治疗的患者）。口服 P2Y12 受体抑制剂起效前应考虑胃肠外抗血栓治疗。

（3）血小板糖蛋白 IIb/IIIa 受体抑制剂（GPI）：GPI 可改善接受 PCI 治疗的 AMI 合并 CS 患者的预后。在等待口服 P2Y12 受体抑制剂生效之前，可以使用 GPI 的桥接疗法来使

表 16-3　心源性休克患者的重症监护室监测参数

监测参数	频率	使用建议
非侵入性监测		
心电、血氧、呼吸监测	持续	用于高危心律失常、左心衰竭和（或）肺淤血患者
被动下肢抬高体位	每 4h	血压上升 >10mmHg 提示容量不足
侵入性监测		
动脉血压监测	持续	维持直至血流动力学稳定 12~24h
中心静脉压监测	持续	评估容量负荷状态
中心静脉氧合状态	每 4h	评估心排血量
导尿监测尿量	每 1h	尿量及血肌酐监测评估肾灌注及急性肾损伤
肺动脉导管心排血量监测	选择性	考虑在对初始治疗无反应的患者中使用 排除可能的错误诊断及治疗
实验室检查		
血常规	每 12~24h	在高出血风险或活动性出血患者中可更频繁
电解质	每 6~12h	频率根据肾功能情况及电解质紊乱情况调整
血肌酐	每 12~24h	尿量及血肌酐监测评估肾灌注及急性肾损伤
肝功能	每日	监测可能的肝淤血或低灌注性肝功能不全
乳酸	每 1~4h	乳酸清除速度是外周组织灌注情况的标志 乳酸持续升高提示高死亡率
凝血功能	抗凝治疗者每 4~6h，非抗凝治疗者每日	调整药物剂量及频率，使用机械辅助装置检测 ACT

患者获得充分的保护。但是，GPI 的使用会增加出血的风险。

（4）肝素：肝素是 CS 患者在 PCI 之前、手术期间及 PCI 之后继续抗凝治疗的首选。70~100U/kg 的普通肝素可用作 PCI 的标准抗凝剂，如果计划联合使用 GPI，则应考虑使用较低剂量的普通肝素（50~70U/kg）。

2. 急性期的血管活性药物治疗　对维持血流动力学状态至关重要。可根据情况进行镇痛、镇静治疗，如使用镇静剂（如苯二氮䓬类）和静脉阿片类药物（如吗啡）。休克患者应避免或限制使用 β 受体阻滞剂和肾素 - 血管紧张素抑制剂。这些药物和醛固酮受体拮抗剂可以在休克缓解后逐渐开始。虽然低血容量在 AMI-CS 患者中并不常见，但当右心室梗死伴休克需要积极进行液体复苏时，应评估左室充盈压。另外，超过 90% 的 CS 患者可使用正性肌力药物和（或）血管活性药物（多巴胺、去甲肾上腺素）治疗，以增加心排血量，维持足够的血压，但应尽可能缩短儿茶酚胺类药物的使用时长及总量，根据 Optima-CC 试验的结果，ESC 指南推荐在血压较低且灌注不足的情况下，将去甲肾上腺素作为首选的血管收缩剂。

（三）CS 患者的器械辅助治疗

在心力衰竭和（或）CS 患者中，氧合和气道保护至关重要。在这些患者中，通常需要进行气管插管、机械通气以及机械循环支持（MCS），目前的 MCS 包括 IABP、静脉 -

动脉体外膜氧合（veno-arterial extracorporeal membrane oxygenation，VA-ECMO）、Impella 系统及 TandemHeart 系统。左心衰竭为主的患者选择 IABP、Impella、Tandem Heart 经皮左室辅助装置。VA-ECMO 可提供全身循环支持，特别是伴随难治性呼吸衰竭者优先选用。

（四）CS 患者重要脏器功能的支持治疗

呼吸支持是 CS 合并呼吸衰竭的患者基本治疗措施。所有 CS 患者给予高流量吸氧，动脉氧分压（PaO_2）<60mmHg，和（或）氧饱和度（SaO_2）<90%，和（或）二氧化碳分压（$PaCO_2$）>50mmHg，或同时合并酸中毒时，建议及时采用机械通气治疗；对于意识障碍和无创通气不能纠正的低氧血症，应及时有创通气治疗。高龄、低左室射血分数和机械通气是 CS 患者发生急性肾功能损伤的危险因素，部分患者可能需要尽早启动床旁持续性肾脏替代治疗（CRRT）。

（五）存活 CS 患者的长期管理与治疗

CS 改善后，根据心脏功能、心肌存活数及有无禁忌证，评价进一步血运重建的必要性；合并室壁瘤患者评估外科切除术或经皮隔离术的必要性；对发生过晕厥和 LVEF≤35% 的 CS 患者，应该在 AMI 后 40d 评价置入 ICD 的指征；对于规范药物治疗后 LVEF≤35% 的 CS 患者，应该评价 QRS 波形态及宽度，评价置入 CRT 的指征。对于所有 CS 患者，按照相应指南应用 β 受体阻滞剂、ACEI/ARB、醛固酮受体拮抗剂、他汀类、抗血小板等药物。

（张书宁 范 凡）

第17章 冠状动脉介入相关并发症与实战病例

学习要点

1. 无复流的原因及处理方案。
2. 冠状动脉闭塞的原因及预防。
3. 冠状动脉痉挛的处理。
4. 冠状动脉穿孔的原因及处理。
5. 早期支架内血栓的识别及紧急处理。

第一节　冠状动脉无复流与慢血流

无复流（no-reflow）指冠状动脉介入治疗中，冠状动脉原狭窄或闭塞病变处经球囊扩张或支架置入后，冠状动脉造影血流明显减慢（TIMI 0~1 级），心肌组织无灌注的现象；若血流为 TIMI 2 级，则称为慢血流（slow-flow）。无复流和慢血流的诊断必须排除冠状动脉夹层、血栓形成、血管痉挛或严重的残余狭窄所导致的血流障碍。

无复流现象是冠脉介入治疗中的常见并发症，发生率为 3%~6%，尤其在急性冠脉综合征患者的急诊 PCI 中更为常见，可达 10%~20%。无复流发生后，多数患者即刻出现胸痛、心率减慢、心电图相应导联 ST 段抬高，严重者可因心肌缺血而导致低血压、休克、完全房室阻滞和（或）心室颤动，甚至发生循环崩溃而死亡。

一、无复流或慢血流现象的病理机制

无复流现象是一个复杂和多因素参与的病理生理过程，其确切机制尚未阐明，可能机制包括以下 4 点。

1. 微循环栓塞　微循环栓塞是无复流发生的重要机制之一。在介入治疗过程中，球囊和支架的机械性扩张可导致动脉粥样斑块破裂，由脂质基质、内皮细胞和血小板、血栓组成的斑块碎屑引起微血管的机械性阻塞，造成微血管缺血和损伤。研究表明，当有 50% 以上冠状动脉毛细血管堵塞后，心肌血流不可逆地降低，造成无复流。

2. 缺血性损伤　心肌缺血时间和面积是无复流发生的重要预测因子。冠状动脉长时间（≥90min）缺血后可出现内皮功能障碍，形态学上表现为内皮细胞肿胀并向微血管内突出，

可能导致微血管管腔闭塞；另外，心肌缺血导致的心肌细胞间质性水肿可能造成微血管受压，进一步加重微循环缺血，导致无复流的发生。

3. 再灌注损伤　再灌注损伤促使无复流发生的过程非常复杂，中性粒细胞、血小板和内皮细胞及其分泌的炎症介质扮演着重要角色。

4. 神经体液因素　球囊扩张等导致的血流中断、支架牵拉等对血管壁的刺激、再通后的灌注压上升及冠状动脉急性闭塞等均可刺激心脏交感神经反射，包括肾上腺 α 受体与肾素 - 血管紧张素 - 醛固酮（RAAS）系统等共同作用导致冠状动脉发生痉挛，在一定程度上加重无复流的发生。

二、危险因素

导致无复流发生的主要危险因素包括心肌梗死范围与时间、高血压与糖尿病等临床危险因素及临床操作技术相关因素等（表 17-1）。

表 17-1　冠状动脉无复流的危险因素

心肌梗死范围及时间	临床危险因素	冠状动脉病变及介入治疗技术相关
心肌梗死的范围是影响冠状动脉无复流的重要因素之一，罪犯血管所供应的心肌区域越大术后发生无复流的可能性就越高	吸烟 高血压 糖尿病 高脂血症	血栓性病变 斑块负荷过重 反复多次预扩张 高压后扩张 支架选择过大等

三、急诊 PCI 术中无复流或慢血流的诊断方法

多项检查技术均可用于无复流的诊断。表 17-2 列举了无复流的诊断技术。

冠状动脉造影（coronary arteriography，CAG）　急诊 PCI 中 CAG 及基于 CAG 的影像学分析，更简单实用，可以说是急性心肌梗死再灌注治疗疗效评判的"金标准"，可直观地显示冠状动脉内的血流情况，直接或间接反映心肌组织灌注水平，目前常用的 TIMI 血流分级（0~3 级）可简单实用且直接地评价冠状动脉血流速度。但 CAG 评价无复流也有一定局限性，其无法判断远端微血管的血流和心肌血流灌注情况。基于 CAG 校正的 TIMI 帧数计数（corrected TIMI frame count，CTFC）是评估冠状动脉血流速度的更加精确的定量方法。与经典的 TIMI 血流分级相比，CTFC 可从冠状动脉微循环水平进一步量化评估无复流程度，低水平 CTFC 患者较高水平者的心脏功能恢复明显提高，且并发症发生率降低。目前的研究观点认为，梗死相关冠状动脉开通后，若出现 TIMI 血流 ≤ 2 级、CTFC<40 则诊断为心肌无复流。

表 17-2　无复流现象的诊断方法

心肌梗死无复流	表现特征
12 导联常规心电图	持续 ST 段抬高
冠状动脉造影	TIMI 血流 <3 级，可疑
双核素心肌灌注显像	摄取／灌注不匹配
^{99}Tc-MIBI 心肌显像	心肌无复流区
心肌声学造影	心肌无复流区
磁共振成像	心肌无复流区
正电子发射断层显像	心肌无复流区
冠状动脉内多普勒血流	收缩早期逆向血流
血管造影无复流	
冠状动脉造影	TIMI 血流 <3 级
超选择冠状动脉造影	检查远端血管的完整性
冠状动脉远端压力测定	无明显的压力阶差
冠状动脉内多普勒血流	收缩早期逆向血流

四、无复流现象的预防和处理

1. **预防**　无复流或慢血流的处理原则是预防重于治疗，发生后根据病因（图 17-1）积极处理。主要措施包括：①急诊 PCI 前规范使用抗栓药物，如标准负荷剂量阿司匹林、替格瑞洛或氯吡格雷，明确诊断后尽早开始抗凝治疗，CAG 显示较大血栓负荷时尽早开始使用血小板糖蛋白 Ⅱb/Ⅲa 受体拮抗剂（platelet glyceprotein Ⅱb/Ⅲa receptor inhibitor,GPI）、血管扩张剂等；② CAG 显示血栓病变时，尽可能使用血栓抽吸导管或机械抽吸装置减轻血栓负荷，冠状动脉斑块旋磨或对静脉桥血管介入治疗时，应用远端保护装置，能降低无复流发生率，部分病变可直接置入支架，并酌情后扩张；③急性心肌梗死伴心源性休克时，尽早使用药物和循环支持措施维持血流动力学稳定，保持足够的冠状动脉灌注压。

提前预判并积极处理非常重要。在支架置入或者后扩张前，先给予硝普钠、维拉帕米或 GPI 等药物预处理后，再继续进行操作，可显著减少无复流的发生率。

2. **治疗**　由于无复流现象是多种临床因素综合作用的结果，故目前尚无单一有效的治疗方法。急诊 PCI 中，一旦发生无复流或慢血流，首先要排除机械性梗阻，如指引导管嵌顿、冠状动脉痉挛、夹层、气栓、血栓等；其次要维持血压、心率稳定，保证有效的灌注压；同时向冠脉内注射多种药物。具体如下。

（1）生命支持：即维持心率、血压保证有效的灌注压。对于血流动力学不稳定的无复流患者，可给予血管活性药物，常用的有间羟胺（0.5～1mg 静脉注射）、去甲肾上腺素静脉泵入或多巴胺静脉注射或持续泵入等；同时可置入主动脉内球囊反搏（intra-aortic balloon pump, IABP），可增加冠状动脉微循环的灌注，缓解心肌缺血和促进血流动力学

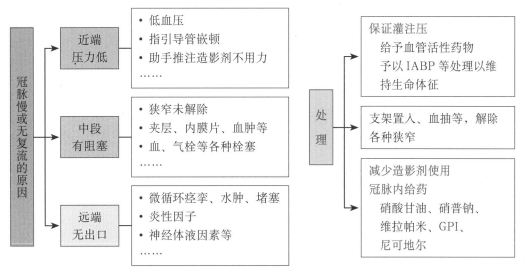

图 17-1　无复流及慢血流的原因及处理流程

稳定。

（2）冠状动脉内给药

1）冠状动脉内药物注射途径：一般常规选择经指引导管内注射（有前向血流时），但由于选择性较差，不易将所有药物注射进病变血管内，且常常容易影响血压，因此最有效方法是通过微导管、血栓抽吸导管或者刺破球囊置于靶病变远端，由远及近缓慢注射给药，该方式起效快，效果更理想。

2）冠状动脉内注射扩张血管药物：常用药物有硝普钠、硝酸甘油和维拉帕米，每次 $100\sim200\mu g$，可重复使用，或腺苷（右冠状动脉内 $20\sim100\mu g$、左冠状动脉内 $20\sim200\mu g$，从小剂量逐步递增）。其中硝普钠最为常用且效果好。

3）尼可地尔：尼可地尔是由 ATP 敏感性钾通道开放剂和硝酸烟酰胺组成的混合药物，具有血管扩张作用并抑制自由基生成和调节中性粒细胞激活，可保持微循环的完整性和心肌生存力，从而提高心梗患者 PCI 术后的心脏功能和临床结局。具体用法：术中冠状动脉内注射 $1\sim3mg$，之后按 $6mg/h$ 静脉泵入维持 24h。

4）血小板膜糖蛋白 GP IIb/IIIa 受体拮抗剂：GP IIb/IIIa 血小板抑制剂如替罗非班、依替巴肽是效果最肯定的预防无复流的药物，该药具有强大的抗血小板聚集作用。一般血栓负荷重时即可预防用药，又可在无复流发生后冠状动脉内给药，但 GP IIb/IIIa 受体拮抗剂的出血风险在临床中不应被忽略。

5）山莨菪碱（654-2）：PCI 中，球囊扩张、支架置入可以使冠状动脉血管扩张，再灌注压升高，对血管壁产生牵拉刺激，兴奋冠状动脉迷走神经，使其释放乙酰胆碱，可以直接使冠状动脉痉挛，尤其是微血管痉挛，导致无复流。山莨菪碱为 M 型胆碱酯酶抑制剂，抑制乙酰胆碱与突触后膜 M 型受体结合，缓解微血管痉挛。研究表明，冠状动脉内注射山莨菪碱（一次 $500\mu g$）可增加冠状动脉血流，改善心肌灌注，有效逆转冠状动脉无复流现象。

6）加速血栓或栓塞物的清除：可将微导管沿导引导丝推送至血管远端或通过指引导管加压注入动脉血或生理盐水，帮助清除血栓及微血管的栓塞物（如斑块碎屑）。

需要注意的是，一旦发生无复流，切忌反复进行冠状动脉造影，因对比剂十分黏稠，可加重无复流或慢血流。

综上，冠状动脉无复流是急性心肌梗死再灌注治疗后最常见的不良事件之一，对于患者的近期和远期预后均具有显著的不良影响。虽然目前诊断手段繁多，但 CAG 仍是急诊 PCI 时治疗疗效评判的"金标准"。争取尽早开通梗死相关冠状动脉的同时也应当积极预防无复流的发生。一旦在急诊 PCI 中出现无复流，应当及时积极治疗，从而进一步提高急性心肌梗死患者的救治成功率及远期预后。

（六）实战病例

病例 1：男性，51 岁。活动后胸痛，CAG 提示 LAD 中段脂质斑块（图 17-2）。

病例 2：男性，80 岁。胸痛 11h 入院，查体：心率 110 次 / 分、血压 130/72mmHg，肌钙蛋白 I 6.25ng/ml。心电图提示：急性广泛前壁心肌梗死。此类患者心肌梗死时间较长，大量微循环丢失，术中发生无复流风险高（图 17-3）。

病例 3：男性，75 岁。胸痛 5d 入院，hs-TnT 1200ng/ml。心电图：窦性心动过缓。急诊造影见图 17-4。

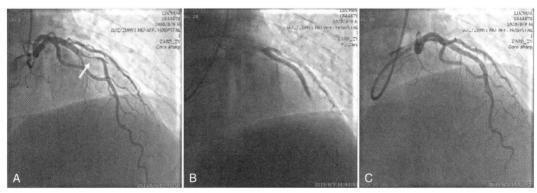

图 17-2 脂质斑块易致微循环栓塞

A. 病变局部脂质斑块；B. 置入 3.5mm×28mm 支架后出现无复流，患者胸痛剧烈，沿导丝导入血栓抽吸导管给予硝普钠后行选择性造影，仍为慢血流，再次反复给予硝普钠、维拉帕米、硝酸甘油及替罗非班；C. 最后结果恢复 TIMI 3 级血流

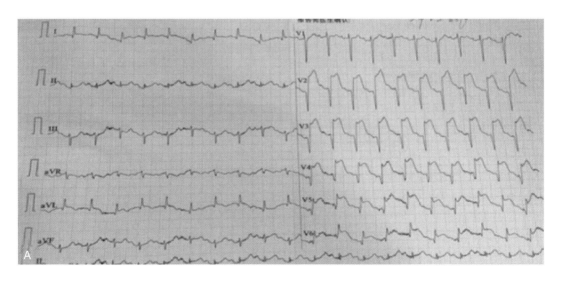

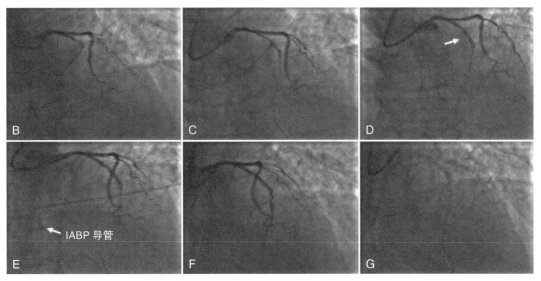

图 17-3　缺血时间长致微循环丢失

A. 心电图提示急性广泛前壁心肌梗死；B. 开通血管后回撤球囊造影，提示无复流，局部狭窄重；C. 置入支架解除狭窄后，仍为无复流，此时患者血流动力学不稳定，出现气促，血压降低；D. 使用药物维持生命体征、置入 IABP 并刺破球囊给药（硝普钠、维拉帕米、替罗非班、尼可地尔）等。E、F. 为最后结果（仍为"挤牛奶"现象），考虑与心梗时间长、微循环大量丢失，即严重微血管功能障碍；G. 多个心动周期后可见远端血管床。IABP 支持 3d，最终患者存活

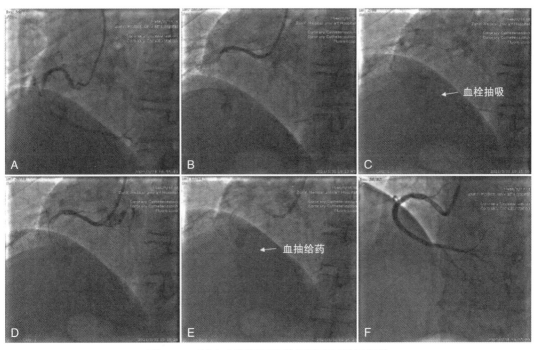

图 17-4　过窗心肌梗死斑块不稳定易致无复流

A. 右冠状动脉中段次全闭塞；B. 球囊扩张后无复流；C. 为血栓抽吸抽出大量脂质泡沫和少量血栓，但血流仍未恢复；D. 置入 4.0mm×32mm 支架解除狭窄（不排除局部狭窄未解除）后仍无血流；E. 血栓抽吸给药（硝普钠、替罗非班）血流恢复后，再予直径 4.0mm 球囊后扩张；F. 最后结果 TIMI 血流 3 级，支架完全覆盖病变

（陈攀科　赵然尊）

第二节　冠状动脉急性闭塞、痉挛

一、概念

急性冠状动脉闭塞是冠状动脉介入术中和术后早期的主要致死性并发症之一，通常是指 CAG 或 PCI 围术期靶血管或非靶血管出现持续新发严重血流减少（TIMI 0 或 1 级）或完全闭塞。常需行紧急补救性治疗策略（包括冠脉旁路移植术），或导致心肌梗死甚至死亡，其发生率在 2%~11%，在多支血管病变患者中明显升高。急诊 PCI 术中和术后的急性冠状动脉闭塞则通常是在已经开通梗死相关血管恢复血流灌注后再次出现靶血管突然闭塞导致血流灌注降低或消失，也可见于同期干预非梗死相关血管时发生的急性闭塞，常常是由 PCI 技术操作所导致，偶由 CAG 时导管损伤引起。

二、急性冠状动脉闭塞的发生机制、危险因素与分类

1. 急性冠状动脉闭塞的发生机制　包括冠状动脉夹层、血栓形成、冠状动脉痉挛、冠状动脉及微循环栓塞。某些临床危险因素、冠状动脉解剖因素和介入操作技术相关因素会增加急性冠状动脉闭塞发生的危险性，预先识别和及时采取相应的预防措施有助于预测和降低冠状动脉急性闭塞的发生率。

2. 分类及危险因素　PCI 相关的急性冠脉闭塞包括术中和术后急性闭塞。结合相关研究结果和个人的经验，表 17-3 总结了急诊 PCI 术中、术后发生急性冠状动脉闭塞的危险因素。

表 17-3　冠状动脉急性闭塞的危险因素

临床高危因素	冠脉解剖因素	介入操作相关因素（主要因素）
• 糖尿病 • 高龄（>60 岁） • 女性 • ACS • CABG • 术前未正规抗血小板治疗等	• 冠脉迂曲、病变成角 >45° • 弥漫性多支病变与长病变 • 斑块负荷重 • 血栓病变、溃疡性病变 • 严重内膜钙化病变 • 累及开口的分叉病变等	• 造影导管与指引导管（包括技术不熟练、操作粗暴、导管选择不当、不同轴等）损伤冠状动脉开口及近段 • 导丝进入夹层 • 高压扩张、反复多次扩张，后扩张球囊超出支架以外 • 球囊及支架直径过大 • 边支缺乏有效保护 • 预扩张后导丝误撤出 • 血栓病变处理不当 • 抗凝不足诱发血栓形成 • 误注空气等

注：ACS. 急性冠脉综合征；CABG. 冠状动脉旁路移植术

三、急性冠状动脉闭塞的预防和处理

1. 预防　急性冠状动脉闭塞重在预防。基层冠状动脉介入医师应从病变特征预判、规范介入技术操作和应急处理方案等方面加强学习与培训。①加强对高危人群的术前准备：对于女性、糖尿病、高龄等高危患者，应尽可能术前进行规范的抗血小板、他汀等药物治疗；②规范性操作：主要包括从 CAG 及介入治疗的操作及器械选择的规范性，尤其在操作导丝通过纤曲血管、高度狭窄／闭塞病变、血栓／溃疡性病变时应轻柔旋转下推进，防止导丝进入夹层及操作指引导管进入冠状动脉开口或深插指引导管时应确保同轴性良好并在透视下轻轻推送；③器械选择上，应尽可能避免在经验不足或无明确适应证时采用容易导致冠状动脉损伤的各类器械，如超强支撑力导管、超硬导丝等；对于钙化病变，应尽可能避免多次反复高压扩张，在常规扩张不满意时应适时改用旋磨技术。此外，对于高危人群和高危病变患者，应更加重视术者和助手之间的配合，避免因配合不当导致导丝脱出等事故。

2. 急性冠状动脉闭塞后的紧急处理　造影发现急性冠状动脉闭塞后，应首先判断闭塞原因，并给予相应处理；多数急性冠状动脉闭塞后若不能及时恢复血流灌注将导致急性心肌梗死甚至死亡，因此，对于急诊介入医师而言，掌握正确的紧急处理措施至关重要。具体处理流程见图 17-5。

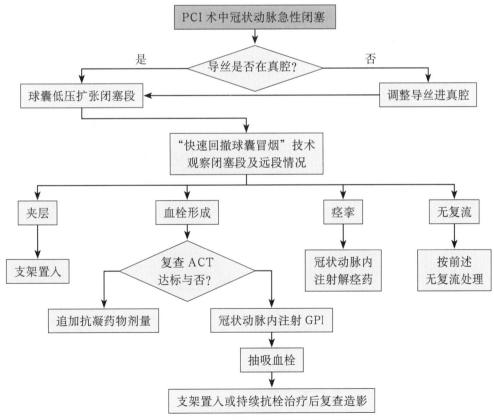

图 17-5　PCI 术中发生急性闭塞时的处理流程

ACT. 活化凝血时间；GPI. 血小板糖蛋白 Ⅱb/Ⅲa 受体拮抗剂；PCI. 经皮冠状动脉介入治疗

（1）PCI 时急性冠状动脉闭塞处理：

1）明确闭塞的原因。

2）冠脉内支架置入术。

3）抗栓治疗：追加抗凝药物剂量、冠脉内注射 GPI 及行血栓抽吸。

4）无复流处理：硝酸甘油、硝普钠、维拉帕米等（详见本章第一节）。

5）其他：稳定血流动力学状态（多巴胺、间羟胺、去甲肾上腺素及 IABP 等）。

（2）PCI 后急性冠状动脉闭塞防治：

1）保证 PCI 质量：支架覆盖病变（夹层等），支架充分扩张及后扩张，保证贴壁及血流良好。

2）术后充分抗栓，尤其针对高危人群，必要时使用 GPI 或低分子肝素。

四、预后

急性冠状动脉闭塞的后果取决于血管再开放的时间和急性闭塞所影响的缺血范围。如果不能迅速缓解急性心肌缺血，则大量心肌缺血及功能丧失将带来严重后果甚至即刻死亡。当急性闭塞发生时，心源性死亡最有可能发生于急性冠状动脉闭塞导致大面积心肌缺血的女性患者，闭塞后低血压是致死性事件的常见前驱征兆。

五、实战病例

病例 1：造影导管损伤造影时 TIG 深插右冠脉并贴壁，推注造影剂易致夹层（图 17-6）。

病例 2：右冠状动脉近段夹层致急性闭塞（图 17-7）。

病例 3：左冠状动脉造影时致左主干及主动脉窦部撕裂夹层（图 17-8）。

病例 4：指引导管致血管开口夹层（图 17-9）。

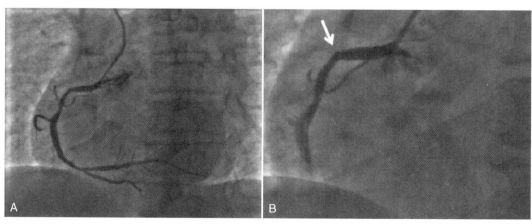

图 17-6　造影导管损伤

A. TIG 造影（看似没什么特殊）；B. 放大看导管口已经伤及内膜

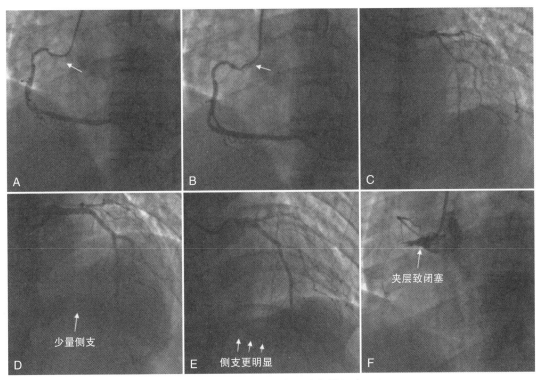

图 17-7　右冠近段夹层致急性闭塞

A、B. 右冠状动脉造影，开口部位病变 TIG 嵌顿且前后运动易损伤；C. 左冠状动脉造影提示长病变；D. 左冠状动脉处理好后，可见右冠状动脉远端出现逆向显影（但未发现）；E、F. 术后 2h 症状加重、血压降低，造影见左冠状动脉无异常，右冠状动脉远端侧支明显；但右冠脉开口夹层导致闭塞，RNS 导丝通过病变至远端真腔

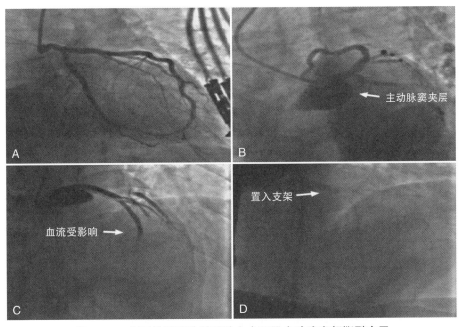

图 17-8　左冠状动脉造影时致左主干及主动脉窦部撕裂夹层

A. JL4.0 行左冠状动脉造影；B、C. 左主干开口及主动脉窦撕裂夹层，并影响 LAD 血流；D. 患者血流动力学不稳定，心肺复苏同时，快速置入 4.0mm×23mm 支架，恢复 LAD 血流；最后患者存活

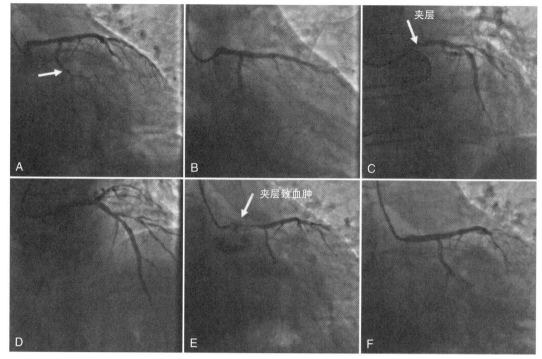

图 17-9 指引导管致血管开口夹层

A. 箭头所指为靶病变；B. 置入 2.75mm×13mm 支架后造影见指引导管 EBU 与左主干不同轴；C、D. 位可见夹层，但血流尚可；观察 10min 后无变化，故留鞘管返回病房，1h 后患者出现剧烈胸痛伴大汗，心电图示窦性心动过速，ST 段变化不明显，急诊 JL3.5 指引复查造影；E. 见血肿致 LCA 血流减慢；F. 快速置入 4.0mm×23mm 支架后

（赵然尊 沈长银）

第三节 冠状动脉穿孔

冠状动脉穿孔（coronary artery perforation，CAP）是 PCI 的少见而严重并发症之一，因球囊扩张、支架释放、旋磨或导丝操作等过程中机械性损伤使血管壁破裂，导致血液外渗至心包腔、心外膜下或者心腔内，严重者可引起急性心脏压塞。冠脉穿孔发生率约为 0.27%～0.48%，表现为血液由冠脉向心包腔、心肌内或心腔内等外渗，重者可导致心脏压塞、血流动力学不稳定甚至死亡。早期发现、及时正确处理冠状动脉穿孔，多可避免后期行急诊冠状动脉旁路移植术（coronary artery bypass grafting，CABG），并降低死亡风险，挽救患者的生命。

一、分型及预后

冠状动脉穿孔有多种分型方法。Ellis 等根据造影表现将冠状动脉穿孔分为三型，其中ⅢB 型（对比剂流向腔内）较少见，该分型被绝大多数研究广泛采用（图 17-10 与表 17-4）。

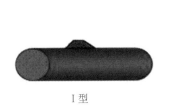

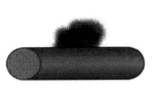

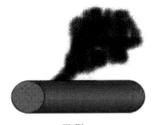

I 型　　　　　　　　　　　　　　　II 型　　　　　　　　　　　　　　III 型

图 17-10　冠状动脉穿孔的分型

表 17-4　冠状动脉穿孔的分型（改良自 Ellis SG）

分型		心脏压塞危险（%）
I 型	局限于管壁外膜下，造影示局部溃疡状或蘑菇状突出	8
II 型	心肌内或心包内局限性片状对比剂渗漏	13
III 型	>1mm 的穿孔伴有对比剂经穿孔持续外流	
IIIA 型	对比剂流向心包	63
IIIB 型	对比剂流向心室腔或冠状窦等其他部位	0

注：I 型和 II 型穿孔表现为包裹性；III 型穿孔表现为游离性

　　冠状动脉穿孔的 Ellis 分型有助于判断穿孔的预后，I 型穿孔多为良性，有迟发心脏压塞可能，II 型穿孔患者经过球囊延长时间低压扩张处理后，其死亡、心肌梗死或心脏压塞的发生率较低。大部分的 IIIA 型穿孔进展迅速并出现心脏压塞，常需要急诊外科手术，IIIB 型穿孔相对稳定，但可导致冠脉 - 心室瘘或动静脉瘘。早期有关冠状动脉穿孔预后的报道显示，冠状动脉穿孔后的死亡率为 0%~9%，心肌梗死为 4%~26%，急诊外科手术 24%~36%，约 34% 的患者需要输血。最近公布的一项包括 38 559 例患者的研究显示，冠状动脉穿孔后 19.4% 的患者出现心脏压塞，34.7% 的患者需急诊外科行 CABG，院内死亡率为 16.7%，其中 50% 不良后果是由于 III 型冠状动脉穿孔所致。

二、冠状动脉穿孔原因与危险因素

　　冠状动脉极少发生自发性穿孔，外伤性穿孔和诊断性导管检查导致的冠状动脉穿孔也较为少见。绝大多数冠状动脉穿孔与 PCI 操作相关，发生原因包括：①尖锐器械导致冠状动脉壁穿孔，例如导引导丝；②冠状动脉消融器械过度消融管壁组织；③支架或球囊型号过大导致管壁过度拉伸；④冠脉严重钙化，球囊扩张时较大钙化斑块位移导致管壁损伤。冠状动脉穿孔主要与患者临床情况、病变的解剖特点、器械因素及介入操作方法有关。

　　1. 临床危险因素　心力衰竭病史、高龄、女性及肾功能不全患者行介入治疗时发生冠状动脉穿孔的发生率相对较高。

　　2. 解剖因素　偏心病变、扭曲病变、钙化病变、弥漫性病变、慢性完全闭塞病变及小血管病变等患者其出现冠状动脉穿孔的风险增加。大隐静脉移植血管脆性较大，也存在发生冠状动脉穿孔危险，多数因球囊过大或支架型号过大及斑块消融术所致。此外，在心肌桥部位行球囊扩张及支架置入时穿孔发生率显著增高。前降支中段常合并心肌桥，且心肌桥部位冠状动脉血管三层结构发育不完整，往往中层缺失，当前降支近中段闭塞（急性或慢性）病变开通后选择直径较大的球囊、高压扩张或置入支架时均容易导致心肌桥部位血管穿孔。此类穿孔往往表现为Ⅲ型穿孔，呈喷射状外渗，需紧急球囊封堵近端血管，否则后果极其严重。

回旋支与右冠状动脉转弯部位置入支架后血管被支架机械性拉直，此时若再过度高压后扩张常导致血管壁弥漫性撕裂样损伤而出现穿孔，此类穿孔往往表现为Ⅰ型/Ⅱ型穿孔，球囊压迫后大部分无须置入覆膜支架或外科手术。

3. 器械因素　据报道，冠状动脉穿孔多由球囊、支架、导丝血管内超声（intravascular ultra sound, IVUS）与光学相干断层成像（Optical coherence tomography, OCT）导管及冠状动脉旋磨头等引起，其中Ⅰ型穿孔多由导丝引起，Ⅱ型和Ⅲ型穿孔多由支架和球囊等器械使用不当所致。

（1）导丝是冠状动脉介入治疗中常见的导致冠状动脉穿孔的器械之一，尤其是急诊 PCI 中如使用超滑导丝，导丝头端触觉反馈差，且闭塞血管远端走行不清楚，在远端不可视情况下盲目过度操作超滑导丝可导致末梢血管穿孔，或者导丝未在闭塞远端血管主支而直接进行球囊扩张导致非末梢血管穿孔。

（2）球囊直径过大，尤其是当血管管径与球囊直径的比例≥1∶1.3、压力过高时病变部位撕裂、穿孔发生率增加。

（3）应用较硬或带有亲水涂层的导丝到达血管远端或分支后继续用力推送，导致穿出血管。

（4）应用旋磨、旋切、激光消融等技术的过程中，由于各种能量性质不同，穿孔的比例较高。急诊 PCI 中很少使用到上述技术。

4. 操作因素　相对于单纯球囊扩张技术，应用冠脉旋磨、定向旋切或准分子激光这类去除斑块的操作技术可导致冠脉穿孔的发生率增加 5~6 倍。对偏心病变、长度 >10mm 的病变或迂曲病变进行旋磨治疗，在斑块未被充分修饰或削琢的情况下初始选用较大型号的旋磨头治疗分叉病变或者严重的成角病变，使冠脉穿孔的概率增加。同时介入治疗医师的临床及手术经验及具体操作方法是决定 PCI 成败的关键因素。手术医师除了要掌握影像学、解剖学知识外，还要具备丰富的冠状动脉介入治疗经验，充分了解各种冠状动脉病变的特点，熟练掌握各种介入治疗器械的性能，合理选择手术器械和安排介入治疗顺序，严格按照操作规范手术，只有这样才能最大限度地减少冠状动脉穿孔等并发症，提高 PCI 成功率。

三、临床表现

冠状动脉穿孔的临床表现主要为心脏压塞和心包迷走神经反射所致的症状，依出血量的多少、出血速度及穿孔的类型而定，轻者可无明显临床症状，重者则表现为急性心脏压塞。此外，出血可影响病变远端及侧支循环的血液供应，出现心前区疼痛和心肌损伤标志物增高等临床表现。值得注意的是，一些出血速度较慢的患者，持续性低血压及大汗是其常见的临床表现，且补液与应用升压药疗效不明显。对于怀疑有导丝致冠脉穿孔者，术后中心静脉压监测可协助诊断，超声心动图检查可确诊有无心包积液和心脏压塞。

四、冠状动脉穿孔的处理

冠状动脉穿孔的处理包括非外科手术处理与外科手术处理，原则是尽快封闭血管穿孔部位并保持血流动力学稳定，强调要减少不必要的诊断性检查和缩短术前准备时间，尽快解除心脏压塞，挽救患者生命。具体处理流程如图 17-11。

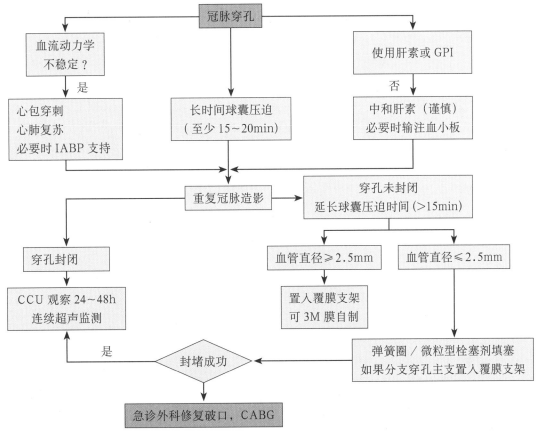

图 17-11　冠脉穿孔的处理流程

CABG. 冠状动脉旁路移植术；IABP. 主动脉内球囊反搏；CCU. 心脏重症监护室；GPI. 血小板糖蛋白 IIb/IIIa 受体拮抗剂

1. 非外科处理方式

（1）持续低压力长时间球囊扩张：可先于心包穿刺、IABP 或心肺复苏前进行，冠状动脉穿孔一经确定，立即将手边的球囊（预扩球囊、支架球囊）送至穿孔部位或穿孔近端部位，以 2~6atm 压力持续扩张 15min 左右。间断注射对比剂，了解外渗情况，若无效且条件允许，可延长至 45min 甚至 1h。对于球囊压迫止血无效的患者应积极准备置入覆膜支架（或自制覆膜支架）、血管栓塞和心包穿刺引流。大多数情况，患者能避免急诊外科手术。

（2）逆转抗凝：若球囊扩张后仍出血不止，可酌情用鱼精蛋白中和术中普通肝素，使 ACT<200s（1mg 鱼精蛋白中和 100U 普通肝素）。术前应用阿昔单抗的患者，可输注血小板 6~10U 来中和，但对替罗非班和依替巴肽无效。目前尚无针对替罗非班和依替巴肽的对抗剂，国内常用的替罗非班的半衰期为 1.5~2.1h。逆转肝素抗凝和补充新鲜血小板可能导

致急性支架内血栓、冠状动脉内弥漫性血栓及介入器械弥漫性接触性血栓形成等严重后果，因此该方法极少使用。

（3）心包穿刺置管引流：冠状动脉穿孔常引起急性心脏压塞，X 线透视可见心脏下缘有对比剂透亮带，超声心动图可迅速明确诊断。心脏压塞一旦发生，应立即采用 X 线透视下或超声指导下进行心包穿刺引流，此法见效快、且可靠，同时，引流出的血液可经动脉鞘注入体内以维持血容量，亦可按深静脉置管方案，留置输液软管进行心包引流以减轻心脏压迫。若引流量大，或者仍出血不止，需紧急外科手术治疗。

（4）覆膜支架：对于无大分支的血管应该尽早置入覆膜支架，原则是充分覆盖损伤段。但覆膜支架外径大，且血管此时处于弥漫性收缩状态，置入支架时要求指引导管支持力强，且要有良好的同轴性，同时要求支架定位准确，避免过度用力推送支架引起脱载。覆膜支架常需高压扩张以使支架完全展开。有研究显示，聚四氟乙烯（PTFE）覆膜支架可成功处理 91% 的经非手术治疗后无效的冠状动脉穿孔，术后随访 10~18 个月，93% 的患者未发生急性心血管事件，但覆膜支架置入后再狭窄率及支架内血栓的发生率较高，其中再狭窄的发生率高达 30%，置入时需使用球囊进行高压后扩张使支架充分贴壁，置入后需延长抗血小板治疗的时间。虽国内部分专家使用支架外套球囊自制覆膜支架，但此方法制作的支架在推送过程中存在覆膜脱落的风险，或部分采用"三明治"方法制作覆膜支架，但这进一步增加了支架外径，更加难以推送至穿孔部位，尤其是 <3.0mm 的小血管。

（5）栓塞治疗：一般对于部分直径 <2.5mm 的血管，尤其对于外科手术修补困难的患者（小血管、末梢血管、局限性心肌损害及以往慢性闭塞）可采用局部栓塞方法进行处理。栓塞物包括弹簧圈、明胶海绵、栓塞微颗粒、三丙烯基凝胶、自体血在体外形成的血凝块、自体脂肪组织、无水酒精或凝血酶（浓度为 50~100U/ml，共使用 2~5ml）等经过 OTW 球囊或者微导管注射至血管穿孔部位或近端。但不推荐应用弹簧圈处理近段冠脉的穿孔，因其可导致整支冠脉闭塞，增加急诊 CABG 的风险。

2. 外科处理　文献报道中有不到 20% 的冠状动脉穿孔需要外科手术治疗。对于穿孔比较大、伴有严重的心肌缺血或血流动力学不稳定，经过非外科手术方式处理后病情仍控制不佳的患者需紧急进行外科手术治疗，甚至可用球囊低压扩张穿孔部位的同时急诊转往外科手术室。值得注意的是，老年患者冠状动脉血管条件相对较差，且穿孔后外科手术的预后差。

外科手术的目的是修复穿孔以减少出血及缓解心脏压塞，同时行 CABG 术。手术指征：①冠状动脉大穿孔导致心肌严重缺血；②血流动力学不稳定，经药物及置入 IABP 等处理后仍不能维持血流动力学及心电稳定；③非手术方法治疗冠状动脉穿孔无效、出血持续。

五、冠状动脉穿孔的预防

冠状动脉穿孔重在预防。最重要的是术者应具备较丰富的经验和高度的责任心。术前应详细询问病史，完善相关检查，尤其是复杂病变或者高龄患者术前行冠状动脉 CTA 检查后须仔细阅读 CTA 图像，对患者的病情及冠状动脉病变情况充分了解。仔细阅读此前造影录像，详细分析病变血管的走向、病变的性质、形态特征和侧支循环情况，对决定手术策略和选择手术器械至关重要，而后者正是导致手术成败、并发症是否发生的重要因素。

六、实战病例

病例 1：弹簧圈封堵破裂小分支（图 17-12）。

病例 2：支架置入致冠脉穿孔覆膜支架封堵（图 17-13）。

病例 3：男性，65 岁。因胸痛 5d，外院急诊于 LAD 中段肌桥处置入 3.5mm×33mm 支架后外渗（ⅢA 型）（图 17-14A、B），用球囊堵住破口（图 17-14C），气管插管、维持生命体征，转我院复查 CAG 仍有外渗；立即转心外科，不停跳行破口修补＋CABG；6 个月后我科复查造影示桥血管通畅（图 17-14D、E）。心脏彩超：左心室壁运动减弱，左室射血分数 EF55%。

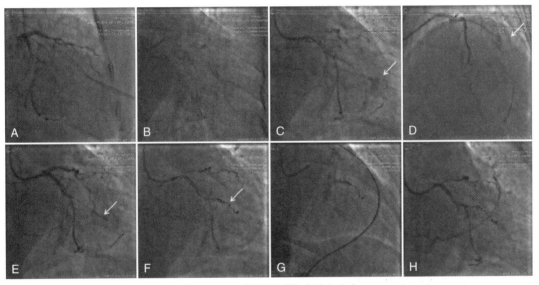

图 17-12　弹簧圈封堵破裂小分支

A. 靶血管 LCX 及 OM；B. 导丝通过病变至小分支，未造影确认主支；C、D. 直径 2.0mm 球囊扩张后造影见大量造影剂对流（ⅢA 型）；E. 球囊封堵破口；F. 弹簧圈 2 个封堵血管；G. 心包彩超见 8mm 心包积液后，置管引流，抽出约 100ml 不凝血；H. 最后结果（心包积液未增加、未见外渗、血压稳定）；最后安全出院，择期返院处理 LCX 及 RCA 病变

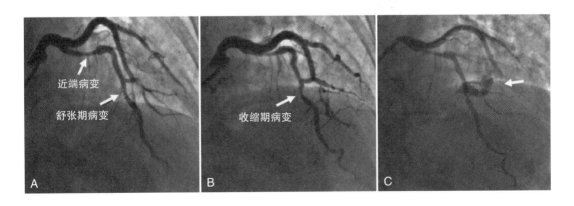

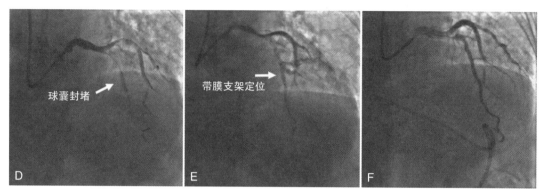

图 17-13　支架置入致冠脉穿孔覆膜支架封堵

　　A、B. 前降支病变处收缩期和舒张期的形态，提示心肌桥；C. 置入 3.0mm×18mm 药物支架后造影剂外渗出（Ⅲ型）；D.3.0mm 球囊封堵争取时间；E.3.0mm×18mm 覆膜支架定位；F. 最后结果未见外渗，并心包置管，之后继续处理近端病变；患者预后良好

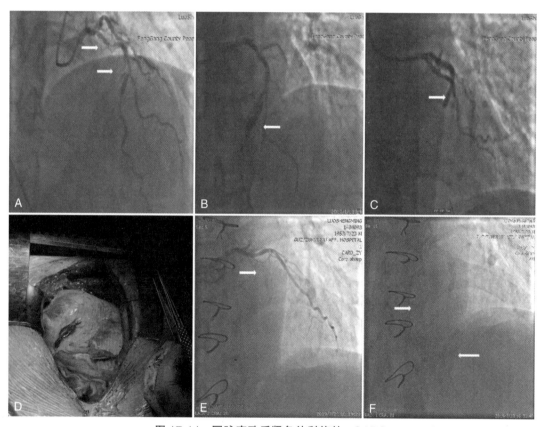

图 17-14　冠脉穿孔后紧急外科修补 +CABG

　　A. 前降支两处狭窄病变；B. 置入 3.5mm 支架后大量造影剂外渗；C. 球囊封堵后紧急外科手术；D. 外科修补 +CABG；E、F.6 个月后复查造影示原支架闭塞，内乳 - 前降支桥血管通畅

（陈攀科　石 蓓）

第四节　早期支架内血栓形成

支架内血栓形成（stent thrombosis，ST）是 PCI 术后的严重并发症之一。药物洗脱支架内血栓形成的发生率为 0.5%～1%，一旦发生支架内血栓形成后其死亡率高达 20%～25%。

一、支架内血栓形成的分类

根据冠脉支架内血栓形成发生的时间分为：早期支架内血栓形成（术后 24h～30d）、晚期支架内血栓形成（术后 30 天～1 年）和极晚期支架内血栓形成（术后≥1 年），其中发生在 24h 内者称为急性支架内血栓形成，发生在 24h～30d 称为亚急性支架内血栓形成。本节主要是阐述急诊 PCI 术后早期支架内血栓形成。

二、早期支架内血栓形成的危险因素与发生机制

导致支架内血栓形成的原因是多方面的，包括患者因素、支架释放技术和药物使用等。一般认为术后 30d 内发生的支架内血栓（即急性和亚急性支架内血栓形成）主要是与操作相关的；术后 30d 以上的晚期和极晚期支架内血栓形成的发生则可能与支架表面内皮化延迟、晚期支架贴壁不良及患者对聚合物的过敏反应等有关（表 17-5）。

表 17-5　早期支架内血栓形成的危险因素及发生机制

患者因素	病变相关	支架相关	潜在机制
糖尿病、CKD STEMI 或 NSTEMI 抗血小板治疗反应差 吸烟 LVEF<40% 恶性肿瘤 贫血 DAPT 中断	左主干或前降支病变 残余狭窄 TIMI 血流 <3 级 小血管病变 分叉病变 C 型病变 严重钙化病变	尺寸过小 重叠支架 多枚长支架	支架梁未覆盖内皮 支架膨胀不良 支架贴壁不良 支架前后夹层未覆盖

注：CKD. 慢性肾脏病；DAPT. 双联抗血小板治疗；LVEF. 左室射血分数；NSTEMI. 非 ST 段抬高型心肌梗死；STEMI. ST 段抬高型心肌梗死

三、支架内血栓形成的预防与治疗

1. 支架内血栓形成的预防　支架内血栓形成与患者自身的致血栓性高危因素、抗栓治疗、支架特点以及 PCI 操作等因素密切相关。因此，预防支架内血栓形成应围绕这些相关因素进行。具体措施如下。

（1）规范围术期抗栓治疗：急诊 PCI 术前按指南推荐抗血小板用药方案和抗凝方案，

前者可选择起效快的抗血小板药物，如替格瑞洛替代氯吡格雷，后者给予足够剂量抗凝药物，如肝素，可检测 ACT 使 APTT 达到正常值 1.5~2.5 倍。具有致血栓性高危因素的人群或 CAG 证实有大量血栓者，在排除了出血高危风险后应联合使用 GPI。对于介入治疗术后残余血栓负荷较大者，应尽可能术后继续强化抗栓治疗，包括在安全监测下的延长抗凝治疗时间和使用 GPI 等。

（2）选择合适的介入治疗策略：规范 PCI 技术操作，优化支架置入，根据患者的临床情况、病变特征选择合适的介入治疗策略。如对于预期不能耐受长期双联抗血小板治疗或具有出血高危风险的患者，若病变位于小血管或非重要血管，应尽可能选择单纯球囊扩张术或血栓抽吸技术；对于重要血管需要置入支架时应尽可能选择金属裸支架或新型药物洗脱支架；血管内超声指引下的后扩张以确保支架充分扩张和贴壁良好，防止遗留支架以外血管段的夹层。

（3）注重术后随访管理：对于急诊 PCI 患者，由于术前准备时间不够充足，术后应尽可能全面了解患者的病史，准确地评估患者的长期缺血和出血风险，重新调整抗血小板方案。同时加强患者的健康教育，提高治疗依从性，制订合理的随访计划，防止因非医疗原因的过早停用抗血小板药物而导致晚期支架内血栓形成。

2. 支架内血栓形成的识别　首先，关注患者的主观症状，如有无胸闷、胸痛等不适，监测生命体征；其次，术后常规完成心电图，结合症状轻重，做相应处理，比如动态监测心电图及酶学或者紧急上台；再次，了解术中情况，是否发生慢血流、边支丢失等其他并发症；最后，综合上述情况是否紧急复查 CAG。其中需要重点关注术前、术后心电图变化，详见图 17-15。

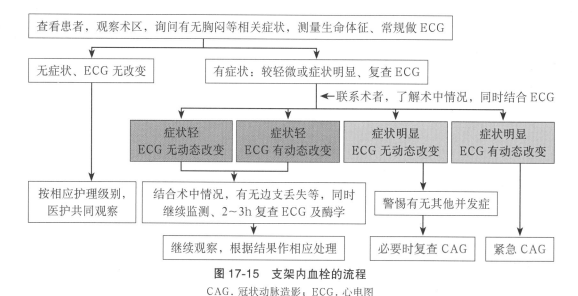

图 17-15　支架内血栓的流程

CAG. 冠状动脉造影；ECG. 心电图

3. 支架内血栓形成的紧急处理　急性支架内血栓形成的后果可能是致命性的。因此，一旦高度怀疑或者发现早期支架内血栓，就应该立即明确诊断并查明原因，尽快恢复前向血流，具体操作步骤如下：

（1）立即将患者送至导管室进行 CAG，尽早开通血管。术中可多体位造影，排除冠状动脉夹层，支架内血栓造影特征是管腔内有一个或多个充盈缺损，或交叉方向投照时管腔模糊；如果交叉投照时有一个方向无充盈缺损，则冠状动脉夹层的可能性较大。

（2）尽可能借助 IVUS 或 OCT 检查以明确血栓发生的原因，以便采取有针对性的处理措施，防止再次出现支架内血栓形成。对血栓负荷较重的患者应尽快采用血栓抽吸、冠状动脉内注射 GPI 后续持续静脉注射 48h。若 IVUS 或 OCT 提示存在支架扩张不完全或贴壁不良等情况，则应使用相应的球囊进行扩张并经腔内检查确认直至治疗效果满意，多数患者可能在经过上述处理之后仍需使用球囊扩张和再次支架置入以恢复远段血流。

（3）术后强化抗血小板治疗，应同时尽快完成血小板集聚率等功能检测，以明确是否需要调整抗血小板治疗方案。

四、实战病例

病例 1：扭曲、钙化长病变多枚支架亚急性血栓形成（图 17-16）。

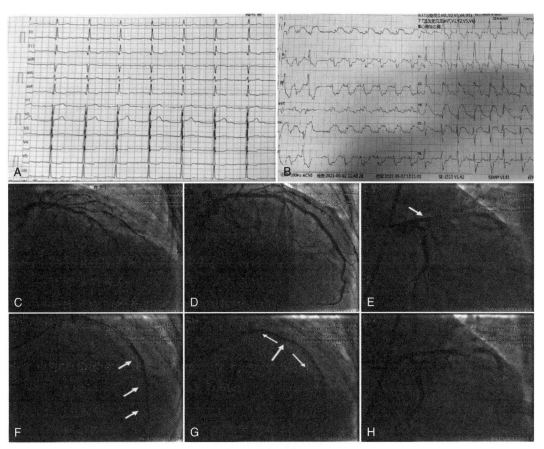

图 17-16　扭曲、钙化长病变多枚支架亚急性血栓形成

A 和 B 分别为第一次术前和第二次术前心电图；C. 弥漫长狭窄伴钙化、扭曲病变；D. 置入 4 枚支架术后，血流畅，无夹层；E. 二次上台见支架近端完全闭塞（上台前反复室颤 4 次，心电图示完全性右束支阻滞并伴心房颤动，提示病情凶险）；F、G. 经过反复血抽、球扩、注药等一系列处理后微导管选择性造影示全程血栓，无任何侧支，造影剂能被反流回来，提示血栓已经完全填满血管床，无法开通；H. 给予尿激酶原 5mg 冠脉注射后造影仍无前向血流；最后该患者死亡病例 2：局部夹层致急性血栓形成（图 17-17）。

病例 3：支架贴壁不良致亚急性血栓形成（图 17-18）。

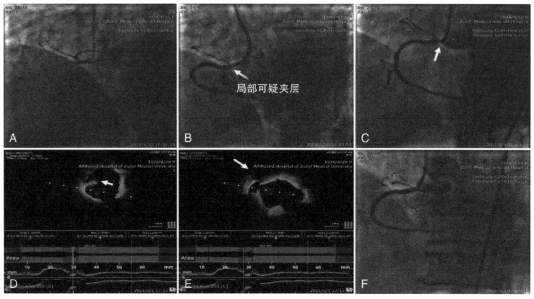

图 17-17　局部夹层致急性血栓形成

A. 右冠脉近端闭塞病变；B. 血管开通过后置入 3 枚支架，支架未完全覆盖开口，局部微夹层；C. 术后约 20h 患者胸痛伴血压降低、心率降至 20 次 / 分，下壁导联抬高，患者拒绝上台，给予异丙肾上腺素、去甲肾上腺素对症后血压、心率回升，4h 后同意复查造影示支架近段狭窄伴血栓影；D、E. OCT 检查见局部夹层累及中膜，伴白色血栓；F. 再次置入 3.5mm×12mm 支架的最后结果，复查 OCT 提示贴壁良好

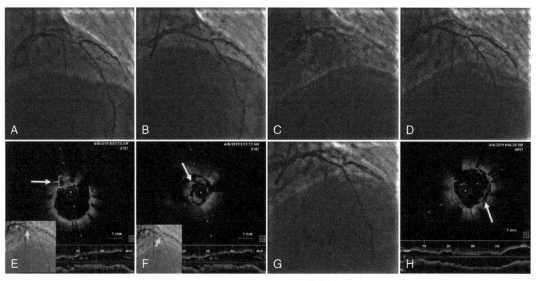

图 17-18　支架贴壁不良致亚急性血栓形成

A、B. LAD 近段病变置入 2.5mm×23mm 支架，2.75mm 球囊后扩张；C. 术后 40h 突发胸痛，心电图提示前壁导联"墓碑样"改变，急诊 CAG 提示前降支支架内闭塞；D. 血栓抽吸后造影并行 OCT 检查；E、F. OCT 示支架闭塞处贴壁不良（约 600μm）、支架远端分支处白色血栓；G. 再次行血栓抽吸后，给予 3.0mm 球囊扩张后造影；H. 复查 OCT 提示贴壁良好，残余少量白色血栓。患者后续继发心力衰竭，经积极治疗后病情稳定出院

（赵然尊）

第18章 外周血管并发症及实战病例

学习要点

1. 外周血管常见并发症的早期识别与处理。
2. 迷走神经反射的识别、预防与处理。

外周血管并发症的发生主要与血管穿刺、导丝导管操作和不恰当压迫血管穿刺点等因素有关，常见类型包括穿刺部位局部血肿、腹膜后血肿、骨筋膜室综合征、动静脉瘘、假性动脉瘤、夹层、穿孔、血栓形成、血管痉挛、闭塞和迷走神经反射等。尽管桡动脉途径可显著减少血管穿刺相关并发症发生率，但桡动脉迂曲且较股动脉细小，因此桡动脉穿刺相关的血肿、前臂肿胀等发生率仍不低，其使患者遭受更多痛苦，延长住院时间和增加医疗费用支出，故基层介入医师仍需高度重视。

第一节　血管穿刺部位局部血肿

一、局部血肿的识别

常见的血肿有前臂和上臂血肿、腹股沟区血肿及腹膜后血肿等。血肿的临床表现包括血肿局部表现、压迫表现及全身表现。

1. 局部表现　穿刺部位周围出现的青紫、淤血肿块是血肿最直接的征象，多伴有疼痛和压痛。

2. 压迫表现　血肿对周围组织压迫与血肿的大小以及所在部位有关。一般小的血肿除局部胀痛不适外，无其他症状。较大的腹股沟区的血肿可以压迫股神经引起股神经麻痹，压迫静脉使静脉回流受阻，压迫动脉引起远端动脉搏动减弱或消失，甚至诱发血栓形成。当不大的腹股沟区血肿伴有剧烈的疼痛时要怀疑有假性动脉瘤压迫到股神经。

3. 全身表现　较大的血肿可出现全身症状，如贫血、低血压、发热等。有些体型肥胖的患者出现腹股沟区血肿，可以只有血红蛋白的降低和低血压，而没有局部表现。较大的血肿吸收时可引起发热，但一般不会超过38.5℃，否则应考虑可能合并感染。

穿刺部位周围出现青紫压痛的肿块，伴或不伴血红蛋白降低，基本上可以明确诊断。B超检查能帮助确定血肿大小、数目及血管的关系，还有助于排除假性动脉瘤和动静脉瘘。

危险因素：与局部血肿并发症相关的危险因素包括：女性、低体重、高龄、急诊手术、基础血红蛋白低、手术时间长、大号血管鞘、肝素量大、溶栓治疗和术者操作因素等（表 18-1）。

表 18-1 血管穿刺处发生血肿的易发因素

解剖因素	操作因素	血流动力学因素	血液因素	术者因素
钙化血管	高位穿刺	脉压大	抗血小板药	拔鞘管时压迫错误
老年患者	低位穿刺	严重的高血压	抗凝剂	经验不足
肥胖	穿透血管后壁		溶栓药	压迫时间太短
女性	大号血管鞘		凝血功能障碍	
患者活动	留置血管鞘时间长			
	血管鞘打折			
	手术时间长			

二、局部血肿的预防措施

1. 术前做好充分准备。严重高血压或脉压很大的患者，术后血管不易闭合，要尽量把血压降至正常水平，减小脉压。

2. 尽可能用小号的血管鞘，尤其是桡动脉穿刺。对于低体重女性避免使用 6F 以上的鞘管。

3. 选择正确的穿刺点和穿刺方向。对股动脉而言，穿刺点位置过高容易出现腹膜后血肿，过低容易发生腹股沟区血肿甚至动静脉瘘。

4. 穿刺前局部麻醉时可用麻醉针探明血管的方向和深度，而不要用 18 号穿刺针在局部反复地穿刺，尽量做到"一针见血"。但是 PCI 时最好不用麻醉针穿刺血管壁，因为在强力的抗凝和抗血小板情况下，极小的破口也可以发生血肿。

5. 股动脉穿刺应避免穿破后壁，破口增多必然也增加出血的机会，但桡动脉穿刺还是经常采用穿破后壁的方法。

6. 溶栓药物能显著增加血肿发生率，现在 PCI 手术前后强调抗血小板药物的应用，对于没有术中并发症的 PCI，术后不再要求使用肝素或低分子肝素抗凝，以防止出血事件。

7. 有凝血功能障碍的患者术中穿刺争取"一针见血"，术后减少甚至不用抗凝抗血小板药物。

8. 桡动脉鞘拔除后可应用桡动脉压迫止血器（图 18-1），拔除股动脉鞘后压迫穿刺部位 15min，较粗导管（大于 8F）应压迫 20min，如有渗血再重复压迫 15~20min，然后用绷带加压包扎。股动脉鞘管拔除前进行选择性股动脉造影，穿刺处无分支血管建议使用股动脉缝合器（图 18-2）。股动脉穿刺术后穿刺侧肢体要制动 12 ~24h 后方可下床活动；股静脉穿刺要制动 6 ~12h 后方可下床活动。

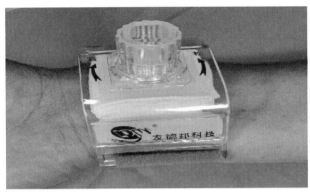
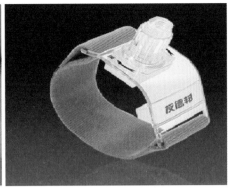

图 18-1　桡动脉压迫止血器

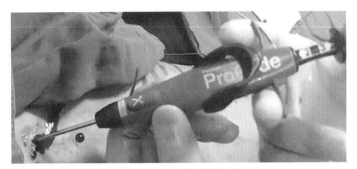

图 18-2　股动脉缝合器

三、局部血肿的处理

对于穿刺部位血肿应做到早发现早处理原则。一旦发生应根据判断不同原因分类处理。如桡动脉穿刺不顺利或者存在血管迂曲等导致的前臂血肿，应考虑桡动脉或前臂动脉损伤引起，如术毕拔除桡动脉鞘绷带加压包扎或桡动脉压迫器后出现的血肿，考虑不适当压迫所致。这种情况一般易于发现和处理。通常处理策略是：如动脉损伤导致血肿，多位于前臂或上臂，以血肿部位为中心，加入厚度适中的纱布块压迫血肿，以绷带加压包扎，尽量将整个前臂完整均匀包裹，避免由于局部压迫后导致血肿蔓延。包扎后应观察肿胀局部张力，患肢末端手指活动度以及有无缺血征象，有无皮肤麻木和感觉异常，并嘱患者主动活动手指关节。一般压迫 4～6h 后局部张力无增加，可延长至 8～10h 或过夜后即可解除绷带。需要注意的是，绷带包扎时应注意均匀缠绕前臂或上臂，且要完全包裹，否则局部可能因压迫不均匀而发生皮肤水疱。

股动脉穿刺部位血肿即腹股沟区血肿，应首先根据股动脉穿刺点进行徒手压迫，如血肿较大，最好在超声指引下准确压迫股动脉穿刺点，压迫时间可能需持续数小时，或借助于特殊自制绷带包扎压迫。如果血肿较大，徒手压迫或绷带压迫效果无法使穿刺点闭合，则已形成假性动脉瘤，应按假性动脉瘤处理，最有效策略可能是超声引导下凝血酶注射（本章第五节）。如腹股沟区血肿经超声未发现存在交通支，则为单纯血肿，可在严密观察下不予特殊处理。

基层介入医师对于穿刺部位相关血肿应高度重视和尽早采取及时有效策略。轻者预后好，不会遗留后遗症；严重者可能导致失血性休克，需要紧急输血补液治疗；同时股动脉穿刺点可能需要覆膜支架封堵治疗或外科手术修补等。

第二节 腹膜后血肿

一、腹膜后血肿的识别与诊断

腹膜后血肿早期的临床症状较隐蔽，缺乏特异性的症状和体征，多数是在血压明显降低和（或）伴腹痛腹胀行腹部超声或 CT 检查后发现。腹部疼痛是较常见的症状，约占 42%，其他症状有背部疼痛（23%）、腹股沟疼痛（46%）和出汗（58%）等。体征包括低血压（92%）、心动过缓（31%）、腹部膨隆，部分患者可触及腹股沟血肿或腹部、直肠周围包块，多数患者有穿刺侧下腹部腹肌紧张。腹膜后是一个巨大的潜在腔隙，一旦有出血，不容易自行停止，因此腹膜后的血肿出血量往往较大，常合并血压持续下降、心率增快、面色苍白、出冷汗等失血性休克表现，需与迷走神经反射相鉴别，但血常规检查示血红蛋白显著降低。术后最初数小时是发生腹膜后血肿的高危时间段，经股动脉途径完成介入诊疗患者术后出现腹胀腹痛，应警惕该并发症。

疑诊腹膜后血肿患者应首先考虑床旁超声检查，可明确股动脉穿刺部位和腹膜后有无血肿，方便且准确性高，避免过多地搬动患者。床旁 X 线检查约 30% 的患者可发现腰大肌阴影模糊。如床边超声不能确诊而又高度疑诊时，应行腹部 CT 平扫 + 增强检查，可发现腹膜后块状软组织密度或高密度影，边界较清楚，这既有助于腹膜后血肿的定位亦可明确血肿来源，是最可靠的确定方法。

二、腹膜后血肿的预防与处理

冠脉介入治疗后腹膜后血肿发生主要与不恰当的血管穿刺（如高位穿刺）、术毕穿刺点压迫止血或血管缝合不当等因素有关，其他因素如应用较大号血管鞘（≥7F）、穿刺血管合并严重动脉硬化与钙化或扭曲、过度肥胖、女性、肝素化及血小板糖蛋白 IIb/IIIa 受体拮抗剂（platelet glycoprotein IIb/IIIa receptor inhibitor，GPI）应用等，也可能增加腹膜后血肿的发生风险。

预防腹膜后血肿首先要选择正确的股动脉穿刺点。随着桡动脉路径广泛应用，很多基层介入医师进修学习时穿刺股动脉机会和经验较少，因此必须掌握好腹股沟区的解剖知识。股动脉穿刺如图 18-3 所示。穿刺点若高于腹股沟韧带，则可能损伤髂外动脉，此部位缺乏"骨性平台"支持，很难压迫止血，容易引起腹膜后血肿；穿刺点若低于股骨头下缘，则血肿、假性动脉瘤、动静脉瘘发生率明显增加。因此，正确的股动脉穿刺方法，尽量做到"一针见血"，并且避免穿破动脉后壁。切忌把腹股沟皮肤皱褶当作韧带，因为肥胖患者的皱褶低于韧带，而偏瘦患者的皱褶可高于韧带。

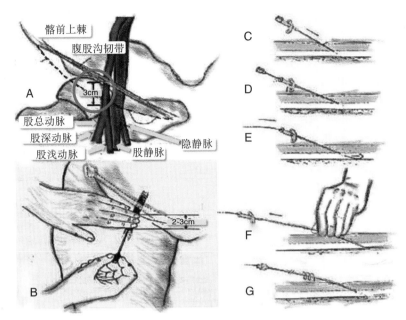

图 18-3　股动脉穿刺点

A. 股动脉进针点在股动脉走形的股骨头上缘至下缘约 3cm 范围内；B. 穿刺针与股动脉走形平行，在血管进针点下方 2~3cm 处进行穿刺；C. 穿刺针与皮肤成 30°~45° 角穿破动脉前壁进入血管腔；D. 退出针芯；E. 沿套管送入导丝；F. 退出套管；G. 沿导丝送入鞘管

虽然目前大多数腹膜后血肿的发生与股动脉穿刺点过高有关，但有高达 45% 的患者的腹膜后血肿可能是由腹股沟韧带下方的血肿向上向后扩散而来，具体的扩散机制目前还不是很清楚。因此，尽量使用小号的血管鞘、正确的压迫止血、严格的术后制动以及避免过度的抗凝及抗血小板治疗有助于减少腹股沟区血肿扩散导致腹膜后血肿的发生。

腹膜后血肿可分为稳定型和扩展型。稳定型常见于小血管破裂或血管破裂后局限化，动态观察血肿无变化或逐渐缩小，血肿无搏动。稳定型血肿多采取保守治疗即可，包括避免搬动患者，密切观察血压、心率等生命体征变化，酌情停用抗凝血和抗血小板药物，重新长时间压迫血管穿刺处，必要时输血和补液等。如果血肿无增大，但超声发现已形成假性动脉瘤，则按相应处理，如超声引导下凝血酶注射等。80% 以上的腹膜后血肿可通过内科治疗稳定和痊愈。如果经上述处理后休克未能纠正，血红蛋白进行性下降，考虑为扩展型腹膜后血肿，应积极抗休克治疗同时，首选介入治疗，通过穿刺血管造影寻找出血口后给予覆膜支架封闭出血口，如不能施行介入干预则应紧急外科修补手术。

第三节　骨筋膜室综合征

一、骨筋膜室综合征的识别与诊断

骨筋膜室综合征（osteofascial compartment syndrome）又称急性筋膜间室综合征、骨筋膜间隔区综合征，是由骨、骨间膜、肌间隔和深筋膜形成的骨筋膜室内肌肉和神经因急性缺血、缺氧而产生的一系列早期的症状和体征。冠心病介入诊疗后引起骨筋膜室综合征常见于桡动脉途径，以前臂多见，多为血管穿刺部位血肿或血管穿孔未能及时发现或处理不当而发展形成。

骨筋膜室综合征的早期临床表现以局部疼痛和肿胀为主。但如果肌肉缺血较久，发生广泛坏死时则可出现全身症状，如体温升高、脉率增快、血压下降、白细胞计数增多、血沉加快、尿中出现肌球蛋白等。若患肢出现软组织明显肿胀、皮肤张力高、足背动脉或远端桡动脉搏动弱或无、甲床青紫、肢端麻木、被动牵拉试验阳性，基本可以诊断为骨筋膜室综合征。骨筋膜室综合征发生后表现为缺血性肌挛缩和坏疽，即为 5P 征：①由疼痛（pain）转为无痛；②苍白（pallor）或发绀、大理石花纹等；③感觉异常（paresthesia）；④麻痹（paralysis）；⑤无脉（pulselessness）。

二、骨筋膜室综合征的预防与处理

骨筋膜室综合征一旦发生，将会导致严重并发症，如外科手术切口减压、甚至截肢和危及生命，故预防最为重要。这些预防措施是综合性的，包括穿刺血管、操纵导管和导丝时动作准确、轻柔，尽量减少对桡动脉的损伤。当前臂发生显著肿胀时应积极处理，包括早期加压包扎，使出血停止，阻止血肿的进行性扩大，减少血液在肌肉组织与筋膜腔的积聚。有时候，形成骨筋膜室综合征早期可以通过挤压前臂骨筋膜室内血液从穿刺点排出而减压，减少骨筋膜室综合征的形成风险。

骨筋膜室综合征一旦确诊，应立即切开筋膜减压。早期彻底切开筋膜减压是防止肌肉和神经发生缺血性坏死的唯一有效方法。切不可等到出现 5P 体征后才行切开减压术，从而导致不可逆的缺血性肌挛缩。切开的皮肤一般多因张力过大而不能缝合，可用凡士林纱布填塞，外用无菌敷料覆盖，待消肿后行延期缝合，或应用游离皮片移植闭合伤口。切不可勉强缝合皮肤，失去切开减压的作用。局部切开减压后，血液循环获得改善，大量坏死组织的毒素进入血液循环，应积极防治脱水、酸中毒、高钾血症、肾衰竭、心律失常、休克等严重并发症，必要时须行截肢术以抢救生命。

第四节　动静脉瘘

一、动静脉瘘的识别与诊断

动脉与静脉之间存在的异常通道称为动静脉瘘。动静脉瘘分为先天性和后天性两种，经皮血管穿刺术后形成的动静脉瘘属于后天技术操作后医源性损伤引起的动静脉瘘。动静脉瘘的分型：①洞口型（Ⅰ型）：动、静脉紧邻，其间有单纯的交通孔道；②导管型（Ⅱ型）：动静脉短距离相隔，其间有一管道相通（a 型），或通道呈瘤状（b 型）。股浅动脉 - 股静脉为最常见的好发部位。发生动静脉瘘后局部触诊可能有血管搏动征，听诊闻及血管杂音，超声可明确诊断。

二、动静脉瘘的预防与处理

局部多次的血管穿刺，腹股沟区低位穿刺是发生动静脉瘘的主要危险因素。局部多次的血管穿刺，可能先后穿到静脉和动脉，并且在拔除血管鞘后没有严格的压迫止血，动静脉之间通过穿刺针损伤的途径形成动静脉瘘。因此，在穿刺血管前，要仔细准确地定位，避免反复多次在一个部位穿刺，尽量做到"一针见血"。

腹股沟区低位穿刺是发生动静脉瘘的常见原因，这也是初学者最容易发生的错误。因此正确的股动脉穿刺方法极为重要。万一发现穿破了股浅动脉，要适当地延长压迫止血和加压包扎的时间，再次穿刺时适当避开或远离之前的穿刺点，同时术后密切注意局部有无血管杂音和震颤。

对于分流量小的动静脉瘘，以非手术治疗为主，徒手压迫或超声指引下按压，加压包扎，适当减少抗凝药物的用量，但注意过长过紧的包扎会导致静脉血栓形成，密切观察局部体征的变化，大多数可以自行闭合。一般而言，导管型较洞口型容易闭合；股浅动脉与浅静脉的瘘口相对于与深静脉的瘘口闭合需要的时间较短；股深动脉与静脉的瘘口相对于股浅动脉的瘘口闭合需要的时间长。对于分流量较大，有明显症状或超过 6 周未能闭合的动静脉瘘，需要覆膜支架介入治疗或外科手术修补。

第五节　假性动脉瘤

一、假性动脉瘤的识别与诊断

假性动脉瘤（pseudoaneurysm，PSA）是动脉损伤后，血液从破口处外渗逐渐形成动脉外血肿，成为与动脉管腔交通并同步搏动的肿块，并逐渐血肿壁机化，纤维组织构成纤维性囊壁，无肌层及外膜。股动脉穿刺的腹股沟区是临床上介入术后 PSA 最常见的好发部位，文献报道其发生率为 0.3%~8.0%，可以发生在动脉穿刺后 1 天~1 年（甚至更长）的任何时间里。而股总动脉分叉处为股动脉 PSA 发生的常见部位，主要由于穿刺部位较低，穿刺点位于股总动脉分叉处而不易进行有效压迫所致，其次是股浅动脉和股深动脉。桡动脉或肱动脉穿刺后压迫不当也可以发生 PSA。

介入诊疗术后动脉穿刺部位出现进行性增大的搏动性肿块，伴有疼痛，查体时局部可见瘀斑并可扪及搏动性肿块，有触痛，能触及震颤和听诊闻及收缩期杂音，基本上考虑为 PSA。超声检查可确诊，是推荐的首选检查方法。

二、假性动脉瘤的危险因素

PSA 发生的危险因素有：①穿刺技术欠规范。例如穿刺点过高或过低，或刺破动脉后壁，或误入股浅动脉均可使 PSA 的发生率增加。②压迫止血不彻底。介入操作完毕，拔除动脉内鞘管后压迫止血时间过短、压迫过程中用力不均、过于频繁地松手观察压迫效果，或者绷带绑扎过松、位置不正确，致使动脉破口未能完全封闭，血液从动脉破口流进组织间隙并与动脉之间形成通道。③术后制动不佳：某些高龄患者，或有腰部疾病患者难以忍受术后长时间卧床休息而过早屈曲操作侧下肢，致使压迫止血时形成的穿刺口血栓受挤压而脱落，动脉穿刺破口再次开放。④合并其他疾病：若并存髂、股动脉粥样硬化，或患有全身性疾病如糖尿病、肥胖症，由于血管弹性减退，拔除血管鞘后的回缩程度减弱，血管穿刺口封闭难度增加。⑤血管鞘的直径偏大（>8F）或留置时间过长，影响穿刺处动脉的收缩，不易靠血管的自身收缩而闭合破口。⑥其他，如凝血功能异常，血小板减少或功能障碍，使用抗血小板或抗凝血药物等。

三、假性动脉瘤的预防与治疗

PSA 的预防主要是针对发生的危险因素采取相应的措施，如提高穿刺技术，严格止血及术后制动，对于难以忍受长时间卧床的患者可以适当给予镇静药物治疗，尽量使用较细的血管鞘，防止长时间的血管鞘留置。对于凝血功能异常的患者适当延长卧床和压迫时间，尽量避免过量使用抗血小板和抗凝血药物等。

PSA 的治疗方法大致可分为 4 类：非手术治疗、超声多普勒辅助治疗、X 线辅助治疗及外科治疗。

1. 非手术治疗　对于破口较小、瘤腔不大（一般直径 <1.5cm）、颈部较长的 PSA 因其存在自行闭合的可能性，可以患肢制动或再次压迫治疗，而对直径 >2cm 的 PSA 患者不推荐观察保守治疗。非手术治疗法可分为患肢制动、再次加压包扎、人工压迫 + 加压包扎及器械辅助加压治疗。然而对于较大的假性动脉瘤压迫止血较困难，成功率低，患者痛苦大，长时间的压迫甚至可能造成局部皮肤缺血坏死、股静脉血栓形成。

2. 超声辅助治疗 PSA

（1）超声引导下探头压迫治疗（ultrasound guided compression repair，UGCR）：是在实时彩色多普勒超声监控下，采用高频探头适度压迫 PSA 破口处，阻断进入假瘤腔的血流，并保持正常动脉远端血流。压迫 15min 左右后缓慢减压，一般压迫 30min 后用弹性绷带加压，至少平卧 6h。UGCR 适用于表浅、较小的 PSA 且病程小于 4~6 周的患者，此时的假性动脉瘤壁尚未被内皮覆盖，在长时间血流中断的情况下，可以形成血栓封闭瘤体。其成功率受到瘤体大小、病程及合用药物的影响。使用了抗凝血或抗血小板药物的患者成功率只有 50%~80%，若没有使用则可以达到 90% 以上。另外股浅动脉由于位置低，没有"骨性平台"支撑，成功率较低。该方法的不足之处：对医师来说耗时、耗力，对患者来说有难以忍受的疼痛，甚至需要应用镇痛药。其潜在的并发症包括急性动脉瘤扩张、动脉瘤破裂、血压升高、迷走反射、深静脉血栓形成等。

（2）超声引导下瘤腔内凝血酶注射治疗（ultrasound guided thrombin injection，UGTI）（图 18-4）：是目前临床上治疗 PSA 的有效方法，具有成功率高、创伤小、恢复快等优点，成功率与是否抗凝、病程及瘤体大小无关。简要方法：先经超声确定瘤体位置及大小、动脉破口的位置。用生理盐水将凝血酶粉剂溶解配成浓度为 200~500U/ml 的液体。在超声引导下，将 18G 穿刺针刺入假性动脉瘤腔内，通过与穿刺针连接的三通管注入生理盐水 10~20ml 而产生的信号来进一步确定针尖在假腔内的位置。从瘤腔浅层，远离血流涡流处

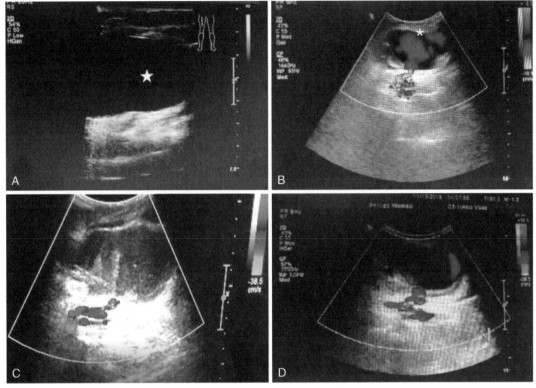

图 18-4　超声指导下凝血酶注射治疗右侧股动脉 PSA1 例

71 岁女性，右侧股动脉穿刺置入 7F 动脉鞘管，PCI 术后第 2 天超声发现假性动脉瘤。A 为超声显示血肿大小，★代表血肿；B 为瘤颈，一侧连接股动脉，另一侧为血肿，＊代表凝血酶注射位置，即瘤腔远离瘤颈的部位；C 为注射凝血酶后 1min 显示瘤体内血栓形成，不再有血流进入动脉瘤；D 为注射凝血酶后 1 周情况，见股动脉穿刺口闭合，但仍见血肿，已逐步吸收

缓慢推注稀释的凝血酶液入瘤腔内，并持续监测血流超声信号，待浅层血流超声信号消失后，逐步向假腔深部推进穿刺针，再次注射凝血酶，直至将整个假腔封闭，再在已凝固的瘤腔内加注 100~200U 凝血酶以巩固疗效。假腔内注射凝血酶后患者平卧 6~8h。注意事项：操作时穿刺针应避开血液射流区域，推注凝血酶宜缓慢，切忌推入动脉内，以免造成股动脉内急性血栓形成。每次凝血酶注射量为 200～400U，若需要多次注射，两次注射间隔以 3～5min 为宜。该策略的可能风险是凝血酶外溢导致动脉血栓形成，发生概率极低，注射凝血酶时速度慢多可避免。

3. X 线辅助治疗 PSA

（1）瘤腔内注射促凝血药物：①从患侧或对侧放入导管行患侧造影，显示动脉瘤的位置；②用球囊封堵住动脉孤立动脉瘤并在破口部位注入凝血酶；③通过造影发现动脉瘤内血栓形成，封堵住破裂口为成功的标志。本方法优点在于成功率高，能防止促凝药物外溢，从而避免肢体远端动脉栓塞的发生。缺点为带来新的创伤和潜在的并发症。

（2）覆膜支架封堵：覆膜支架置入动脉破裂口部位来封堵瘤腔是治疗 PSA 的一种方法，但临床仅应用于少数病例。主要原因是：①分叉处发生的动脉瘤不能应用覆膜支架；②患侧股动脉不能再次作为穿刺路径；③有亚急性支架内血栓形成和晚期支架堵塞的危险。

（3）弹簧圈栓塞 PSA：法国 Kobeiter 报道了经皮用弹簧圈治疗股动脉 PSA，研究纳入 16 例患者 17 个 PSA，其中 13 例是接受 UGCR 失败或有禁忌证。透视下经导管送入弹簧圈进入瘤腔，即刻成功率 100%，平均随访 9.5 个月，2 例复发，1 例行外科修复，1 例再次弹簧圈栓塞成功。主要并发症有弹簧圈脱落引起远端动脉栓塞。

4. 外科治疗　外科手术治疗是 20 世纪 90 年代以前治疗较大的假性动脉瘤唯一公认有效的方法，目前 PSA 外科治疗的适应证为：①动脉瘤破裂出血；②出现神经、静脉和周围组织压迫症状；③伤口感染；④肢体远端缺血。但是外科手术存在创伤大、恢复时间长、费用高，而且易发生伤口感染、淋巴瘘等并发症，发生率可高达 21%，患者不易接受，容易引发医疗纠纷。

第六节　血管夹层、穿孔

一、血管夹层与穿孔的识别与诊断

血管夹层是指血管内膜撕裂，使内膜和外膜分离，形成夹层，严重时可以完全闭塞。动脉夹层的发生率为 0.01%~0.4%。穿孔是指介入操作过程中由于各种原因引起血管壁破裂，造成血液经破损的血管壁流至血管外，除穿刺处以外的动脉穿孔的发生率 <0.1%。由于静脉发生夹层和穿孔的概率较低，即使发生也很少出现严重后果。因此一般都特指动脉夹层和穿孔。

1. 血管穿孔和夹层的表现　在推送导丝或操作导管时，患者出现急性疼痛应怀疑穿孔可能。导管引起的穿孔还可以很快出现低血压表现，在回撤导管时，由于破口暴露引起血液外渗增加，导致矛盾性的症状加重；导丝引起的穿孔由于破口较小，出血常不明显，回撤时疼痛减轻。夹层表现为在推送导丝导管等器械时，患者出现局部疼痛，和穿孔症状相似，但没有低血压及贫血的临床表现。

2. 血管穿孔和夹层的诊断　一旦怀疑穿孔或夹层，需要立即做血管造影或 CT 成像。穿孔的影像学表现为造影剂外渗，小的穿孔仅仅滞留在血管外膜下，大的穿孔造影剂可以流到周围组织。数字减影血管造影可以提高敏感性，但破口很小时仍可出现假阴性。夹层时造影可以发现透射线的血管内膜片、管腔外造影剂滞留、管腔内螺旋状或持续的充盈缺损，严重时完全闭塞。

二、血管夹层与穿孔的预防与处理

1. 介入操作过程中发生外周血管穿孔和夹层都与术者操作不当有关，容易发生在经验不足的初学者。老年、高血压及外周动脉严重硬化、扭曲的患者发生率较高。

2. 预防血管穿孔和夹层的关键在于：①在穿刺血管时，必须确保穿刺针头的斜面完全位于血管腔内，表现为动脉回血呈喷射状，静脉回血流畅，送入导丝无明显阻力，否则需要调整穿刺针的方向和位置，如稍微前进、后退、旋转、压低等；②在推送导丝、导管的过程中，要始终在透视引导下进行，并且导管始终由导丝引导。一旦遇到阻力，应回撤导丝或导管，适当旋转，调整方向，再缓慢前进，切忌使用暴力强行推送。如果反复在局部受阻无法通过时可以稍微后退导管，再注射造影剂以明确受阻原因及血管走行；③一般选用非亲水性、软头或 J 形的导丝不容易引起穿孔或夹层，对于明显扭曲的血管，需要换用有亲水涂层的导丝，但是需要注意的是亲水导丝不能给术者提供细微的感觉反馈，容易造成穿孔和夹层，需要在透视下由熟练者仔细操作；而且更换导管时最好使用长交换导丝，防止反复通过扭曲的血管增加血管发生穿孔或夹层的机会。

三、血管夹层、穿孔的处理措施

血管穿孔时需要评估穿孔的程度及出血情况，停止抗凝治疗并给予适量的鱼精蛋白中和体内的肝素。大多数导丝所致的外周血管穿孔是良性的，破口小，出血量少，只需要停止抗凝治疗后密切观察渗血情况，多半可以自行闭合；而导管引起的血管穿孔，根据穿孔的部位及程度可以选择弹簧圈栓塞、长时间球囊扩张及覆膜支架置入。累及实质内脏的穿孔，无论是导丝还是导管所致，都需要提高警惕，因为严重的实质性出血和血肿可能导致脏器坏死。少数情况下，导丝穿破盆腔的动静脉可以引起腹膜后出血或者导丝穿破胸廓内动脉可以引起纵隔血肿，需要大量输血和补充血容量，必要时采用手术止血。

第七节　血栓形成

一、血栓形成的识别

1. 局部血栓形成是心脏介入手术后常见的并发症，文献报道其发生率小于 1%，但实际上发病率远高于此。发生部位包括股动脉、肱动脉、桡动脉、股静脉等。由于经皮穿刺桡动脉及股动静脉是介入手术最常采用的血管路径。因此，桡动脉和股动静脉的血栓发生率最高。

2. 动脉血栓形成一般表现为患侧肢体突然或进行性疼痛、麻木、发绀、苍白、末梢动脉搏动减弱或消失和肢体发凉。静脉血栓表现为患侧肢体疼痛、肿胀、浅静脉扩张，如血栓脱落可形成肺栓塞，出现咳嗽、胸痛、呼吸困难，严重时发生休克甚至猝死。

3. 彩色多普勒超声具有安全无创灵活、方便、无禁忌证的特点，是诊断血栓形成的首选方法。但对于血管全程的情况及闭塞后周围侧支循环的观察，其效果不如血管造影。

4. 血管造影为最准确的检查方法，能使血管直接显像，可有效地判断有无血栓形成，能确定血栓的大小、位置、形态及侧支循环情况。但方法相对复杂且造影剂对血管壁的刺激作用可能加重血管内皮的损伤，而形成新的血栓。

二、血栓形成的危险因素及预防

1. **血栓形成的危险因素**　①穿刺插管技术不熟练，同一部位反复穿刺，操作不细心或多次更换导管等均可损伤血管内膜，血小板在内膜损伤处沉积，逐渐发展形成血栓；②导管表面不光滑或置入时间过长，在导管表面形成凝血块，拔管时凝血块脱落引起栓塞；

③体型瘦小及血管腔径小，血管鞘外径过大，容易使血管内膜受损形成血栓，因此儿童较成人、上肢动脉较下肢动脉更容易发生血栓事件；④血液处于高凝状态或血流速度极慢易形成血栓，如血小板增多症、慢性心力衰竭、肿瘤、长时间卧床都是血栓形成的重要危险因素；⑤血管夹层或痉挛，可使血管内膜受损、管腔变窄，形成血栓；⑥止血压力过大或止血不良形成巨大血肿，使管腔严重受压。桡动脉术后有一定的非闭塞性损伤和桡动脉闭塞发生率，与操作、穿刺部位和使用大于 6F 鞘管有一定的关系，女性更易发生。

2. 血栓的预防措施　①术前严格检查导管、导丝，表面不光滑、破损者禁用；②局部麻醉要充分，必要时可补充麻醉防止血管痉挛；③穿刺插管要轻柔熟练，同一部位避免反复穿刺，推送导管应在透视观察下进行，不得盲目强行推进，防止血管夹层；④术前充分清洗导管，导管插入后每隔 15min 用肝素生理盐水冲洗一次。在左心系统的操作前要应用普通肝素抗凝，时间每延长 1h 还要追加肝素；⑤拔静脉鞘管时，最好连导管一起拔出，防止导管表面附积的血栓脱落。注意不要用力压迫穿刺处，拔出导管后要让少量血液从穿刺点喷出，防止让导管表面或血管鞘内的血栓脱落至血管腔内；⑥压迫止血的压力适当，动脉血管要求能触到动脉搏动又不出血，静脉血管稍微加压包扎即可；⑦术前仔细触摸拟穿刺动脉搏动，术中及术后密切观察其搏动变化，如搏动减弱或消失提示血栓形成或栓塞，应及时处理；⑧为预防下肢深静脉血栓形成，应尽量缩短患者下肢制动时间，仅穿刺股静脉者下肢限制活动在 4~6h，穿刺股动脉者不超过 12h。

三、血栓形成的处理

1. 药物治疗

（1）溶栓治疗常为首选：现代溶栓治疗临床设计特点：溶栓药高浓度中、大剂量较短时间内静脉滴入，对于病程在 1 周内的血栓有良好的溶栓效果。

（2）溶栓同时予以肝素抗凝治疗：肝素可增加尿激酶的溶栓效果，并能有效地抑制溶栓过程中新鲜血栓的形成。常用低分子肝素皮下注射 1 周，对于深静脉血栓形成患者，可以在肝素治疗的基础之上，24h 内同时给予华法林口服，4~5d 后停用肝素、连续服用华法林或新型口服抗凝血药 6 个月以上，维持国际标准比值 2.0~3.0。

（3）抗血小板药物治疗：有阿司匹林、氯吡格雷及 GPI 等药物，但一般不与华法林合用，因为会增加出血事件而不增加疗效。

（4）解除血管痉挛：对于四肢远端末梢动脉的痉挛或小动脉栓塞可以予 0.1% 普鲁卡因静脉滴注或其他血管扩张剂，常可起到好的治疗效果。

需要指出的是：①由于抗凝的疗效肯定，和溶栓带来的出血风险，深静脉血栓形成很少采用溶栓治疗，目前溶栓只限于广泛的髂股静脉血栓患者；②在血栓或栓塞性急性动脉闭塞，全身给药（静脉）的溶栓疗法，在约 40% 的患者中可以观察到血栓溶解，另外 60%则无效，比较严重的出血见于 1/3 的患者。以 72h 内溶栓效果最佳，但发生 14d 以内都可能有效；③几乎所有临床试验都一致认为，巨大肺栓塞伴有血流动力学紊乱者（血压下降或心源性休克），溶栓疗法肯定可以挽救生命；对血压正常而有右心室功能不全的患者溶栓争论较大；无肺动脉高压的小块肺栓塞，溶栓的风险可能大于获益，抗凝疗法可作为首选。

2. 介入溶栓术　当药物治疗无效时，可以在健侧血管内插管，将溶栓导管或溶栓导丝插入血栓内或接近血栓，直接注入溶栓剂，提高局部溶栓药物的浓度，从而提高溶栓效果。溶栓剂尿激酶或重组组织型纤维蛋白溶酶原激活剂（rt-PA）的使用剂量与全身给药时相同或略低。在溶栓过程中可及时注入造影剂观察溶栓效果，待近端血栓溶解后，再将导管深入到下一阻塞段内，按上述方法注药溶栓，直至全段血管再通。经临床使用其溶栓疗效作用快速、可靠，药物用量小，不良反应少，明显优于全身溶栓治疗。

3. 手术治疗　如果药物和介入溶栓治疗均失败，应尽早进行手术取栓，而当患者同时伴有动脉硬化性闭塞者，应当同时进行动脉旁路移植手术或其他相关的外科手术。

第八节　桡动脉痉挛

一、桡动脉痉挛的识别与诊断

桡动脉痉挛是由于血管壁平滑肌强烈收缩，管腔狭窄，造成血流量减少；严重者可造成管腔完全闭塞。经桡动脉途径的血管比较细小，穿刺过程或介入诊疗中桡动脉、肱动脉或锁骨下动脉可发生痉挛。

桡动脉痉挛常表现为桡动脉突然出现的一过性狭窄，套管滑动引起前臂疼痛为特征，从而引起操作困难，也可表现为桡动脉搏动消失。血管造影发现桡动脉狭窄或细小，经过扩血管药物（如硝酸甘油）应用后狭窄消失或血管直径增加即可诊断，或介入治疗前桡动脉未见狭窄，治疗过程中导管旋转或进出困难除外导管打折与嵌顿也可诊断。

二、桡动脉痉挛的预防与处理

桡动脉痉挛可能与高血压、周围血管病、女性、低体重和血管扭曲等有关。反复穿刺及患者精神高度紧张可诱发桡动脉痉挛，导致穿刺失败，因此术前应给患者做好思想工作，消除紧张情绪。应尽量争取一次穿刺成功，如穿刺失败，宜休息片刻，待痉挛缓解后再行穿刺。充分局部麻醉穿刺成功后置入鞘管，向桡动脉内注射硝酸甘油 1～2mg 或维拉帕米 2.5～5mg 和利多卡因 1～2ml（"抗痉挛鸡尾酒"）、选用 6F 导引导管、轻柔操作可减少其发生率。导管操作阻力增大提示桡动脉痉挛，此时应暂停操作，并向桡动脉内注入硝酸甘油、维拉帕米或地尔硫卓以缓解痉挛。有时痉挛严重、持续时间较长，应改行其他径路进行手术，术后静脉给予安定，痉挛缓解后再将导管撤出，切忌粗暴拔除，以免引起严重后果。

对于轻、中度桡动脉痉挛，可以通过导管或动脉鞘注入硝酸甘油或维拉帕米减轻痉挛。也可以让患者舌下含硝酸甘油。必要时可通过静脉注射吗啡、芬太尼和咪唑西泮，以减轻患者的痛苦。导管回拉期间应十分谨慎，不要强行拉鞘或导管，因为这可能导致血管创伤（夹层或穿孔），需要手术修复。如仍未缓解，可重复上述步骤，直到完全解除动脉痉挛，对于上述措施不起作用的严重桡动脉痉挛，应考虑作全身麻醉或行臂丛麻醉。另一方面，如果成功解除痉挛，但手术没有完成，可改用小口径的导管并继续使用桡动脉的路线，或改经股动脉途径。具体处理流程（图 18-5）。

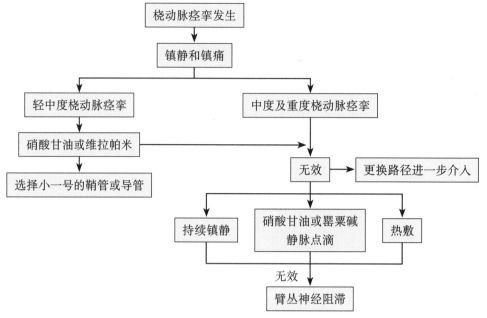

图 18-5　桡动脉痉挛的处理

此外，还有一种较为罕见的情形，即介入诊疗后导管或者鞘管无法拔除，这可能是由于桡动脉严重持久性痉挛所致。处理策略是首先尝试使用缓解动脉痉挛药物，其次是以恒定的力使导管或鞘管保持于拔除状态，可持续十几分钟至 1h，则导管或鞘管多半可缓慢拔除。有个案报道无法拔除的动脉鞘管行外科手术取出，这可能是最后的策略。

第九节　桡动脉闭塞

一、桡动脉闭塞的识别与诊断

桡动脉闭塞（radial artery occlusion，RAO）是桡动脉途径行冠脉介入诊疗后相对常见的重要并发症之一。早期文献报道发生率为 2%～10%，这可能与 RAO 判断的时间有关，<24h 内评估 RAO 发生率比较高，1 个月后有 10%~65% 患者桡动脉可能会再通，因此推荐 24h 和出院前评估，如果仍有 RAO 建议 1 个月后再进行评估。

由于手部血供丰富，多数 RAO 患者没有明显临床症状；部分患者表现为术后桡动脉搏动消失、手部苍白或发绀、皮温下降、疼痛。超声检查或桡动脉造影可确诊 RAO。此外，指氧仪是一个简便、易用的 RAO 检查方法，套在大拇指上，同时压住桡动脉和尺动脉，然后松开桡动脉，看血氧饱和度的变化，可用于 RAO 的筛选。需要注意的是，一些临床医师仅用触诊简单判断桡动脉是否闭塞，这可能存在误诊，因为掌弓动脉存在和侧支循环形成，会造成桡动脉未闭塞的假象。

二、桡动脉闭塞的预防与处理

桡动脉闭塞可能与女性、糖尿病、桡动脉内径 <2mm、应用动脉鞘管的类型和型号、既往 TRI 手术史、术中肝素用量和术后压迫止血的压力和时间等有关。桡动脉闭塞的预防尤为重要，包括规范化穿刺操作、适当增加肝素用量、选择外径尽量小的动脉鞘管且留置时间尽量短、术后适当压迫力度和时间等。

一旦发现早期 RAO，可用低分子肝素药物治疗和（或）用短暂（1h）尺动脉加压的方法。低分子肝素治疗时间 1~4 周，其桡动脉成功再通率达到 56%~87%。在一组纳入 465 例患者的随机研究中，RAO 后早期（1h）用尺动脉加压结合较大剂量肝素（5000IU）治疗，桡动脉再通率达 71%，最终 RAO 发生率 <1%。一旦有症状性手部缺血或经桡动脉途径后，临床有必要再通闭塞的桡动脉时，可用前向或逆向有创性开通 RAO。对于有症状的术后 RAO 患者，将来还需更多证据来评估延长抗凝治疗及尺动脉加压治疗的益处和风险。

第十节　迷走神经反射

一、迷走反射的识别与诊断

血管迷走反射（vasovagal reaction）是指各种原因刺激迷走神经系统后引起迷走神经系统反射过度，从而导致患者出现血压明显下降，伴或不伴心率减慢、胸闷、面色苍白，冷汗、恶心呕吐等其他临床表现，且能排除其他导致低血压原因者。

发生血管迷走反射时血压和心率同时下降具有特异性，其他原因引起的血压下降常常同时伴有心率的加快，当患者出现以上症状，尤其是血压和心率同时下降即可明确血管迷走反射的诊断。在不能立刻监护血压和心率变化时要注意和其他原因引起的低血压鉴别，例如心脏压塞、内出血致失血性休克等。

二、迷走反射的预防与处理

在正常人中发生的血管迷走反射多见于年轻人，而心导管相关的血管迷走反射常见于下壁心肌梗死、术中血管穿刺困难多次反复穿刺者。预防措施：①解除患者的紧张情绪和恐惧心理；②血管穿刺前及拔管前均应做好充分的局麻，减少疼痛感；③术前禁食时间不宜过长（<4h）；④手术操作要规范、轻柔；⑤拔管前摸清动脉穿刺部位，以中指和食指压迫止血，切忌用大纱块或大的硬物猛力压迫；⑥术后返回病房宜行心电监护，在术后 2h 内应密切观察病情以及时发现迟发的严重低血压并发症的先兆表现；⑦在介入术中和拔出鞘管等操作时建立和保留静脉输液通道非常重要，以免发生血管迷走反射时措手不及。

发生迷走神经反射后应立即给予如下处理：①立即将患者置于头低足高位，建立静脉通路；②静脉注射阿托品 1~2mg，1~2min 症状及心率无明显变化时，可重复使用阿托品 1~2mg；③血压下降迅速时，可静脉推注多巴胺 10~20mg，继之以 100~200mg 加入

250ml 液体中静滴维持；④快速补液，维持有效循环血量；⑤检查穿刺部位，包扎过紧或有明显血肿、出血等情况，应立即拆除绷带重新压迫、包扎。

三、总结

外周血管并发症重点在预防，其中规范的血管穿刺和导管、导丝操作可以最大程度避免外周血管并发症的发生。若发生外周血管并发症，应尽早识别并正确的处理，避免由于识别或处理不及时导致严重的后果。

（张　巍　石　蓓　袁正强）

第19章　急诊 PCI 围手术期出血并发症

学习要点

1. 出血分型与风险评估。
2. 常见严重出血的诊断与防治。

出血（bleeding）是急诊 PCI 围手术期一类重要并发症，发生率报道不一，为 2.2% ~ 14.0%，包括穿刺与操作相关出血（约 42.1%）和非穿刺部位出血（约 57.9%）。随着经桡动脉路径广泛开展，穿刺部位出血并发症发生率显著降低，但非穿刺部位出血发生率却未见下降，主要包括消化道出血（约 16.6%）、腹膜后出血（约 13.3%）、泌尿生殖道出血（约 5.0%）和颅内出血等。研究发现，ST 段抬高型心肌梗死（ST-segment elevation myocardial infarction，STEMI）患者围手术期出血学术研究会（bleeding academic research consortium，BARC）分型 ≥ 3 型的出血发生率为 6.4%，且随着年龄增长发生率更高；与无出血者相比，PCI 术后发生 BARC 3 型及以上出血者近、远期死亡风险成倍增加，其中急性冠脉综合征（acute coronary syndrome，ACS）合并严重出血者 30d 和 6 个月病死率最高。严重出血已成为 ACS 患者围术期死亡的独立预测因素，不仅影响急诊 PCI 疗效和治疗策略，也增加患者住院时间和医疗费用支出。因此，急诊 PCI 解决冠状动脉缺血问题的同时，如何最大程度降低出血并发症是所有冠状动脉介入医师尤其是基层心血管医师面临的重要问题。

急诊 PCI 围手术期由于抗血小板和抗凝血药物的应用及应激等因素的参与，从而使出血风险增加；此外，发生出血后由于抗血小板药物的减少或停用以及休克、输血等又显著增加支架内血栓发生风险，从而导致恶性循环。基层介入医师必须重视出血风险预防，提前预估风险，从确诊 ACS 至急诊 PCI 过程，再到术后治疗的每一步都要仔细权衡缺血与出血风险；一旦确诊出血应采取积极策略，避免陷入恶性循环。本章内容将重点阐述急诊 PCI 围手术期出血分型与出血风险评估、出血处理原则与常见严重出血管理等。

第一节　出血分型与风险评估

一、出血分型

临床常以出血部位对出血进行分类，如穿刺部位出血、皮肤黏膜出血、消化道出血、泌尿生殖道出血或颅内出血等。但具体每一种类型，出血程度不同，对预后影响也千差万别。为准确评估出血的严重程度及其对预后的影响，临床研究总结了多个出血分型标准，如 TIMI 分型（1987）、GUSTO 分型（1993）、GRACE 分型（2003）、ACUITY 分型（2006）、HORIZONS-AMI（2008）、CRUSADE 和 OASIS-5 分型（2009）等，但这些分型标准不一，且未能精准评估对预后的影响。2010 年 2 月 BARC 发布了心血管临床试验标准化出血定义，即 BARC 出血分型（表 19-1），该标准对 PCI 术后 1 年死亡率的预测价值最高，成为目前公认的出血分型标准。根据 BARC 标准，严重出血包括颅内出血(intracranial hemorrhage，ICH)、眼内出血、需要干预的介入路径出血、直径≥5cm 的血肿、隐匿性出血或出血部位不明确伴血红蛋白下降≥30g/L，需再次手术的出血，或需输血的出血。

表 19-1　出血学术研究会（BARC）出血分型

分型	
0 型	无出血
1 型	无须立即干预的出血，患者无须因此就医或住院，包括出血后未经咨询医师而自行停药等情况
2 型	任何明显的、有立即干预征象的出血（如出血量多于根据临床情况估算的出血量，包括仅在影像学中发现的出血），但尚达不到以下 3~5 型标准，但符合以下至少 1 项者：①需要内科、非手术干预；②需住院或提升治疗级别；③需要进行评估
3 型	
3a 型	明显出血且血红蛋白下降 3~5g/dl；需输血的明显出血
3b 型	明显出血且血红蛋白下降≥5g/dl；心脏压塞；需外科手术干预或控制的出血（除外牙齿、鼻部、皮肤和痔）；需静脉应用血管活性药物的出血
3c 型	颅内出血（除外微量脑出血、脑梗死后出血性转化，包括椎管内出血）；经尸检、影像学检查、腰椎穿刺证实的亚型；损害视力的出血
4 型	冠状动脉旁路移植术（CABG）相关的出血：①围手术期 48h 内颅内出血；②胸骨切开术关胸后为控制出血而再次手术；③ 48h 内输入≥5U 全血或浓缩红细胞；④ 24h 内胸管引流≥2L
5 型	致死性出血
5a 型	未经尸检或影像学检查证实的临床可疑的致死性出血
5b 型	经尸检或影像学检查证实的确切的致死性出血

二、缺血与出血风险评估

急诊 PCI 围手术期应全程评估患者缺血风险和出血风险，执行个体化的抗缺血和出血防治策略。对于高缺血风险者应积极抗栓治疗，而高出血风险者应适当降低抗栓强度，并积极预防出血风险。

1. 高缺血风险评估　临床缺血风险评估模型较多，如 TIMI 评分和 GRACE 评分等，其中以 GRACE 评分预测能力最佳，主要用于预测未来缺血事件或死亡等临床结局。表

19-2 为 GRACE 风险评分标准。现在常用 GRACE 风险评估的手机 APP 安装后实时计算或网络在线计算完成，具体网址：https：//www.outcomes-umassmed.org/risk_models_grace_orig.aspx（GRACE 评 分 1.0）；www.outcomes-umassmed.org/grace/acs_risk2/index.html（GRACE 评分 2.0）。研究表明，GRACE 评分对住院期间和 6 个月内心肌梗死或死亡风险的预测价值优于临床医师的主观评估。

表 19-2　GRACE 评分标准

年龄（岁）	得分	心率（次/分）	得分	收缩压（mmHg）	得分	肌酐（mg/dl）	得分	危险因素	得分
<30	0	<50	0	<80	24	0~0.39	1	充血性心力衰竭病史	24
30~39	0	50~69	3	80~99	22	0.40~0.79	3	住院期间未行 PCI	14
40~49	18	70~89	9	100~119	18	0.80~1.19	5	心肌梗死既往史	12
50~59	36	90~109	14	120~139	14	1.2~1.59	7	ST 段压低	11
60~69	55	110~149	23	140~159	10	1.6~1.99	9	心肌损伤标志物升高	15
70~79	73	150~199	35	160~199	4	2.0~3.99	15		
80~89	91	≥200	43	≥200	0	≥4	20		
≥90	100								
患者得分		患者得分		患者得分		患者得分		患者得分	

患者合计得分：

危险级别	GRACE 评分	出院后 6 个月死亡风险(%)	患者分级（√）
低危	≤88	<3	
中危	89~118	3~8	
高危	>118	>8	

注：PCI. 经皮冠状动脉介入治疗

　　临床实践中，心血管介入医师更倾向于用临床具体情况评估缺血风险程度。因此，2021 年《冠心病双联抗血小板治疗中国专家共识》列举了临床常见的高缺血危险因素，主要包括：既往心肌梗死或脑卒中病史、心电图 ST 段压低、高龄、肾功能不全、糖尿病、贫血、左心室功能障碍、冠状动脉多支血管病变、复杂冠状动脉 PCI（如左主干、分叉、慢性完全闭塞性病变、弥漫性长病变等）等。2020 年 ESC 在非 ST 段抬高型急性冠脉综合征（non-ST-segment elevation acute coronary syndrome，NSTE-ACS）指南中总结了评估 PCI 患者血栓事件风险的临床因素，提出了高血栓风险和中血栓风险人群特征（表 19-3）。急诊 PCI 围术期识别这些高缺血风险人群有利于针对性采取积极抗栓策略。

　　2. 高出血风险评估　　目前临床已使用的出血风险评估工具有 CRUSADE 评分和 ACUITY 评分。这两个评分对接受冠脉造影的 ACS 患者大出血风险均有一定的预测价值，

表 19-3 2020 年 ESC NSTE-ACS 指南总结 PCI 围术期中高血栓风险临床因素

风险分层	标准	风险增强因素	手术因素
高血栓风险	复杂冠心病且风险增强因素或手术因素满足至少一条标准	①需要药物治疗的糖尿病；②反复心肌梗死史；③多支血管冠心病；④多血管疾病（冠心病+PAD）；⑤早发（<45岁）或快速进展（2年内出现新病变）冠心病；⑥伴随的全身性炎症性疾病（如 HIV、SLE、慢性关节炎）；⑦ CKD，且 eGFR 为 15～59ml/(min·1.73m^2)	①至少置入 3 枚支架；②至少治疗 3 处病变；③支架总长度>60mm
中血栓风险	非复杂冠心病且满足风险增强因素至少一条标准	①需要药物治疗的糖尿病；②反复心肌梗死病史；③多血管疾病（冠心病+PAD）；④ CKD，且 eGFR 为 15～59ml/(min·1.73m^2)	无

注：CKD. 慢性肾脏病；eGFR. 估算的肾小球滤过率；HIV. 获得性免疫缺陷综合征；PAD. 外周血管疾病；SLE. 系统性红斑狼疮

但 CRUSADE 评分预测价值更高。表 19-4 为 CRUSADE 评分具体标准。随着介入技术改进，如桡动脉径路广泛使用和新的抗栓治疗方案等可能会影响该评分的预测价值，且在接受口服抗凝剂的患者中预测价值尚未明确。

鉴于既往一些出血风险评估标准的局限性，2019 年国际出血学术研究会高出血风险工作组（ARC-HBR）制订了 ARC-HBR 标准。首先定义了高出血风险（high bleeding risk，HBR）标准，即 1 年内 BARC3～5 型出血风险≥4% 或颅内出血风险≥1%。其次通过回顾文献，提出判断 PCI 后高出血风险的 14 条主要标准和 6 条次要标准，其中满足 1 个主要标准或者 2 个次要标准定义为高出血风险 PCI 患者（表 19-5）。ARC-HBR 规定 HBR 主要标准是指任何可以单独引起 1 年 BARC 3～5 型出血风险≥4% 或颅内出血风险≥1% 的

表 19-4 CRUSADE 出血评分系统

基线血细胞比容（%）	得分	收缩压（mmHg）	得分	肌酐清除率（ml/min）	得分	心率（次/分）	得分	其他危险因素	得分
<31	9	≤90	10	≤15	39	≤70	0	女性	8
31～33.9	7	91～100	8	>15～30	35	71～80	1	心力衰竭体征	7
34～36.9	3	101～120	5	>30～60	28	81～90	3	糖尿病	6
37～39.9	2	121～180	1	>60～90	17	91～100	6	有血管疾病或脑卒中史	6
≥40	0	181～200	3	>90～120	7	101～110	8		
		≥201	5	>120	0	111～120	10	总分	
						≥121	11		

判断标准：极低危（≤20 分）、低危（21～30 分）、中危（31～40 分）、高危（41～50 分）、极高危（>50 分）

表 19-5 PCI 术后高出血风险的主要和次要因素

主要标准	次要标准
1. 需要长期应用口服抗凝血药物	1. 年龄 ≥ 75 岁
2. 严重或终末期慢性肾脏病（eGFR<30ml/min）	2. 中度慢性肾脏病（eGFR30~59ml/min）
3. 中度或重度贫血（血红蛋白 <110g/L）	3. 轻度贫血（血红蛋白：男性 110~129g/L，女性 110~119g/L）
4. 6 个月内发生或反复发作需要住院或输血的自发性出血	4. 12 个月内发生需要住院或输血的自发性出血，且不符合主要标准
5. 中度或重度基线血小板减少症（定义为 PCI 前的血小板减少症，血小板计数 <100×10⁹/L）	5. 长期应用口服非甾体抗炎药（NSAID）或类固醇类药物
6. 慢性出血体质	6. 任何时间发生的缺血性脑卒中，且不符合主要标准
7. 肝硬化伴门静脉高压	
8. 过去 12 个月内存在活动性恶性肿瘤 [除外非黑色素瘤皮肤癌，活动性恶性肿瘤定义为 12 个月内诊断和（或）持续的治疗需求，包括手术、化疗或放疗]	
9. 任意时间自发性颅内出血史者	
10. 过去 12 个月内存在创伤性颅内出血（ICH）者	
11. 存在脑动静脉畸形（bAVM）	
12. 过去 6 个月内有中度或重度缺血性脑卒中（NIHSS≥5 分）	
13. 双联抗血小板治疗（DAPT）期间拟行非延迟大手术	
14. 最近 30d 内的大手术或创伤	

因素，次要标准定义为任何可以单独增加出血风险，同时引起 1 年内 BARC3~5 型出血风险 <4% 因素。需要注意的是，ARC-HBR 定义中 4% 和 BARC3~5 型出血的甄别阈值是基于目前 PCI 术后 DAPT 临床试验中国 1 年主要出血事件发生率制订的。该标准为临床试验提供了一种实用方法，但在常规临床实践中某些标准可能很难应用。

　　CRUSADE 评分和 ARC-BHR 标准主要适用于 PCI 围手术期或住院期间出血风险评估，但其对于 PCI 术后患者长期双联抗血小板治疗方案的时长和强度等出血风险评估价值有限。目前针对双联抗血小板（dual antiplatelet therapy，DAPT）疗程的风险评分主要采用 PRECISE-DAPT 评分和 DAPT 评分（表 19-6）。PRECISE-DAPT 评分主要用于制订 DAPT 时长，适应于出院患者的出血风险评估，而 DAPT 评分则适用于 PCI 术后 1 年的患者。2021 年《冠心病双联抗血小板治疗中国专家共识》建议：①对于接受 PCI 的患者，若 PRECISE-DAPT 评分 ≥25 分可考虑短期 DAPT（3~6 个月），评分 <25 分，考虑标准 DAPT（12 个月）或长期 DAPT（12~24 个月）（IIb，A）；②对于 PCI 术后 DAPT 12 个月内未发生任何事件的患者，若 DAPT 评分 ≥2 分，可考虑延长 DAPT 至 30 个月，如评分 <2 分，考虑标准疗程 DAPT，即 12 个月（IIb，A）。

　　需要注意的是，由于这四个出血评分标准来源于不同的临床研究，侧重点可能不同，但并非是相互排斥的，两个或多个标准结合应用可能更具有实际临床价值。如在 HBR 患者中 PRECISE-DAPT 评分 >25 分时延长 DAPT 没有带来缺血获益，但增加了大出血事件的

表 19-6　用于 DAPT 持续时间决策的风险评分

项目	PRECISE-DAPT 评分	DAPT 评分	
使用时间	放置冠状动脉支架时	术后 12 个月且无不良事件发生时	
DAPT 持续时间策略评估	短期 DAPT（3~6 个月）比标准／长期 DAPT（12~24 个月）	标准 DAPT（12 个月）比长期 DAPT（30 个月）	
分数计算*	血红蛋白（g/L）120 115 110 105 100 白细胞（×10⁹/L）≤5 8 10 12 14 16 18 ≥20 年龄（岁）≤50 60 70 80 ≥90 肌酐清除率（%）≥100 80 60 40 20 0 出血史 否　　　　是 分数（分）0 2 4 6 8 10 12 14 16 18 20 22 24 26 28 30	年龄（岁）	
		≥75	−2 分
		65~<75	−1 分
		<65	0 分
		吸烟	+1 分
		糖尿病	+1 分
		就诊时心肌梗死	+1 分
		PCI 史或心肌梗死史	+1 分
		紫杉醇洗脱支架	+1 分
		冠状动脉支架直径 <3mm	+1 分
		CHF 或 LVEF<30%	+2 分
		静脉置入支架	+2 分
分数范围（分）	0~100	−2~10	
建议决策限制	分数≥25 →短期 DAPT 分数 <25 分→标准或长期 DAPT	分数≥2 分→长期 DAPT 分数 <2 分→标准 DAPT	
计算器地址	www.precisedaptscore.com	tools.acc.org/DAPTriskapp/	

注：DAPT. 双联抗血小板治疗；PRECSE-DAPT. 接受冠状动脉支架置入术及后续双联抗血小板治疗的患者的出血并发症预测；PCI. 经皮冠状动脉介入治疗；CHF. 充血性心力衰竭；LVEF. 左室射血分数；对于 PRECISE-DAPT 评分，使用评分列线图：标记患者对于评分表中 5 个临床变量的相应评价，并画一条竖线 至"分数"轴 . 以确定各临床变量的分数，然后计算各临床变量获得的分数之和，得出总分。对于 DAPT 评分，计算各评价的正分数之和，并减去年龄的相应分数，即为总分

风险；相反，在无 HBR 患者中 PRECISE-DAPT 评分 <25 分时延长 DAPT 没有增加出血风险，但显著降低了心肌梗死、明确支架血栓、脑卒中和靶血管血运重建的复合终点事件发生率，且无论是稳定型冠心病还是 ACS 相关的 PCI，均能从这种联合评估中获益。此外，CYP2C19 基因检测在临床应用已逐渐增多，但目前研究证据并不支持常规进行血小板功能和基因分型检测以指导抗血小板策略选择。但具备高缺血风险因素者可考虑进行血小板功能检测指导 DAPT 升阶强化抗血小板治疗（如从氯吡格雷转至替格瑞洛）；而高出血风险者可通过血小板功能与基因分型检测指导 DAPT 降阶治疗（如从替格瑞洛转至氯吡格雷）。表 19-6 总结了用于 DAPT 持续时间决策的风险评分。

3. 综合评估缺血与出血风险　缺血风险增加心血管不良事件发生率，甚至导致心脏性猝死。大出血事件对预后的影响与自发性缺血并发症相似。急诊 PCI 围手术期及长期治疗的任何抗栓方案都需要在缺血风险和出血风险之间权衡，使用评分工具将有助于调整双联抗血小板治疗的强度和时长，最大限度地降低每个患者的缺血与出血风险。心脏介入医师特别是基层心血管医师，将长期面对和随访合并多种心脑血管疾病、糖尿病等复杂疾病的患者，以这些风险评估工具为依据，将患者的整体缺血风险和出血风险评估贯穿于每一次随

访和诊疗方案调整中，实现个体化精准抗栓方案，从而使这类患者最大程度地从长期抗栓治疗中获益。

<h2 style="text-align:center">第二节　常见严重出血的综合管理</h2>

一、处理原则

对于急诊 PCI 围手术期的出血患者，如何做到迅速控制出血并兼顾缺血风险是临床医师必须面对的艰难抉择。如前所述，ACS 合并大出血本身增加死亡风险，而停用抗栓药物后又面临支架内急性血栓形成的风险，亦可能是灾难性的。因此，一旦发生出血并发症应进行综合评估、权衡利弊，制订个体化的临床治疗方案。出血的评估需要依据出血程度、部位、原因及止血方法 4 个方面进行评估并采取不同的干预措施（表 19-7）。需要强调的是，明确严重出血后，适当降低抗栓治疗强度甚至停用抗栓药物是必需的，并采取一切不增加血栓风险的止血措施，因为严重出血后对于患者来说，出血本身是明确的，而是否发生血栓事件是不确定的。

表 19-7　出血评估内容

项目	内容
出血程度	BARC 出血分型；血流动力学状态、是否需要输血、血红蛋白下降程度等
出血部位	穿刺部位、皮肤等；消化道、腹膜后、颅内等
出血原因	操作相关如穿刺、压迫止血等；溃疡或黏膜损失
止血方法	存在有效止血方法；无有效的止血方法

注：BARC. 出血学术研究会

二、上消化道出血

上消化道出血是急诊 PCI 围手术期最常见的严重并发症，超过 90% 患者表现为黑便或大便潜血试验阳性，少数表现为便血或呕血；内镜下主要表现为溃疡出血，尤以十二指肠溃疡最多见。研究显示，在急诊 PCI 患者的出血并发症中，上消化道出血占 16.6%，且病死率高，可达 2%~15%，因此临床心血管医师必须重视上消化道出血诊断与防治，尤其是从患者确诊 ACS 开始，就应结合患者既往是否合并消化道溃疡、糜烂性胃炎或幽门螺杆菌感染等病史综合评估消化道出血风险，对合并上述病史，以及高龄、女性、低体重或有明显恶心呕吐临床情况者，应尽早给予质子泵抑制剂以预防应激性溃疡与出血。2021 年中国医师协会急诊医师分会联合多个学会组织共同制订了《急性上消化道出血急诊诊治流程专家共识》，该共识对上消化道出血的急诊诊治与处理流程概括为"3 次评估，2 次治疗"（图 19-1），具有很强的临床实践操作性。

1. 上消化道出血的评估　上消化道出血的评估包括首次紧急评估、第二次全面评估及第三次预后评估。

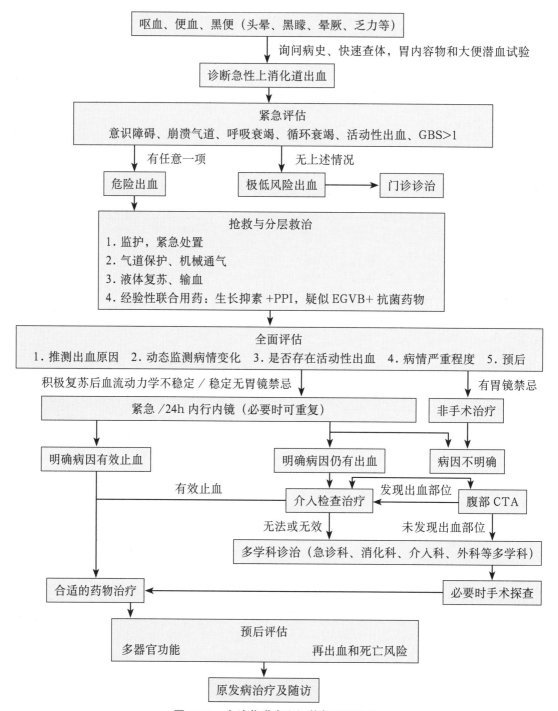

图 19-1 上消化道出血评估与处理流程

GBS. 格拉斯哥 - 布拉奇福德评分；PPI. 质子泵抑制剂；EGVB. 食管胃底静脉曲张破裂出血；CTA. 计算机断层扫描血管造影术

（1）首次评估即紧急评估：首先应评估意识、气道、呼吸和循环，对上消化道出血作出初步诊断和鉴别诊断后需进一步判断患者的危险程度。①意识评估：首先判断意识，意识障碍提示严重失血，也是误吸的高危因素；②气道评估：评估气道通畅性及梗阻的风险；③呼吸评估：评估呼吸频率、节律、用力及血氧饱和度；④循环评估：监测心率、血压、尿量及末梢灌注情况，条件允许时行有创血流动力学监测。根据患者是否存在意识障碍、崩溃气道、呼吸衰竭、循环衰竭、活动性出血及格拉斯哥 - 布拉奇福德评分（GBS）>1 分而分为危险性出血和极低风险出血；同时根据危险程度分为极高危、高危、中危、低危和极低危 5 种类型（表 19-8）。不同类型的患者，处理策略不同：危险性出血患者，应进行紧急性处置，而极低风险患者，仅需门诊诊治。

表 19-8　急性上消化道出血危险程度分层

分层	症状体征	*休克指数	处置	医疗区域
极高危	心率 >120 次 / 分，收缩压 <70mmHg 或急性血压降低（基础收缩压降低 30～60mmHg），心跳、呼吸停止或节律不稳定，通气氧合不能维持	>1.5	立即复苏	急诊抢救区
高危	心率 100～120 次 / 分，收缩压 70～90mmHg，晕厥、少尿、意识模糊、四肢末梢湿冷、持续的呕血或便血	1.0～1.5	立即监护生命体征，10min 内开始积极救治	急诊抢救区
中危	血压、心率、血红蛋白基本正常，生命体征暂时稳定、高龄或伴有严重基础疾病，存在潜在生命威胁	0.5～1.0	优先诊治，30min 内接诊，候诊时间 >30min 需再次评估	急诊普通诊疗区
低危	生命体征平稳	0.5	顺序就诊，60min 内接诊，候诊时间 >60min 需再次评估	急诊普通诊疗区
极低危	病情稳定，GBS ≤ 1	0.5	随访	门诊

注：在保证医疗安全的前提下，根据本地区及医院医疗环境与资源进行适当调整；GBS. 格拉斯哥 - 布拉奇福德评分。*. 休克指数 = 心率 / 收缩压；0.5 为血容量正常；0.5～1.0 为轻度休克，失血量 20%～30%；1.0～1.5 为中度休克，失血量 30%～40%；1.5～2.0 为重度休克，失血量 40%～50%；>2.0 为极重度休克，失血量 >50%

（2）第二次评估即全面评估：对于危险性出血患者，除进行紧急性处置外，尚需进行第二次评估即全面评估。内容包括：①寻找和判断出血原因；②动态监测病情变化并判断是否存在活动性出血；③病情严重程度及预后。全面评估目的在于确定患者血流动力学是否稳定及能否行内镜检查。内镜既可明确出血的病因和部位、有无出血，还能通过其进行止血治疗并判断是否有效止血。表 19-9 是内镜诊断与治疗的共识建议。尽管如此，很多内镜医师对于急诊 PCI 相关的上消化道出血并不积极施行内镜诊治，部分原因可能与 PCI 相关的上消化道出血多为胃黏膜弥漫性出血，内镜检查并不能有效完成止血且忌惮心脏意外风险。

表 19-9　内镜诊断与治疗的共识建议

内镜诊断与治疗的共识建议
缺血风险高危者应推迟内镜下检查或治疗，并进行相关风险评估，每 24～48h 重新评估 1 次是否行内镜检查。根据心脑血管疾病与消化道出血的危险程度，优先处理危及生命的病变
对于缺血风险低危、出血风险较高的患者，内镜操作前应至少停用抗血小板药物 5d，抗凝药可根据其半衰期进行调整
合并 BARC≥3 型出血的患者，应在严密监测及生命体征平稳的条件下于 24～48h（严重出血 12h 以内）行内镜检查。内镜止血治疗后建议给予静脉 PPI（如泮托拉唑首剂 80mg 弹丸注射，其后 8mg/h）静脉注射维持 72h
喷射状活动性出血、血管裸露、活动性渗血、血凝块附着，应积极实施内镜下止血治疗
对黑色基底、洁净基底的患者，内镜检查后给予常规口服 PPI 治疗即可

注：BARC. 出血学术研究会；PPIs. 质子泵抑制剂

（3）第三次评估即预后评估：病情稳定后需进行预后评估，主要评估患者的多器官功能恢复情况、再出血与死亡的风险及是否合并幽门螺杆菌感染等。需要注意的是，上消化道出血病史和幽门螺杆菌感染是 PCI 术后患者长期双联抗血小板治疗方案中再次并发消化道出血的重要预测因素。因此需要降低抗血小板强度同时常规给予质子泵抑制剂口服治疗，并根治幽门螺杆菌感染。

2. 上消化道出血的治疗　上消化道出血的治疗包括首次抢救性治疗及第二次有效治疗。

（1）首次治疗，即抢救性治疗：高危出血患者应立即抢救性治疗。具体措施包括：①常规措施：包括吸氧、加强监护和建立静脉通路（最好是深静脉或中心静脉通道）。②容量复苏：高危出血患者均应及时给予容量复苏，原则是限制性液体复苏和允许性低血压复苏策略，使收缩压维持在 80～90mmHg 为宜，液体选择应避免大量晶体液输注（前 6h<3L，过多易诱发心衰与呼吸衰竭、腹部与肢体间隔综合征及凝血病等），也可部分输注胶体液或高渗液，但无显著获益证据；容量复苏充分或足够的征象：血压恢复至出血前基线水平，脉搏 <100 次 / 分，尿量 0.5ml/（kg·h），意识清楚，无显著脱水貌，动脉血乳酸水平恢复正常。③输血：应权衡输血风险和获益，采取最佳输血策略。输血指征：收缩压 <90mmHg、心率 >110 次 / 分、血红蛋白 <70g/L、血细胞比容（Hct）<25%，或出现失血性休克。推荐血红蛋白目标值：70～90g/L；输血小板指征为：活动性出血且血小板 <50×10^9/L。需要注意的是，对于高龄伴血流动力学不稳定或持续大量出血者应将输血指征暂时放宽至血红蛋白 <90g/L 或以上，避免因大量失血导致基础病恶化。④血管活性药物应用：容量复苏后仍存在持续低血压者可应用，首先去甲肾上腺素，其次是多巴胺，应选择静脉泵入精准调节血压。

（2）第二次治疗即有效治疗：有效治疗包括合适的药物治疗、内镜、介入诊疗及必要的外科治疗等。①抗栓药物调整：应从药物应用的必要性和出血风险两个方面考虑（表 19-10）。如应用阿司匹林作为非必要的一级预防用药，应停用；如 PCI 术后双联抗血小板治疗，建议轻度出血无须停药，明显出血先停用阿司匹林，如用替格瑞洛，应更换为氯吡格雷，若出现危及生命的活动性出血，停用所有抗血小板药物，有效止血且病情稳定后尽快恢复抗血小板治疗。一般在有效止血 3～5d 后恢复氯吡格雷，5～7d 后恢复阿司匹林。如服用华法林，应停药，必要时使用维生素 K 对抗；新型口服抗凝药物如达比加群和利伐沙班等，

表 19-10　急诊 PCI 患者合并上消化道出血患者抗血小板药物的调整

停用抗血小板药物方案	恢复抗血小板药物治疗时机
1．轻度出血无须停用，明显出血先停阿司匹林，若出现危及生命的活动性出血，停用所有抗血小板药物，有效止血且病情稳定后尽快恢复 2．恢复方案：一般有效止血 3～5d 后恢复氯吡格雷，5～7d 后恢复阿司匹林 3．不能停用抗血小板治疗急性非静脉曲张性上消化出血，需持续使用 PPI	满足下列条件提示出血已控制，5d 后可考虑恢复抗血小板治疗： 1．血流动力学稳定 2．不输血情况下，血红蛋白稳定 3．BUN 不继续升高 4．肠鸣音不活跃 5．粪便隐血转阴（非必需）

注：BUN. 血尿素氮；PPI. 质子泵抑制剂

应停药，一般无须使用拮抗剂。②质子泵抑制剂（PPI）：PPI 是急诊 PCI 合并上消化道出血的首选药物，急诊 PCI 围手术期及术后有消化道出血高风险者可预防性应用，如疑诊或一旦明确上消化道出血，应立即使用，常用药物如泮托拉唑、雷贝拉唑等分次或持续静脉泵入；高危上消化道出血病因不明时，可静脉联合应用质子泵抑制剂和生长抑素治疗，待病因明确后调整。③止血药物：所有急诊 PCI 合并上消化道出血的患者禁用静脉止血剂、抗纤溶剂（如酚磺乙酸、氨甲苯酸等）。

三、下消化道出血

急诊 PCI 围手术期合并下消化道出血的发生率与死亡率均远低于上消化道出血，80%～85% 下消化道出血能够自行停止。ACS 抗栓治疗合并下消化道出血的患者多合并小肠血管发育异常、肠道缺血性疾病、炎症性肠病、肠道肿瘤、憩室出血和痔等基础病。结肠镜是目前诊断和治疗下消化道出血的主要方法，诊断准确性达 74%～100%；早期检查能提高出血部位的检出率，但应注意掌握检查时机；常规内镜检查未明确病因时，可以采用胶囊内镜及小肠镜检查；CT 血管造影术（CTA）和放射性核素显像有助于明确出血原因和定位；钡剂灌肠及结肠双重对比造影应在出血停止后进行。此外，下消化道出血时由于新鲜便血，应注意与痔疮出血鉴别。处理原则：对于临床表现隐匿，无特殊不适，BARC<3 型者，可在严密监测治疗的情况下无须停用抗栓药物；对于 BARC≥3 型的患者，应考虑减少抗栓药物种类及剂量乃至暂时停药；对于有高血栓风险的患者，待出血停止后应尽早恢复抗栓治疗，并优先考虑恢复使用 P2Y12 受体抑制剂（如氯吡格雷）。

四、颅内出血

颅内出血是急诊 PCI 围手术期的最严重并发症，其类别包括脑内出血、硬膜下出血、蛛网膜下腔出血、脑室内出血和致命性颅内出血等。ACS 患者发生颅内出血后死亡风险增加 23 倍，死亡率为 33%，即便是幸存者残疾率高达 61%～88%，且复发风险亦达 20%。因此，对于 ACS 患者，尤其是既往曾发生脑出血或存在顽固性高血压的患者抗栓治疗前应充分评估、识别和处理颅内出血。

1. 风险识别与评估   主要包括 3 个方面评估：①临床评估：首先评估生命体征，如意识障碍、瞳孔改变、脑神经麻痹症状、局灶性神经功能损害症状、病理征阳性等，借助卒中量表（如 GCS、NIHSS 和脑出血评分量表）评估病情严重程度、判断预后与指导制订治疗方案。②影像学评估：影像学检查是快速早期识别脑出血的重要手段，包括 CT、MRI、脑血管造影检查等，其中颅脑 CT 检查是诊断早期脑出血的"金标准"。③出血量评估：可根据颅脑 CT 片用简易共识估算血肿大小，即血肿量 = 0.5 × 最大面积长轴（cm）× 最大面积短轴（cm）× 层面数（扫描层厚 1cm）。

2. 处理

（1）抗血小板药物调整：多项荟萃分析显示，抗血小板药物可使颅内出血患者病死率增高，但并不影响功能恢复，氯吡格雷与阿司匹林联用较单用阿司匹林者血肿体积增大更明显，病死率也更高。当考虑脑出血与抗血小板治疗有关，应权衡出血与缺血风险，根据出血量情况调整抗血小板治疗策略（表 19-11）。

表 19-11　颅内出血患者抗血小板治疗策略的建议

出血量	治疗方案
脑出血量大，导致患者生命体征紊乱或经评估有极大死亡风险 脑出血量较大，引发新的神经功能损伤，并极有可能导致患者残疾	应立即停用抗血小板药物，以稳定生命体征，降低残疾程度，改善整体预后
新发脑出血，但对患者一般情况影响较小；或仅在影像学上发现新发出血，对预后影响不大	若为缺血事件高风险患者，考虑在停药 7～10d 后再考虑恢复抗血小板治疗。也可根据病情适当减少抗血小板药物的种类或剂量，并且严密监测出血

（2）内科治疗：ACS 合并脑出血患者应在神经内科医师指导下积极控制血压、降低颅内压以及减轻颅脑损伤和肢体残疾治疗等。应当注意的是，这类患者应加强营养支持和预防血栓护理，避免继发并发症（如下肢深静脉血栓形成）的发生。

（3）手术治疗：对于大多数抗栓治疗合并颅内出血患者，不主张无选择地常规使用外科或微创手术，手术治疗需严格把握适应证。其适应证为：幕上出血 ≥ 30ml，幕下出血 ≥ 10ml 的脑出血患者，具备以下条件中的任意一条者为绝对手术指征：①脑中线结构移位 ≥ 1cm；②脑室、脑池受压变形或消失的，尤以环池、第四脑室更须注意；③出现双侧瞳孔不等大，瞳孔光反射迟钝，甚至瞳孔散大、反射消失；④患者出现意识状态转差，如躁动不安、嗜睡、甚至昏迷。

五、其他特殊类型出血

1. 鼻出血、皮肤黏膜出血及口腔牙龈出血   根据 BARC 出血分型，鼻出血一般属于轻度出血（<3 型）。一般处理措施包括局部加压和器械治疗控制出血；停用抗凝血药物和血小板糖蛋白 Ⅱb/Ⅲa 受体拮抗剂（platelet glycoprotein Ⅱb/Ⅲa receptor inhibitor，GPI）；一般不建议停用抗血小板药物。

2.**眼部出血**　ACS 抗栓治疗过程中发生眼部出血，需根据出血面积、视力损害程度行 BARC 出血分型，损害视力的出血为 3c 型，为出血高危，推荐停用抗凝药物和 GPI；根据出血后再发缺血风险，推荐停用或逐步停用口服抗血小板药物；未损害视力的出血<3 型，为出血低危，推荐停用抗凝血药物和 GPI，不建议停用抗血小板药物。

3.**呼吸道出血**　咯血是最常见的呼吸道出血。少量咯血时 BARC 出血分型<3 型，可考虑停用抗凝药物和 GPI，不建议停用口服抗血小板药物；大咯血时每次咯血量≥100ml 或 24h 咯血量≥600ml，为出血高危，需立即请呼吸科会诊，患者绝对卧床，取患侧卧位以预防窒息，行床旁 X 线胸片（病情允许可行胸部高分辨率 CT）以明确咯血的部位、咯血量及肺部原发病，慎用静脉止血药物，可行纤维支气管镜检查和镜下局部止血治疗，血红蛋白显著降低者（<70g/L）可酌情输血。以上措施均无效时考虑急诊外科手术。

4.**泌尿系出血**　仅有镜下血尿的患者，应维持抗血小板及抗凝药物；肉眼血尿患者，应停用抗凝血药物和 GPI，一般不必停用口服抗血小板药物，需要注意可应用生理盐水持续冲洗膀胱，避免血栓形成堵塞尿道口。

5.**生殖道出血**　根据 BARC 出血分型、出血后再发缺血风险的危险分层，给予相应的抗凝和抗血小板药物使用策略。紧急情况下可行刮宫术或子宫切除术。

（王正龙　姜顺涛）

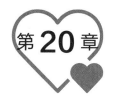

第20章 器械并发症及实战病例

学习要点

1. 常见器械并发症的类型。
2. 常见器械并发症的识别及处理。

基层医师不仅要熟练掌握介入诊疗操作要领，而且也需要掌握各种介入诊疗相关并发症的处理策略，二者同等重要。这些并发症既包括冠脉病变相关的并发症也包括器械相关并发症，后者如支架脱载、导管打折、导管、导丝断裂等。本章主要阐述器械并发症的预防与处理策略。

第一节 支架脱载

一、概述

支架脱载是PCI少见而严重并发症，一旦发生若处理不当则会引起严重后果。根据文献报道支架脱载的发生率<1%。以往报道支架脱载的发生率可能较高，为0.8%~1.2%，新一代支架系统在各方面性能改进后脱载发生率明显降低，一般认为目前支架脱载发生率平均为0.2%~1%。

二、类型

欧洲学者将支架脱载分为4种情形（图20-1）：①支架部分脱载：即装载球囊部分位于支架上；②支架完全脱载伴导引导丝在原位；③支架完全脱载伴导引导丝脱出；④支架脱载于主动脉或外周动脉。

三、支架脱载的原因

引起支架脱载的原因较多，除术者不恰当操作因素外，其他相关因素包括：①病变部位未获得充分预扩张，支架无法到达或通过病变部位；②近段血管过于迂曲与钙化严重，

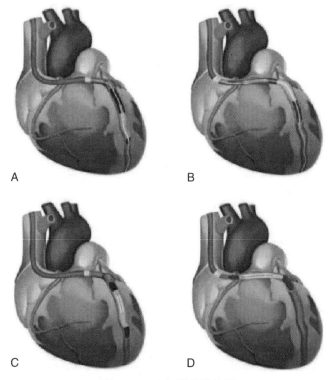

图 20-1　支架脱载的位置

A. 支架部分脱载；B. 支架完全脱载导引导丝在原位；C. 支架完全脱载伴导引导丝脱出；D. 支架脱载于主动脉或外周动脉

支架被"卡住"；③通过近段支架向支架以远／分支输送支架时与支架钢梁刮蹭；④选择回撤支架时，指引导管不同轴，支架近端被指引导管刮起变形，导致支架无法顺利撤回指引导管而发生脱载，此原因最为常见；⑤左主干短，发生支架"逃逸现象"支架脱落至外周血管；⑥支架本身与球囊镶嵌不紧；⑦术者经验欠缺。

四、支架脱载重在预防

应尽量避免发生支架脱载，预防支架脱载有以下几个方面：①充分观察认识病变，包括及时使用血管内超声（intravascular ultrasound，IVUS）／光学相干断层成像（Optical coherence tomography，OCT）等影像协助判断病变；②复杂病变务必充分预处理，包括高压球囊、棘突球囊、切割球囊等的充分预扩张，必要时及时使用旋磨等；③尽早使用辅助装置协助近端纤曲血管中的支架输送，避免刮蹭，比如双导丝技术、"5 进 6"字母导管技术及 Guidezilla 延伸导管技术等；④如果支架无法到达或通过病变，需要后撤，尽量保持指引导管同轴性，然后缓慢后撤；⑤如遇阻力立即停止后撤动作，避免发生支架脱载。

五、支架脱载的处理策略

如果发生支架脱载，应从以下几个方面处理：①设法推送病变位置释放；②及时发现，取出体外；③冠状动脉内就地释放；④外周血管释放；⑤再置入一枚支架，将脱载的支架挤压到血管壁上；⑥外科取出。处理支架脱载的根本条件：稳固的指引导管和导丝，外加冷静的头脑。

具体操作办法如下。

1. **小球囊回拉法**　适合导引导丝仍在脱载支架上、预估支架回撤阻力不大且支架无变形等情形。建议选用直径 ≤ 1.5mm、长度 ≤ 15mm 的单标记球囊，沿装载支架的导丝送至支架远端，将球囊扩张至 3atm，然后小心回撤球囊，观察支架是否跟随球囊一起移动并进入指引导管，特别注意球囊支架进入指引导管时需保持指引导管的同轴性，若不能进入指引导管，可以连同指引导管一起拔出（图 20-2）。

2. **支架挤压法**　适合于导引导丝已经不在脱载支架上，在脱载支架外送入导丝及球囊扩张脱载支架，再置入支架将脱载的支架挤压在血管壁上，对于药物洗脱支架来说如非必要尽量不要采取此方法，此方法可能导致局部药物浓度扩大，造成局部冠状动脉退行性改变，发生支架内再狭窄及支架内急性血栓事件（图 20-3）。

沿原导丝送入小球囊

球囊在支架远端扩张后回拉

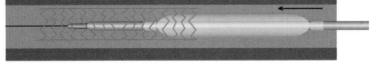

图 20-2　小球囊回拉法

在支架外送入导丝及球囊

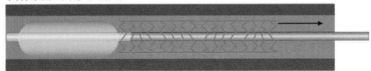

将原支架挤压在血管壁上

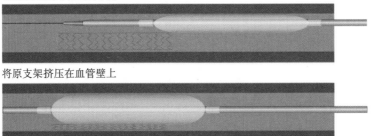

图 20-3　支架挤压法

3. **球囊释放法**　适用于导引导丝仍在脱载的支架上，沿原导丝送入合适球囊，将支架原位释放，可从小球囊开始，依次扩张，必要时行后扩张以及在腔内影像学指导下完成（图 20-4）。

4. **导丝缠绕法**　导丝缠绕技术又称导丝编织技术，适合导引导丝仍在脱载支架上、预估支架回撤阻力不大且支架无变形等情形。操作过程中应始终保持原有导引导丝在支架内，将另一根软头导引导丝沿支架梁外送至血管远端并送至支架远端的不同分支，然后将两根导丝安装在同一个导丝旋钮上，沿同一方向旋转导丝旋钮（约 15 圈），使两根导丝在脱载支架远端"编辫子"，随后轻柔并持续用力回撤导丝，将导丝与支架回撤至指引导管内（若支架无法进入指引导管但双导丝编织牢靠，且能将支架固定于指引导管头端，也可考虑将其一并撤出）。若操作两根导丝缠绕仍不够牢靠，必要时可送入多根导引导丝同时操作（图 20-5）。

5.**圈套器捕捞法**　当导引导丝在支架内时，在冠状动脉内使用圈套器有以下两种方法。①单导丝同轴圈套法：依次沿原有导引导丝送入圈套导管和圈套器至支架近端，然后从近端小心圈套支架；②自制抓捕器圈套法：原有导引导丝留在原位，如无合适的圈套器可以采用延伸导管与球囊、导丝配合自制圈套器，圈套方法同前，在送入圈套器前，可根据实际需要决定是否经导引导丝更换较大直径动脉鞘管（图 20-6）。

沿原导丝送入适当球囊

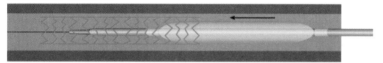

将支架原位释放，必要时后扩

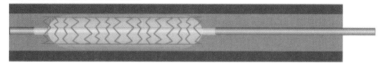

图 20-4　**球囊释放法**

沿原导丝送入圈套器

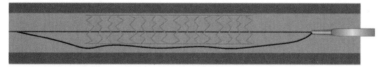

体外旋转两根导丝使其缠绕

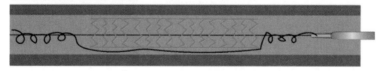

图 20-5　**导丝缠绕法**

沿原导丝送入圈套器

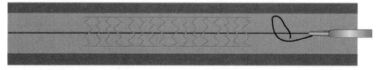

圈套脱载支架连同 GC 移除

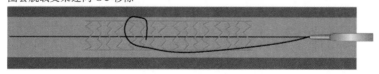

图 20-6　**抓捕器圈套法**

冠状动脉支架脱载并不少见，主要与病变、器械与技术操作相关。在多数情况下，支架脱载并不立即影响冠状动脉血流，但处理不当则可导致严重夹层、出血、心肌梗死、死亡、急诊手术等严重"次生"并发症。支架脱载的处理既需要冷静的头脑，丰富的想象力，更需要扎实的介入功底。从事冠状动脉介入治疗工作的医师既需要掌握支架脱载的原理、分类和处理流程，更需要早期预见，积极预防支架脱载。

六、实战病例

男性，58 岁。因"反复胸痛 1 年，加重 1 周"入院。1 年前无明显诱因出现胸痛，位于心前区，多于活动后发生，持续 5~10min，休息后可好转，1 周前上述症状再发加重，含服硝酸甘油后可缓解，为求进一步诊治遂来我院；肌钙蛋白 T 0.62ng/ml；既往有长期吸烟史、高血压病史，否认糖尿病病史及血脂异常病史。查体：脉搏 80 次／分，呼吸 20 次／分，血压 146/82mmHg，双肺呼吸音清，未闻及干湿啰音，心率 80 次／分，心律齐，各瓣膜区未闻及杂音，腹软，无压痛及反跳痛，双下肢无水肿。诊断"冠心病急性非 ST 段抬高型心肌梗死"。急诊冠脉造影示：LCX 近段狭窄 80%（图 20-7A）；予以 2.0mm×15.0mm 球囊以 10atm×5s 扩张（见图 20-7B）；送入支架困难，回撤支架过程中支架脱载至桡动脉（图 20-7C）；经桡动脉送入抓捕器取出脱载的支架（图 20-7D、E）；最后检测桡动脉未见明显损伤（图 20-7F）。

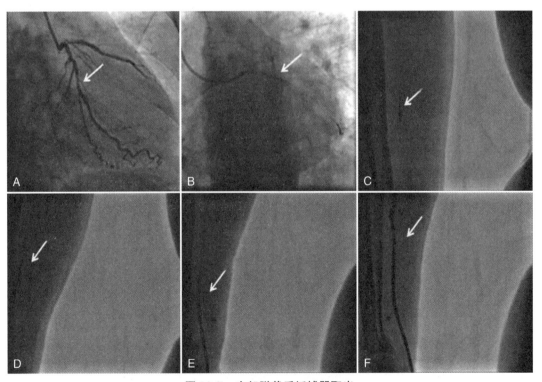

图 20-7　支架脱载后抓捕器取出

A. 箭头所指为靶病变；B. 支架无法到达病变；C. 支架脱载后位于桡动脉；D. 送入圈套器行抓捕；E. 圈套器顺利取出支架进入指引导管；F. 检查桡动脉无损伤

第二节　导管打折

　　指引导管打折是冠脉介入治疗中常见情况，多与不恰当操作有关。操作导管时如观察到压力消失或无法推注造影剂时，多已发生导管打折，应全程透视导管寻找打折位置（图20-8）。最易打折的导管可能是 5F 导管，其次是 6F 导管。一般地，导管越细小，越柔软，发生打折的可能性越大。需要警惕的是，更大直径的指引导管打折后因皱褶边缘锐利而导致血管损伤甚至穿孔的风险更高。

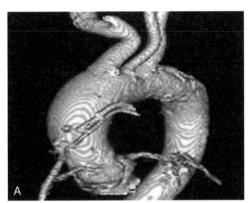
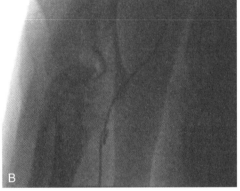

图 20-8　A. 头臂干迂曲；B. 桡动脉导引导管打折

一、导管打折的危险因素

　　引起导管打折既有患者血管解剖因素，也有术者操作因素。前者包括桡动脉细小、迂曲、发育异常或痉挛、锁骨下动脉或无名动脉迂曲等导致导管操作困难，其中以锁骨下动脉迂曲最为常见；后者主要是由于术者不恰当操作如同一方向过快过度旋转导管而未关注压力变化引起，导管长时间使用后也可能变软易于打折。

二、导管打折的预防与处理策略

　　对于基层介入医师尤其是操作经验不丰富的医师来说，操作导管时应养成顺时针操作和逆时针操作相结合、导管前进与后退相协调、时刻关注冠脉压力的良好习惯，避免同一方向过度旋转导管而引起打折。同时，首次推送导管至冠脉口时，就对整个血管路径有初步认识和感知，如遇血管细小或严重扭曲者建议同步使用 J 形造影导丝或超滑导丝加强支撑力以便于操作。此外，如果怀疑存在血管痉挛，可以通过导管注射硝酸甘油等舒血管药物。

　　如果明确导管已打折，术者不必紧张，应首先明确导管打折的方向和位置。具体处理策略如下：①对较松弛、不完全的导管结，可轻轻逆着打折方向旋转并前送或回撤导管，如果不是死结，常能成功；②对较松且完全的导管结，如果有很长的一段伸出打结的环体，可将管尖固定在血管上并向前推进导管，能松解导管结；③使用 J 形造影导丝的硬端进入导管结内并持续给予前送力，使导管结增大，沿逆折方向旋转松解导管结，注意硬端不能伸出导管口以免损伤血管；④当导管在主动脉内打折时，可以利用分支血管的分叉拉直打折的导管，比如髂动脉分叉或头臂干分支（图 20-9）；⑤内固定法：经另一血管路径送入小号球囊至扭曲打折的导管中间，并扩张球囊后反方向松解导管（图 20-9A）；⑥外固定法：经另一血管路径送入圈套器辅助抓捕打折导管的远端，辅助解结（图 20-10A）。笔者所在中心发生过多次导管打折的案例，均发生于经桡动脉路径，且均在 J 形造影导丝辅助下完成解结。

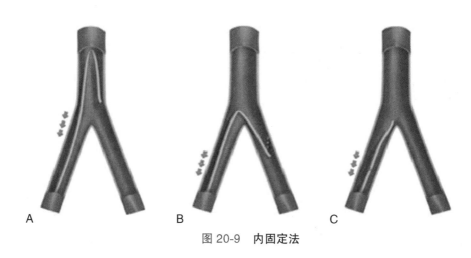

图 20-9　内固定法

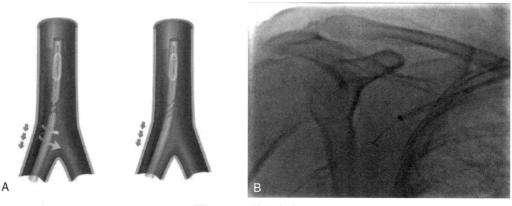

图 20-10　外固定法

三、实战病例

男性，72 岁。因"反复胸痛 5 年，加重 1h"入院。临床诊断"冠心病、急性非 ST 段抬高型心肌梗死"。入院后行急诊冠脉造影时桡动脉导引导管打折（图 20-11A）；沿指引导管送入 J 型造影导丝至打折处保持推送力；逆折方向旋转并配合导管前送和回撤，最终解开导管结（图 20-11C~E）；造影未见桡动脉损伤（图 20-11F）。

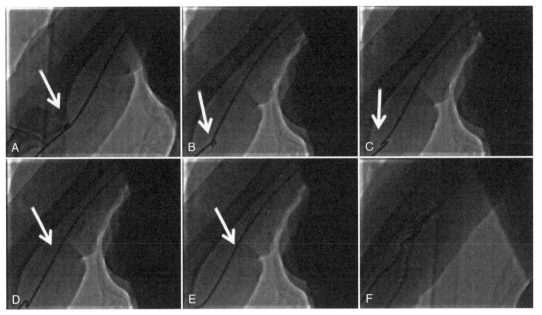

图 20-11 **桡动脉导引导管打折**

A. 导引导管在桡动脉处打折；B. 前送后无法打开打折的导引导管；C、D. 在 J 型导丝的支撑下前送回拉导引导管；E. 顺利打开导引导管的打折；F. 检查桡动脉无损伤

第三节 导管、导丝断裂

指引导管或导丝断裂是冠脉介入手术中相对少见并发症，多与扭曲血管中暴力操作有关。发现导管导丝断裂后采取积极正确的处理策略，以避免继发损害至关重要。

一、指引导管断裂的重要因素

导管因其具有较强的抗折性和抗伸展性，一般不易发生断裂。如果发生断裂，多发生于导管的不同节段连接处。常见引起导管断裂的因素包括以下几种。①导管因素：冠状动脉造影时使用的导管其头端管壁较薄软韧且无金属丝，容易断裂；导管储存时间过长，材料老化脆性增加，容易断裂；导管多次使用；②操作因素：操作过程中用力过猛；导管打结弯折时处理不当；③在管腔堵塞或部分堵塞的情况下，高压注入造影剂，则管腔压力剧增，可致导管断裂；④导管过度弯曲扭转。

二、指引导管断裂预防

介入医师使用导管前应养成检查导管外观有无损坏的习惯。下列措施有助于预防导管断裂：①使用质量可靠的保质期内的一次性新导管；加强导管室管理，注意导管的有效期；②操作中动作轻柔，避免暴力，手指操作导管的部位距鞘管距离要短；③定时用肝素液冲洗导管，防止凝血堵塞导管；④术中避免导管过度弯曲扭转，遇到腹主动脉、胸主动脉过度迂曲，可换用动脉长鞘。

三、指引导管断裂的处理策略

导管发生断裂后，应首先明确是否为完全断裂以及完全断裂后断端的位置是否影响血流而引起栓塞等。如果未完全断裂，应小心翼翼将断端轻轻回拉至外周血管（如上肢动脉），再考虑使用圈套器捕捞法；如果完全断裂且断端可能堵塞血管引起栓塞或无法使用圈套器捕捞者，应该考虑紧急外科手术取出。发生导管断裂后关键是术者应沉着冷静，并寻求其他医师帮助，共同商议处理方案。

四、导引导丝断裂

PCI 时导丝断裂也偶有发生，文献报道发生率为 0.02%~0.08%，其发生原因既与复杂病变因素、操作因素等有关，也与导丝工艺技术相关。治疗中，如果遇到导丝断裂情况，根据患者的临床情况和冠状动脉导丝的残余位置，可以采用介入、外科或保守治疗，大多数学者建议，经皮取出这些残留物。目前有多种取回断裂导丝的方法可供选择，如各种类型的圈套，包括鹅颈管圈套和环圈套，其适合于近端大口径血管，还可在保留的钢丝上旋转两三根钢丝取出断裂导丝，适用于中小型血管的取出。另一种方法则是利用支架置入术将导丝残留物从冠头动脉中去除。如果根据情况采用各种类型的圈套、旋转钢丝、利用支架置入术等介入方法都未能成功取出则应行外科手术。

根据患者血管情况及断裂部位等不一样，选择不同的经皮取出方式，大致选择策略为：如果残留导丝完整，则可以试着用球囊导管越过残留导丝后充气固定导丝，然后将球囊导管和残留导丝一起取出来；如果前面操作失败或残留导丝不完整，且导丝断裂于大口径血管近端，可以用鹅颈抓捕器或者圈套器等；如果导丝断裂于中小型血管，可以在钢丝上旋转两三根钢丝取出断裂导丝，仍然未取出，可于残留导丝所在血管置入支架，或者直接外科行冠状动脉旁路移植手术取出残留导丝。经皮取出异物时也存在各种风险，例如取不出异物，异物移位，抓捕器械断裂等情况；留置残留物在体内，患者则需要终身口服抗血小板聚集的药物。

PCI 术中出现导丝断裂的情况，主要还是考虑与血管的生理解剖位置、术者手术操作细腻程度以及导丝质量等有关。对于复杂的冠状动脉病变，术中应小心操作，避免导丝走行于支架下方，术中应将导丝做"袢"通过支架，确保导丝位于支架内，回撤导丝 ReWire 网眼进入，可以确保导丝位于支架内。而发生导丝断裂这种情况时，也应该根据患者情况及血管位置，根据本文上述处理建议，在临床中权衡利弊，为患者选择最合适的方案。

（邓 熠 赵然尊）

第 21 章

对比剂诱发的急性肾损伤

学习要点

1. 对比剂诱发的急性肾损伤的临床诊断与分级。
2. 对比剂诱发的急性肾损伤发生的危险因素与病理机制。
3. 对比剂诱发的急性肾损伤防治与临床进展。

第一节 定义与流行病学

一、对比剂诱发的急性肾损伤的定义

对比剂诱发的急性肾损伤（contrast-induced acute kidney injury，CI-AKI），又称对比剂肾病（contrast-induced nephropathy，CIN）是指暴露于对比剂（通常为碘对比剂）后数天内出现的急性肾功能损伤。最早报道于 20 世纪 50 年代，发现肾脏疾病患者行静脉肾盂造影后出现了肾功能的急性下降。1999 年欧洲泌尿生殖放射协会（ESUR）对比剂安全委员会将之称为 CI-AKI，其标准为：接触对比剂 2~5d 血浆肌酐水平至少升高 0.5mg/dl（44.2μmol/L）或肌酐水平比基线增加 25% 以上。2012 年肾脏疾病全球结局改善工作组（KDIGO）正式提出 CI-AKI 的概念，并提出了基于血浆肌酐水平的定义：①暴露于对比剂后 7d 内血浆肌酐水平高于基线 1.5 倍及以上；②暴露于对比剂 48h 内血浆肌酐水平相较于基线值至少升高 0.3 mg/dl（26.5μmol/L）；③接触对比剂后尿量少于 0.5ml/（h·kg）持续至少 6h。同时，KDIGO 根据肌酐水平、尿量等指标对急性肾损伤（AKI）的水平进行明确的分级（表 21-1）。

CI-AKI 的发生通常与使用对比剂相关，但亦受血流动力学变化（如低血压）、肾毒性和动脉粥样硬化等其他因素影响。因此，以术语"对比剂诱发的急性肾损伤"作为描述介入治疗术后出现急性肾损伤，逐渐获得学界认可。在诊断 CI-AKI 之前，临床医师应常规性排除其他可能造成肾功能损伤或波动的原因。

二、对比剂诱发的急性肾损伤的流行病学

临床静脉用对比剂常根据渗透压大小分为高渗、低渗和等渗三类，按分子结构又分为四类，即高渗离子单体（如泛影葡胺）、低渗非离子单体（如碘帕醇、碘海醇、碘佛醇）、低渗非离子性二聚体（如碘曲仑）和等渗非离子性二聚体（如碘克沙醇）。从 20 世纪 50 年

表 21-1　急性肾损伤的分期

分期	血肌酐标准	尿量标准
1	血肌酐达基线水平的 1.5~1.9 倍，或上升 >26.5μmol/L（≥0.3mg/dL）	连续 6~12h 尿量 <0.5ml/(kg·h)
2	血肌酐达基线水平的 2.0~2.9 倍	连续 12h 以上尿量 <0.5ml/(kg·h)
3	血肌酐达基线水平的 3 倍以上，或 ≥353.6μmol/L（≥4.0mg/dL），或开始肾脏替代治疗，或年龄 <18 岁，估算的 eGFR<35ml/(min·1.73m^2)	连续 24h 以上尿量 <0.3ml/(kg·h) 或连续 12h 以上无尿

代三碘苯（泛影酸）首次发现并应用于临床以来，对比剂已有 70 年使用经验。随着介入诊疗技术的广泛开展，CI-AKI 发生率逐年增加，已成为继缺血再灌注损伤和肾毒性药物后，导致医源获得性急性肾衰竭的第三大致病因素。2014 年 TOSO 等在 PRATO-ACS 研究中报道，随着 CI-AKI 诊断标准不同，发生率为 4.1%~10.9%。来自国家心血管病注册研究数据的回顾性分析研究发现，CI-AKI 发生率与基线肾脏病严重程度和 ST 段抬高型心肌梗死（ST-segment elevation myocardial infarction，STEMI）表现显著相关，如肾功能正常者 [GFR≥60ml/(min·1.73m^2)] CI-AKI 发生率约为 5.2%，需要透析者更少（约 0.07%）；如 GFR<30ml/(min·1.73m^2) 则 CI-AKI 发生率增加至 26.6%，且约 4.3% 患者需要透析；严重慢性肾脏病合并 STEMI 者 CI-AKI 发生率高达 36.9%，相关死亡率为 20.2%。此外，亚洲人群中 CI-AKI 的发病率高于欧洲和北美，高收入国家 CA-AKI 发生率略低于中高收入国家。

第二节　病理生理机制与危险因素

一、CI-AKI 的危险因素

2018 年欧洲心脏病学会发布的血运重建指南中指出 CI-AKI 发生风险取决于患者自身条件和围术期的相关因素，如年龄、性别、慢性肾脏病（chronic kidney disease，CKD）、糖尿病、充血性心力衰竭、贫血等病史；术中因素包括血流动力学不稳定、血浆容量减少、手术期间出血情况以及对比剂的类型和剂量等。其中慢性肾功能不全是 CI-AKI 最重要的危险因素。此外，一些临床也发现 D-二聚体水平和血浆白蛋白水平也可能影响 CI-AKI 的发生。表 21-2 总结了 CI-AKI 相关的危险因素。

在 CI-AKI 相关危险因素研究的基础上总结建立了多个风险评估模型，其中应用最为广泛的风险评估模型为 Merhan 教授于 2004 年发表的简易评分模型。该评分由 8 个围手术期危险因素组成，包括低血压、主动脉内球囊反搏（intra-aortic balloon pump，IABP）使用情况、充血性心力衰竭、慢性肾病、糖尿病、年龄 >75 岁、贫血及对比剂使用量。目前仍有临床研究进一步探究根据术前易获得的指标建立的简易 CI-AKI 预测模型，然而此类研究仍需在更大的人群进行验证。

表 21-2　CI-AKI 的危险因素

患者相关危险因素	手术相关危险因素
预先存在肾脏功能不全	对比剂应用量过多
糖尿病肾病	短时间多次应用对比剂
高龄（>70 岁）	对比剂的渗透压和离子性
血流动力学不稳定，伴低灌注（脱水、低血压、出血等）	肾毒性药物（非甾体抗炎药、抗病毒药物、氨基糖甙类抗生素、两性霉素 B、呋塞米等）
充血性心力衰竭	急诊 PCI
贫血	大动脉造影
多发性骨髓瘤	IABP 应用
高尿酸血症	ACEI、二甲双胍等

注：ACEI. 血管紧张素转化酶抑制剂；IABP. 主动脉内球囊反博；PCI. 经皮冠状动脉介入治疗

二、CI-AKI 的病理生理机制

对比剂引起急性肾脏损伤的病理生理机制尚未完全阐明，可能与对比剂的直接毒性和间接毒性作用、肾脏的血流动力学改变、氧化应激、凋亡、免疫与炎症及表观遗传调节有关。对比剂对肾小管上皮细胞的直接毒性作用，导致肾小管上皮细胞的功能丧失以及凋亡、坏死；对比剂导致肾功能损伤的间接机制可能与血管活性物质（如内皮素、一氧化氮和前列腺素等）介导的血管舒缩变化引起的缺血缺氧性损伤有关，肾外髓质的氧分压相对较低，但新陈代谢需求增加，使髓质的血流动力学特别容易受对比剂影响。

<h2 align="center">第三节　防治措施</h2>

目前对于 CI-AKI 的治疗，尚无确切有效的手段。国内外均有指南指出需要对接受对比剂的患者进行常规的 CI-AKI 风险评估，对 CI-AKI 高危人群应当尽早采取相应的预防措施以减少发生风险。

一、恰当合理应用对比剂

通常等渗对比剂渗透压较低，但黏度大，低渗对比剂渗透压相对较高，但黏度小，等渗和低渗对比剂哪一种更好，目前尚无定论。研究显示，对于高危患者术中应用等渗对比剂后 CI-AKI 发生率明显低于低渗对比剂；但可能一般患者两种对比剂之间的 CI-AKI 发生率无显著差异。2011 年 ACC/AHA/SCAI 冠状动脉介入治疗指南更新提出：对于慢性肾脏病患者如果需要冠状动脉造影或 PCI，等渗对比剂为 I a 类推荐，低渗对比剂为 I b 类推荐。

二、血管内容积扩张（水化）预防 CI-AKI

对比剂应用前通过充分的血管内容积扩张（即水化）预防 CI-AKI 是目前唯一被循证医学证据证明最有效的预防措施。Mueller 等在一项纳入 1620 例冠状动脉造影的研究中发现，静脉使用 0.9% 等张生理盐水较 0.45% 低张生理盐水效果好。关于扩容的剂量和持续时间，过去通常采取对比剂注射前 1h、注射后 3h 内补液，但由于部分输入的晶体液会进入组织，为保证血管内容量，新的研究提出在对比剂注射前 3~12h、注射后 6~12h 按照每千克体重每小时至少 1.0~1.5ml 的剂量进行补液，以保证充足的尿量（>150ml/h）。ESMC 推荐水化方案是：如果用生理盐水，介入术前 6h 按 1.0~1.5ml/(kg·h) 速度静脉滴注，术后按同等速度和剂量持续 6h；如果用碳酸氢钠，介入术前 1h 按 3ml/(kg·h) 速度静脉滴注，术后按 1.0ml/(kg·h) 速度持续 6h。近期 Marenzi 等报道新的水化方案可能更有效，即 FMH 方案，术前 30min 弹丸式注射生理盐水 250ml，继以 0.5ml/kg 的剂量静脉给予呋塞米，之后 4h 根据尿量补充同等剂量盐水。需要注意，过度水化可能对患者造成不良影响，如诱发急性心力衰竭等，因此，如果患者左室射血分数 ≤35% 或 NYHA>2 级则应以 0.5ml/(kg·h) 的速度进行水化。

三、药物治疗防治 CI-AKI

1. 他汀类药物 他汀类药物降低与 CI-AKI 风险的假设是基于其抗炎和抗氧化特性。PRATO-ACS 研究显示与未接受他汀类药物治疗的患者相比，接受大剂量瑞舒伐他汀（入院时 40mg 负荷剂量，然后每天 20mg 维持剂量）治疗的患者中，PCI 后急性肾损伤发生率和 30d 心血管和肾脏不良事件的发生率均显著降低。与之相反，PROMISS 研究（使用短期大剂量辛伐他汀预防肾功能不全）未能显示辛伐他汀和安慰剂对肌酐水平的影响存在差异。其他试验和多项荟萃分析已证明预防性他汀类药物对接受 PCI 的患者有益。然而，这些试验中有几项存在方法学上的局限性，即样本量太小，故他汀对于 CI-AKI 的预防作用仍有待进一步研究。

2. N- 乙酰半胱氨酸（NAC） NAC 是一种抗氧化物。既往有研究证明，在肾脏损害前使用 NAC 能够有效预防 CI-AKI。既往 Meta 分析曾报道口服 NAC 联合静脉碳酸氢钠扩容可降低 CI-AKI 的风险，但不能有效减少透析干预。

3. 茶碱类药物 茶碱类药物有非特异性的腺苷受体拮抗作用，通过改变肾血管舒缩功能，预防对比剂导致肾脏的缺血性损伤。维生素 C 是一种抗氧化剂，应用维生素 C 可能通过抗氧化应激作用，减轻肾脏缺血再灌注损伤及对比低灌注，从而降低 CI-AKI 发生。目前多项研究显示，茶碱类药物预防 CI-AKI 的效果，结论不一。美国 CI-AKI 专家共识工作组建议茶碱类药物用于高风险患者预防 CI-AKI。

四、血液滤过

血液滤过，即血液透析通过对流滤过和滤膜的吸附作用，将对比剂从人体内排出，但对比剂一旦经过肾脏，CI-AKI 就发生了，透析不能影响这一过程发生。但对于严重肾脏病患者，术前 4~8h 持续到术后 18~24h，血液滤过是必要预防措施。

总之，对于 CI-AKI 防治，除水化作用更有效外，尚无一种方法可以适用于所有患者。因此，对于临床介入诊疗医师应该明确，所有接受介入诊疗应用对比剂的患者，应从术前综合评估、术中选择合适对比剂并减少用量及术后监测，并配合适当水化治疗，从而降低 CI-AKI 的发生。图 21-1 总结了预防 CI-AKI 的简明流程。

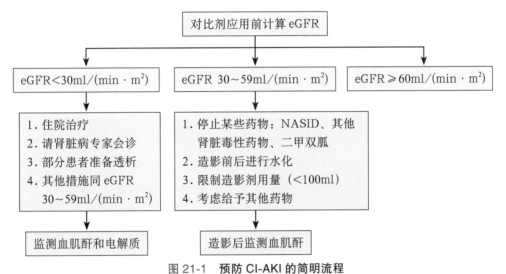

图 21-1　预防 CI-AKI 的简明流程

eGFR. 估算的肾小球滤过率；NASID. 非甾体抗炎药

（陈纪言　谢年谨）

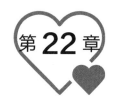

第22章 中国基层胸痛中心建设标准

学习要点

1. 基层胸痛中心认证标准。
2. 胸痛救治单元建设方案。
3. 基层胸痛中心质控标准。
4. 基层胸痛中心基层版再认证标准。

第一节 中国基层胸痛中心认证标准

中国基层胸痛中心是中国胸痛中心建设体系的重要部分，也是提高基层医疗机构心血管急危重症救治能力的有效手段，能够有效提升急性心肌梗死的救治能力和效率。但我国现阶段医疗资源分布不均，很多地区尚不具备开展急诊PCI的条件。对于不具备急诊PCI条件的基层医院 [包括已经开展PCI技术但无法达到中国胸痛中心认证标准（标准版）的医院]，建立规范化胸痛中心对及时明确诊断、减少发病后早期延误、及时实施溶栓治疗或转运PCI具有重要的意义，这也是我国急性心肌梗死区域协同救治体系的重要组成部分。为更好地引导基层医院进行规范化胸痛中心建设，中国胸痛中心联盟、中国胸痛中心执行委员会根据目前中国胸痛中心的发展制订了中国基层胸痛中心认证标准。该标准包含五大要素，分别是：基本条件与资质、对急性胸痛患者的评估和救治、院前急救系统与院内绿色通道的整合、培训与教育及持续改进。

一、基本条件与资质

基层胸痛中心申请认证单位必须满足此要素的全部条件。

（一）胸痛中心的组织机构（资料3.5分）

胸痛中心是通过整合院内外相关优势技术和力量为急性胸痛患者提供快速诊疗通道的机构，既可以是在不改变现有组织架构基础之上实体运作的虚拟机构，也可以是重新组建的实体机构。但不论何种方式，胸痛中心的建设均要涉及医院内外许多部门，必须有一套相应的组织机构进行协调和管理。组织机构的形式可以因不同医院的实际情况而定，但基本要求和任务是相同的。

1. 医院发布正式文件成立胸痛中心及胸痛中心委员会，要求：（资料 2 分）（1.10）

（1）由医院院长或分管医疗的副院长担任胸痛中心委员会主任委员，主持胸痛中心的工作和重大决策，成员应包括与急性胸痛诊疗相关的学科、医疗及行政管理等部门的负责人。

（2）医院发布正式文件明确胸痛中心委员会的工作职责。

（3）明确胸痛中心委员会具有调动医院所有资源为胸痛中心建设和运行提供保障的权力。

（4）胸痛中心成立并高质量运行至少 6 个月以上才能申请认证。

说明：1.10 需上传医院发布的正式文件扫描件，其中文件日期应早于申请日期至少 6 个月。

2. 任命胸痛中心医疗总监和行政总监，要求：（资料 0.5 分）（1.11）

（1）医院正式任命一名具有心血管内科专业或急诊专业背景、中级以上职称的医师担任胸痛中心医疗总监，且该医师应具备较强的组织协调能力，专业技能必须具备对急性冠状动脉综合征（acute coronary syndrome，ACS）、急性主动脉夹层、肺动脉栓塞等急性胸痛患者进行诊断和早期急救的能力。

（2）医院应任命一名从事急诊或医疗行政管理工作、且能有效调动院内各部门资源的人员担任胸痛中心行政总监，负责胸痛中心的行政管理和资源协调工作。

（3）书面文件正式明确胸痛中心医疗总监和行政总监的职责。

说明：1.11 需上传医疗总监、行政总监任命的盖医院公章的文件；明确医疗总监、行政总监职责的正式文件；医疗总监、行政总监的专业资质文件：资格证书和职称证书。

3. 任命胸痛中心协调员，要求：（资料 0.5 分）（1.12）

（1）指定一名具有急诊或心血管内科专业背景的医师担任胸痛中心协调员，协调员必须具备正确处理 ACS 及其他急性胸痛的能力。

（2）书面文件明确协调员的具体工作职责。

（3）协调员每年至少参加 ACS 和胸痛中心相关的培训≥10 学时。

说明：1.12 需上传协调员的任命文件的扫描件，其中包含协调员的工作职责；协调员的专业资格证书及职称证书的扫描件；协调员 1 年内参加培训或继续教育证书的扫描件。

4. 明确胸痛中心质量控制机制及负责人，根据医院实际情况可以由医院质量管理部门承担或者胸痛中心协调员、二级以上数据审核员兼任。（资料 0.5 分）（1.13）

说明：1.13 需上传本院胸痛中心质控管理制度及责任人工作职责。

（二）医院对胸痛中心的支持与承诺（资料 1 分）（1.14）

胸痛中心建设需要医院的大力支持，医院在成立胸痛中心时应发布正式文件做出全力支持胸痛中心建设的承诺，该文件必须包括以下内容。

1. 全力支持胸痛中心的建设与认证，承诺分配相应人力、设备和财政资源，并做好监察、考核、质量控制等工作，确保胸痛中心规范化运行。

2. 对胸痛中心在优化诊疗流程过程中所涉及到院内外标识与指引、急诊及抢救区域的布局等进行改造、对医院各部门的工作流程、管理制度进行相应的调整以适应胸痛中心流程优化需求，承诺在分诊、就诊、检验、检查、收费、取药等环节实行急性胸痛优先原则，在急性胸痛患者就诊时首份心电图、肌钙蛋白等辅助检查、ACS 的抗血小板药物、ST 段抬高型心肌梗死（ST-segment elevation myocardial infarction，STEMI）患者的抗凝、溶栓治疗环节等实行先救治后收费的原则，以适应优化诊疗流程、最大限度缩短救治时间的需要。

3.承诺与院前急救系统及社区医院及乡镇卫生院签署联合救治协议,推动区域内胸痛救治单元的建设,以实现区域协同救治体系的建立。

4.承诺支持并协助胸痛中心实施各类培训计划。

5.若救护车归属医院管理,承诺对救护车救治能力进行改造,包括人员培训及设备更新,以满足转运急性胸痛患者的需求。

说明:1.14请上传包涵以上全部内容的医院正式承诺函的扫描件,请用一份加盖医院公章的正式下发文件来体现相关内容(注:此承诺书与在网上注册时提交的承诺书不同)。

(三)胸痛急救的配套功能区域设置及标识(资料 1.5 分,现场 11 分,暗访 44 分)

1.急诊科、胸痛中心的标识与指引

(1)在医院周边地区的主要交通要道、医院门诊、急诊的入口处设置醒目的胸痛中心或急诊的指引和标志,旨在为不熟悉医院环境的急性胸痛患者能顺利找到急诊科或胸痛中心。(资料 0.5 分,现场 1 分,暗访 5 分)(1.15)

说明:1.15需上传医院周边交通要道及门急诊入口处急诊科或胸痛中心的标识和指引。

(2)在门诊大厅、医院内流动人群集中的地方均应有指引通往急诊科 / 胸痛中心的醒目标识,指引需要急救的患者快速进入急诊科 / 胸痛中心。(资料 0.5 分,现场 1 分,暗访 5 分)(1.16)

说明:1.16需上传医院内部指引通往急诊科及胸痛中心的标识。

(3)急诊科分诊、挂号、诊室、收费、抽血、检验、检查、药房等均应有急性胸痛优先标识。(资料 0.5 分,现场 1 分,暗访 5 分)(1.17)

说明:1.17需上传急诊科或门诊的各功能区域内胸痛患者优先的标识。

2.胸痛急救的功能分区

胸痛中心的大部分初步诊疗工作在急诊科完成,急诊科应建立如下功能区:

(1)急诊分诊台应易于识别且靠近抢救区,方便步行患者进入时发现;所有进入急诊科就诊的患者均需经过分诊台分诊后才能就诊;对于急诊量较小、不具备设置急诊分诊条件的医院,必须建立替代机制以确保急性胸痛患者得到快速诊疗。(现场 1 分,暗访 3 分)(1.18)

(2)急诊分诊台或功能替代区应配置电话及急救相关的联络系统,以便进行院内、外的沟通协调,其中应包括与院前救护车、向本院转诊的基层医院以及接受本院转诊的 PCI 医院的联络机制与方式。(现场 1 分,暗访 3 分)(1.19)

(3)急诊分诊台应常备急性胸痛患者时间管理节点记录表,以及伴随时钟(如果需要),以便在首次医疗接触时开始进行前瞻性时间节点记录,或者能在分诊台开始启用胸痛中心云平台数据库实时网上填报。(现场 1 分,暗访 5 分)(1.20)

(4)分诊区有标准的胸痛分诊流程图,指引分诊护士在初步评估后将患者分流到胸痛诊室、急诊抢救室、胸痛留观室或直接送入导管室。(现场 1 分,暗访 5 分)(1.21)

(5)急诊科入口处应根据急诊流量配备足够的轮椅和担架车,方便多个患者同时就诊时使用。(现场 1 分,暗访 3 分)(1.22)

(6)急诊科应具备床旁心电图检查条件,确保在首次医疗接触后 10min 内完成首份 12/18 导联(怀疑下壁和正后壁心肌梗死)心电图检查,并不受是否为正班时间的限制。

对于急性胸痛患者首份心电图应实行先救治后收费原则。（现场 1 分，暗访 4 分）（1.23）

（7）急诊科应具备床旁快速检测肌钙蛋白、D- 二聚体的设备，确保从抽血完成到获取结果不超过 20min。（现场 1 分，暗访 3 分）（1.24）

（8）应建立胸痛诊室（专用或兼用）、急诊抢救室（或急诊监护室）、胸痛留观室（供暂时诊断不明确、需要留观的中、低危胸痛患者使用）等功能区域，上述功能区应配备急性胸痛诊疗和抢救所需的相应设施（例如心电图机、氧气、监护仪、除颤器、呼吸机等急救器材和急救药品），上述抢救设备、面积、床位等配置应以能满足医院所承担的急诊任务为原则。（现场 1 分，暗访 3 分）（1.25）

说明：1.18~1.25 均在现场核查及暗访时进行打分，无须上传相关材料。

（四）人员资质及专科救治条件（资料 3 分，现场 4 分）

1．至少有 2 名取得中级职称资格且从事心血管内科临床工作 3 年以上的心血管内科专业医师，专业资质的认定需满足以下两个条件：一是获得心血管内科专业硕士以上学位或在三级甲等医院进修心血管内科专业 6 个月以上；二是每年（认证时提交连续 2 年）参加 ACS 相关继续教育的证明。（资料 1 分，现场 1 分）（1.26）

说明：1.26 需上传以下材料（至少上传 2 名中级医师的材料）：①职称证书的扫描件；②专业资格证书的扫描件；③学位证书或三级甲等医院心血管内科进修证明的扫描件；④近 2 年参加 ACS 继续教育证明的扫描件。

2．应具备开展心血管内科常见疾病专科诊疗的基本条件，设有开放床位不小于 20 张的心脏专科病房或心脏病患者专用床位；应配有不少于 2 张的心脏重症监护室（CCU、ICU 或 EICU）或心脏重症专用床位。（现场 2 分）（1.27）

3．每年接受或转诊的急性心肌梗死患者不少于 30 例。（资料 1 分）（1.28）

说明：1.28 需上传近 1 年本院救治急性心肌梗死患者病历系统统计的截图，并给予文字说明，现场核查时确认。（注意：不是数据库填报达到 30 例）

4．已建立为诊断明确的 ACS 患者在 10min 以内开始双联抗血小板和抗凝治疗的流程图，根据预计的再灌注策略使用指南推荐的双联抗血小板和抗凝药物剂量，首次负荷量的抗血小板和抗凝药物应实行先救治后收费原则。（资料 1 分，现场 1 分）（1.29）

说明：1.29 请上传 ACS 患者服用双抗和抗凝治疗的流程图，该流程图需体现出先救治后收费的原则。

请根据本单位实际情况在以下 5~7 三种再灌注策略中选择首选再灌注策略和次选再灌注策略，其中具备急诊 PCI 能力的医院（当前无法达到标准版胸痛中心认证要求）应以急诊 PCI 为首选再灌注策略；对于不具备急诊 PCI 能力的医院，若能在 120min 内完成转运 PCI，应选择转运 PCI 作为首选再灌注策略；若不能在 120min 实施转运 PCI，应将溶栓作为首选再灌注策略，并要求接受溶栓治疗后 2~24h 内转运至上级医院进一步治疗。（资料 3 分，现场 9 分）（首选资料 2 分，现场 6 分，次选选一个分值乘以 0.5，选两个分值乘以 0.25）贵院选择：首选再灌注策略（单选）：5 ○ 6 ○ 7 ○，次选再灌注策略（可多选，不包含首选再灌注策略）5 □ 6 □ 7 □。

5．若本院胸痛中心所制订的 STEMI 再灌注治疗方案中包含有溶栓治疗，应具备以下基本条件。（资料 2 分，现场 6 分）

（1）溶栓场所：为达到在首次医疗接触后 30min 内实施溶栓治疗的目标，溶栓场所最好是方便患者快速到达的急诊科抢救室或 CCU，亦可在其他重症监护室，但均必须具备心电、血压、血氧饱和度等监护条件以及处理再灌注心律失常、心力衰竭、实行心肺复苏的相应条件，包括相应的抢救设备及人员配备。（现场 2 分）（1.30）

（2）常备溶栓药物：最好备用特异性纤溶酶原激活剂，溶栓药物的保存地点、领用机制等应能体现先救治后收费的原则，为实现在首次医疗接触后 30min 内开始溶栓治疗创造条件。（资料 0.5 分，现场 1.5 分）（1.31）

说明：1.31 需上传本院常用溶栓药物的医嘱实例截图，以及有关溶栓药物使用制度（保存地点、领用方式、先救治后收费原则）。

（3）溶栓团队：应由急诊和心血管内科 /CCU 或 ICU 专业人员组成，能熟练掌握 STEMI 的诊断、溶栓适应证、禁忌证、溶栓药物使用方法、溶栓注意事项、溶栓结果判定标准、各种并发症的处理以及心肺复苏能力，如果值班一线医师不具备上述能力，要有相应的支援机制以确保全天候开展溶栓治疗，在满足进门‐溶栓时间 <30min 的基础上，逐步实现首次医疗接触后 30min 内开始溶栓治疗的目标。（资料 1 分，现场 1 分）（1.32）

说明：1.32 需上传本院溶栓团队的组成以及相应的人员备用方案。

（4）溶栓后治疗方案：若在本院实施补救性 PCI 治疗方案的，导管室基本条件和介入人员资质应能够满足要求；若溶栓后实施转运 PCI，则必须依据就近原则与至少一家以上具备心血管救治能力（优先选择通过认证的胸痛中心）的上级医院建立双向转诊合作，具备全天候转运 STEMI 患者的救护车，包括车载设备和人员具备处理转运途中并发症的能力。（资料 0.5 分，现场 1.5 分）（1.33）

说明：1.33 需上传本院实施补救性 PCI 治疗方案（若具备该能力）或转运 PCI 方案（向上级医院转诊）。

6. 若本院胸痛中心所制订的 STEMI 再灌注治疗方案中包含有在本院实施急诊 PCI 治疗，应具备以下基本条件。（资料 2 分，现场 6 分）

（1）导管室基本条件：具备能进行急诊冠状动脉介入诊疗的导管室基本设备（状态良好的数字血管影像设备、监护设备—含无创和有创性血流动力学监护设备、呼吸机、除颤器、心脏临时起搏器、主动脉内球囊反搏仪等生命支持系统）。（现场 1 分）（1.34）

（2）介入人员资质：至少一名以上具备急诊 PCI 能力的介入医师，要求接受过规范的介入诊疗技术培训、年手术量不低于 75 例。（资料 0.5 分，现场 1 分）（1.35）

说明：1.35 需上传：①个人介入准入治疗资质文件或证书的扫描件；②国家卫健委介入直报系统过去一年个人统计量截图，在直报系统无用户名的单位及个人，应提交其他可证明其手术量的证据。

（3）至少具有 2~3 名经过专门介入辅助技术培训、熟悉导管室工作流程的导管室专职护士，且每年至少接受一次 4 学时以上的介入诊疗和 ACS 的新知识培训，并获得证书。（资料 0.5 分，现场 1 分）（1.36）

说明：1.36 需上传以下材料：① 2~3 名导管室护士的执业资格证书的扫描件；②近 1 年的 ACS 或介入辅助技术的培训证书的扫描件。

（4）具有经过专门培训且获得大型放射设备上岗证书的放射技术人员。（资料 0.5 分，现场 1 分）（1.37）

说明：1.37 需上传放射技术人员大型设备上岗证书的扫描件。

（5）常备急诊 PCI 相关的各类消耗性器材。（现场 1 分）（1.38）

说明：1.38 现场核查时打分，无须上传相关材料。

（6）若本院导管室及监护室均具备急诊 PCI 手术和监护条件，但急诊介入医师能力不足时，可实施转运介入医师方案，但应至少与 2 名以上的外院介入医师签订合作协议，要求介入医师具备介入治疗能力，且能够确保 D-to-W 时间在 90min 内。（资料 0.5 分，现场 1 分）（1.39）

说明：1.39 需上传至少 2 份转运介入医师的具体方案和签订的协议。

7. 若本院胸痛中心所制订的 STEMI 再灌注治疗方案中包含转运 PCI 策略，则应满足以下全部条件。（资料 2 分，现场 6 分）

（1）与至少 1 家以上具有急诊 PCI 能力且导管室全天候开放的医院建立了常规转诊机制，根据就近原则优选通过标准版胸痛中心认证的医院签订联合救治协议、共同制订的 STEMI 再灌注流程图、一键启动机制、绕行急诊直达导管室的机制等，能确保所有 STEMI 患者在首次医疗接触后 120min 内完成转运 PCI（即导丝通过梗死部位）。（资料 1 分，现场 3 分）（1.40）

说明：1.40 请上传与上级 PCI 医院签订的联合救治协议的扫描件。

（2）具备全天候转运 STEMI 患者的救护车，能够保证从患者入门到出门在 30min 以内，救护车需具备车载设备和人员具备处理转运途中并发症的能力。（资料 1 分，现场 3 分）（1.41）

说明：1.41 需上传本院转运相关保障措施的说明。

（五）胸痛诊断及鉴别诊断的基本支持条件（资料 1.5 分，现场 0.5 分）

1. 具备随时进行超声诊断的能力，包括心脏超声及主动脉超声。（资料 0.5 分）（1.42）

说明：1.42 需上传与急性胸痛诊疗相关的超声室管理制度。

2. 具备多排螺旋 CT 增强扫描的条件，并能开展急诊主动脉、肺动脉 CTA 检查，从启动 CT 室到接受患者进行检查的时间在 30min 以内。（资料 0.5 分）（1.43）

说明：1.43 需上传以下材料：①与急性胸痛诊疗相关的 CT 室管理制度；②若目前无法满足要求时的改进措施。

3. 在对急性胸痛进行鉴别诊断时，能得到其他相关学科的支持，例如呼吸科、胸外科、消化科、皮肤科等。（资料 0.5 分，现场 0.5 分）（1.44）

说明：1.44 需上传能体现胸痛鉴别诊断会诊和协作机制的流程图及会诊制度。现场核查时检验是否能在规定的时间内完成会诊。

（六）时钟统一方案及管理（资料 1.5 分，现场 1 分，暗访 3 分）

1. 已建立时钟统一方案，以确保各关键诊疗环节的时间节点记录的准确性。（资料 0.5 分，暗访 3 分）（1.45）

说明：1.45 需上传目前所采取的时钟统一的标准、基本原理、科室与岗位管理要求、纳入时钟统一的设备、校对的方法与记录方式的具体说明。

2. 已制订了时钟统一管理制度，确保关键时间节点所涉及的各类时钟、诊疗设备内置系统时间、各类医疗文书记录时间的高度统一。（资料 0.5 分）（1.46）

说明：1.46 需上传时钟统一管理制度，包括医疗文书记录的要求。

3. 能提供落实时钟统一管理制度的客观记录，如时钟校对记录等。（资料 0.5 分，现场 1 分）（1.47）

说明：1.47 需上传"120"救护车、急诊科、CCU、导管室的时钟校对记录表。

（七）数据库的填报与管理（资料 7 分，现场 19.5 分，暗访 5 分）

1.已开始启用中国胸痛中心数据填报平台，并至少提供近 6 个月的数据供认证时评估。（资料 2 分）（1.48）

说明：1.48 将会链接到数据库实时进行查看，无须上传材料。

2.制订了数据库的管理规范、使用细则及监督管理制度，并有数据的审核制度，确保数据库的真实、客观、准确、及时；并能够与建立了转诊关系的上级胸痛中心医院实现数据共享。（资料 1 分）（1.49）

说明：1.49 需上传数据管理制度，其中包含三级审核条款的扫描件。

3.应有专职或兼职的数据管理员。（资料 0.5 分）（1.50）

说明：1.50 需上传数据管理员的相关资料，包括医学相关教育背景、接受 ACS 培训的证书。

4.对相关人员进行了数据库使用方法和相关制度的培训。（资料 0.5 分）（1.51）

说明：1.51 需上传：①培训课件；②培训记录；③签到表的扫描件；④授课人及第一张幻灯片在内的照片以及听众在内的授课场景的照片至少各 1 张，均能显示授课时间。

5.急性胸痛患者的首次医疗接触的人员应及时在数据库中建档，若不能及时进行在线填报，应有纸质版的时间记录表格伴随患者诊疗的全过程，进行时间节点的前瞻性记录，尽可能避免回顾性记录，以提高记录的准确性。（资料 0.5，现场 0.5，暗访 5 分）（1.52）

说明：1.52 需上传纸质版的时间记录表格。若能及时在 PC 端或平板电脑端建档的，请上传具体的相关说明（包括设备配置、建档方式、审核方法等）。

6.数据库的完整性，应满足以下全部条件。

（1）所有急性胸痛患者均应从首次医疗接触开始启动时间节点记录。急诊分诊台应建立分诊登记制度，确保所有急诊就诊患者（包括但不限于急性胸痛患者）均能在同一入口登记，可以使用电子分诊系统或纸质记录本进行登记，并能对其中的急性胸痛病例进行检索或标记。（资料 1 分，现场 2 分）（1.53）

说明：1.53 需上传急诊分诊台分诊登记本的扫描件或电子分诊系统截图。

（2）所有进入医院（包括就诊于门诊、急诊或绕行急诊直接入院的患者）的高危急性胸痛（ACS、主动脉夹层、肺动脉栓塞及其他重要急性胸痛疾病，明确的创伤性胸痛除外）均应上报至胸痛中心数据填报平台。（现场 3 分）（1.54）

（3）ACS 患者的登记比例应达到 100%。（现场 2 分）（1.55）

（4）STEMI 患者的录入必须达到 100%，且各项关键时间节点的填报应齐全。（现场 4 分）（1.56）

说明：1.53-1.56 现场抽查胸痛病例的登记及时间节点填报情况。

（5）NSTEMI/UA 患者院内、出院等关键时间节点的记录完整性应达到 100%，初步诊断为 NSTEMI/UA 均需进行缺血风险评估，以便能够及时根据患者的评估情况进行合理救治。（资料 1 分，现场 4 分）（1.57）

说明：1.57 需上传使用的危险评估表或其他评估方式证明。

7.数据资料的溯源性：确保 STEMI 患者的上述关键时间节点可以溯源，其中发病时间、呼叫"120"、到达医院等时间应能从急诊病历（电子病历或复印件）、入院病历、首次病程记录、心电图纸、检验报告、病情告知或知情同意书等原始记录中溯源，并要求尽可能精确到分钟。（资料 0.5 分，现场 4 分）（1.58）

说明：1.58 现场抽查胸痛病例的登记及时间节点填报情况。

（八）胸痛中心协同救治信息化建设（资料 2 分，现场 1.5 分，暗访 4 分；非必须满足条款 10 分，为单独加分项）

胸痛中心信息化建设是未来胸痛中心高质量运行的基础，也是胸痛中心质控工作开展的重要支撑，建设行之有效、功能完备的胸痛中心协同救治信息化系统平台，对于降低数据采集难度、减轻数据填报人员的工作负荷及规范数据填报质量都有重要意义，也是胸痛中心可持续发展的重要保障。

1. 建立了包含远程实时传输心电图为基础功能的包括胸痛中心信息系统、微信群、手机短信等形式的信息共享平台或专业的胸痛中心协同救治信息系统，以支持具有确诊能力的上级医师能及时为急诊一线提供全天候支持，确保心血管内科医师能在 10min 内参与会诊、协助诊断。（资料 1 分，现场 0.5 分，暗访 4 分）（1.59）

说明：1.59 需上传院前心电图传输方式的说明及响应机制。

2. 上述信息共享平台或专业的胸痛中心协同救治信息系统至少要与周边 5 家以上的非PCI 网络医院或胸痛救治单元实现信息共享并签署联合救治协议，以便及时为非 PCI 医院的急性胸痛患者提供诊断支持，同时为实施转运 PCI 的 STEMI 患者绕行急诊科和 CCU 直达导管室提供条件。（资料 1 分，现场 1 分）（1.60）

说明：1.60 需上传与五家网络医院或胸痛救治单元签署的联合救治协议（分别上传）。基于此种传输方式的胸痛诊疗响应机制。

3. 有条件的医院尽可能采用时间节点及诊疗信息自动获取的信息管理系统，以提高数据管理的自动化水平和可靠性。（资料 10 分，现场 10 分，加分项）（1.61）（非必须满足条款）

说明：1.61 需上传软件功能截图或拍摄照片等证明材料。

二、对急性胸痛患者的评估及救治

胸痛中心的最终目标是提高早期诊断和治疗 ACS、主动脉夹层、肺动脉栓塞等致死性疾病的能力，减少误诊、漏诊，防止过度检查和治疗，改善临床预后。要素二主要包括对急性胸痛患者进行快速临床甄别、STEMI 患者的早期再灌注治疗、非 ST 段抬高型心肌梗死（non-ST-segment elevationmyocardial infarction，NSTEMI）／不稳定型心绞痛（unstable angina，UA）的危险分层及治疗、低危胸痛患者的评估以及院内发生 ACS 的救治流程等，要求将当前专业学术组织制订的指南流程化，通过制订大量的标准流程图来规范和指引一线医护人员的诊疗过程，以最大限度地减少诊疗过程中的延误和误诊、漏诊，改善患者预后，并避免医疗资源的浪费。

（一）急性胸痛患者的早期快速甄别（资料 3 分，现场 9 分，暗访 28 分）

此部分的重点是在急性胸痛患者就诊后早期进行病因的初步判断及对生命体征不稳定的高危胸痛患者的识别，必须满足以下全部条件。

1. 制订了急性胸痛分诊流程图，该流程图必须包括详细的分诊细节，指引分诊护士或承担类似分诊任务的首次医疗接触医护人员在进行分诊和初步评估时将生命体征不稳定的患者快速识别出来并尽快送进急诊抢救室，生命体征稳定的急性胸痛患者尽快完成首份心电图并由接诊医师进行初步评估。（资料 1 分，暗访 3 分）（2.10）

说明：2.10 需上传急诊科急性胸痛分诊流程图。

2．所有负责分诊的人员及其他首次接诊急性胸痛患者的医护人员均熟悉上述分诊流程图。（现场 2 分，暗访 4 分）（2.11）

说明：2.11 现场核查时打分，无须上传材料。

3．制订了急性胸痛鉴别诊断流程图，指引首诊医师对胸痛的原因做出快速甄别，该流程图中必须包括 ACS、急性主动脉夹层、肺动脉栓塞、急性心包炎、气胸等以急性胸痛为主要表现的常见疾病，流程图应能指引一线医师选择最有价值且本院具备的辅助检查方法以快速完成上述疾病的诊断和鉴别诊断。（资料 1 分）（2.12）

说明：2.12 需上传急性胸痛鉴别诊断流程图。

4．所有负责急性胸痛患者接诊的急诊医师熟悉上述诊疗流程图。（现场 2 分，暗访 3 分）（2.13）

说明：2.13 现场核查时打分，无须上传材料。

5．所有急性胸痛患者在首次医疗接触后 10min 内完成 12/18 导联心电图检查。（暗访 4 分）（2.14）

说明：2.14 暗访时打分，无须上传材料。

6．确保在首份心电图完成后 10min 内由具备诊断能力的医师解读，若急诊医师不具备心电图诊断能力，心血管内科医师或心电图专职人员应在 10min 内到达现场进行确认，或通过远程 12 导联心电图监护系统或微信传输等方式远程确认心电图诊断。（现场 2 分，暗访 4 分）（2.15）

说明：2.15 现场核查和暗访时打分，无须上传材料。

7．所有急性高危胸痛患者应在首次医疗接触（分诊台或挂号）后 10min 内由首诊医师接诊。（暗访 4 分）（2.16）

说明：2.16 现场核查和暗访时打分，无须上传材料。

8．急诊科护士或医师或其他急诊检验人员熟练掌握了床旁快速检测肌钙蛋白的方法，确保能在从抽血结束到获得检测结果不超过 20min。（现场 2 分，暗访 3 分）（2.17）

说明：2.17 现场核查和暗访时打分，无须上传材料。

9．制订了 ACS 诊治总流程图，当心电图提示为 ACS 时，该流程图能指引一线医师进行后续的诊疗过程。（资料 1 分，现场 1 分，暗访 3 分）（2.18）

说明：2.18 需上传 ACS 诊治总流程图，请注意要包含不同的来院方式。

（二）对明确诊断为 STEMI 患者的再灌注流程（资料 8.5 分，现场 9 分）（条款 3、4、5 根据首选次选计算分值，首选资料 3 分，现场 4 分，次选选一个分值乘以 0.5，选两个分值乘以 0.25）

1．以最新的 STEMI 诊治指南为依据，结合本院实际情况制订 STEMI 再灌注治疗策略，该流程图应包括了各种不同来院途径的 STEMI 患者；具备急诊 PCI 能力的医院（但当前无法达到 PCI 医院胸痛中心认证标准者）应以急诊 PCI 为首选治疗策略；对于不具备急诊 PCI 能力的医院，应根据是否能在 120min 内完成转运 PCI 确定本院 STEMI 优先选择的再灌注策略及不能实施首选策略时的次选策略，并明确首选及次选策略的选择条件，以指引

一线医师选择。（资料1分）（2.19）

说明：2.19需上传STEMI再灌注治疗策略总流程图。

2. 根据最快到达的原则与附近至少一家以上已经建立胸痛中心的急诊PCI医院（优选通过标准版胸痛中心认证的单位）建立转诊关系，并需签署联合救治协议（加盖医院公章），原则上应建立双向转诊机制，该协议应明确双方的责任与义务，以便及时转运本院无法救治的危重心血管等疾病，包括STEMI患者；若与两家以上接受转诊医院建立了转诊关系，应根据转运时间优先并结合导管室是否可用确定优选和次选转诊的医院，并制订流程图指导一线医护人员使用。（资料1分，现场1分）（2.20）

说明：2.20需上传：①本院STEMI患者与上级合作医院双向转诊策略的具体流程；②本院与上级医院签订的双向转诊协议扫描件。

3. 若再灌注策略中包括了溶栓治疗，则必须满足以下全部条件

（1）有规范的溶栓筛查表，其中包括STEMI的确诊条件、溶栓适应证、禁忌证。（资料0.5分，现场1分）（2.21）

说明：2.21需上传溶栓筛查表（真实病例的扫描件1份）。

（2）有规范、制式的溶栓治疗知情同意书，医患双方签字时间应精确到分钟。（资料0.5分，现场1分）（2.22）

说明：2.22本院制订的溶栓知情同意书（真实病例的扫描件1份）。

（3）制订了溶栓治疗方案，包括溶栓前准备、溶栓药物选择及剂量、用法、监测指标及时机、结果判断、并发症处理预案、溶栓后抗凝治疗方案等。（资料0.5分）（2.23）

说明：2.23需上传本院制订的溶栓方案的扫描件。

（4）制订了溶栓治疗标准操作流程图，指引一线医师进行溶栓治疗。（资料0.5分，现场1分）（2.24）

说明：2.24需上传本院的溶栓操作流程图。

（5）建立流程优化机制，确保从自行来院或经"120"入院的STEMI患者能在首次医疗接触后30min内开始溶栓治疗（FMC-to-N）。（资料0.5分）（2.25）

说明：2.25请上传确保溶栓时间小于30min的具体方法或机制。

（6）制订了溶栓后转运方案和转运机制，其中包括转运时机、与PCI医院的联络机制、转运流程、转运途中病情变化时的应急预案等安全保障措施。（资料0.5分，现场1分）（2.26）

说明：2.26需上传溶栓后转运方案和转运机制。

4. 若再灌注策略中包括了转运PCI，则必须满足以下全部条件

（1）与接收转诊医院建立信息共享平台，建立心电图远程传输和远程会诊机制，申请认证时需提交流程图及实际应用证据。（资料1分）（2.27）

说明：2.27需上传与转诊医院实施远程会诊机制的流程图和信息共享的实例。

（2）与接收转诊医院建立了联络及转诊机制，包括转运救护车的派遣、转运途中病情变化时应急预案以及达到接受医院的目标科室，其中应包括绕行急诊PCI医院急诊科和CCU直达导管室的机制，申请认证时需提交流程图。（资料0.5分，现场1分）（2.28）

说明：2.28需上传与转诊医院实施的详细转运方案和细节的流程图。

（3）与接收转诊医院的联络机制中应建立一键启动的快速响应机制，转诊决策者及参与转诊人员熟悉该电话号码。（资料0.5分，现场1分）（2.29）

说明：2.29 需上传与转诊医院建立的一键启动机制及联络方式。

（4）建立流程优化机制，确保行直接转运 PCI 的患者从入门至转出（Door-in and Door-out）的时间小于 30min。（资料 1 分，现场 1 分）（2.30）

说明：2.30 需上传本院转运流程的优化机制或具体方法（例如当前基线数据分析，改进的具体措施、确保能持续改进的监督机制）。

5. 若再灌注策略中包括了在本院实施急诊 PCI 或转运介入医师者，则应满足以下全部条件

（1）制订了明确的急诊 PCI 治疗的适应证和禁忌证。（资料 0.5 分，现场 1 分）（2.31）说明：2.31 需上传急诊 PCI 治疗的适应证和禁忌证列表或说明。

（2）制订了 STEMI 患者急诊 PCI 治疗流程图，确保从入门到球囊扩张时间≤90min，该流程图中应包括。（资料 0.5 分，现场 0.5 分）（2.32）

1）经救护车入院的 STEMI 患者应绕行急诊和 CCU 直达导管室；

说明：需上传经本地"120"救护车入院的 STEMI 患者绕行急诊和 CCU 的流程图。

2）自行来院 STEMI 患者绕行 CCU 从急诊科直达导管室；

说明：需上传自行来院 STEMI 患者绕行 CCU 方案流程图。

3）先救治后收费机制。

说明：需上传急诊 PCI 患者先救治后收费的流程。

（3）建立了旨在缩短知情同意时间的有效方法。（资料 0.5 分，现场 0.5 分）（2.33）

说明：2.33 需上传缩短知情同意时间的具体方法（例如采用挂图、培训快速进行知情同意方法、急诊医师预谈话等方式，或其他创新方式）。

（4）为救护车及急诊科提供了急诊 PCI 治疗的一键启动机制。（资料 0.5 分，现场 1 分）（2.34）

说明：2.34 需上传本院建立的一键启动流程图（要体现尽量缩短中间环节的具体细节）。

（5）建立了导管室激活机制，确保在启动后 30min 内接纳 STEMI 患者。（资料 0.5 分，现场 0.5 分）（2.35）

说明：2.35 需上传：①导管室的激活流程图及备用方案；②若当前暂时达不到，应制订相应的改进措施。

（6）若本院医师不具备急诊 PCI 能力，需要从外院转运介入医师，应制订标准的联络和转运流程图及方案，确保 D-to-B 时间 90min。（资料 0.5 分，现场 0.5 分）（2.36）

说明：2.36 需上传当前制订的转运介入医师的流程图和转运方案，其中应包含联络机制和备用方案。

6. 制订了相应的流程，使从网络医院或胸痛救治单元首诊，转运至本院或绕行本院直接转送上级医院的 STEMI 患者能在到达医院前确认诊断、启动救治流程直达救治场所，并至少与 5 家网络医院或胸痛救治单元实施了上述流程。（资料 1 分，现场 1 分）（2.37）

说明：2.37 需上传：①转诊 STEMI 患者从转出单位直达本院或上级医院救治场所的流程图；②与 5 家医院实施上述流程的实例（每家医院举一例即可，分开上传，材料中需体现医院名称）。

7. 制订了本院 STEMI 患者的药物治疗方案，包括发病后早期用药及长期二级预防方案。（资料 1 分，现场 1 分）（2.38）

说明：2.38 需上传本院 STEMI 药物治疗常规方案（不需要上传医嘱记录）。

（三）对初步诊断为 NSTEMI/UA 患者的危险分层及治疗（资料 5.5 分，现场 3 分，暗访 3 分）

由于 NSTEMI/UA 患者的病情严重程度差异很大，需要根据危险程度分层施治，因此，胸痛中心应根据专业指南要求建立基于危险分层的治疗策略。以下条件必须全部满足。

1. 制订了对 NSTEMI/UA 患者进行初步评估及再次评估的流程图，其中必须明确评估内容、危险分层工具及再次评估时间。（资料 1 分）（2.39）

（1）NSTEMI/UA 初始评估和再次评估流程图必须符合当前指南精神。

（2）流程图应有首次、再次评估的具体内容。

（3）应有公认的危险分层工具，包括缺血和出血评分工具。

（4）流程图中应明确根据情况确定心电图和肌钙蛋白复查的时间和再次评估的间隔时间，以便根据临床情况的变化调整相应的再灌注治疗策略，必须满足以下三项：

1）初始心电图和／或持续 ST 段监护结果为阴性时，按规定的时间定期复查心电图，确保症状复发或恶化时，应在 15~30min 的间隔内重新采集心电图；无持续或复发性症状且临床情况稳定的患者应在不超过 4h 内复查心电图。

2）确定心肌生化标志物诊断 NSTEMI 的标准界值，生化标志物中必须包含肌钙蛋白，有条件时可开展超敏肌钙蛋白检测，以满足快速评估和早期诊断的需要，应确保能在抽血后 20min 获得肌钙蛋白检测结果。

3）若首次肌钙蛋白为阴性，则应在入院后 6h 内复查，若采用高敏肌钙蛋白，则应根据当前指南确定复查时间。

说明：2.39 需上传 NSTEMI/UA 患者进行初步评估及再次评估的流程图（请注意须包括以上全部元素，否则不得分）。

2. 制订相应的流程，确保首次或再次评估为极高危的患者能在 2h 内实施紧急 PCI 治疗。若不能在本院实施紧急 PCI，则应与接受转诊的 PCI 医院合作，建立联络及转诊机制，包括转运救护车的派遣、转运途中病情变化时应急预案以及达到接受医院的目标科室。（资料 1 分，现场 1 分）（2.40）

说明：2.40 需上传极高危 NSTEMI/UA 患者从确诊到完成关键诊疗的总流程图。

3. 强调一旦 NSTEMI 或 UA 转变为 STEMI，应立即按 STEMI 流程执行后续治疗。（现场 1 分）（2.41）

说明：2.41 需上传 NSTEMI/UA 患者转变为 STEMI 后的后续治疗流程图。

4. 上述评估过程和临床实际工作中应尽可能避免医疗资源的浪费，防止过度检查和治疗。（现场 1 分，暗访 3 分）（2.42）

说明：2.42 暗访及现场核查评分，无须上传资料。

5. 依据指南制订了 NSTEMI/UA 患者的药物治疗规范，包括早期药物治疗及长期二级预防方案。（资料 0.5 分）（2.43）

说明：2.43 需上传本院 NSTEMI/UA 患者药物治疗常规方案（不需要上传医嘱记录）。

6. 建立规范的流程，使首次或再次评估为高危或中危的患者能在指南规定的时间内接受早期或延迟介入治疗；若不能在本院实施 PCI，则应与接受转诊医院建立联络及转运机制，明确转运时机。（资料 1 分）（2.44）

说明：2.44 需上传中高危 NSTEMI/UA 患者从确诊到完成关键诊疗的总流程图。

7．对于初步和再次评估均为低危的 ACS 患者，若医院具备条件，应安排患者进行心脏负荷试验，不具备条件时也可行冠状动脉 CTA 评估，并根据结果决定是否接受冠状动脉造影检查，对于不具备条件的医院应安排择期转院评估。（资料 1 分）（2.45）

说明：2.45 需上传低中高危 ACS 患者从确诊到完成关键诊疗的总流程图。

8．与接受转诊医院共同制订了 ACS 患者在完成 PCI 治疗后病情稳定情况下即时转回本院进行后续康复治疗和长期随访的方案。（资料 1 分）（2.46）

说明：2.46 需上传与转诊医院共同制订的双相转诊及长期随访方案。

（四）对低危胸痛患者的评估及处理（资料 2.5 分，现场 3 分，暗访 13 分）

对于基本排除急性心肌梗死、主动脉夹层、肺动脉栓塞、气胸、急性心包炎等中高危急性胸痛；且诊断不明确的患者，应归入低危胸痛范畴，应对此类患者给出具体的评估方法，确保既不浪费医疗资源又不漏诊。可采用的方法包括：急诊短期留观、重复心电图检查、心脏生化标志物、心脏负荷试验、影像学检查等。对于明确排除了 ACS 的低危胸痛患者，离院时应告知随访时机。

1．在胸痛鉴别诊断的流程图中应尽可能全面考虑其他非心源性疾病；对于症状提示为非心源性胸痛，流程图应能指引一线医师进行相关的辅助检查以进一步明确诊断，同时应尽量避免医疗资源的浪费。（资料 0.5 分，现场 1 分，暗访 3 分）（2.47）

说明：2.47 需上传非心源性胸痛鉴别诊断及后续处理流程图。

2．对于症状提示 ACS 但初始评估诊断不明确、暂时无急性心肌缺血证据的急性胸痛患者，应制订根据不同临床症状复查心电图、肌钙蛋白的时间间隔，确保病情变化或加重时能被及时评估，又避免医疗资源的浪费。（资料 0.5 分，现场 1 分，暗访 3 分）（2.48）

说明：2.48 上传低危胸痛患者后续评估流程图。

3．对于具备心电图运动试验条件的医院，低危胸痛的评估流程中应包含心电图运动试验，并应制订运动心电图的适应证、禁忌证、标准操作规程、结果判断标准、并发症的处理措施；对于不具备运动心电图条件的医院，应对后续的评估给出明确的建议，包括可能的替代性评估方法或建议患者转到上级医院做进一步评估。（资料 0.5 分，现场 1 分）（2.49）

说明：2.49 需上传：①不具备运动心电图条件的需上传其他后续的评估治疗方案；②运动负荷心电图适应证、禁忌证、标准操作流程（SOP）、诊断标准；③运动负荷心电图的管理制度；④运动负荷心电图执行流程图（其中要包括突发紧急事件应急处理流程和根据试验结果所采取的不同处理策略）。

4．对于完成基本评估从急诊直接出院的低危胸痛患者，医师应根据病情制订后续诊疗和随访计划，并进行冠心病的知识宣传教育。（资料 0.5 分，暗访 3 分）（2.50）

说明：2.50 需上传门诊病历上后续诊疗计划及有关注意事项的扫描件（真实病例的扫描件 1 份）。

5．对于未完成全部评估流程而提前离院的急性胸痛患者，急诊医师应告知潜在的风险、再次症状复发时的紧急处理、预防措施等注意事项，签署并保存相关的医疗文书及知情文件。（资料 0.5 分，暗访 4 分）（2.51）

说明：2.51 需上传本院制订的胸痛患者终止治疗、离院知情同意书（真实病例的扫描件 1 份）。

（五）院内发生 ACS 的救治（资料 0.5 分，现场 3 分）

院内发生的 ACS 包括因非心血管病住院期间新发生的 ACS 及因误诊收入其他科室的 ACS，针对此类患者，胸痛中心应满足以下全部条件。

1. 制订院内发生 ACS 时的救治流程图，该流程图应包括从明确诊断到实施关键救治的全部过程，明确患者所在科室的现场处理要点、会诊机制及紧急求助电话。（资料 0.5 分，现场 1 分）（2.52）

说明：2.52 需上传院内其他科室或其他地域发生 ACS 的救治流程图。

2. 全院各科室人员均应熟悉 ACS 现场救治的基本流程和会诊机制，熟练掌握心肺复苏的基本技能，熟悉紧急联系电话。（现场 2 分）（2.53）

说明：2.53 现场核查时打分，无须上传材料。

（六）对急性主动脉夹层及急性肺动脉栓塞的诊断及处理（资料 4 分，现场 1 分）

1. 经临床初步评估高度怀疑主动脉夹层或急性肺动脉栓塞的患者，能在 30min 内进行"增强 CT 扫描"，不具备 CT 增强扫描条件者应在病情允许时尽快转移至具有诊治条件的医院明确诊断。（资料 0.5 分）（2.54）

说明：2.54 提供一份具体的胸痛患者病例及增强 CT 扫描的图片。

2. 怀疑 A 型夹层、急性心包炎者能在 60min 内完成心脏超声检查。（资料 0.5 分）（2.55）

说明：2.55 提供一份具体的胸痛患者病例及心脏超声结果的图片。

3. 制订了主动脉夹层的早期紧急治疗方案，若无禁忌证，在明确诊断后能尽快实施以 β-受体阻滞剂和静脉药物为主的降压和镇痛治疗方案，以降低主动脉夹层破裂的风险，为后续治疗赢得时间。（资料 0.5 分）（2.56）

说明：2.56 需上传本院制订的主动脉夹层治疗方案。

4. 明确诊断或高度怀疑为急性主动脉夹层的患者，若本院不具备急诊介入治疗及外科手术条件，应与具备诊疗能力的医院建立转诊关系，并制订明确的转诊适应证和转运途中病情变化时的应急措施，以尽快将不稳定的患者及时转运至具备救治能力的医院接受最佳治疗；（资料 0.5 分）（2.57）

说明：2.57 需上传本院制订的主动脉夹层诊治及转诊流程图。

5. 制订了急性肺动脉栓塞的诊断筛查流程图。（资料 0.5）（2.58）

说明：2.58 需上传本院制订的急性肺动脉栓塞筛查流程图

6. 制订了急性肺动脉栓塞的标准治疗方案，对于诊断明确的患者能根据危险分层及时开始相应的治疗措施；对于具备溶栓适应证的患者能在诊断明确后及时开始溶栓治疗。（资料 0.5 分）（2.59）

说明：2.59 需上传本院制订的急性肺动脉栓塞的治疗策略及方案。

7. 对于高危肺动脉栓塞患者，若本院不具备条件，应与具备救治能力的医院建立转诊关系，能在诊断明确后及时转诊。（资料 1 分）（2.60）

说明：2.60 需上传急性肺动脉栓塞患者转诊流程图。

8. 急诊接诊医师熟悉急性肺动脉栓塞的临床表现、诊断方法和治疗手段。（现场 1 分）（2.61）

说明：2.61 现场考核时打分，无须上传材料。

（七）建立 ACS 患者随访制度，以便对出院后 ACS 患者进行长期的管理，提高患者康复质量，降低心脏不良事件风险，原则上所有 ACS 患者均应建立随访档案，并在数据填报平台及时填报（资料 0.5 分，现场 0.5 分）(2.62)

说明：2.62 需上传 ACS 患者随访管理制度及流程图。

三、院前急救系统与院内绿色通道的整合

对于基层医院而言，院前急救系统（"120"或"999"，以下简称"120"）承担院前急救及向 PCI 医院转运的重要任务，因此，建立胸痛中心必须与"120"进行全面合作。由于我国不同地区"120"的模式不同，分为独立型、指挥型、依托型等不同类型，医院与"120"的合作方式不可能完全一致。因此，本标准采用目标管理为主，各医院应根据本地区"120"的特点制订相应的合作方式和内容，以实现本标准所制订的目标。

（一）胸痛中心应与"120"建立紧密合作机制，必须满足以下内容（资料 4.5 分，现场 1 分）

1. 医院应围绕急性胸痛救治与本地区"120"签署正式的合作协议，共同为提高急性胸痛患者的救治效率提供服务。该协议必须包括针对急性胸痛患者的联合救治计划、培训机制、共同制订改进质量的机制；申请认证时应提交双方盖章的正式协议，此协议必须在正式申请认证之前至少 6 个月签署生效。（资料 1 分）(3.10)

说明：3.10 需上传与"120"签署的正式协议扫描件。

2. 胸痛中心制订了针对急性胸痛的急救常识、高危患者的识别、ACS 及心肺复苏指南等对"120"相关人员进行培训的计划，并有实施记录；申请认证时应提交。（资料 1 分）(3.11)

说明：3.11 需上传原始文件的扫描件合集：包含培训计划、讲稿、签到表、带时间显示的培训照片。

3. 胸痛中心与"120"共同制订从胸痛呼救到从发病现场将急性胸痛患者转送至胸痛中心的急救预案、流程图以及联络机制，并进行联合演练；申请认证时应提交：①演练方案（资料 0.5 分）(3.12)；②演练现场照片。（资料 0.5 分）(3.13)

4. 院前急救人员参与胸痛中心的联合例会和典型病例讨论会，至少每 6 个月参加一次上述会议，共同分析实际工作中存在的问题、制订改进措施；申请认证时应提交。（资料 1.5 分）(3.14)

说明：3.14 需上传原始文件的扫描件合集：包含会议记录、讲稿、签到表、带时间显示的培训照片。

5. 行转运 PCI 的患者应采用救护车转运，并尽最大可能进行单程转运。转运急性胸痛患者的院前救护车应具备基本的监护和抢救条件，必备设备包括心电图机、多功能（心电、血压、血氧饱和度等）监护仪、便携式除颤器、移动式供氧装置、人工气道建立设备和各类急救药品等，有条件时尽可能配备便携式呼吸机、吸引器、具有远程实时传输功能的监护设备、心脏临时起搏器、心肺复苏机。救护车随车医护人员应熟悉高危胸痛的紧急处理流程，并定期参加本院的相关培训和"两会"（质量分析会和典型病例讨论会）。（现场 1 分）(3.15)

（二）胸痛中心与"120"的合作提高了急性胸痛的院前救治能力，至少满足以下 8 项，其中 2~8 项为必备条件（现场 8 分）

1. 本地"120"急救系统管理人员及调度人员熟悉区域协同救治的理念，理解"根据救治能力优先"的含义，并能在力所能及的范围内合理统筹调配本地院前急救医疗资源。（现场 1 分）（3.16）

2. "120"调度人员能够熟练掌握胸痛急救常识，能优先调度急性胸痛救护并指导呼救者进行正确的现场自救。（现场 0.5 分）（3.17）

3. 从接受"120"指令到出车时间不超过 3min；（现场 0.5 分）（3.18）

4. 院前急救人员能在首次医疗接触后 10min 内完成 12 导联（怀疑右心室、后壁心肌梗死患者 18 导联）心电图记录；（现场 1 分）（3.19）

5. 院前急救人员能识别 ST 段抬高型心肌梗死的典型心电图表现。（现场 0.5 分）(3.20)

6. 院前急救人员熟悉胸痛中心院内绿色通道的联络机制，能在完成首份心电图后 10min 内将心电图传输到胸痛中心信息共享平台（远程实时传输系统或微信平台），并通知具有决策能力的医师；对于从首次医疗接触到进入医院大门时间 >15min 的急性胸痛患者，传输院前心电图的比例不低于 50%。（现场 0.5 分）（3.21）

7. 院前急救人员熟练掌握了高危急性胸痛患者的识别要点。（现场 1 分）（3.22）

8. 院前急救人员熟练掌握了初级心肺复苏技能。（现场 1 分）（3.23）

9. 对于急性胸痛的救治，"120"与胸痛中心采用相同的时间节点定义，院前急救人员熟悉各个时间节点定义。（现场 0.5 分）（3.24）

10. 对于急性胸痛患者，实现了从救护车首次医疗接触时开始记录时间管理表或开始填报数据库云平台。（现场 1 分）（3.25）

11. 对于首份心电图诊断为 STEMI 的患者，应满足以下三条之一。（现场 0.5 分）（3.26）

（1）以溶栓为主要再灌注策略者，院前急救系统能将患者直接送到进行溶栓治疗的地点。

（2）对于以在本院实施急诊 PCI 治疗为主要再灌注策略者，院前急救系统应能实施绕行急诊将 STEMI 患者直接送进导管室。

（3）对于距离上级急诊 PCI 医院较近，以转运 PCI 为主要再灌注策略，并由"120"负责实施转运任务的地区，"120"能通过共享的信息平台的指引将患者直接转运至急诊 PCI 医院直达导管室（绕行：非急诊 PCI 医院、上级医院急诊科、CCU 实施"三绕行"）。

说明：3.16~3.26 现场考核时打分，无须上传材料。

四、培训与教育

培训与教育工作是胸痛中心建设的重要工作内容和职责，因为胸痛中心的最终目标是建立"在最短的时间内将急性胸痛患者送至具有救治能力的医院接受最佳治疗"的机制，可以简单地理解为，胸痛中心的终极目标就是要建立针对急性心肌梗死等急性胸痛患者的区域协同快速救治体系，以提高急诊胸痛患者的整体救治水平。由于胸痛中心建设所涉及的部门较多，例如在医院内部，除了以心血管内科和急诊科为核心外，心脏外科、胸外科、呼吸科、皮肤科等相关临床学科、放射科（含 CT 室）、超声科、检验科等辅助检查科室及医务管理等部门均与胸痛中心的规范化建设与日常运作具有密切的关系。

此外，胸痛中心必须与当地的院前急救系统和周边的基层医院或社区医疗机构等进行紧密的合作才能充分发挥其技术优势和社会效益。因此，规范化胸痛中心建设是一个系统工程，必须建立整体的救治原则、快速反应体系、协同和管理机制以及制订相应的实施细则，但上述原则通常是由心血管内科和急诊科负责制订，其他相关部门对胸痛中心的运作机制、要求、体系和各项流程并不了解，必须经过反复的教育、培训和演练，使胸痛中心所涉及的各有关部门、人员在全面了解胸痛中心的主要目标和运作机制的基础上，明确自身的职责和任务，才能使整个胸痛中心系统正常运行，并发挥各部门和人员的主观能动性，推动胸痛中心工作质量的持续改进，最终达到提高区域协同救治水平的目的。同时，在医院外部，还要针对各级基层医疗机构及普通民众进行培训，普及胸痛相关知识，提高急救及自救意识，缩短从发病到呼救的时间。

胸痛中心的培训和教育包括以下几个方面。（注意：要求所有培训及教育相关的证明材料在培训教育活动举办之后当月及时上传至云平台数据库的相应文件夹，申请认证时专家可以自动调阅培训资料，系统不再支持后期临时补充录入资料，以增强时效性和真实性，防止造假）。

（一）胸痛中心所在医院的全院培训，又分为以下几个不同的层次（资料 4 分，现场 8 分）

1. 针对医院领导、医疗管理、行政管理人员的培训，应在本院胸痛中心成立之前或最晚成立之后 1 个月以内至少进行一次。培训内容应包括区域协同救治体系胸痛中心的基本概念、在胸痛中心建设和流程优化过程中需要医院解决的主要问题等。

申请认证时提交：培训计划及实际完成情况（包括预计培训时间、授课人、参加培训对象、培训时长、会议实际召开时间），每次培训会议签到表、讲稿、培训记录和现场照片（授课人及第一张幻灯片在内的照片以及听众在内的授课场景的照片至少各 1 张，均能显示授课时间）。（资料 1 分，现场 0.5 分）（4.10）

说明：4.10 需将关于此培训对象的所有内容制作到一份文件内（PDF 格式）上传至网站对应条款处。

2. 针对急诊科、心血管内科、ICU 等直接参与急性心肌梗死等急性胸痛救治工作的各专科医师和护士的培训计划，在正式成立胸痛中心后 1 个月内完成全面培训，以后每年进行一轮以确保新增人员得到及时培训。培训内容包括：①基于区域协同救治体系胸痛中心的基本概念；②胸痛中心的时钟统一、时间节点的定义及时间节点管理要求；③胸痛中心各项管理制度；④ ACS 发病机制、临床表现、最新的 STEMI、NSTEMI/UA 诊治指南；急性主动脉夹层、肺动脉栓塞的诊断及治疗指南；⑤本院胸痛中心的救治流程图，其中分诊流程、急性胸痛的诊断与鉴别诊断流程、STEMI 从首次医疗接触至球囊扩张／溶栓、NSTEMI/UA 的危险分层及治疗流程图是重点；⑥若本院的再灌注流程图中包括了溶栓治疗，则培训计划中必须包括溶栓治疗的标准操作规程（筛查表、溶栓流程图、结果判断、并发症处理）及转运至 PCI 医院的联络机制；⑦急性心肌梗死、常见心律失常的心电图诊断；⑧心肺复苏技能，此项培训应包括讲课、演示及模拟操作；⑨胸痛诊疗过程中的数据采集及胸痛中心认证云平台数据库填报。

申请认证时提交：培训计划及实际完成情况（包括预计培训时间、授课人、参加培训对象、培训时长、会议实际召开时间），每次培训会议签到表、讲稿，培训记录和现场照片

（授课人及第一张幻灯片在内的照片以及听众在内的授课场景的照片至少各 1 张，均能显示授课时间）。（资料 1 分，现场 0.5 分）（4.11）

说明：4.11 需将关于此培训对象的所有内容制作到一份文件内（PDF 格式）上传至网站对应条款处。

3. 针对全院（除外上述胸痛中心核心科室）医师、护士、药师和技术人员的培训计划，在成立胸痛中心后 1 个月内完成培训，以后每年进行一轮以确保新增人员得到及时培训，培训内容包括：①基于区域协同救治体系胸痛中心的基本概念；②胸痛中心的时间节点管理要求；③院内发生 ACS 或心搏骤停的处理流程；④初级心肺复苏技能，此项培训应包括讲课、演示及模拟操作。

申请认证时提交：培训计划及实际完成情况（包括预计培训时间、授课人、参加培训对象、培训时长、会议实际召开时间），每次培训会议签到表、讲稿、培训记录和现场照片（授课人及第一张幻灯片在内的照片及听众在内的授课场景的照片至少各 1 张，均能显示授课时间）。（资料 1 分，现场 0.5 分）（4.12）

说明：4.12 需将关于此培训对象的所有内容制作到一份文件内（PDF 格式）上传至网站对应条款处。

4. 针对医疗辅助人员和后勤管理人员的培训计划，在成立胸痛中心后 1 个月内完成培训，以后每年进行一轮以确保新增人员得到及时培训，培训内容包括胸痛中心的基本概念、院内紧急呼救电话、心脏按压的基本要领等。

申请认证时提交：培训计划及实际完成情况（包括预计培训时间、授课人、参加培训对象、培训时长、会议实际召开时间），每次培训会议签到表、讲稿、培训记录和现场照片（授课人及第一张幻灯片在内的照片及听众在内的授课场景的照片至少各 1 张，均能显示授课时间）。（资料 1 分，现场 0.5 分）（4.13）

说明：4.13 需将关于此培训对象的所有内容制作到一份文件内（PDF 格式）上传至网站对应条款处。

5. 全员培训效果检验：现场核查时专家进行岗位检验及随机访谈。

（1）急诊及心血管专业人员访谈。（现场 2 分）（4.14）

（2）非急诊及心血管专业的医护人员。（现场 2 分）（4.15）

（3）医疗辅助人员。（现场 2 分）（4.16）

说明：4.14~4.16 现场考核时打分，无须上传材料。

（二）对本地区其他基层医疗机构的培训（资料 2 分，现场 2 分）

对本地区其他基层医疗机构的培训是胸痛中心的重要职责之一，扩大胸痛中心救治覆盖范围，积极推动本地区胸痛救治单元的建设和管理，申请认证时必须满足以下全部条件。

1. 已制订针对其他基层医疗机构的培训计划，该计划必须包括以下内容：基于区域协同救治体系胸痛中心的基本概念、急性胸痛快速转诊机制及联络方式、高危急性胸痛及 ACS 早期症状识别、急性心肌梗死和常见心律失常的心电图诊断、初级心肺复苏技能，应在成立胸痛中心后 2 个月内完成上述全部培训计划，以后每年进行一轮。申请时应提交以下资料。

（1）培训计划：包括预计授课时间、内容、授课人、课时等。（资料 0.5 分）（4.17）

（2）讲稿。（资料 0.5 分）（4.18）

2．已经在至少 5 家以上的本地区其他基层医疗机构实施上述培训计划，申请认证时应提交实施上述培训计划的客观依据，包括但不限于：培训记录、签到表、能显示时间和内容的培训现场照片。（资料 1 分）（4.19）

（1）培训记录合辑。

（2）签到表合辑。

（3）能显示授课时间、包括授课人及第一张幻灯片在内的照片以及包括听众在内的授课场景的照片或视频资料合辑。

3．基层医疗机构熟悉区域协同救治体系的概念及与胸痛中心的联络机制。（现场 2 分）（4.20）

说明：4.20 现场考核时提问打分，无须上传材料。

（三）社区教育（资料 1.5 分，现场 1 分）

社区人群教育是指胸痛中心积极参与对社区人群进行有关早期心脏病发作的症状和体征的识别及紧急自救的培训，这是胸痛中心的重要职责之一，胸痛中心必须承担公众健康教育义务并积极致力于通过对公众教育来降低心脏病发作频率及死亡率，提高公众对急性胸痛危险性的认识以及在胸痛发作时呼叫"120"的比例，这是缩短从发病到就诊时间的最有效手段。

1．为社区人群提供 ACS 症状和体征及心脏病早期诊断的培训计划，至少包括下列项目中的五项，且要求每年至少进行一次。申请时需提交培训计划和讲稿。（资料 0.5 分）（4.21）

（1）通过定期举办讲座或健康咨询活动，为社区人群提供有关心脏病症状、体征、早期诊断及急救处理方法的培训。

（2）向社区发放有关心脏病症状和体征以及早期诊断的科普性书面材料。

（3）胸痛中心向社区提供健康体检、义诊等心血管健康筛查服务。

（4）通过各类媒体、网络、社区宣传栏等途径提供心脏病和急救常识的教育。

（5）向社区提供饮食健康及营养课程、戒烟、运动指导等健康生活的培训指导。

（6）向公众宣传拨打"120"急救电话的重要性。

（7）对社区人群进行心肺复苏技能的基本培训和教育。

说明：4.21 需上传为社区人群制订的培训计划和幻灯片（讲义形式，一页六个幻灯片，上传第一页）。

2．已经在医院周边地区至少两个以上社区实施了上述培训计划，申请认证时应提交实施上述培训计划的客观依据，包括但不限于：培训记录、能显示时间和内容的培训现场照片或视频资料。（资料 0.5 分）（4.22）

说明：4.22 培训记录 + 照片合辑。

3．缩短患者救治时间，应当重视院前急救，特别是患者自救等，胸痛中心应当积极进行大众教育，组织和开展大众心肺复苏培训。组建心肺复苏培训团队，建立规范的培训制度，有规范的培训教材，有统计的登记及考核管理。至少每季度举行一次心肺复苏培训和教育，每次培训参加人员不低于 20 人。应根据本区域社区分布情况，制订相应的培训计划，逐步覆盖本地区社区。（资料 0.5 分，现场 1 分）（4.23）

说明：所有材料整理制作到一份文件中（PDF 格式）：①需上传心肺复苏培训制度、培训教材；②需上传培训场所的证明材料；③需上传培训团队的基本资料及培训计划；④需上传已开展的培训记录，（不少于 2 次）（签到表、培训记录、照片）。

五、持续改进

持续改进是胸痛中心认证的精髓，要求胸痛中心制订各类促进流程改进和质量改进的措施和方法，并通过数据显示持续改进的效果。

（一）医院应制订促进流程改进和质量改进的计划和措施（资料 5.5 分，现场 5 分）

1. 胸痛中心应根据当前的实际情况确定本中心关键监控指标及质量改进计划，例如：首次医疗接触至完成首份心电图时间、首份心电图至首份心电图确诊时间、首次医疗接触 - 溶栓时间、入门 - 溶栓时间、入门 - 出门（Door-in and door-out）时间、入门 - 导丝通过（D-to-W）时间、ACS 院内死亡率等，并确立关键性效率指标和预后指标的近期奋斗目标值，原则上应每年修改一次奋斗目标值以体现持续改进的效果；申请认证时应提交所确立的监控指标及奋斗目标值。（资料 1 分，现场 1 分）（5.10）

说明：5.10 需上传关键监控指标及其奋斗目标值（需附会议记录的原始扫描件）。

2. 关键流程图的改进记录，至少提交 3 个以上改进前后的关键流程图及改进说明。（资料 1 分，现场 1 分）（5.11）

说明：5.11 需上传 3 个改进前后的流程图对比。

3. 制订了促进胸痛中心质量改进的重要管理制度并付诸实施，主要包括：

（1）联合例会制度：是胸痛中心为协调院内外各相关部门的立场和观念、共同促进胸痛中心建设和发展而设立的专门会议，要求在提交认证材料和现场核查时均要有胸痛中心与"120"及其他具有转诊关系单位的联合例会制度以及实施记录，该制度应为联合例会制订规则，包括：主持及参加人员、频次、时间、会议讨论的主要内容等，原则上联合例会的时间间隔不得超过 6 个月。（资料 1 分，现场 1 分）（5.12）

说明：5.12 需上传：①联合例会制度（要求是现用版本的 JPG 格式扫描件）；②近半年的联合例会原始会议记录扫描件；③联合例会的现场照片；④联合例会的签到表扫描件。

（2）质量分析会制度：质量分析会的主要内容是通过对胸痛中心运行过程中的阶段性宏观数据分析，肯定工作成绩、发现存在问题并制订改进措施。除了胸痛中心的核心科室人员参加外，医院管理层及院前急救人员亦应参加。该制度必须为质量分析会制订出标准的规则，包括主持及参加人员、频次、时间、参加人员、主要分析内容等，原则上质量分析会的时间间隔不得超过 3 个月。（资料 1 分，现场 1 分）（5.13）

说明：5.13 需上传：①质量分析会制度（要求是现用版本的 JPG 格式扫描件）；②近 6 个月的质量分析会原始会议记录扫描件；③质量分析会的现场照片；④质量分析会的签到表扫描件。

（3）典型病例讨论会制度：典型病例讨论会是改进胸痛中心工作质量最有效的工作形式之一，可与质量分析会同时举行，但主要是针对急诊科、心血管内科等胸痛中心的实际工作人员。一般是从质量分析会中发现宏观问题，再将存在救治延误或决策错误的典型病例挑选出来作为剖析的对象，将所有与执行流程相关的人员集中进行讨论和分析。典型病例讨论会制度就是为病例讨论会制订规则，主要内容包括会议主持人、参与讨论的人员范围、举行会议的频次、时间、会议流程等，原则上典型病例讨论会的时间间隔不得超过 3 个月。（资

料 1 分，现场 1 分）（5.14）

说明：5.14 需上传：①典型病例讨论会制度（要求是现用版本的 JPG 格式扫描件）；②近半年的典型病例讨论会原始会议记录扫描件；③典型病例讨论会的现场照片；④典型病例讨论会的签到表扫描件。

（4）其他制度：如与质量分析会制度配套的奖惩制度、各类人员值班制度等。（资料 0.5 分）（5.15）

说明：5.15 需上传其他相关制度的扫描件。

申请认证时应提交上述制度原件的扫描件，落实制度的客观证据（流程及制度的培训、联合例会、质量分析会、典型病例讨论会的会议记录、签到表、显示活动时间、内容和场所的现场照片、视频等资料），上述资料应在举办活动后 5d 内及时上传至云平台系统的相应文件夹保存，系统不支持补充性提交上述资料。

（二）持续改进效果（资料 34 分）（首选 10 分，次选选一个分值乘以 0.5，选两个分值乘以 0.25）

胸痛中心在提交认证申请前应进行云平台数据库的自我检查及评估，当云平台数据库显示的数据趋势达到以下要求时方可正式提交认证申请。

胸痛中心通过流程改进已改善 ACS 患者救治的效率指标和预后指标，其中 1~5 项是必须满足的条件，6~8 项中对应本院首选和次选再灌注策略的也为必须满足的条件，9~16 项至少满足其中 3 项条件。

1. 对于自行来院或经救护车入院的所有急性胸痛患者，缩短了从首次医疗接触到完成首份心电图时间，且要求月平均 <10min。（资料 2 分）（5.16）

2. 对于 STEMI 患者，缩短了从完成首份心电图至首份心电图确诊时间，且要求月平均 <10min。（资料 2 分）（5.17）

3. 经救护车入院的 STEMI 患者，院前远程传输心电图至胸痛中心的比例不低于 30% 且在过去 6 个月内呈现增加趋势。（资料 2 分）（5.18）

4. 肌钙蛋白从抽血完成到获取报告时间 20min。（资料 2 分）（5.19）

5. 发病至首次医疗接触在 12h 以内的 STEMI 患者早期再灌注治疗（溶栓＋急诊 PCI）的比例不低于 75%。（资料 2 分）（5.20）

以下 6~8 条根据要素中再灌注策略的首选和次选项评分。

6. 对于以溶栓为首选再灌注策略的 STEMI 患者，应满足以下至少 4 条，其中第（1）和（3）条为必备条件。

（1）适合溶栓的患者接受溶栓治疗的比例不低于 50% 且在过去 6 个月内呈现增加趋势。（资料 2 分）（5.21）

（2）经"120"入院的 STEMI 患者直达溶栓场所的比例大于 50% 或呈明显增加趋势。（资料 2 分）（5.22）

（3）所有院内溶栓 STEMI 患者进门－溶栓时间已明显缩短，平均时间应在 30min 以内，且至少 75% 的病例能达到此标准；如果目前无法达到上述要求，至少近 6 个月已经呈现出明显的缩短趋势且至少 50% 的病例达 30min 以内，且已制订合理计划以确保在通过认证后的第 1 年内达到平均 30min 以内且 75% 的合格率。（资料 2 分）（5.23）

（4）所有院前溶栓患者，首次医疗接触－溶栓时间呈现缩短趋势，且 <30min 的比例

大于 30%。（资料 1 分）（5.24）

（5）溶栓后患者早期（2h 内）转运至上级医院的比例不低于 50% 且呈现增加趋势。（资料 1.5 分）（5.25）

（6）溶栓（包含在网络医院，"120" 及本院溶栓）后患者 24h 内早期造影的比例不低于 50% 或呈明显增加趋势。（资料 1.5 分）（5.26）

7. 对于实施直接转运 PCI 的 STEMI 患者，应满足以下全部条件。

（1）在除外合并心源性休克、急性左心衰竭等需要 PCI 医院派出救护车双程转运的患者之后，月平均 door-in and door-out 的时间应 ≤ 30min，如果目前达不到，应显示明显的缩短趋势，并且需要针对当前存在的主要问题制订改进措施，确保在通过认证后 1 年内逐步达到。（资料 3 分）（5.27）

（2）在过去 6 个月内实施转运 PCI 的患者中，向接收转诊的 PCI 医院传输心电图的比例不低于 50% 且呈现增长趋势。（资料 2.5 分）（5.28）

（3）在过去 6 个月内实施转运 PCI 的患者中绕行 PCI 医院急诊科和 CCU 直达导管室的比例不低于 50%。（资料 2.5 分）（5.29）

（4）在过去 6 个月内实施转运 PCI 的 STEMI 患者，首次医疗接触到导丝通过时间应在 120min 以内。若单月转运病例少于 5 例，则应至少 75% 的病例能达到此标准。同时转运的上级医院实际介入手术开始时间及导丝通过时间反馈率为 100%。（资料 2 分）（5.30）

8. 在本院实施急诊 PCI 的患者，应满足以下至少 3 条，不足 3 条者不记分，其中第（1）（2）条为必备条件。

（1）本院介入医师或转运介入医师实施急诊 PCI 月平均入门 - 导丝通过时间 ≤ 90min，且达标率 ≥ 75%，若当前无法达到，则应呈现改进趋势，且应制订措施促进改进，确保在通过认证后 1 年逐步达到上述要求。（资料 3 分）（5.31）

（2）导管室激活时间 <30min。（资料 3 分）（5.32）

（3）经救护车入院、接受急诊 PCI 治疗的 STEMI 患者，若从首次医疗接触到进门时间 >30min，绕行急诊和 CCU 直达导管室的比例不低于 50%，且呈现增高趋势。（资料 2 分）（5.33）

（4）自行来院、接受急诊 PCI 治疗的 STEMI 患者，绕行 CCU 从急诊科直接送入导管室的比例不低于 75%，且呈现增高趋势。（资料 2 分）（5.34）

9. 对于从基层网络医院转诊来院的全部 STEMI 患者，至少满足以下 2 条，不足 2 条者不得分。（资料 2 分）（5.35）

（1）过去 6 个月内月平均首次医疗接触到完成首份心电图时间 <10min 或呈明显缩短趋势。

（2）过去 6 个月从首诊基层医院传输到胸痛中心的心电图比例在增加。

（3）过去 6 个月内 STEMI 患者从首次医疗接触到确诊的时间在缩短。

（4）对于网络医院实施转运的 STEMI 患者，网络医院的 door-in and door-out 的时间在 30min 以内，若当前达不到，应有缩短趋势。

（5）从网络医院或 "120" 转诊的 STEMI 患者绕行本院转运至上级医院直达导管室的比例在增加。

10. STEMI 入院患者中呼叫 "120" 的比例在增加。（资料 0.5 分）（5.36）

11. 所有 ACS 患者从确诊到负荷量双抗给药时间在 10min 以内，有缩短趋势。（资料 0.5 分）（5.37）

12. 所有 STEMI 患者（除使用第一代溶栓药者外）从确诊到静脉肝素抗凝给药时间有缩短趋势。（资料 0.5 分）（5.38）

13. 初步诊断为 NSETMI/UA 的患者实施危险分层评估的比例达到 100%。（资料 1 分）（5.39）

14. 所有危险分层评估极高危的 NSTEMI/UA 患者，从入门后（首次评估为极高危者）或者病情变化后（再次评估为极高危者）2h 内在本院或转至上级医院实施紧急 PCI 的比例在增加，且不低于 30%。（资料 1 分）（5.40）

15. 所有危险分层评估高危 NSTEMI/UA 患者，从入门后（首次评估为高危者）或者病情变化后（再次评估为高危者）24h 内在本院或转至上级医院实施早期介入治疗的比例在增加，且不低于 30%。（资料 1 分）（5.41）

16. 全部 ACS 患者院内心力衰竭发生率在降低。（资料 1 分）（5.42）

17. 全部 ACS 患者院内死亡率在降低。（资料 0.5 分）（5.43）

18. STEMI 患者发病后 2h 内就诊的比例在增加。（资料 0.5 分）（5.44）

19. 主动脉或肺动脉 CTA 完成时间有缩短趋势。（怀疑主动脉夹层或肺动脉栓塞的患者，计算从通知 CT 室到 CT 室完成准备的时间，要求 <30min）（资料 0.5 分）（5.45）

20. ACS 患者出院后 1 个月、3 个月、6 个月、1 年的随访率均不低于 50%。（参考指标）（5.46）

第二节　胸痛救治单元建设方案

胸痛中心的建设目标是要建立"在最短的时间内将急性胸痛患者送至具有救治能力的医院接受最佳治疗"的机制，针对基层医疗机构（乡、镇卫生院、社区医院等），建立规范化的胸痛救治单元，对于胸痛患者的及时明确诊断，减少发病后早期的救治延误，降低死亡率并提高心梗救治率，具有重要意义。胸痛救治单元是胸痛中心区域协同救治体系的组成部分，是胸痛救治网络的基础环节，为引导基层医疗机构进行规范化胸痛救治单元建设，打通胸痛救治的起跑第一公里。特制订胸痛救治单元建设实施方案。

一、适用范围

承担了急性胸痛接诊任务、年接诊急性胸痛患者 ≥10 例，且按照就近原则与已经通过认证的胸痛中心建立了常态化联合救治及转诊关系的基层医疗机构（乡、镇卫生院、社区医疗服务中心等）。

二、胸痛救治单元建设内容

1. 医院发布正式成立胸痛救治单元的文件，明确组织架构及主要岗位人员职责。要求如下。

（1）由医疗机构主要负责人主持胸痛救治单元的工作及重大决策。

（2）至少有 1 名熟悉胸痛救治业务且具备心电图操作能力的医师作为主要负责人，书面文件正式明确胸痛救治单元负责人的职责。

说明：需上传医院正式文件的扫描件，其中文件日期应早于申请日期至少 3 个月。

2. 设置胸痛救治单元的指引及胸痛优先标识。

3. 配备床旁心电图机设备，双联抗血小板常备药品；有收容或者留观能力或距离上级医院转运距离 >60min 的胸痛救治单元应配备肌钙蛋白床旁快速检测设备。

4. 建立针对急性胸痛患者的心电图、双联抗血小板、抗凝、溶栓及肌钙蛋白（如果开展）等项目的先救治后收费机制。

5. 根据就近原则及本机构实际情况，与具有急诊 PCI 能力或者溶栓治疗能力的胸痛中心签署联合救治协议，协议中应包括与上级医院的心电图传输、一键启动电话、远程会诊及转运机制、数据共享、救护车派遣机制、联合培训等内容。

说明：需上传正式文件（与上级医院签署联合救治及转运协议）的扫描件。

6. 制订适合本机构条件的急性胸痛诊疗流程图，能够指引接诊医师快速、规范完成急性胸痛患者的接诊、初步诊断及决策任务。

7. 依据指南及距离上级医院的转运时间，为首诊于本机构的 STEMI 患者制订了首选的再灌注治疗策略。若首选溶栓治疗，应在上级医院指导下制订溶栓筛查表、溶栓标准操作流程、溶栓结果判断标准、溶栓药物（建议使用第二、三代溶栓药物）、溶栓后转运流程；若首选转运 PCI 或转运至上级医院溶栓（转运溶栓），应与上级医院协调制订转运机制。

8. 在上级医院的指导下开展以胸痛症状识别、急性胸痛相关疾病的早期临床诊断、常规心电图知识、基本急救技能为主的全员培训与考核，要求每年不少于一轮。胸痛救治单元主要负责人参加（或远程）转诊的上级医院举办的联合例会；条件允许时参加上级医院的质量分析会和典型病例讨论会。

9. 定期开展大众培训教育，内容包括健康生活方式、急救常识（急性胸痛症状识别、呼叫"120"、心搏骤停的识别及基本心肺复苏技能）等，应覆盖医疗机构所管辖的全部社区（村）。每季度不少于一次。

说明：需上传患教材料证明（例如培训幻灯）及现场照片。

10. 制订规范的胸痛患者时间节点管理表，能及时填写所有接诊胸痛患者关键时间节点。

说明：需上传所有接诊胸痛患者的时间管理表［包含首次医疗接触时间、首份心电图完成时间、传输时间、确诊时间、患者转出时间、溶栓（若开展）、双联抗心血小板药物使用时间］及原始病历材料的扫描件。

三、评价指标

1. 所有高危胸痛（急性冠脉综合征、主动脉夹层、肺动脉栓塞）病例的原始资料保留存档，且时间节点可溯源。向上级医院转诊的高危急性胸痛患者，应共享时间节点管理表，并留存原始资料。

2. 所有急性胸痛患者在首次医疗接触后能在 10min 内完成 12/18 导联心电图检查，确保在首份心电图完成后 10min 内由具备诊断能力的医师或通过远程由上级医院医师解读。

3. 若开展了床旁肌钙蛋白检测，能够在抽血后 20min 内获取检测结果。

4. 对于明确诊断为 STEMI 的患者，若在本机构实施溶栓治疗，则应在患者到达后 30min 内开始溶栓；若实施转运 PCI 或者转运溶栓，则应在患者到达后 30min 内转出。

附件 22A：胸痛救治单元建设流程（图 22A-1）。

附件 22B：胸痛救治单元组织实施流程（图 22B-1）。

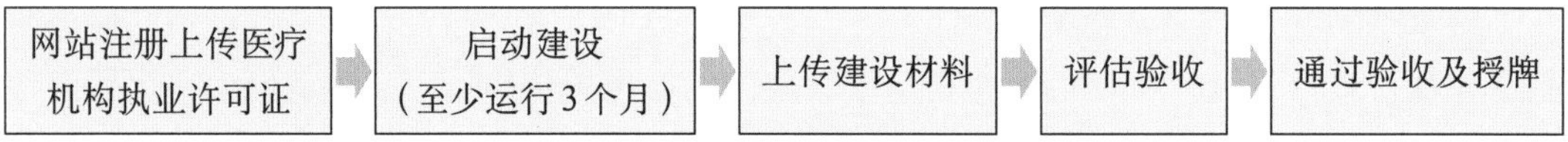

网站注册上传医疗机构执业许可证 ➡ 启动建设（至少运行 3 个月）➡ 上传建设材料 ➡ 评估验收 ➡ 通过验收及授牌

图 22A-1　胸痛救治单元建设流程

中国胸痛中心联盟／胸痛中心总部
制订胸痛救治单元建设方案、搭建胸痛救治单元信息化平台

⬇

省级胸痛中心联盟
统筹推动省内胸痛救治单元建设

⬇

地级市胸痛中心联盟统一组织本市胸痛救治单元验收工作
（不具备条件的区域由省级联盟负责组织验收）

⬇

通过认证胸痛中心（标准版 & 基层版）
培训指导、建设帮扶工作

⬇

胸痛救治单元验收完成

⬇

地级市联盟公布名单和组织授牌

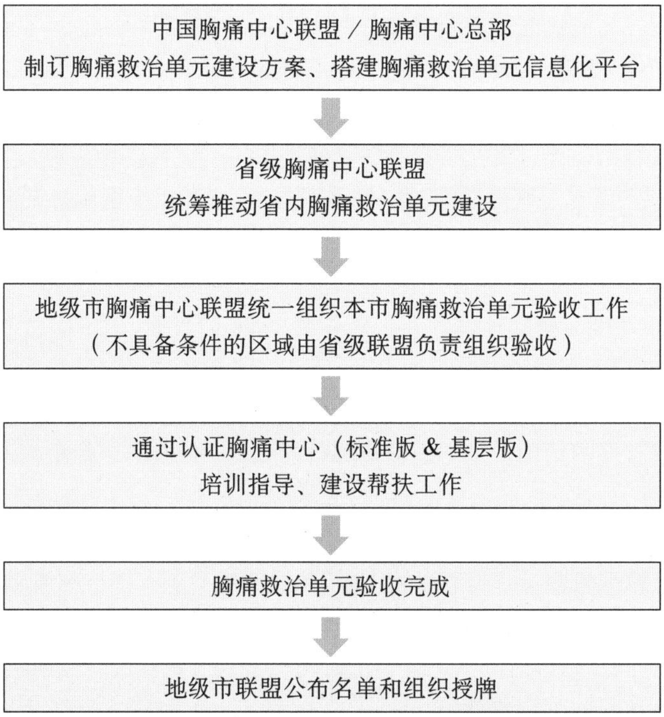

图 22B-1　胸痛救治单元组织实施流程

第三节　基层胸痛中心质控指标及考核办法

基层胸痛质控指标由质控平台评价指标和现场数据核查指标组成，前者由数据平台自动生成，后者由现场核查时获取。质控总分的计分方法是用现场核查的得分率乘以数据平台得分。以下分别介绍质控平台评价指标及现场评价指标。

一、基层胸痛中心质控平台评价指标（表 22-1，表 22-2）

表 22-1　基层胸痛中心质控平台评价指标

序号	报告指标	考核指标	对象	指标类型	备注	占比
1	STEMI 患者症状到首次医疗接触（S2FMC）时间	症状到首次医疗接触（S2FMC）时间	STEMI 患者	过程指标	改善趋势；越短越好	0%
2	首次医疗接触至首份心电图（FMC2ECG）时间	首次医疗接触至首份心电图完成（FMC2ECG）时间	所有患者	过程指标	季度平均≤10min 内；亚组：分为救护车，自行来院，转院的患者	5%
3	首份 ECG（远程传输或院内）至确诊时间	首份 ECG（远程传输或院内）至确诊时间	STEMI 患者	过程指标	季度平均≤10min 内，注释：备注确诊医务人员	5%
4	ECG 远程传输比例	ECG 远程传输比例	120 急救或转运（经救护车入院）的 STEMI 患者	过程指标	≥30% 且呈现增高趋势，传输方式：如微信，短信等	5%
5.1A	转运 PCI 患者非 PCI 医院停留时间(DIDO)	转运 PCI 患者在非 PCI 医院停留时间（DIDO）	网络医院转运行急诊 PCI 的 STEMI 患者	过程指标	≤30min	5%
5.1B	转运 PCI 患者 DIDO 达标率	DIDO 达标率	网络医院转运行急诊 PCI 的 STEMI 患者	过程指标	改善趋势	5%
5.1C	转运 PCI 患者直达导管室比例	直达导管室比例：绕行急诊及 CCU	转运且拟行患者	过程指标	≥50% 改善趋势	5%
5.1D	急诊 PCI 患者入门至导丝通过（D2W）的时间	患者进入医院大门至导丝通过时间	各种来源途径且行急诊 PCI 的 STEMI 患者	过程指标	季节平均时间 ≤90min	10%

（续表）

序号	报告指标	考核指标	对象	指标类型	备注	占比
5.1E	急诊 PCI 患者 D2W 的达标率	D2W ≤ 90min 比例	各种来源途径且行急诊 PCI 的 STEMI 患者	过程指标	≥75%	5%
5.1F	首次医疗接触至导丝通过（FMC2W）的时间	FMC2W 时间	120 急救或转运且接受急诊 PCI 治疗的 STEMI 患者	过程指标	季度平均时间 ≤120min	15%
5.1G	FMC2W 达标率	FMC2W ≤ 120min 的比例	120 急救或转运且接受急诊 PCI 治疗的 STEMI 患者	过程指标	≥75%	10%
5.2A	溶栓患者 D2N（入门至溶栓）平均时间	入门至溶栓开始时间	行溶栓治疗的 STEMI 患者	过程指标	≤30min	15%
5.2B	D2N 达标率	D2N 时间 ≤30min 比例	行溶栓治疗的 STEMI 患者	过程指标	≥75%	15%
5.2C	溶栓后即刻血管再通率	溶栓后即刻血管再通率：心电图 ST 段回落 50%，胸痛缓解，酶峰提前，再灌注心律失常	行溶栓治疗的 STEMI 患者	过程指标	改善趋势	10%
5.2D	溶栓后 24h 行 CAG 比例	溶栓患者在 24h 内接受 CAG 的比例	行溶栓治疗的 STEMI 患者	过程指标	≥50%	15%
5.3A	转运 PCI 患者非 PCI 医院停留的时间（DIDO）	转运 PCI 患者在医院停留的时间（DIDO）	转运行急诊 PCI 的 STEMI 患者	过程指标	≤30min	20%
5.3B	转运 PCI 患者 DIDO 达标率	DIDO 达标率	转运行急诊 PCI 的 STEMI 患者	过程指标	改善趋势	5%
5.3C	首次医疗接触至导丝通过（FMC2W）的时间	FMC2W 时间	120 急救或转运的 STEMI 患者	过程指标	季度平均时间 ≤120min	15%
5.3D	FMC2W 达标率	FMC2W ≤ 120min 的比例	120 急救或转运的 STEMI 患者	过程指标	≥75%	10%
5.3E	转诊后直达导管室的比例	转诊后直达导管室的比例：绕行急诊、CCU	转运行急诊 PCI 的 STEMI 患者	过程指标	≥50% 改善趋势	5%

（续表）

序号	报告指标	考核指标	对象	指标类型	备注	占比
6	再灌注比例	发病12h内首次医疗接触的STEMI患者接受再灌注治疗的比例	发病至首次医疗接触 12 的STEMI 患者	结果指标	≥75%	15%
7	胸痛中心三会：须上传会议记录和照片	联合例会、质量分析会、典型病例讨论会，召开次数和质量	所有已通过认证的胸痛中心	结构指标	联合例会每6个月至少1次；质量分析会、典型病例讨论会每季度至少1次	5%
8	高危胸痛患者数据填报量	高危胸痛数据填报量	高危胸痛患者	结构指标	不低于认证通过时近6个月月平均的90%	5%
9A	数据库管理时效性：及时建档率	及时建档率：FMC 后 7d 内建档的病例占全部建档病例的比例	所有上报病例	过程指标	100%	2.5%
9B	数据库管理失效性：及时审核归档率	及时审核归档率：FMC 后 60d 内完成审核及归档的病例占全部建档病例的比例	所有上报病例	过程指标	100%	2.5%
10	ACS 患者 1 个月随访率	ACS 患者 1 个月随访率	出院诊断为ACS的患者（随访时间窗内）	过程指标	≥50%	0
	ACS 患者 3 个月随访率	ACS 患者 3 个月随访率	出院诊断为ACS的患者（随访时间窗内）	过程指标	≥50%	0
	ACS 患者 6 个月随访率	ACS 患者 6 个月随访率	出院诊断为ACS的患者（随访时间窗内）	过程指标	≥50%	0
	ACS 患者 12 个月随访率	ACS 患者 12 个月随访率	出院诊断为ACS的患者（随访时间窗内）	过程指标	≥50%	0
11	信息化建设	采用时间节点及诊疗信息自动获取的信息管理系统	所有通过认证的胸痛中心单位	结构指标	有或无	0

注：5.1 STEMI 患者首选再灌注策略为 PCI；5.2 STEMI 患者首选再灌注策略为溶栓；5.3 STEMI 患者首选再灌注策略为转运

表 22-2　基层胸痛中心质控平台评价指标

分类	过程指标	结果指标	结构指标
院前	5		
院中	2	1	
院后 & 单列			2
小计	7	1	2

二、胸痛中心质控平台评价指标评分方法

1. 每项考核指标排名（图 22-1）

0%~10% 范围内为 100 分。

10%~30% 范围内为 80 分。

30%~50% 范围内为 60 分。

50%~70% 范围内为 40 分。

70%~90% 范围内为 20 分。

90%~100% 范围内为 0 分。

2. 总分为每一项考核指标分值乘以权重系数的总和。

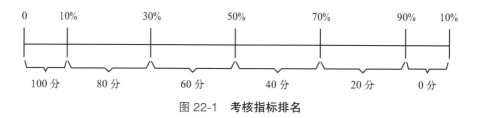

图 22-1　考核指标排名

三、基层胸痛中心常态化质控现场数据核查指标及评分方法（表 22-3）

常态化现场数据核查的形式包括由地市级或者省级胸痛中心联盟组织的常态化现场核查和由胸痛中心总部组织的飞行检查，不同级别的现场数据核查采用全国统一的评价指标和计分方法。当全国组织的飞行检查结果与各省、地级市联盟核查的结果不一致时，原则上以飞行检查结果为准。

表 22-3　基层胸痛中心常态化质控现场数据核查指标及评分方法

序号	质控指标	分数	核查方法	扣分原则
1	高危急性胸痛病例漏报率	30	从 HIS 系统随机抽调质控期间的 STEMI 6 份、NSTEMI 及 UA 各 4 份，主动脉夹层（AD）及肺动脉栓塞（PE）各 3 份病例，计算漏报率	每漏报 1 份 STEMI 及 NSTEMI 扣 1.5 分，其他每份病例扣 0.5 分

序号	质控指标	分数	核查方法	扣分原则
2	数据库各时间节点填报完整性	20	以上述 6 份 STEMI 病例为主进行核查。云平台数据库上所有项目是否填报	全部 6 份病例中每漏填一个项目扣除 0.5 分，此项目最多扣 20 分
3	数据库各时间节点准确性	20	以上述 6 份 STEMI 病例为主进行核查。与病历及原始资料对照，是否准确、是否符合时间前后关系及临床诊疗过程的逻辑关系	全部 6 份病例中任一时间节点不准确扣 1 分，此项目最多扣 20 分
4	数据库各关键时间节点可溯源性	10	以上述 6 份 STEMI 病例为主进行核查。①以下时间节点必须查看客观原始溯源资料：首份心电图、肌钙蛋白检查结果、知情同意时间、溶栓开始或导丝通过时间；②以下为必须从病历资料中溯源的时间节点：发病时间、首次医疗接触时间、转运急诊 PCI 患者入门和离开医院大门时间（如有）	全部 6 份病例中每缺少一个客观资料溯源点扣 1 分，缺少一个病历资料溯源点扣 0.5 分。此项最多扣 10 分
5	ACS 患者再灌注率治疗规范性	10	以上述 14 份 ACS 病例为主进行核查。依据指南要求、医院能力及距离急诊 PCI 医院的转运时间综合判断是否根据本院实际情况选择了正确的再灌注策略：所有 STEMI 再灌注策略是否正确、极高危、高危 NSTE-ACS 是否在指南规定的时间内实施了 PCI 治疗，未遵循指南实施再灌注治疗或再灌注策略不合理的病例是否有足够的客观的理由	未遵循指南实施再灌注或实施再灌注但策略不合理且无客观理由的病例每例扣 1 分，此项最多扣 10 分
6	低危胸痛患者早期诊疗规范程度	10	从急诊分诊台登记本随机抽取 10 例急性低危胸痛病例进行核查。主要检查是否有时间节点管理表、首份心电图完成时间、首次接诊时间是否符合急性胸痛诊疗流程、是否有相应的溯源资料	无时间节点管理表每例扣 1 分，有时间节点管理表但诊疗不规范或者无法溯源扣 0.5 分。临时造假者每份加扣 2 分。此项最多扣 10 分

注：STEMI.ST 段抬高型心肌梗死；NSTEMI. 非 ST 段抬高型心肌梗死；UA. 不稳定型心绞痛；ACS. 急性冠脉综合征；PCI. 经皮冠状动脉介入术

第四节 中国胸痛中心（基层版）再认证标准

持续改进是胸痛中心规范运行的精髓。在通过初次认证后，胸痛中心应继续按照认证标准，保持高效的流程运作，执行精确的数据管理，进一步提高胸痛相关疾病的救治效率和水平。为了对已通过认证的单位进行持续的后续监督和管理，中国胸痛中心联盟、中国胸痛中心执行委员会设置了再次认证机制。

根据中国胸痛中心认证标准的要求，首次通过认证的有效期为 3 年，3 年后应当组织再认证。申请再认证的胸痛中心应在最后有效期达到前 4 个月在线提交再认证申请，再认证通过者继续使用认证标志，再认证的有效期延长为 5 年，以后每 5 年进行 1 次再认证，未通过者将收回认证标志。

如转为标准版胸痛中心，再认证周期将从通过标准版认证日期重新计算。

一、数据库的评估与核查（20 分）

（一）数据库在线审查要求

1. 急性胸痛病例数据完整性 坚持中国胸痛中心认证云平台数据库的填报，能提供认证有效期内的全部数据供再认证时评估，若不能提供有效期内的连续数据或存在明显的数据造假行为，则不能通过再认证；若具备以下条件之一者视为数据库的病例上报完整性不合格或流程落实存疑，可根据缺陷性质由再认证办公室联席会议决定施行飞行检查或微服私访。（在线审查）（总分 10 分，得分 6 分以下，本条例为不合格）

（1）数据填报：急性高危胸痛填报例数与医院规模明显不相称，年数据填报总量或者月分布趋势呈明显的不正常波动或缺失，且无法合理解释。（4 分）

（2）数据管理：在再认证周期内高危胸痛病例的时间节点记录存在明显的逻辑错误≥3 次或急性心肌梗死患者关键时间节点缺失≥3 例或者存在数据造假嫌疑。（3 分）

（3）质控指标：核心质控指标（认证标准中必须达标）趋势未达标。（3 分）

材料包括：需上传再认证周期内冠脉介入直报网 PCI 手术量截图，或经胸痛中心负责人／总监签字确认并加盖医院公章的 PCI 手术量情况说明。

2. STEMI 病例的时间节点填报准确性 在数据库后台随机抽取 10 份／年（涵盖有效期内的每一年度）住院的 STEMI 数据，关键时间节点的准确性（可溯源且正确）应≥90%，其中院内时间节点记录的准确性应达到 100%，不允许有缺失或错误。达不到以上要求者的病例判断为不合格病例，若不合格病例≥抽查病例数的 10%，则判断为 STEMI 病例的准确性不合格。（在线审查）（总分 5 分，不满足条款要求即为 0 分）

材料包括：需上传被抽调病例相对应的原始单据或病历扫描件或照片（仅需提供有相关时间记录页即可），以供溯源并评价填报的准确性。包涵但不局限于：时间管理表、病历首页、住院记录、首次病程、抢救记录（如有）、再灌注治疗知情同意书、手术小结、出院小结、首份心电图（包括有动态演变的心电图）、重要的实验室检查和辅助检查报告。

3. 数据填报时效性 所有胸痛病例数据，尤其是收住院的 ACS 患者、主动脉夹层患者、肺动脉栓塞等高危胸痛病例应及时填报、审核及存档。在数据库后台随机抽取 10 份／年住院病例（涵盖有效期内的每一年度），数据填报及最后一次修订不得超出患者出院后 30d，如使用第三方数据填报平台，数据对接时间不得超出患者出院后 30d，若有 3 份以上（不包含 3 份）的病例超时，则判为不合格。（在线审查）（总分 5 分，不满足条款要求即为 0 分）

　　材料包括：需上传被抽调病例相对应的病历扫描件或照片，包括时间管理表、病历首页、住院记录、出院小结。

（二）飞行检查、微服私访及现场核查（数据的完整性、真实性、准确性及可溯源性；救治流程的执行及持续改进）

　　选择数据库在线审查存疑的医院进行飞行检查，如建议"整改半年后复审"，整改期满 3 个月后，不定期实施微服私访 1 次；整改期满 6 个月后，再认证单位应以书面形式递交复审申请，胸痛中心总部将择日安排现场核查；飞行检查、微服私访和现场核查均实行扣分制。

　　1. 从医院急诊科就诊的患者中按照年度随机抽取某时段的连续 ACS 患者至少 10 份／年，计算云平台数据库的漏报率：ACS 录入比例应为 100%，每低于 10% 扣除 2 分。此项总扣分不超过 5 分。（飞行检查）

　　2. 随机抽检 10 份 STEMI 病例（涵盖有效期的每一年度）进行数据库真实性和溯源性核查，所有关键时间节点和检查结果的应可以溯源；在云平台填报的关键时间节点与原始资料不相符的病例界定为不合格病例（参与统计的任何一项时间节点不一致），每一不合格病例扣除 3 分，此项总扣分不超过 15 分，存在经查实的造假行为者为否决条件，不予通过再认证。（飞行检查）

　　3. 微服私访环节将由通过中国胸痛中心执行委员会培训及考核的专家负责具体实施，主要考核院内外标识指引、分诊台工作状况、急诊处理流程、时钟统一、胸痛优先及先救治后收费机制落实情况。（微服私访）

　　4. 再认证现场核查将以胸痛中心单位在整改期内的数据库管理、持续改进情况进行审核，包括双方会面交流沟通、数据库审核、模拟演练、实地走访、总结反馈；鼓励胸痛中心单位开展信息化建设。（现场核查）

二、胸痛中心的常态化运行与管理（30 分）

　　1. 胸痛中心委员会组织架构及人员发生变更时，应及时更新，并坚持每 6 个月 1 次召开联合例会，对胸痛中心的持续运行进行监督和管理。（资料）（2 分）

　　材料包括：组织架构图、任命函；联合例会材料（照片、签到表、幻灯、会议记录）

　　2. 落实了每季度 1 次的质量分析会和典型病例讨论会制度；在有效期内每漏开 1 次质量分析会和典型病例讨论会扣除 5 分，漏开 3 次以上者此项不得分。（在线审查）（10 分）

　　材料包括：质量分析会及典型病例讨论会材料（照片、签到表、幻灯、会议记录）。

　　3. 胸痛中心的标识和指引应保持清晰和醒目，并根据医院环境的变化进行调整，若有分院或新院区成立时，分院和新院区也应按照胸痛中心标准的要求进行标识指引和功能区域的合理设置。（2 分，进入飞行检查或暗访时不合格者实行扣分制）

材料包括：能体现医院辖域内及周边重要交通要道指引标识情况最新的照片。

4．对日常工作流程进行了持续改进，当指南发生了变更、人员发生变动、医院条件发生变化时，对关键救治流程进行了修订，并能提供改进前后的对比流程图。（资料）（3分）

材料包括：原流程图及改进后的流程图。

5．坚持落实时钟统一制度，并能够提交时钟校准的客观记录。（3分，进入微服私访环节时不合格者扣分）

材料包括：时钟统一制度、某一时段（涵盖每一年）的时钟校准的客观记录。

6．坚持了胸痛中心的年度培训制度，定期对核心科室工作人员、医疗辅助人员及全院人员尤其是新入职人员进行相关培训。（资料）（2分）

材料包括：核心科室人员培训会、医疗辅助后勤人员培训会、全院培训会、新入职。员工培训会（照片、签到表、幻灯、会议记录）。

7．坚持对具有转诊关系的网络医院以及区域内胸痛救治单元开展培训，单家目标单位每年不少于2次。持续推动本区域内胸痛救治单元的建设与监督。（资料）（1分）

材料包括：针对基层医院及胸痛救治单元的培训会（照片、签到表、幻灯、会议记录）、实地走访与指导（照片、走访意见和建议）。

8．胸痛中心积极承担了公众健康教育义务，通过各种方式例如网络、电视、电台、自媒体、平面广告等坚持宣教工作的长期开展，内容应涵盖且不仅限于疾病知识科普、心肺复苏操作和知识普及。（资料）（2分）

材料包括：公众教育活动（照片、幻灯、会议记录）。

9．与"120"基层医院或胸痛救治单元、上级协作单位建立了常态化的信息共享平台和电话联络机制，以及时讨论急性胸痛患者的诊疗相关的问题。提交至少平均3个／年度以上的实际讨论病例的微信截图。（资料）（2分）

材料包括：微信工作群截图。

10．在通过初次认证后，继续加强区域协同救治体系的建设，与新的上级医院签署合作协议，或基层合作医院、胸痛救治点的数量有所增加，区域影响力及辐射力进一步加强。（资料）（2分）

材料包括：与上级合作医疗机构和基层合作医院、胸痛救治点的合作协议。

11．积极参与了本地区卫计委（局）和胸痛中心联盟牵头组织的胸痛中心联盟的建设和推广工作。（资料）（1分）

材料包括：学术会议参会材料、公众推广活动等。

12．每年参加《中国胸痛中心质控大会》并向中国胸痛中心总部提交年度运行报告。（资料＋会议注册记录）（1分）

材料包括：年度运行报告（内容包含且不仅限于组织架构及人员组成、再灌略、核心趋势情况、持续改进措施、尚存的不足、次年的计划）、注册参会证明（回执、参会照片等）。

三、持续改进效果（50分）

胸痛中心在提交再认证申请前应进行云平台数据库的自我检查及评估，再认证办公室审查以下各项指标，其中1～13条为必须满足的条件（该13项指标均为首次认证标准中明确要求满足的，若当时不能满足，应制订相应的改进措施确保在通过再认证后的 6~12 个月内达到要求），任意一项达不到者不能通过再认证，14~18 项参与计分但不作为否决条件。条款要求根据胸痛中心单位已选定的再灌注策略方案呈现。

1. 所有胸痛患者（除非网络医院转院）首次医疗接触至完成首份心电图时间（FMC-to-ECG），要求月平均 <10min，达标率 75% 以上，并呈持续改进趋势或在平均时间接近 5min 后呈现稳定趋势。（3 分）

2. 经救护车入院的 STEMI 患者，从急救现场或救护车远程传输心电图至胸痛中心（实时传输或微信等形式传输，但必须在云平台有客观记录）的比例不低于 50% 且在过去 3 年内呈现增加趋势。（3 分）

3. 对于 STEMI 患者，首份心电图至心电图确诊的时间月平均小于 10min。（3 分）

4. 坚持使用床旁快检肌钙蛋白，从抽血完成到获取报告时间符合实际且平均时间不超过 20min。（3 分）

5. 在再灌注时间窗（发病至就诊在 12h）以内到达的 STEMI 患者早期再灌注治疗（溶栓 /PCI）的比例不低于 75%，且呈增加趋势。（10 分）

6. 实施本院急诊 PCI 的 STEMI 患者月平均入门 - 导丝通过时间不超过 90min、达标率不低于 75%，当月平均在 60min 以内时应呈现稳态趋势（再灌注策略选项包含本院急诊 PCI）。（4 分）

7. 导管室激活时间 <30min，且呈现缩短或稳定的趋势（再灌注策略选项包含院急诊 PCI）。（1 分）

8. 实施溶栓的 STEMI 患者进门 - 溶栓开始时间已明显缩短，月平均时间应在 30min 以内，且达标率不低 75%（再灌注策略选项包含溶栓）。（4 分）

9. 适合溶栓的患者接受溶栓治疗的比例不低于 50%（再灌注策略选项包含溶栓）。（1 分）

10. 溶栓后患者 24 h 内接受影的比例不低于 50%（再灌注策略选项包含溶栓）。（1 分）

11. 对于实施转运 PCI 的 STEMI 患者，本院入门到出门（door-in and door-out）时间在 30min 以内，达标率不低于 75%（再灌注策略选项包含转运 PCI）。（4 分）

12. 实施转运 PCI 的患者中，向接收单位传输心电图的比例不低于 75%（再灌注策略选项包含转运 PCI）。（1 分）

13. ACS 患者确诊后 10min 内开始双联抗血小板治疗的比例在逐年增高。（2 分）

14. 经救护车接诊或由网络医院转诊的 STEMI 患者，直接转送至上级合作医疗机构，实施"三绕"（绕行本院、绕行上级合作医疗机构急诊和 CCU，直达导管室）的比例在逐渐增加。（2 分）

15. 所有 STEMI 患者的年平均死亡率低于 4%。（2 分）

16. 对所有 NSTE-ACS 患者进行危险分层的比例达到 100%。（2 分）

17. 所有 STEMI 患者出院带药（DAPT，ACEI/ARB，他汀，β 受体阻滞剂）符合指南推荐的比例在逐步增高。（2 分）

18. 建立了 ACS 的随访制度，所有 ACS 患者出院后 1、3、6 及 12 个月的随访率分别不低于 90%、80%、75% 和 50%。

（中国心血管健康联盟、中国胸痛中心联盟、中国胸痛中心执行委员、胸痛中心总部）

第**23**章　基层胸痛中心建设及认证流程全解析

学习要点

1. 基层胸痛中心认证流程。
2. 基层胸痛中心认证流程各阶段准备内容。
3. 认证全流程常见问题的处理。

2015 年 11 月 13 日第五届中国胸痛中心高峰论坛期间，中国胸痛中心总部和胸痛中心认证委员会颁布了中国基层胸痛中心认证标准，并于 2016 年 7 月正式启动了基层胸痛中心的认证工作。截至目前，全国已有 19 批次共 957 家医院通过基层胸痛中心认证。至此，全国基层胸痛中心建设进入高速发展时期。本章节将围绕基层胸痛中心认证流程及建设中的常见问题进行解读和分析，逐一梳理和解答各基层医院在胸痛中心建设和认证过程中遇到的难题和困惑，进一步加快和完善广大基层医院胸痛中心建设的步伐，加速全国急性胸痛救治网络体系建设。

第一节　基层胸痛中心认证流程解读

一、网站注册

初建单位首先需要在中国胸痛中心总部官网进行基层胸痛中心建设单位的注册。

注册步骤：①打开官网进入会员中心→②填写医疗机构基本信息→③根据医院实际情况选择再灌注策略→④发起认证完善自评选项→⑤ 1~3 个工作日由胸痛中心总部审核完成后，即可登录建设材料及数据库网站进行材料及数据上传。

二、启动建设

1. 举行启动仪式　目的在于提升当地政府、院领导、全院职工及区域所属单位人员对胸痛中心建设的全面认识和高度重视，使更多的人加入胸痛中心建设中。

（1）参加人员：当地卫健局领导、医院领导、医疗管理、行政管理人员及急诊科、心血管内科等核心科室成员、"120"负责人、省、市胸痛中心建设资深专家，以及区域乡镇卫生院及社区医院等网络医院（胸痛救治单元）负责人（目前趋向于采用"胸痛救治单元"来替代网络医院的称谓）。

（2）会议议程：具体日程包括相关领导发表建设胸痛中心的动员讲话，宣读医院胸痛中心委员会成立及组成人员任命文件，签订与上、下级医院区域胸痛协同救治合作协议，对下属胸痛救治单元授予胸痛急救一包药，同时举行胸痛中心建设相关讲座，以及核心科室现场走访指导等交流活动。

2. 举办各类胸痛中心建设相关的培训及交流活动 内容可涵盖：①胸痛中心建设现状、意义及规划、胸痛中心建设流程、胸痛中心五大要素解读、胸痛中心建设常见问题及解析；②急性胸痛救治相关专科知识及技能培训，包括急性高危胸痛的识别及鉴别诊断、急性心肌梗死和常见心律失常的心电图识别等。举办培训旨在使初建单位全面了解胸痛中心的建设和认证，使初建单位各科室人员认识到胸痛中心建设对医院发展、区域网络体系建设、高危胸痛患者的急救等有着至关重要的意义。

3. 建立和完善胸痛中心建设所需的各功能区域配置 包括各类标识指引的制作，胸痛中心各功能区域的设置，包括医院大门、急诊分诊台、胸痛抢救室、胸痛诊室、胸痛观察室、心内科导管室、心内科病房、心脏重症监护室（CCU）或急救床位（不少于2张）、院前"120"急救及相关辅助功能科室，以及各功能区域相关仪器和设备的配置，如心电图机、肌钙蛋白仪、心电监护仪、除颤器、呼吸机等。

4. 专家来院指导和实地参观学习 初建单位可邀请经验丰富的胸痛中心建设专家到医院进行全流程、系统性的现场指导；也可选派医务科、急诊科、心内科等胸痛中心建设相关负责人到已通过胸痛中心认证且运行较好的医院进行短期参观学习，实地了解胸痛中心建设内容。主要学习内容应包括：各功能区域的合理设置、不同途径入院的急性胸痛患者的就诊流程、胸痛中心建设及认证流程、胸痛中心建设五大要素及申请认证需准备的重点内容等。此外，学习人员还可跟随胸痛中心数据管理员学习胸痛数据的收集、上报和三级审核等数据管理方法及数据库各个功能板块的作用，更好地借鉴胸痛中心建设的成功经验，以尽早达到基层胸痛中心认证要求。

5. 整合区域医疗资源、合力建设胸痛中心 胸痛中心是多学科合作和区域医疗资源的有效整合，为胸痛患者提供就诊和处理的无缝隙连接的快速通道，以最高效率为胸痛患者提供准确的早期诊断和危险评估，并给予及时有效的治疗，减少误诊和漏诊，降低胸痛患者的死亡率、改善临床预后。同时，胸痛中心是医院多学科诊疗水平和医疗服务水平的综合体现，要避免依赖心内科以一己之力建设，导致投入不足、力度不够的错误做法。胸痛中心建设既是责任也是挑战，是一项涉及多个科室的巨大工程，尤其在基层单位，急诊科的核心作用和积极配合是保证胸痛中心正常运作的关键，初建单位要在医院领导的统筹部署下积极整合各学科力量，共同为胸痛中心出力，达到以胸痛中心建设为抓手，大力提升医院影响力和辐射力，有效降低区域范围内急性心肌梗死患者死亡率的目的。

三、推进建设

1. 院长挂帅、医疗总监及行政总监充分发挥主导作用
（1）做好顶层设计、重视并监督全流程建设：胸痛中心从建设、认证、常态化质控到

再认证，是一个长期持续发展的过程。因此，从胸痛中心启动开始，医院应指派一名主管院长实时监督和实时协调胸痛中心各阶段的运行情况，并做好考核及质量控制等工作，确保胸痛中心规范化运行；

（2）充分掌握胸痛中心建设标准及流程：只有全面掌握标准，才能做好胸痛中心整体建设规划，并保证每个建设阶段能高质量完成相应的材料、数据及培训等准备，避免盲目建设而浪费临床一线医护人员的时间和精力，同时还会打消大家建设的热情；

（3）固定一名"干将"——胸痛秘书：胸痛中心的建立是一项细致而艰苦的工程，选择一名优秀的胸痛中心建设事业的心内科医师或护士作为秘书至关重要（考虑到工作的连续性和持久性，建议秘书由护理人员担任为佳），选出的秘书需深刻理解胸痛中心建设的内涵，熟悉胸痛中心建设标准和流程，有一定急性胸痛临床诊疗经验，有较强的协调能力和责任心，能熟练使用电脑操作，并且最好是相对固定的岗位，以保证建设的质量和可持续性，同时避免造成不必要的人力资源浪费。

2. 确定认证申请批次和工作进程时间表　只有确定好认证时间节点，才能做到有的放矢，合理安排和推进各项工作议程。胸痛中心从启动建设到发起认证的时间最好 >6 个月，初建单位把基础打扎实，保证建设材料及认证趋势上传的质量，并经过区域认证办公室及专家的严格审核，最终才有机会进入暗访和现场核查环节。确定好认证批次后，主管领导应安排专人负责胸痛中心材料、数据及培训内容的准备，材料部分最好由医务科及心内科医师负责、数据部分由心内科秘书及急诊科一名医师或护士负责、培训部分由心内科和急诊科主任带领团队成员完成。

3. 根据医院实际情况制订岗位化流程图　流程图主要包括胸痛分诊流程、急性胸痛鉴别诊断流程、急性冠状动脉综合征（acute coronary syndrome，ACS）灌注总流程、主动脉夹层及肺动脉栓塞诊治流程、一键启动流程、溶栓规范化操作流程、非 ST 段抬高型心肌梗死（non-ST-segment elevation myocardial infarction，NSTEMI）、不稳定型心绞痛（unstable angina，UA）初次再次评估流程、低危胸痛患者诊疗流程、胸痛留观或离院流程、院前急救调度流程等。在此需要特别强调的是：①流程图的制订要符合医院实际情况的工作流程，切忌生硬照搬其他医院的流程图；②流程图一定要岗位化，即要放置在相应胸痛流程的工作岗位所在区域。

4. 拟定培训计划、落实培训目标　根据基层胸痛中心认证标准，医院应在正式成立胸痛中心后 1 个月内完成院内全面培训，以后每年进行 1~2 轮以确保新增人员得到及时培训，在 2 个月内完成 5 家胸痛救治单元及 2 家社区相关人员的培训（有条件的医院尽可能将周边乡镇卫生院及社区医院均纳入胸痛中心单元体系，并对其进行同质化的培训及管理）。胸痛中心总监首先应拟定好培训计划并逐一实施各项培训（培训计划包括培训时间、授课人、参加培训对象、培训时长等），每次培训会议应保存签到表、讲稿、培训记录和现场照片（授课时长、授课人及第一张幻灯片在内的照片，以及包括听众在内的授课场景的照片各一张），便于发起认证时上传及专家现场核查。对于不同层次不同岗位的的人员，应根据胸痛中心建设需求采用不同的培训内容和培训方式，避免盲目召开大会而造成不必要的资源浪费。

培训人员及内容如下。

（1）针对医院领导、医疗管理、行政管理人员的培训：内容应包括区域协同救治体系胸痛中心的基本概念、在胸痛中心建设和流程优化过程中需要医院解决的主要问题等。

（2）针对急诊科、心血管内科、ICU 等直接参与急性心肌梗死等急性胸痛救治工作的各专科医师和护士的培训：①基于区域协同救治体系胸痛中心的基本概念；②胸痛中心的时钟统一、时间节点的定义及时间节点管理要求；③胸痛中心各项管理制度；④ ACS 发病机制、临床表现、最新的 STEMI、NSTEMI/UA 诊治指南；急性主动脉夹层、肺动脉栓塞的诊断及治疗指南；⑤本院胸痛中心的救治流程图，其中分诊流程、急性胸痛的诊断与鉴别诊断流程、STEMI 从首次医疗接触至球囊扩张或溶栓、NSTEMI/UA 的危险分层及治疗流程图是重点；⑥若本院的再灌注流程图中包括了溶栓治疗，则培训计划中必须包括溶栓治疗的标准操作规程（筛查表、溶栓流程图、结果判断、并发症处理）及转运至 PCI 医院的联络机制；⑦急性心肌梗死、常见心律失常的心电图诊断；⑧心肺复苏技能，此项培训应包括讲课、演示及模拟操作；⑨胸痛诊疗过程中的数据采集及胸痛中心认证云平台数据库填报。

（3）针对全院（除外上述胸痛中心核心科室）医师、护士、药师和技术人员的培训：内容应包括①基于区域协同救治体系胸痛中心的基本概念；②胸痛中心的时间节点管理的理念；③院内发生 ACS 或心搏骤停的紧急处理；④初级心肺复苏技能，此项培训应包括讲课、演示及模拟操作。

（4）针对医疗辅助人员和后勤管理人员的培训：内容应包括胸痛中心的基本概念、院内紧急呼救电话、心脏按压的基本要领等。

（5）针对其他基层医疗机构的培训：内容应包括基于区域协同救治体系胸痛中心的基本概念、急性胸痛快速转诊机制及联络方式、高危急性胸痛及 ACS 早期症状识别、急性心肌梗死和常见心律失常的心电图诊断、初级心肺复苏技能。

（6）针对社区人群的培训：①通过定期举办讲座或健康咨询活动，为社区人群提供有关心脏病症状、体征、早期诊断以及急救处理方法的培训；②向社区发放有关心脏病症状和体征以及早期诊断的科普性书面材料；③胸痛中心向社区提供健康体检、义诊等心血管健康筛查服务；④通过各类媒体、网络、社区宣传栏等途径提供心脏病和急救常识的教育；⑤向社区提供饮食健康及营养课程、戒烟、运动指导等健康生活的培训指导；⑥向公众宣传拨打"120"急救电话的重要性；⑦对社区人群进行心肺复苏技能的基本培训和教育。

5. 建立远程信息传输平台　现今，微信群被作为一种医疗信息共享基础上的会诊和信息交流平台，在基层胸痛中心建设中，医院可利用微信平台，建设两个胸痛微信群，即院内核心科室群及区域胸痛中心群。胸痛中心秘书每日在群里进行微信日报，通报每日接诊ACS、主动脉夹层、肺动脉栓塞、非 ACS 及非心源性胸痛病例。同时根据三级核查制度，定期审核和落实胸痛病例是否得到及时、规范、高效的诊疗，如有超时病例，应定期召开典型病例讨论会及质量分析会，根据患者时间轴进行细致的分析，并加强持续整改。

（1）院内核心科室群：成员应包括医疗总监、急诊科、心内科、心电图室等核心科室的所有医护人员。医务人员首次医疗接触急性胸痛、胸闷的患者时，按照急性胸痛患者诊治流程，10min 内完成首份心电图检查，20min 内完成肌钙蛋白检测，将患者病史、心电图、肌钙蛋白报告通过智能手机拍照上传群内，并拨打胸痛中心一键启动电话，通知胸痛中心心内科值班人员进行远程会诊，值班医师在阅读分析心电图后通过电话了解病情，综合分析后协助接诊医师进行诊断和鉴别诊断，对于明确诊断的患者给出治疗建议，从而完成远程会诊任务，大大提高会诊效率。

（2）区域胸痛中心群：成员应包括本院胸痛中心高年资医师及网络单位所有医护人员。胸痛中心秘书、心内科总住院值班医师、高年资医师团队分布在各群并对微信群进行严格管理、及时认真回复、帮网络医院解决问题、分担风险、提高诊疗水平、尽力推动双向转诊。

6. 根据创建中遇到的困难和需求及时召开"三会"　三会即质量分析会、典型病例讨论会、联合例会。

（1）质量分析会：通过对胸痛中心运行过程中的阶段性宏观数据分析，肯定工作成绩、发现存在问题并制订改进措施。除胸痛中心核心科室人员参加外，医院管理层及院前急救人员亦应参加。该制度必须为质量分析会制订出标准的规则，包括主持及参加人员、频次、时间、参加人员、主要分析内容等，原则上质量分析会的时间间隔不得超过 3 个月。

（2）典型病例讨论会：是改进胸痛中心工作质量最有效的工作形式之一，可与质量分析会同时举行，但主要是针对急诊科、心血管内科等胸痛中心的实际工作人员。一般是从质量分析会中发现宏观问题，再将存在救治延误或决策错误的典型病例挑选出来，作为剖析的对象，让所有与执行流程相关人员集中进行讨论和分析。典型病例讨论会是为病例讨论会制订规则，主要内容包括会议主持人、参与讨论的人员范围、举行会议的频次、时间、会议流程等，原则上典型病例讨论会的时间间隔不得超过 3 个月。

（3）联合例会：是胸痛中心为协调院内外各相关部门的立场和观念、共同促进胸痛中心建设和发展而设立的专门会议，要求在提交认证材料和现场核查时均要有胸痛中心与"120"及其他具有转诊关系单位的联合例会制度以及实施记录，该制度应为联合例会制订规则，包括：主持及参加人员、频次、时间、会议讨论的主要内容等，原则上联合例会的时间间隔不得超过 6 个月。

四、发起认证申请

按照基层胸痛中心认证标准，申请单位在启动胸痛中心建设后至少 6 个月、经过自评基本满足认证条件、主要数据显示出持续改进的趋势即可发起认证申请。

五、省联盟预检

医院胸痛中心建设材料经过胸痛中心总部资料预审后、区域认证办公室初审之前，由省联盟预检专家小组对申请单位进行预检，了解单位认证的基本情况，充分发现认证申请单位存在的不足，并给出专业的、切实可行的改进建议，从而帮助单位提高建设质量和整体认证效率；同时将院内救治流程不流畅、持续改进不达标等暂不符合胸痛中心认证标准，且在短期内无法改善到位的胸痛中心，延缓到以后批次认证，避免后续认证流程无法通过，造成不必要的资源浪费和信心打击。

预检流程：①胸痛中心总监汇报本院胸痛中心建设情况；②建设材料及数据库核查及溯源；③胸痛中心建设情况实地了解并反馈；④预检结果反馈。

六、区域认证办公室及专家网络材料审核

初建单位应密切关注申请认证批次各环节的时间节点，区域认证办公室及专家网络材料审核会在医院申请认证后第 8 周开始，胸痛中心相关负责人应实时登录胸痛中心建设材料网站，关注专家审核意见反馈，并及时进行整改。区域认证办公室初审结束后，医院需在 1 周内上传整改材料，该环节是决定建设单位能否进入暗访和现场核查的重要环节，医院收到专家反馈建议后，可在省、市胸痛中心联盟的帮助下进行整改。专家网审环节由三位专家审核医院建设材料，当两名以上专家认为医院整体情况基本符合认证标准时，可启动暗访及现场核查程序。

七、暗访

胸痛中心总部会择时派出专家进行暗访，专家通常以真实患者就诊形式，考察申请单位胸痛中心的实际运行情况。

注意事项：暗访环节重点是考察医院对低危患者的接诊及处理流程，特别是对于初步诊断考虑 ACS 但诊断不明确、暂时无急性心肌缺血证据的急性胸痛患者，考察医院有无制订并落实根据不同临床症状复查心电图、肌钙蛋白，医师是否根据临床判断进行相应的辅助检查，尽可能避免医疗资源浪费（如是否有过度医疗、有滥用中成药现象、有与初步诊断无关的检查或用药等情况）、低危胸痛患者离院时有无制订后续诊疗和随访计划并进行宣教并提供宣教册、未完成全部评估流程而提前离院的急性胸痛患者有无告知风险并签署和保存知情文件等。

八、现场核查

胸痛中心建设经过资料审核、办公室材料初审、省联盟预检及专家网审均通过后，推荐进入现场核查环节。现场核查小组由 3 名核查专家和 1 名区域认证办公室工作人员组成。现场核查时，医院院长或担任胸痛中心委员会主任的院领导、胸痛中心总监或主任、协调员、心内科主任、急诊科主任及其他科室或相关部门人员、"120"急救系统负责人及工作人员和胸痛救治单元代表需参加会议，也可邀请当地卫生行政主管部门的领导出席会议。另外，其他正在申请认证的单位也可申请参加现场。

1. **核查目的**　①考察是否符合认证基本条件；②核查材料的真实性；③核查数据的完整性和可溯源性；④核查流程是否被落实；⑤核查培训和教育工作是否到位；⑥根据核查结果提出改进意见。

2. **核查流程**　①双方会面，介绍情况和提问（60min）；②核查数据库、资质、培训原始文件（50min）；③实地考察流程实施情况（60min）；④模拟演练 ACS 的救治流程（30min）；⑤汇总分析（30min）；⑥双方交流：问题及改进意见的反馈。

3. **考察地点**　医院周边 – 急诊科 – 急诊分诊处 – 胸痛诊室 – 胸痛抢救室 – 胸痛观察室 – 救护车 – 导管室 – CCU 或心内科病房 – 抽查 1～2 个其他非心脏科室。同时，专家会

循 ACS 急诊路径考察胸痛中心流程、设备、人员、环境及标识指引等内容。

4. 考察方式 专家向相关岗位人员提问并交流，个别环节需值班人员进行实际操作。

九、执委会投票

胸痛中心总部汇总专家在线评审、现场核查及暗访的情况及分数，并提交中国胸痛中心执委会全体讨论，经全体委员无记名投票后决定是否通过认证。

十、授牌仪式

胸痛中心总部将通过认证单位授予国家胸痛中心认证标志，首次认证有效期为 3 年、再次认证有效期延迟至 5 年、未通过者收回认证标志。

基层胸痛中心认证流程如图 23-1。

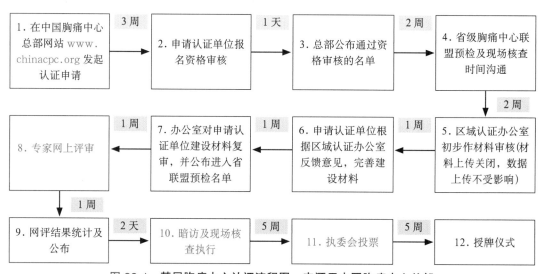

图 23-1 基层胸痛中心认证流程图，来源于中国胸痛中心总部

第二节 基层胸痛中心建设常见问题解析

一、基本条件常见问题

1. 胸痛急救的配套功能区域设置不合理、标识指引不清楚 急诊科内未设置急诊或胸痛分诊台或相应的替代机制，导致急性胸痛患者未能够进行快速的识别和分流；心内科病房未配置专门的 CCU 或胸痛抢救专用床位（不少于 2 张），胸痛留观室未配置相应的心电监护仪及吸氧等设备。

2. 接诊高危胸痛病例数较少，尤其是 NSTEMI/UA 数量普遍偏少，不能达到认证要求 病例数少的原因除区域人口数量少、医院规模小以外，更重要的还是核心科室人员对急性胸痛的诊治能力不足、与网络医院及"120"的联动较差有关。

解析：

（1）医院领导应大力支持胸痛中心建设，合理布局胸痛中心功能区域并完善检验、检查及抢救仪器设备配置（如心电图机、肌钙蛋白仪、心电监护仪、除颤器、呼吸机等）；在医院周边地区的主要交通要道、医院门诊、急诊的入口处、门诊大厅、医院内流动人群集中的地方设置醒目的胸痛中心或急诊的指引和标志，帮助不熟悉医院环境的急性胸痛患者能顺利找到急诊科／胸痛中心进行快速诊疗。

（2）医院应设置胸痛分诊台，分诊台的设置有助于及时识别和分流高危胸痛患者；对于部分规模小、急诊量少、不具备急诊分诊条件的医院，也应当建立替代机制以确保急性胸痛患者得到快速诊疗。

（3）加强对核心科室人员尤其是急诊科一线医师的专业知识和能力的培训，以提高对ACS 患者的诊治水平，尤其是 NSTEMI／UA 的诊断和鉴别诊断能力。此外，通过推进区域胸痛救治单元建设，加强上下联动和与"120"的协作，以筛查出更多的高危胸痛患者。

二、区域协同救治常见问题

1. 乡镇卫生院及社区医院转诊病例少，联动差。
2. 胸痛患者呼叫"120"比例低。
3. 院前与院内胸痛救治绿色通道衔接不畅。

解析：

（1）本地院前急救系统管理及调度人员应熟悉区域协同救治的理念，并合理统筹调配医疗资源，掌握急性胸痛患者处理流程，熟悉院内绿色通道的联络机制。

（2）推动区域内胸痛救治单元建设，至少与 5 家乡镇卫生院及社区医院进行联动，各胸痛救治单元转运至本院或绕行本院转送上级医院的高危胸痛患者能在到达医院前确认诊断、启动救治流程并直达救治场所。

（3）充分活跃区域胸痛微信群，群内高年资医师对微信群进行严格管理、及时认真回复、帮助下级医院解决问题、分担风险、提高诊疗水平、尽力推动上下医院之间的联动。

（4）加强对胸痛救治单元医务人员的培训及演练，组织召开心血管专科学术交流活动，不断规范专科胸痛诊疗流程。

（5）加大大众宣教力度，充分利用网络媒体、社区健康咨询、健康体检、义诊活动等途径为民众普及心脏急救常识，提高"120"呼救比例。

（6）定期召开"三会"，及时发现上、下医院联动之间以及"120"转诊过程中存在的问题，并采取改进措施。

三、材料审核常见问题

1. 培训落实不到位　培训内容太笼统，实质性指导意义，培训对象无针对性；培训资料准备过于形式化，上传材料用不相关的照片及记录代替，签到表欠规范、存在"一支笔"现象、有突击准备的情况且可行度不高。

2. 流程图制订不合理、未岗位化　不符合胸痛中心理念，未能根据医院实际情况制订岗位化流程图；流程图笼统、繁琐或空洞无物，无法指导具体临床实践；多种流程图共用，如分诊流程图与鉴别诊断流程图混淆或共用；流程图完全拷贝指南或照搬照抄其他医院流程。

3. "三会"召开流于形式　未能根据胸痛中心建设过程中出现的问题及时召开"三会"以及时解决问题，质量分析会、典型病例讨论会和联合例会流于形式，参加人员无针对性，典型病例不典型，未充分利用胸痛饼图及认证指标对本阶段胸痛中心运行情况进行详细分析，及时发现问题和提出解决方案，并及时作出调整和制订下一阶段的质控目标等。

4. 时钟统一方案及管理制度存在缺陷　方案及制度文件制订不规范，各设备未能做到时钟统一，无监督时钟统一落实的制度和方法。

解析：

（1）严格按照标准拟定培训计划并逐一实施，培训内容及时长因人而异，避免形式化培训而造成不必要的人力资源及时间的浪费，且不能指导临床一线医务人员实际工作。

（2）初建单位需根据医院实际情况制订岗位化流程图，以减少就医环节和提高救治效率为最终目的、以专业指南为主要依据、兼顾理想和可行性的原则、以持续改进为核心，实时进行调整和改进，保证胸痛中心规范和可持续的运行。

（3）三会是促进持续质量改进的最有效手段，质量分析会和典型病例分析会不是死亡讨论，不是疑难病例讨论，也不是介入技术讨论，召开内容应体现流程的分析及并提出改进措施，召开人员要齐全、频次要足够（至少3个月一次）、记录要详实（要有具体结论和措施），联合例会参加人员不能仅限于心内科人员，应尽可能包含院内核心科室、院领导、网络医院及"120"急救相关人员，应充分梳理和讨论各岗位、各环节在胸痛就诊流程过程中存在的困难和问题，并制订整改措施和方案，并具体落实到岗、到人。

（4）建立时钟统一方案，以确保各关键诊疗环节的时间节点记录的准确性，制订时钟统一管理制度，确保关键时间节点所涉及的各类时钟、诊疗设备内置系统时间、各类医疗文书记录时间的高度统一。

四、数据管理常见问题

1. 胸痛饼图构成不合理、数据录入不全　STEMI 患者占比很高，NSTEMI/UA 及其他中低危胸痛患者和主动脉夹层、肺动脉栓塞病例录入较低。

2. 未实时前瞻性记录胸痛时间节点　后续补录数据导致时间节点准确率不高、误差较大，时间节点登记表的原始数据与云平台、原始病例，关键时间节点溯源困难。

3. 核心指标未达到标准要求　存在负值、0 值和极端数据，数据连续性差，无明显改进趋势。

解析：

（1）管理好胸痛患者就诊入口，所有急性胸痛患者需通过急诊科或胸痛中心规范就诊，保证数据填报的全面性。对门诊就诊的急性胸痛患者或院内发病者，建立健全与心内科和急诊科的紧急联络机制和转诊流程，以保证患者的及时诊查和救治。

（2）加强数据管理及时间节点定义培训，数据填写分工明确进行实时前瞻性记录，避免填写错误，防治漏填，杜绝回顾性填报及造假，及时收集、保存原始资料，强化"没有记录就没有发生"的概念。

（3）建立数据库填报、审核监督及激励机制，数据管理员每日进行微信填报，检查数据上报的真实性、可靠性，胸痛中心总监定期核实数据的完整性、有效性，做好三级管理，及时填报、审核和归档，重视核心指标达标情况，比如 NSTEMI/UA 患者均应实施危险分层处理的落实等，及时发现问题、梳理问题和解决问题。

（4）充分利用典型病例讨论会和质量分析会检讨数据填报情况。

五、暗访常见问题

1. 标识指引不清晰、使用临时性标识。

2. 未落实胸痛优先及先诊疗后收费制度，未实行胸痛分诊及急性胸痛优先原则、急诊不急。

3. 关键检查时间节点延误（如接诊时间、心电图、肌钙蛋白检查时间）。

4. 乱开检查项目。

5. 低危患者无健康教育、未完成再次评估的患者离开医院未履行签字手续。

解析：

（1）制作清晰醒目的标识指引：医院周边地区的主要交通要道、医院门诊、急诊的入口处应设置醒目的胸痛中心或急诊的指引和标志、门诊大厅、医院内流动人群集中的地方均应有指引通往急诊科或胸痛中心的醒目标识指引，充分发挥急诊胸痛分诊的作用，对于夜间急诊量较小、不具备设置夜间急诊分诊条件的医院，必须建立替代机制以确保急性胸痛患者得到快速诊疗，避免绕道及使用临时性标识。

（2）落实胸痛优先及先救治后收费原则：在分诊、就诊、检验、检查、收费、取药等环节均应实行急性胸痛优先，在急性胸痛患者就诊时首份心电图、肌钙蛋白等辅助检查、ACS 的抗血小板药物、STEMI 患者的抗凝、溶栓治疗环节等实行先救治后收费，以适应优化诊疗流程、最大限度缩短救治时间的需要。

（3）首次医疗接触患者需严格落实胸痛分诊及诊疗流程，应在 10min 内接诊患者并完成 12/18 导联心电图检查，20min 内完成肌钙蛋白检测等，避免让患者长时间等待。杜绝其他严重影响及时诊疗的情况：如留观室长时间无人巡视、拒绝收治患者、告知其他时间看心内科门诊等。

（4）避免医疗资源浪费（如有过度医疗、有滥用中成药现象、有与初步诊断无关的检查或用药等情况）。

（5）低危胸痛患者应按照要求留院观察，及时复查心电图及肌钙蛋白并进行再次评估，对检查结果无异常患者需进行离院宣教，对未完成全部评估流程而提前离院的急性胸痛患者需告知风险并签署和保存知情文件等。

六、现场核查常见问题

1. 会议现场准备不充分

（1）特定参会人员缺席或迟到：如医院主管胸痛中心工作的领导、本地"120"院前急救系统负责人及调度员、急诊科主任或相关负责人、网络医院的一线工作人员代表未到场。

（2）汇报材料冗长：过多介绍当地文化及医院情况，胸痛中心建设内容及亮点较少。

（3）原始材料准备不充分：收集散乱，不便于取阅，急诊登记本、导管室登记本等不"原始"。

（4）原始材料审查与数据库核查安排不同办公室，路程较远时耽误核查时间。

2. 现场访谈准备不充分

（1）专家到急诊科及院内各部门现场核查时，无主导人员跟随，人员前后分散，在回答相关问题或检查相关流程时，找不到相关负责人进行解释。

（2）提问环节迎检人员态度不严：回答问题时表述不清晰、相互提醒、暗示和代替回答及用方言交换答案。

解析：

①主管胸痛中心工作的领导、本地"120"院前急救系统负责人及调度员、急诊科主任或相关负责人、网络医院的一线工作人员代表应提前到达会场等待核查。

②汇报材料应尽可能围绕基层胸痛中心建设五大要素着重准备，多用图片形式描述医院从启动建设到现场核查期间所做的具体工作，医院对胸痛中心建设制订的促进政策，培训教育、大众宣传、三会召开、建设成效、持续改进、技术开展、人员培训及未来展望等情况，避免出现过多篇幅介绍本院悠久历史及强大实力、本院参加各种培训的"宣传片"、通篇只有文字等情况，汇报时间应控制在 30min 以内。

③会场应准备四台外网电脑及四台连接 HIS 系统的内网电脑，方便专家调用云平台数据库，调用院内病例信息、出院病例，信息科需保障网络稳定。医院应按照胸痛中心总部要求提前准备好"120"接诊登记本、急诊分诊 /HIS 系统胸痛就诊明细、溶栓、转诊及死亡登记、导管室急诊介入明细等原始登记本及病历，规范放置便于专家核查及溯源，避免制作不真实的材料及病例迎检，原始材料审查与数据库核查尽量安排较近的办公室，避免路程较远时耽误核查时间。

④分别指派 4 名熟悉认证流程和数据管理的工作人员全程跟随专家，保障各环节核查工作顺利进行，迎检人员需态度积极、主动、热情、严谨。

（霍　勇　向定成　方唯一　曾玲玲　田洪琴）

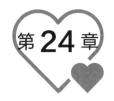

第24章 基层胸痛中心建设的数据库管理

学习要点

1. 云平台数据库的管理额填报要求。
2. 数据库的三级审核。

在建设胸痛中心的整个过程中，数据库的规范管理起到了非常重要的作用，申报单位在中国胸痛中心网云平台的数据库管理，必须保障信息系统稳定安全地运行，并且能够如实地反映本单位的胸痛数据管理情况。

第一节 数据库的管理规范与使用细则

一、数据库的管理规范

（一）确定本单位数据管理员的岗位要求与工作职责

1. 申报单位可以根据本单位的目前实际情况与预估长期规划来确定是否设置专职或兼职的数据管理员。如果申报单位的基层胸痛中心规模小，年平均的急性胸痛病例和数据量少，则可以进行兼职岗位的数据管理员设置；而申报单位的基层胸痛中心规模比较大，年平均的急性胸痛病例数大，数据量多，甚至有近期逐步开展介入诊疗将要达到标准版的情况下，不妨对数据管理员进行专职岗位化设置，提高对数据填报、审核、管理的综合效率。

2. 在心内科或者急诊科确定一名高年资临床医师或护理专业的工作人员作为本单位云平台数据库管理员，要求工作能力强、沟通能力好，有意愿长期从事胸痛中心数据库管理以及质量控制工作；对胸痛中心的建设流程相当熟悉、掌握胸痛诊疗相关流程；参加胸痛中心相关专题培训并获得证书。

3. 作为胸痛中心的数据管理员，应当在胸痛中心总监与协调员的领导下，主要负责对数据库的管理工作，负责对数据的完整性、真实性、可溯源性进行核查与校对；及时提醒一线工作人员与相关手术人员对急性胸痛病例产生的数据进行上传与填报，解答一线工作人员在数据环节产生的各种问题，并协助予以解答及处理；认真完成本单位的三会召开，及时向胸痛中心负责人公布本单位阶段性的急性胸痛数据情况，以便展开后续质量控制的工作；协助国家胸痛中心总部或区域胸痛中心部门进行胸痛数据的管理、认证、飞检及质量控制相关工作。

4．明确胸痛中心质量控制机制及负责人，根据医院实际情况可由医院质量管理部门承担或者由胸痛中心协调员、二级以上数据审核员兼任。

（二）确定本单位数据的填报管理规范

1．首先本单位在胸痛中心云平台的账户和密码均应实行保密制度，仅限于数据填报、数据质量控制及参与胸痛中心认证管理的相关工作人员开放。

2．由于涉及了不同岗位性质的首次接触工作人员（院前急救人员、门急诊分诊人员、医院大门／停车场门卫保安、网络医院工作人员），需由首次医疗接触的一线工作人员进行实时建档，填报胸痛时间管理表，确保管理表涵盖急性胸痛患者每个诊疗环节的时间节点；此外，应强调的是急性胸痛患者的数据填报均为前瞻性的实时报告。

3．各环节负责填写胸痛数据的人员需提高认识，认真填写患者各项信息和数据，数据填写分工明确，实行首诊负责制，谁接诊谁填写。数据填写人员应及时收集和保存原始资料，若具备在线填写能力的情况，可直接进入胸痛中心云平台数据库进行填写；若不具备在线填写的条件，应采用纸质版的时间管理表实时记录患者各环节的数据情况。

4．无论直接在线填报，还是纸质版胸痛数据管理表填报，均应避免由于各种因素漏报数据，被迫进行回顾性填报。而回顾性填报对数据的真实性、准确性难以保证。杜绝造假、防止漏填项目，这是提高质量的首要工作，减少填写错误则是提高数据质量的关键。

（三）确定本单位数据填报的核对规范

1．医院每年定期组织对一线医务人员及网络医院工作人员进行专业知识培训，提高胸痛患者诊治水平及数据填报规范与技巧。

2．建议长效定期的数据审查与核对机制，应根据申报单位实际的数据填报量以及急性胸痛患者的年就诊量来决定一个较为合理的数据核查时间安排表，以确保数据的准确性。

3．定期统计分析数据库数据，举办质量分析会议，对比中国胸痛中心认证要求，分析寻找胸痛诊治流程及数据管理是否存在不合理之处，制订合理流程改进计划，不断完善诊治流程。

4．对数据填报进行分级管理，是提高数据质量、改进数据质量控制的有效方法。按照三级质量控制的原则：第一级由专职的数据管理员负责，职责主要负责每天定时检测数据填报、录入数据、患者随访等情况，督促相应环节负责人及时填写数据，并定时完成并提交二级管理人员审查；第二级由高年资专科医师担任，职责主要负责以专业知识对数据库核查，查漏补缺，对错误数据、欠逻辑数据进行筛查并反馈给一级数据管理员；第三级由申报单位胸痛中心总监担任，不定期进行数据库检查，并主持阶段性评估。

二、数据库的使用细则

（一）胸痛中心认证云平台数据库的功能

胸痛中心认证云平台数据库的功能包括四部分：胸痛患者列表、概要信息、数据统计、系统管理。患者列表是数据库的核心，填写人员必须客观、准确、真实、及时、完整地填写各项数据，包括急救信息、胸痛诊断、患者转归及实时监测、影像信息 5 个模块。内容包括：各类因急性胸痛就诊或入院的患者基本信息和最后诊断；急性 ST 段抬高型心肌梗死（ST-segment elevation myocardial infarction，STEMI）、急性非 ST 段抬高型心肌梗死（non-ST-segment elevationmyocardial infarction，NSTEMI）及不稳定型心绞痛（unstable angina，UA）患者从发病开始到实施关键诊疗措施的时间节点、来院方式、转归；主动脉夹层及肺动脉栓塞从发病到实施关键诊疗措施的时间节点。上述时间节点既是反映医疗机构诊疗水平的客观指标，也是胸痛中心日常质量管理和监控的标准，同时还是认证审核和评估的主要依据。

（二）云平台数据填报的要求

1. 数据的完整性　首先确保所有来院的急性胸痛患者均要进入数据库即电子急救病历；其次，每个电子病历关键信息必须填写完整。

2. 数据的准确性　所有数据要与原始资料一致，保证真实、有效，及时更新。

3. 数据的精确性　本数据库的重点为时间流程管理，故时间需精确到分钟。

4. 数据的可溯源性　可溯源性是指在数据处理、检查和验证过程中，所有数据都可追踪到原始资料，各诊疗环节必须详细记录并保存，如发现任何数据不满足质量要求，都必须能够明确错误根源并进行更正。

第二节　数据的监督管理、审核方法与数据库的管理培训

一、数据的监督管理、审核方法

（一）数据库的审核方式

1. 计算机逻辑分析　胸痛中心云平台对严重逻辑错误数据、缺失数据均有醒目颜色标识，并弹框提示错误原因，指导相关工作人员及时修改填报数据。

2. 人工审核　工作人员凭借自身工作经验，以判断数据的可靠程度与真实性，通过对数据指标概念的实际理解，以发现计算机检查难以发现甚至无法发现的填报错误。

3. 异常数据审核　在管理数据的整个过程中，严重偏倚的数据不一定能够通过计算机自身逻辑分析或者人工经验审查环节筛查出来。数据管理员应根据数据库的胸痛病例诊疗时间轴及数据库自动给出的数据统计来发现极端异常的数据情况，并及时予以核实并纠正。

4. 阶段性数据趋势审核　胸痛中心数据库本身设置了自动提醒用户纠正错误的功能，胸痛中心数据管理员应该根据时间节点的严格规定录入数据，并进行填报，有远程平台汇总形成具体的阶段性数据趋势，若数据阶段性趋势出现严重浮动情况，应该查找原因，以明确是否存在主观填报错误。因此需要对照时间节点发现阶段性数据波动的异常情况，并对异常指标出现的某一个时间段进行严重审查、溯源数据填报的准确性。

（二）数据库的审核流程

1. 监督　数据管理员若发现电子病历未按时完成或缺失，应及时通知相关填写人员，

要求其尽快填写，对不配合人员登记并上报胸痛中心有关负责人。对有疑问的数据应向填报单位查询。

2. 修改 对审核中发现的可疑错误及缺失，数据管理员每日上午到相关科室仔细核对后进行修改与补充。

3. 再次审核 患者出院后电子病历进入等待审核状态，数据监督员对所有数据进行再次审核，不合格者进入审核拒绝状态，反馈给数据管理员，数据管理员完善修改后病历数据再次返回等待审核，甚至数据监督员审核通过后保存病历。

4. 三级审核 数据管理员登记胸痛病例的手术等诊疗时间情况，对手术时间延误或者患者死亡资料，应该每日上报数据监督员，数据监督员汇总并初步分析后，每周上报胸痛中心负责人，由胸痛中心负责人定期组织胸痛中心相关工作人员进行汇报、分析典型病例、总结经验教训，进一步完善流程。在这一系列的过程中，发现数据填写不规范，胸痛中心负责人可指示修改数据库，并做好相关"三会"记录。

二、数据库的管理培训

基层胸痛中心在成立之初必须进行云平台数据库的培训，主要介绍数据库的使用与管理，切实让参与急性胸痛救治流程的一线工作人员均能熟练掌握云平台数据库的填报要求、理解胸痛中心建设相关的时间节点定义，能准确、及时、客观地将时间节点数据上传至胸痛中心云平台。

（一）明确数据库填报的培训目标

对所有参与急性胸痛救治流程的一线工作人员进行胸痛中心云平台数据库的培训目标：

1. 充分理解数据库总体设计的目的与意义；

2. 理解并掌握云平台数据库公共字典对时间节点的定义；

3. 非常熟练地掌握云平台数据库的填写方法。此外，通过系统地培训后，应对具备处理和筛查极端数据的能力，针对胸痛中心持续改进环节的各类统计查询功能，能够熟练进行阶段性地梳理数据情况是进行胸痛中心质量控制分析的必备能力。

（二）制订详细的培训计划与方案

1. 培训内容 云平台数据库填报培训的主要内容包括：急性胸痛定义（哪些患者应录入云平台数据库）、数据云平台公共字典、急性胸痛病例的填报、胸痛中心资料的来源、数据查询与统计。其中数据统计是数据管理人员及胸痛中心总监必须掌握的内容，其余均是全部人员需要掌握的内容。

2. 培训讲稿 基层胸痛中心在制订培训计划时应将胸痛中心总部提供下载的培训讲稿与公共字典作为最重要的环节进行培训。公共字典对各个时间节点均进行了标准定义，这样就统一了申报单位的时间节点记录标准，以防止因各家单位理解上的差异出现时间节点的记录和填报错误。因此，申报单位必须严格按照公共字典的时间节点定义进行培训，不能自行定义或者解释，否则将影响全国胸痛中心的质量控制。

3. 培训人员 明确培训对象也是培训计划实施的重要内容。应要求所有参与急性胸痛救治工作的一线全体医务人员均应进行严格培训，这里包括了院前急救的医师与护士、急诊科分诊台的护士、急诊胸痛诊室的医师、急诊抢救室的医师与护士、急诊留观区域的医师与护士，承担急性胸痛接诊任务的急诊医师、心电图室的医师、心内科医师和护士、心脏重症监室（CCU）与导管室的医师与护士，胸痛中心总监、协调员和数据管理员等均应该接受培训。培训要严格按照胸痛中心培训计划进行实名签到制度和培训考核制度，对没有通过考核的医护人员，应再次进行培训学习，通过人员才能进入相应工作岗位，进行急性胸痛患者诊疗工作，才能进行胸痛中心的数据填报与管理工作。

4. 培训导师 培训导师应当具备回答培训学员各种相关问题的能力，尤其是对数据库的管理填报和公共字典的理解非常重要。院内培训可以通过接受过胸痛中心规范化建设全程培训的工作人员进行本单位的数据库使用培训，另外也可以邀请院外相关专家进行授课培训的方式。

总之，数据库的管理既是质量分析会和典型病例讨论会的数据来源，也是制订或修订诊疗流程的依据。因此，做好数据库的管理和质量控制工作是基层胸痛中心建设的核心内容之一。

（王　焱　苏　晞　许官学　马　懿）

第 **25** 章　溶栓在基层胸痛中心的地位与治疗流程

学习要点

1. 溶栓的筛查方案。
2. 基层胸痛中心的溶栓流程。
3. 疫情防控时期的溶栓治疗。

急性 ST 段抬高型心肌梗死（ST-segment elevation myocardial infarction，STEMI）是冠心病的严重类型，为致死致残的主要原因。随着我国农村地区居民急性心肌梗死发病率逐年升高，基层医疗卫生机构承担了相当部分初期救治的重任；实施早期抗栓治疗、制订转运策略、启动再灌注治疗是 STEMI 救治流程的核心环节，然而现阶段我国相当部分县域基层医院尚不完全具备急诊 PCI 的救治能力。因此，在基层医疗单位将早期溶栓作为再灌注治疗的主要策略，是缩短急性心肌梗死患者再灌注时间，提高救治成功率，降低患者死亡率的重要举措。然而，目前的基层医务人员尤其是急诊一线医师很多并非心血管专科医师，对规范化溶栓治疗的认识和能力存在不足，亟需指导，因此基层单位需认真地做好这方面的流程培训。

第一节　急性 ST 段抬高型心肌梗死的再灌注策略选择

目前，基层胸痛中心对 STEMI 进行再灌注的策略主要有 3 种选择方式：①直接 PCI 策略；②溶栓策略；③溶栓后转运 PCI 策略。

1. 若患者自行就诊于无直接 PCI 条件的医院，如能在首次医疗接触（first medical contact，FMC）后 120min 内转运至 PCI 中心并完成再灌注治疗，则应将患者转运至可行 PCI 的医院实施直接 PCI，且患者应在就诊后 30min 内转出。若 FMC 至导丝通过时间 >120min 则应在 FMC 后 30min 内开始溶栓。

2. 患者自行就诊于可行直接 PCI 的医院，应在 FMC 后 90min 内完成直接 PCI 治疗。再灌注治疗时间窗内，发病 <3h 的 STEMI，直接 PCI 与溶栓同效；发病 3～12h，直接 PCI 优于溶栓治疗，优选直接 PCI。接受溶栓治疗的患者应在溶栓后 60～90min 评估溶栓有效性，溶栓失败的患者应立即行紧急补救 PCI；溶栓成功的患者应在溶栓后 2～24h 常规行直接 PCI 策略（急诊冠状动脉造影后，根据病变特点决定是否干预病变血管）。

3．经救护车收治且入院前已确诊为 STEMI 的患者，若 120min 内能转运至 PCI 中心并完成直接 PCI 治疗（FMC 至导丝通过时间 <120min），则应首选直接 PCI 治疗，相关 PCI 中心应在患者到达医院前尽快启动心导管室，并尽可能绕过急诊室直接将患者送入心导管室行直接 PCI。

4．经救护车收治且入院前已确诊为 STEMI 的患者，若 120min 内不能转运至 PCI 中心完成再灌注治疗，最好于入院前在救护车上开始溶栓治疗，院前溶栓后具备条件时应直接转运至具有直接 PCI 能力的医院，根据溶栓结果进行后续处理。

第二节　基层胸痛中心溶栓治疗的重要性与必备条件

1．针对再灌注策略的选择中，直接 PCI 对于 STEMI 治疗的获益性，已通过循证证据明确，但它并不能在所有医院中进行，尤其是在我国西部不发达地区的县域基层医院尚不完全具备急诊 PCI 的能力和条件，加之 PCI 的准备时间相对较长，人员和设备要求较高，某些情况下患者和家属对治疗手段的理解认识程度等原因造成无法立即进行，易延误治疗时间。而溶栓治疗简单易行，可及时快速进行。尤其是在我国经济不发达、地处偏远地区、由于各种原因无法及时接受直接介入治疗的患者来说，溶栓仍然是比较好的选择。发病 3h 内行溶栓治疗，梗死相关血管的开通率增加，病死率明显降低，临床疗效与直接 PCI 相当；发病 3~12h 行溶栓，其疗效虽不如直接 PCI，但仍能获益；发病 12~24h，如果仍有持续或间断的缺血症状和持续 ST 段抬高，溶栓治疗仍然有效。

2．溶栓治疗必备条件的准备，应具备如下 4 方面的准备工作，包括溶栓区域的基本条件、溶栓人员条件、溶栓相关工作文件、远程支持条件。

（1）溶栓抢救区或救护车基本条件：心电图记录设备（心电图机或者 12 导联以上心电监护设备）、监护仪（心电、血压、SaO_2 等）、除颤仪、车载供氧、各类抢救药品和溶栓药物。

（2）人员条件：应配备经过心肺复苏训练的一名医师和一名护士，其中至少一人熟练掌握高级心肺复苏技术。

（3）溶栓工作文件：溶栓筛查表、院前与院内溶栓知情同意书、溶栓操作规程。

（4）远程支持条件：区域协同共享信息平台、由心血管病专科医师和急诊科医师参与决策的远程支持团队及一键启动电话，以确保溶栓治疗前的确诊、发生紧急情况时的远程救治指导以及转运目的地的指引与联络等。

第三节　基层胸痛中心溶栓治疗操作流程与要点

一、基层胸痛中心溶栓治疗具体操作流程（图 25-1）

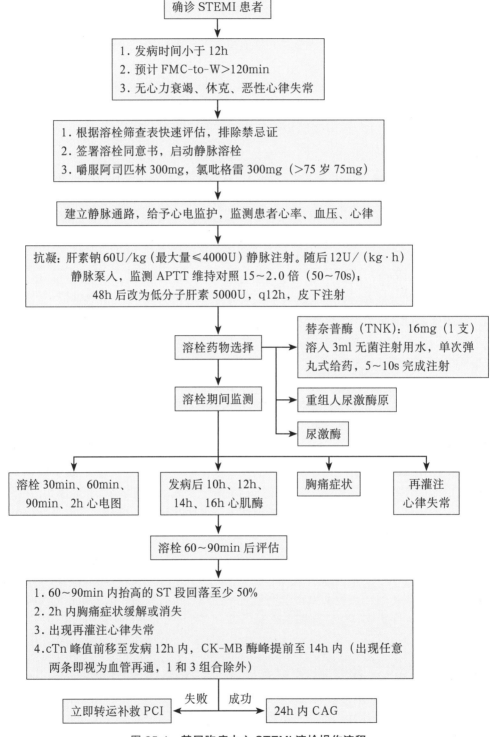

图 25-1　基层胸痛中心 STEMI 溶栓操作流程

APTT. 活化部分凝血活酶时间；CAG. 冠状动脉造影；STEMI.ST 段抬高型心肌梗死

二、基层胸痛中心溶栓治疗操作要点

1. 确定溶栓适用对象　首要诊断为 STEMI，诊断依据与相关检查项目（详见第 1 章）。

注意事项：第一诊断明确为 STEMI 后，当患者同时具有其他疾病诊断，但在住院期间无须特殊处理且不影响第一诊断的临床路径实施时，可以进入下一步评估流程；需要除外主动脉夹层、肺栓塞或严重机械性并发症等。

2. 筛查溶栓治疗的适应指征　在进行高危急性胸痛评估流程中，明确诊断 STEMI 的患者，若满足如下四项条件时考虑选择溶栓治疗（表 25-1）。

表 25-1　ST 段抬高型心肌梗死溶栓适应证的筛查表

ST 段抬高型心肌梗死溶栓适应证筛查	结果
1. 严重的持续性胸痛／胸闷发作≥30min	是 □ 否 □
2. 相邻 2 个或更多导联 ST 段抬高在肢体导联 >0.1mV，胸导联 >0.2mV 或新出现的完全性左束支或右束支传导阻滞	是 □ 否 □
3. 发病时间≤ 12h	是 □ 否 □
4. 不能在 120min 内行急诊 PCI 开通梗死血管	是 □ 否 □
以上任一项若为"否"，则终止筛查，不能选择溶栓治疗；若全部为"是"，继续禁忌证筛查	

3. 溶栓治疗的禁忌证排查与知情同意　针对确诊的 STEMI 患者，应该严格进行溶栓治疗禁忌证的筛查（表 25-2），履行告知义务与签署知情同意后（图 25-2），方能继续进行溶栓治疗。

注意事项：如何能在较短时间完成知情同意并让患者家属充分知晓溶栓必要性，应注意医患沟通时的以下几点。①简明扼要介绍病情：急性心肌梗死起病突然，进展迅速，在与患方介绍病情时，应抓住重点，充分利用图片、视频影像等资料，让其迅速了解心肌梗死治疗的必要性和紧迫性；②再灌注策略选择应灵活把握：尤其针对路途偏远，交通不便的基层胸痛中心，转运至区域性介入中心时间是否超过 120min，来决定立即溶栓还是立即转诊 PCI；③客观说明溶栓的不良反应：提高患者与家属对溶栓治疗的信心，切勿夸大不良反应的后果；④落实先救治后收费的制度。

4. STEMI 常用溶栓药物特性及用法（表 25-3）

表 25-2　ST 段抬高型心肌梗死溶栓禁忌证的筛查

ST 段抬高型心肌梗死溶栓禁忌证筛查	结果
1. 既往任何时间脑出血病史	是 □ 否 □
2. 已知的脑血管结构异常（如动静脉畸形）	是 □ 否 □
3. 已知的颅内恶性肿瘤（原发或转移）	是 □ 否 □
4. 3 个月内缺血性卒中或短暂性脑缺血发作（TIA）病史（不包括 4.5h 内急性缺血性脑卒中）	是 □ 否 □

（续表）

ST 段抬高型心肌梗死溶栓禁忌证筛查	结果
5. 可疑或确诊主动脉夹层	是 □ 否 □
6. 活动性出血或者易出血素质（不包括月经来潮）	是 □ 否 □
7. 3 个月内的严重头部闭合性创伤或面部创伤	是 □ 否 □
8. 慢性、严重、未得到良好控制的高血压（收缩压 ≥180mmHg 或舒张压 ≥110mmHg），需在控制血压的基础上（收缩压 <160mmHg）开始溶栓治疗	是 □ 否 □
9. 心肺复苏胸外按压持续时间大于 10min 或创伤心肺复苏操作（肋骨骨折、心包积血）	是 □ 否 □
10. 痴呆或已知其他颅内病变	是 □ 否 □
11. 3 周内创伤或进行过大手术或 4 周内发生过内脏出血	是 □ 否 □
12. 2 周内不能压迫止血部位的大血管穿刺	是 □ 否 □
13. 感染性心内膜炎	是 □ 否 □
14. 妊娠	是 □ 否 □
15. 活动性消化性溃疡	是 □ 否 □
16. 终末期肿瘤或严重肝肾疾病	是 □ 否 □
17. 症状使用抗凝血药物 [国际标准化比值（INR）越高，出血风险越大]	是 □ 否 □
18. 医师认为其他不适合静脉溶栓治疗的疾病及情况	是 □ 否 □

若上述任一问题回答"是"，则终止筛查，不能选择溶栓治疗；仅当上述回答全部为"否"，方可进入以下知情同意环节

表 25-3　主要溶栓药物特性与用法

内容	第三代	第二代		第一代
	替奈普酶	尿激酶原	阿替普酶	尿激酶
半衰期	20～24min	7～10min	4～5min	11～16min
纤维蛋白特异性 *	+++	++	++	−
对抗 PAI-1 **	+++	++	++	+
给药方式	单次静推	20mg 3min 内静脉推注 +30mg 30min 内静脉滴注	静脉推注 + 第 1 次静脉滴注 + 第 2 次静脉滴注 ***	静脉滴注
给药时间	5～10s	30min	90 或 180min	30min
90min 开通率（%）	>80%	>70%	>70%	>50%
储存温度	<25℃	2℃～8℃	<25℃	<10℃

注：*. 纤维蛋白特异性：溶栓药对纤维蛋白选择性越高，溶栓的特异性就越高，全身出血风险就越低；**. 对抗 PAI-1. PAI-1 发挥抗纤溶作用，溶栓药对 PAI-1 抗性低，会导致药物到达血栓部位出现对溶栓效果的中和作用，而降低溶栓效果；***. 发病 6h 以内：15mg 静脉推注 +50mg 静脉滴注 30min+35mg 静脉滴注 60min（体重 <65kg 时，15mg 静脉推注 +0.75mg/kg 静脉滴注 30min+0.5mg/kg 静脉滴注 60min）；发病 6～12h.10mg 静脉推注 +50mg 静脉滴注 60min+10mg/30min 静脉滴注 120min

姓名		性别		年龄		住院号		床号	

临床诊断：

治疗项目：溶栓治疗

　　患者知情要点：患者目前急性心肌梗死诊断明确，病情危重，随时有生命危险。目前无明确溶栓禁忌证，溶栓是抢救生命的治疗，溶栓越早效果越好，需尽快溶栓，开通梗死相关血管，挽救心肌和生命。

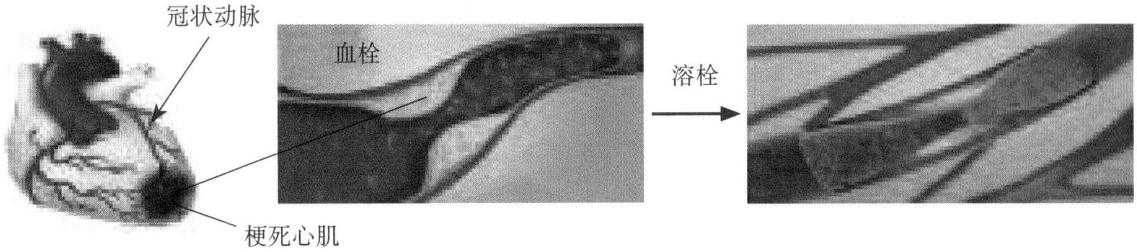

在溶栓过程中以及溶栓后，可能会发生以下并发症：
1. 出血：如皮下出血、颅内出血、消化道出血、呼吸道出血以及其他重要脏器出血等。
2. 过敏反应。
3. 极少不可预知的风险。

建议选择高再通率、低出血风险的溶栓药物，任意一种即可：
替奈普酶 □　　阿替普酶 □　　瑞替普酶 □　　尿激酶原 □
若无上述药物，可以选择：尿激酶 □

患者、家属意见：
患者或其家属已全面了解溶栓治疗知情同意书中内容，同意由贵院实施该项治疗，若在执行治疗期间发生意外紧急情况，同意接受贵科的必要处理。

患者签字：_____　　　　家属签字：_____
患者与家的关系：_____　　联系电话：_____
　　　　　　　　　　　　　　　　　　医师签字：_____
　　　　　　签字日期：_____年_____月_____日_____时_____分

图 25-2　急性 ST 段抬高型心肌梗死溶栓知情同意书

　　5. STEMI 患者溶栓辅助抗凝的必要性与使用方法　目前在临床应用的主要溶栓药物包括非特异性纤溶酶原激活剂和特异性纤溶酶原激活剂两大类，前者包括尿激酶和链激酶，其溶栓再通率低、使用不方便，出血风险高。纤维蛋白特异性纤溶酶原激活剂的作用机制是将血栓内的纤维蛋白降解为纤维蛋白片段而溶解血栓，并不降解循环中的纤维蛋白原。由于急性心肌梗死早期体内促使血栓形成的凝血系统活性很高，凝血及纤溶系统处于动态平衡之中，在溶栓药物溶解的同时或之后仍然不断有新的血栓形成，所以 STEMI 患者溶栓后未予充分抗凝，凝血系统反跳性应激，形成"继发性易损血液"，血液黏度增加，血栓顽固，冠脉再通后的再闭塞率高。因此，溶栓治疗期间及之后必须联合使用抗凝和抗血小板治疗，以抑制新的血栓形成，防止再闭塞。

　　（1）STEMI 患者溶栓辅助抗凝的推荐：普通肝素见表 25-4。

　　（2）STEMI 患者溶栓辅助抗凝：低分子肝素见表 25-5。

表 25-4　急性 ST 段抬高型心肌梗死患者溶栓辅助抗凝的推荐

抗凝血药物	围手术期阶段	临床应用建议
肝素	溶栓前	60U/kg 负荷剂量（总剂量不超过 4000U），动态监测 APTT 或 ACT 至对照值 1.5~2.0 倍（APTT 50~70s，ACT 250~300s）
	溶栓后	维持 12U/kg（总剂量不超过 1000U/h）12~24h，维持 ACT 在 250~300s

注：ACT. 活化凝血时间；APTT. 活化部分凝血活酶时间

表 25-5　急性 ST 段抬高型心肌梗死患者溶栓辅助抗凝

抗凝血药物	围手术期阶段	临床应用建议
依诺肝素	溶栓前	年龄 <75 岁：一次性 30mg，静脉注射，15min 后继以 1mg/kg 皮下注射，2/d 至 PCI（前两次单次最大剂量 100mg） 年龄 ≥75 岁：仅需 0.75mg/kg，皮下注射，每日 2 次至 PCI（前两次单次最大剂量 75mg）
	溶栓后	临床指征需继续抗凝，则给予依诺肝素 1mg/kg，皮下注射，每日 2 次，根据肾功能调整剂量，维持抗凝 2~8d 或至出院，并严密监测出血风险，如使用维生素 K 拮抗剂后需继续抗凝，则给予依诺肝素 40mg 皮下注射每日 1 次

6. 溶栓治疗后效果评估　溶栓开始后应该评估胸痛程度，动态观察心电图 ST-T、心率及节律变化，并测定心肌坏死标志物以评价血管再通效果。最为关键是识别溶栓血管再通成功的临床评价指标（间接指标），应包括：①溶栓后 60~90min 抬高的 ST 段至少回落 50%；② cTn 峰值提前至发病 12h 内，CK-MB 峰值提前至 14h 内；③溶栓后 2h 内胸痛症状明显缓解；④溶栓后 2~3h 出现再灌注心律失常，例如加速性室性自主心律、房室传导阻滞或束支传导阻滞突然改善或消失，或下壁心肌梗死患者出现一过性窦性心动过缓、窦房传导阻滞伴或不伴低血压。

注意事项：应当强调通常上述多项临床症状和指标同时或先后出现者，溶栓再通可能性较大。但确切评价溶栓再通效果及心肌再灌注水平仍要依靠冠状动脉造影检查。此外，常规进行溶栓并发症的评估，尤其是出血并发症，最常见为颅内出血。若怀疑颅内出血发生，应立即采取措施，包括：①立即停止溶栓和抗栓治疗，进行急诊 CT 或磁共振检查；②测定红细胞比容、血红蛋白、凝血酶原、活化部分凝血活酶时间（APTT）、血小板计数和纤维蛋白原、D- 二聚体；③检测血型及交叉配血；④救治措施包括降低颅内压、4h 内使用过普通肝素的患者，推荐用鱼精蛋白中和（1mg 鱼精蛋白中和 100U 普通肝素）、出血时间异常可酌情输入 6~8U 血小板；⑤评估其是否具有出血的高危因素，可应用 CRUSADE 评分。

7. 溶栓治疗后处理　对于溶栓后患者，无论临床判断是否再通，均应早期（2~24h）进行旨在介入治疗的冠状动脉造影。溶栓失败，需即刻转运至上级医院行补救性 PCI。

注意事项：溶栓后需紧急 PCI 处理的情况：①临床判断溶栓失败或不确定；②血流动力学不稳定的频发室性心律失常；③严重心力衰竭和（或）肺水肿（Killip Ⅲ级），甚至心源性休克征象；④胸痛反复且症状不减轻，怀疑有再次血管闭塞。

第四节　院前溶栓

　　胸痛中心强调的是区域协同，要求在最短时间内将急性胸痛患者转运至具有救治能力的地点接受最佳治疗。当首诊医院不具备基本诊疗条件时，需转运至其他医疗机构，如部分基层胸痛中心对胸痛患者进行诊治后确定有再灌注治疗指征，应及时联系救护车尽快转运至上级 PCI 医院。院前溶栓治疗（尤其在救护车上进行院前溶栓治疗）是提高我国STEMI 患者早期再灌注治疗率的有效手段（图 25-3）。进行院前溶栓的难点在于：①需具备急救车相关条件：包括心电图记录设备、多用途监护仪、除颤仪、供氧装置、各类抢救药品和溶栓药物；②需具备远程支持系统：具备胸痛中心远程支持团队，以确保溶栓治疗前的确诊、发生紧急情况时的远程指导救治及转运目的地的指引与联络等；③更严格的溶栓筛查；④更加简明扼要的知情同意过程；⑤院前溶栓药物宜选择特异性纤溶酶原激活剂；⑥提高对院前溶栓主要并发症（颅内、消化道出血以及再灌注性心律失常）的识别处理能力。

第五节　疫情防控下的溶栓治疗

　　目前针对疫情防控形势已成为常态化管理，对于明确诊断 STEMI 的患者应注意以下几点再灌注流程：①如果能完全排除新型冠状病毒感染，应该按照胸痛中心的常规流程进行救治；但如果患者首诊于不具备急诊 PCI 能力的医院，应首选静脉溶栓治疗（尽量选用第三代溶栓药物），尽可能减少转运；②无论是标准版还是基层版胸痛中心，疑似／确诊新型冠状病毒肺炎（novel coronavirus pneumonia，NCP）患者如确诊为 STEMI，若发病在12h 之内，原则上首选在首诊医院溶栓治疗。溶栓场所可以根据医院的实际情况决定放在急诊科或发热门诊，但需具备隔离条件且应在具备二级、最好三级传染病防护标准下执行溶栓。溶栓成功患者继续在隔离病房进行观察，后续如果排除新型冠状病毒感染，则安排转入心血管内科择期行冠状动脉造影；如果确诊为新型冠状病毒感染则转入定点医院隔离病房进行后续治疗；③溶栓失败或者具有溶栓禁忌证的患者，须进一步评估患者行急诊 PCI 的获益与医患双方所承担的风险比，如果风险大于获益，或虽然 PCI 获益较大但患者本人或家属不同意手术，或者发病超过 12h 且血流动力学稳定的患者则转入隔离病房非手术治疗，进一步排查 NCP。如果获益显著大于风险且患者与家属均同意手术，则进行急诊 PCI。对于发病时间超过 12h 但仍有胸痛症状或者血流动力学不稳定的患者，在平衡获益－风险后亦可考虑行急诊 PCI（图 25-4）。

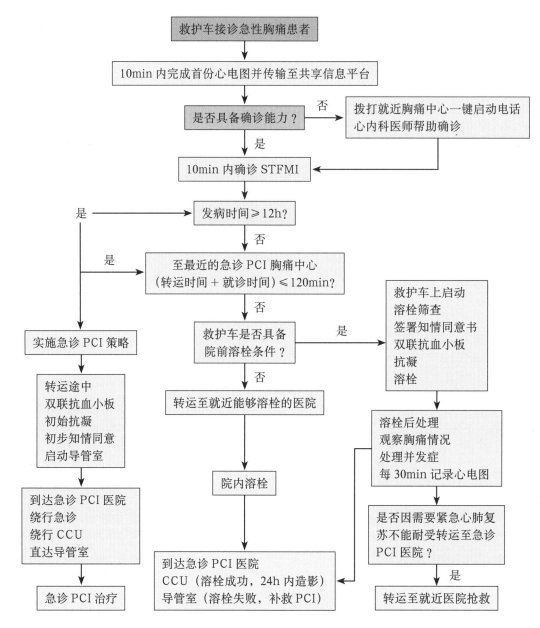

图 25-3 区域协同救治体系下 STEMI 院前救治及溶栓工作流程
(摘自《ST 段抬高型急性心肌梗死院前溶栓治疗中国专家共识》)
CCU. 心脏重症监护室;PCI. 经皮冠状动脉介入治疗

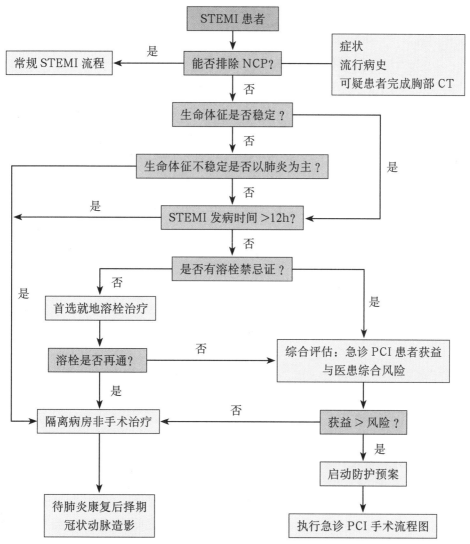

图 25-4　疫情防控期间急性 ST 段抬高型心肌梗死溶栓处理流程图

（摘自《新型冠状病毒肺炎疫情防控期间胸痛中心常态化运行流程中国专家共识》）

NCP. 新型冠状病毒肺炎；STEMI.ST 段抬高型心肌梗死

（马　懿　许官学　石　蓓）

第26章 基层医院护理人员在急诊PCI救治中的角色与作用

学习要点

1. 基层医院急诊 PCI 护理配合要点。
2. 急诊 PCI 术后的心脏康复护理。

第一节 胸痛中心建设对基层医院护理团队的机遇与挑战

急性胸痛已成为临床最常见的急危重症之一，大多数急性胸痛患者首诊是在县域及以下基层医疗单位，占基层医院就诊人数的 5%～20%。急性胸痛常涉及多个系统疾病，其中可能危及生命的高危胸痛主要有急性冠脉综合征（acute coronary syndrome，ACS）、主动脉夹层、急性肺动脉栓塞和张力性气胸等，又以 ACS 最为常见。高危急性胸痛患者若在短时间内未能及时就诊并给予快速诊断和救治，患者将有猝死的风险。为进一步提升我国广大基层医院对以 ACS 为主的急性胸痛的救治水平和能力，使更多的胸痛患者能够在发病的第一时间得到及时有效的就地治疗及加速我国心血管总体死亡率拐点的早日到来，2015 年中国胸痛中心执行委员会颁布了中国基层胸痛中心认证标准，并在次年的 7 月正式启动了全国的基层胸痛中心的认证工作。截至目前，全国已有 1957 家医院通过中国基层胸痛中心认证，至此，全国基层胸痛中心建设进入高速发展时期。通过基层胸痛中心的建设和完善，越来越多的急性胸痛患者在基层医院得到了及时有效的早期评估、准确诊断、正确分流与科学救治，显著提高患者的救治成功率，同时也大大提升了基层医院对临床急危重症的整体救治水平。

对 ACS 患者尤其是心肌梗死，最为有效的治疗手段是进行及时有效的心肌再灌注，包括急诊 PCI 及溶栓治疗。作为最早接触 ACS 患者的基层医疗单位，随着基层胸痛中心建设的快速普及与发展，县域医院对于 ACS 的救治包括介入和溶栓等再灌注治疗逐渐开展，越来越多的基层医院配备了心脏导管室，急诊 PCI 的能力也有了较大提升；加之近年来胸痛中心救治单元的崛起，广大乡镇医务工作者对胸痛救治理念的提升，对胸痛救治的广泛培训和宣传，人们对胸痛的警惕性明显提高，使得基层接诊的胸痛患者也越来越多，对基层单位的整体能力的需求的日益增大。但随之而来的对心内科、急诊科等相关科室护士团队的专科护理技能等综合能力的要求也日益凸显。胸痛中心的建立为心内科和急诊科等学科护士展现自我价值提供了良好的平台，中国胸痛中心认证标准（2015 年 11 月修订）的七大要素中，有三大要素与护理相关，分别为院前护理、急性期护理、延续性护理。除了对护士执业能力准入要求，护士需有娴熟的诊疗护理技能和评判性思维之外，同时需具备良好的术前评估、术中配合和术后要点观察能力，高效完成对急诊 PCI 患者的接诊、诊断识别、转运救治和手术配合的全程护理，主要表现在以下几个方面：

首先，对于高危胸痛患者而言，时间就是生命。因此，合理快速的分诊是拯救生命的第一步。要求分诊护士对高危胸痛相关疾病，特别是 ACS、主动脉夹层等致命性疾病有一定的认识，拥有系统问诊及采集病史的能力，熟练掌握心电图检查及识别典型 ACS 心电图的能力，及时将相关信息通知医师，启动急诊 PCI 救治。同时要求在最短时间内完成急救患者信息登记，明确患者具体病情和既往病史，为后续治疗提供可靠依据，从而提高治疗有效性和安全性。

其次，要求护士对患者进行严密的病情检测、实时评估患者的病情变化、快速完成心电图检查（10min 内）及心肌酶学、肌钙蛋白（20min 内）等检测，遵医嘱给予双抗药物，建立静脉通路，给予药物输注。对有适应证的患者配合医师给予溶栓治疗，熟悉溶栓流程和护理，掌握对各类高危胸痛的急救措施；对需要急诊手术者，需护送患者安全到达导管室进行介入治疗。急诊 PCI 治疗术中，要求护理人员随时观察患者的病情及情绪变化，严密监护生命体征，熟练识别常见心电图，及时察觉心律失常等的发生，并掌握对各类高危胸痛的急救措施包括气管插管和心肺复苏等，积极高效地配合急诊 PCI 手术的全程工作。急诊 PCI 术后患者，需护理人员动态观察患者病情变化，检测生命体征，严密监护；熟悉急诊 PCI 常见并发症的表现及处理等。

此外，心理护理在急诊 PCI 治疗过程中也有着重要的作用。胸痛发作加上对手术的恐惧，容易造成患者情绪激动，可能导致心肌耗氧量增加，从而增加心肌梗死面积及猝死风险。因此，护理工作不仅仅局限于疾病治疗，还应该具备良好的同理心，耐心倾听患者诉求，给予患者充分的鼓励和关心，尊重患者，简单明了地向患者讲解疾病知识及急诊 PCI 的必要性，消除患者恐惧心理，以取得患者及其家属的信任与支持。

护士身处临床第一线，几乎参与急性胸痛患者救治过程中的每个环节，因此，为应对基层高危胸痛患者就诊人数及急诊 PCI 患者增加的现状，强化培训专科护理人员岗位职责和工作内容十分重要。

第二节　基层医院急诊 PCI 的护理配合

急诊 PCI 手术患者往往病情危重，考验的不仅是医师的速度及医疗水平，优质的护理对院前急救、急诊、介入和心脏重症监护护理等多学科团队协作与配合也有较高的要求。护士的良好配合，能协助医师更快更好地完成手术，为挽救患者心肌争取到更多的时间。因此，护士准入标准除应具备相应专科及以上资质以外，还需进行规范化培训、集中培训与专科培训相结合。培训内容包括基于区域协同救治体系胸痛中心的基本概念，胸痛中心的时钟统一、时间节点定义及时间节点管理要求，胸痛中心管理制度，ACS 发病机制、临床表现，ST 段抬高型心肌梗死（ST-segment elevation myocardial infarction，STEMI）、非 ST 段抬高型心肌梗死（non-ST-segment elevation myocardial infarction，NSTEMI）

及不稳定型心绞痛（unstable angina，UA）诊治指南，急性主动脉夹层、肺动脉栓塞诊断及治疗指南，胸痛中心标准化救治流程，急性心肌梗死（acute myocardial infarction，AMI）、常见心律失常的心电图诊断，心肺复苏技能，胸痛诊疗过程中的数据采集及胸痛中心认证云平台数据库填报，胸痛患者的常规护理、重症监护护理、介入诊疗护理以及并发症急救护理等。因此，在急诊 PCI 中护理人员的有效配合至关重要。

一、急诊 PCI 院前急救护理配合

1. 当接到求救电话时，"120"调度人员应详细询问病情。患有心肌梗死史或疑似心肌梗死时，嘱其绝对卧床休息，并保持头高脚低位，室内空气通畅，保持室内安静，如备有急救药品的患者，立即舌下含服硝酸甘油。救护车中常规配备包括阿司匹林、替格瑞洛、氯吡格雷等在内的 AMI 急救小药箱，小药箱按照抢救用物管理的要求进行定期检查核对。

2. 医护人员到达患者现场后应就地放平患者，立刻给予吸氧处理。同时，给予心电图检查，观察有无 AMI 典型心电图表现。同时询问病史，测量生命体征。对典型患者且无禁忌证患者立即给予肌内注射吗啡或哌替啶止痛，建立静脉通路。

3. 转运过程中，充分做好心理护理干预，消除患者紧张情绪，告知治疗方法及必要性，取得患者和家属配合，密切监护的同时，通过微信等网络平台，上传患者心电图及肌钙蛋白结果，汇报患者病史，必要时绕行急诊科和心脏重症监护室，争取救治时间。

二、急诊 PCI 急诊科的护理重点

1. 救护车和急诊抢救室内常规配备 AMI 急救小药箱。包括阿司匹林、替格瑞洛、氯吡格雷等，连同"冠脉介入治疗同意书""授权委托书""病危（重）通知书"等医疗文书一同放入小药箱的指定位置，并定期检查核对。

2. 对于来院后患者，测量生命体征，完善描记心电图；为便于手术操作，静脉穿刺部位选择在左上肢，留置针建立静脉通道并留取血标本，协助完成心肌标志物的快速检测；无禁忌证者给予阿司匹林和替格瑞洛或氯吡格雷嚼服，给予氧气吸入、遵医嘱迅速给予扩张冠状动脉药物，改善患者临床症状，必要时可予吗啡等止痛药对症止痛。

3. 做好术前沟通和心理疏导，简洁明了介绍手术过程、术中配合、术后注意事及手术的创伤小、安全，成功率高等优越性和重要性，介绍成功病例，消除患者的疑虑、紧张情绪，使其克服恐惧心理，保持良好的心境，增强患者的信心，积极配合手术。同时做好患者家属的心理护理。

4. 一旦确诊介入治疗，配合一键启动导管室，简化入院程序，绕行心脏重症监护室，将患者护送入心脏导管室。

三、急诊 PCI 导管室护理人员的配合与作用

1. 物品准备　①导管类准备：除常规冠脉造影、PCI 用物外、还需多种型号的导引导管、球囊、支架及各种性能的导丝；②急救物品准备：备好临时起搏器、除颤器、吸引器、呼

吸机主动脉内球囊反博（intra-aortic balloon pump，IABP）仪等；③药物类准备：生理盐水、造影剂及各种急救药品，如利多卡因、阿托品、多巴胺、硝酸甘油、肝素、肾上腺素、地塞米松等。将抢救器械及药品置于方便固定、便于操作的位置，及时、准确、有效地执行医嘱，争分夺秒抢救患者。

2．人员准备　要求备班人员做到 24h 电话通畅，接到急诊手术通知后，应在 20min 内了解评估患者病情并做好针对性术前准备。导管室护士应熟练掌握心内科急危重症护理常规及各类介入手术护理配合流程，熟练掌握常用仪器设备、抢救器材及导管材料使用，快速、准确的传递耗材，并预判医师的下一个指令，在医师下达指令后能够迅速执行。导管室护理人员，尤其是急诊班护理人员，强化气管插管及呼吸机使用，便于当患者发生急性左心衰时，能迅速遵医嘱予镇痛镇静后，气管插管及呼吸机辅助下完成急诊 PCI。

3．术中以病情观察和救治能力的及时性、准确性、高效性为重点，严密观察患者的病情变化，持续观察其意识及情绪变化，主动询问患者有无胸闷、憋气、心前区疼痛不适，分散患者的注意力，缓解紧张情绪，另一方面也给予患者心理支持，使手术能顺利进行；持续生命体征监测，发现异常及时报告。保持良好静脉通路，保证术中用药及时有效，给氧通道的畅通，增加心肌供氧量。急诊 PCI 患者病情瞬息万变，术中随时可能　现各类危及生命的并发症，临床表现为突发胸痛加剧，各类心律失常等，护理人员要对并发症的预估、识别先兆，把握抢救时机迅速反应，操作有条不紊，积极投入到抢救工作中，而且应分工明确，有序开展急救，安全高效配合完成手术，并通知病房护士做好接待手术患者准备。

四、急诊 PCI 术后患者的护理

（一）PCI 术后的常规护理

1．及时接诊患者，保持输液通畅；常规给予心电监护，密切观察患者生命体征的变化，做好记录。术肢的观察和护理检查患者术区及术肢血运情况，观察术区有无渗血，穿刺部位远端血运是否良好（皮肤温度、动脉搏动情况），术区有无肿胀，发现异常及时报告医师并协助处理。避免在术侧手指进行血氧饱和度的监测；避免在术侧手臂进行血压监测、静脉输液及采血等操作，以免影响手部血运的观察。

2．嘱患者术后饮水量 >1500ml/d，以加速造影剂排泄，指导患者合理饮食。向患者交代术区止血器压迫的时间，术后穿刺处会有疼痛，可以采用分散注意力的方法减轻或缓解疼痛，必要时遵医嘱给予镇痛药物。指导患者在病床上大小便，指导患者卧床期间心脏康复及预防血栓的肢体动作。

3．根据护理程序实施心脏康复，评估患者心功能及康复训练适应证，为患者制订个性化运动处方，执行冠状动脉粥样硬化性心脏病二级预防原则，尤其是抗血小板药物讲解，应及时对其做详尽的健康指导，包括嘱患者院外服药的剂量、用法、注意事项及可能出现的不良反应，嘱其按时服药，注意休息、避免着凉、适当运动，保持情绪乐观，避免情绪激动；劝患者戒烟，指导患者应摄取低脂、低胆固醇及富含维生素的食物，使其尽量避免冠心病各个危险因素，预防再次梗死和其他心血管事件；教会家属及照顾者心肺复苏的基本技能。

（二）危重患者的护理要点

1. 急诊 PCI 术后患者，需在心脏重症监护室进行监护，护理人员对 PCI 术后送至心脏重症监护室的患者进行相应监测。应告知重症监护必要性，倾听患者诉求，消除患者紧张情绪。

2. 严密观察患者心电图、肌钙蛋白及血压变化，术后即刻做 12 导联心电图，关注患者有无心律失常、心肌缺血、心肌梗死、心脏压塞等急性期并发症，必要时进行人工心脏按压、心包穿刺、气管插管、呼吸机、IABP、体外膜氧合（extracorporeal membrane oxygenation，ECMO）及临时起搏器安置等抢救措施。

3. 并发症的观察和护理。①局部渗血、皮下血肿及前臂张力性血肿的护理：如桡动脉穿刺处敷料有渗血、渗液，穿刺局部有皮下出血及血肿，穿刺侧肢体肿胀等，应立即报告医师，重新加压包扎。严密观察病情，尤其是血压、心率、心律；腕部制动；随时观察穿刺处敷料颜色，前臂张力性血肿肢体肿胀严重，可在肿胀最明显处行局部穿刺抽液，或重新压迫止血并抬高患肢；②血栓栓塞的观察：严密观察双上肢温度及颜色变化。如肢体突然剧烈疼痛，温度降低，颜色发白，感觉迟钝，提示有栓塞的危险，应立即报告医师，准确记录；③出血倾向的观察：观察穿刺处有无渗血，皮肤黏膜有无出血点，大便有无新鲜血液及潜血，尿液的颜色。如患者突然发生低血压、心动过速、血色素下降等，应立即报告医师；④预防感染：严格无菌操作，保持穿刺处清洁干燥，同时密切观察患者体温及血象变化；⑤假性动脉瘤的护理：如穿刺部位出现了肿块、局部疼痛、触诊有搏动感及震颤、听诊有血管杂音即假性动脉瘤形成。首先徒手局部压迫，加压包扎，穿刺肢体制动，立即进行超声检查。

第三节　急诊 PCI 术后的心脏康复护理

急诊 PCI 虽然能最大程度上增加心肌灌注，减轻心梗面积，但较多数患者术后存在运动耐量下降等问题，严重影响其生活质量。因此，如何对急诊 PCI 术后患者进行心脏康复护理成为目前关注的热点问题，这也为基层急诊 PCI 术后护理带来新的挑战。心脏康复是指应用多科协作，有目的的干预措施，通过综合的康复医疗消除因心脏疾病引起体力和心理的限制，减轻症状，提高功能水平达到较佳的功能状态，以最大程度减少卧床造成的不良影响，缩短住院时间，减少住院费用支出，降低心脏病患者再住院率和死亡率，提高患者的生存质量，回归正常社会生活，预防心血管事件的发生。心脏康复现已蓬勃发展为一门新兴的交叉学科，对心脏康复护理工作也提出了新的护理要求。常规护理要求患者长期卧床、制动，容易使患者出现便秘、肌肉萎缩及下肢深静脉血栓形成等并发症，加重心脏负荷，甚至还可能导致心律失常等严重并发症，不利于患者康复。早期个体化心脏康复护理通过引导患者调整体位及开展各种康复训练，可有效缓解患者腰背部肌肉疲劳，增加胃肠蠕动，促进血液循环。有效延缓患者动脉粥样硬化的发生，同时促进侧支循环的建立，进而提高心肌有效血流灌注，预防并发症。

一、心脏康复护士的角色

　　心脏康复作为一种涉及多学科的团队管理模式,需医师、护士、物理治疗师、心理治疗师、营养师等互相合作,而护士作为团队中不可或缺的重要成员,扮演着极为重要的主导角色。因此,心脏康复护士必须具备心血管急症救治及延续护理经验、心血管专业的基本理论知识,包括心血管病学基础知识、人体解剖学、运动生理学及人类生长与发育等并有较好的沟通能力。心脏康复五大核心处方干预心血管疾病的危险因素康复护士贯穿始终,承担着评估者、实施者、教育督导者、协调者的角色,不仅能让患者身体及心理状况得到改善还能提高患者满意度,同时对推进心脏慢性病的管理有着重要意义。

二、急诊 PCI 术后康复

　　在患者行急诊 PCI 术后,由康复中心制订急性期、恢复期、巩固期不同阶段个体化心脏康复护理计划,基于康复、心理、营养及医疗等方面制订运动处方,按照康复运动处方进行个体化的康复评估与训练。训练过程中对患者进行严密的监测,如活动后胸部不适、胸闷、心悸、气促;心率较运动前增加 30 次／分或超过 130 次／分;心电图监测显示 ST 段下移 >0.2mV;出现恶性心律失常;活动后休息 5min 无法恢复到活动前状态或长时间休息仍觉疲劳应立即停止。

1. I 期心脏康复（院内康复期）——急性期

　　时期:入院 24h 内,依病情个体化,一旦脱离危险期,8h 内未出现明显的心律失常或未出现心电图改变;未有心绞痛发作即可开始心脏康复,患者各项训练操作均需要在心电监护下开展,康复护士全程陪同。

　　术后 6h 内卧床休息,护理人员协助患者翻身,下肢可做简单的被动活动;双臂向头侧抬高深吸气,放下慢呼气,5 组／次。术后 6~12h 视患者情况协助其改为坐位,双腿在床边下垂,鼓励患者主动进行进食等日常活动;协助完成四肢主动及被动运动,每日 3 次,每次 5~10min;离床,椅子上静坐 30min,并可进行床边行走、踏步,每日 3 次;协助患者站立、行走、自主大小便,行走的距离控制在 50m 内,每日 2 次。术后 24h~7d,搀扶患者上下楼梯,行走距离可增加至 150m,每日 2 次,同时对患者进行 6min 步行试验测试。术后 8~10d,在此时间段患者通常生活已基本能自理,护理人员应引导患者开展室外缓慢行走训练,每次 15min,每日 3 次。术后 16~30d,患者可以开展慢跑训练和上下楼梯训练,每次 10min,每日 3 次,该阶段患者身体已逐渐恢复。

2. II 期心脏康复（门诊康复期）——恢复期

　　时期:出院后 1~6 个月。

　　出院后,做好充分评估,患者自行开展康复训练,为保障康复训练效果,护理人员应对训练内容、训练时间和训练强度向患者及其家属进行详细说明,并嘱家属陪同患者进行康复训练。此阶段为心脏康复的核心,分热身运动、训练阶段、放松运动 3 个步骤。运动类型如下。①有氧运动:包括跑步、打太极、骑自行车、运动平板等;②阻抗运动:包括弹力带、哑铃等;③柔韧训练:包括双下肢、颈部的拉伸训练;④平衡性训练:包括平衡球、平衡垫等。

3. Ⅲ期心脏康复（家庭康复期）——维持巩固期

时期：6 个月至终身。

部分患者已恢复工作和日常活动，此期间的关键是维持已形成的健康生活方式和运动习惯，仍需继续纠正心血管危险因素和加强心理社会支持，并保持规范的循证药物治疗。

（杨文笔　石　蓓）

参考文献

[1] 褚松筠, 周菁, 霍勇. 提高识别非典型急性ST段抬高性心肌梗死的能力. 中华临床医师杂志(电子版), 2018, 12(10): 539-540.

[2] 董淑娟, 杨亚攀, 楚英杰, 等. 急性心肌梗死患者冠脉造影和血栓类型分析. 中华急诊医学杂志, 2020, 29(10): 1337-1342.

[3] 方唯一. 急性胸痛治疗引入标准化临床路径. 健康报, 2012-08-20(008).

[4] 傅向华, 谷新顺, 耿巍. 中国冠心病介入治疗发展现状: 经前臂动脉(桡/尺动脉)介入治疗. 中国医学前沿杂志(电子版), 2021, 13(03): 21-27.

[5] 中华医学会, 中华医学会杂志社, 中华医学会全科医学分会, 等. 非ST段抬高型急性冠状动脉综合征基层诊疗指南(2019年). 中华全科医师杂志, 2021, 20(01): 6-13.

[6] 葛均波, 徐永健, 王辰. 内科学. 第9版. 北京: 人民卫生出版社, 2018.

[7] 中国医师协会心血管内科医师分会指南与共识工作委员会, 中青年冠脉专家沙龙. 冠状动脉支架脱载的处理和预防专家共识. 中华心血管病杂志(网络版), 2019, 2(01): 1-9.

[8] 韩雅玲, 陈韵岱, 姜铁民, 等. 经皮冠状动脉介入治疗围术期应用比伐芦定的多中心、大样本回顾性研究. 中华心血管病杂志, 2016, 44(2): 121-127.

[9] 霍勇. 中国胸痛中心建设理论与医学模式. 中国介入心脏病学杂志, 2021, 29(01): 1-3.

[10] 霍勇. 中国胸痛中心建设十年: "三全模式"从理念到实践. 中华心血管病杂志(网络版), 2020, 03(01): 1-4.

[11] 霍勇, 方唯一. 冠心病介入治疗培训教材, 北京: 人民卫生出版社, 2017.

[12] 中国医师协会急诊医师分会, 国家卫健委能力建设与继续教育中心急诊学专家委员会, 中国医疗保健国际交流促进会急诊急救分会. 急性冠脉综合征急诊快速诊治指南(2019). 中华急诊医学杂志, 2019, (04): 421-428.

[13] 中华心血管病杂志(网络版)编辑委员会. 急性冠状动脉综合征患者早期抗栓治疗及院间转运专家共识. 中华心血管病杂志(网络版), 2019, 02(1): 1-9.

[14] 国家卫生计生委合理用药专家委员会, 中国药师协会. 急性ST段抬高型心肌梗死溶栓治疗的合理用药指南(第2版). 中国医学前沿杂志(电子版), 2019, 11(01): 40-65.

[15] 中华医学会心血管病学分会, 中华心血管病杂志编辑委员会. 急性ST段抬高型心肌梗死诊断和治疗指南(2019). 中华心血管病杂志, 2019, 47(10): 766-783.

[16] 李其勇, 李刚, 陶剑虹, 等. 旋磨联合切割球囊治疗冠状动脉重度钙化病变的可行性及安全性. 重庆医学, 2019, 48(2): 233-240.

[17] 刘惠亮, 张蛟, 霍勇, 等. 中国胸痛中心建设现状和未来发展. 中国研究型医院, 2020, 7(01): 78-82 + 202-207.

[18] 吕树铮, 陈韵岱. 冠脉介入诊治技巧及器械选择. 第3版. 北京: 人民卫生出版社, 2015.

[19] 乔树宾. 心血管介入治疗高级培训教程. 北京: 人民卫生出版社, 2011.

[20] 沈迎, 丁风华, 张瑞岩, 等. 高龄老年(≥75岁)急性冠状动脉综合征患者规范化诊疗中国专家共识解读. 中国循环杂志, 2019, 34(S1): 13-17.

[21] 屠国伟, 罗哲, 王春生, 等. 复旦大学附属中山医院心源性休克VA-ECMO治疗规范(v1. 2019). 中国临床医学, 2019, 26(04): 667-672.

[22] 王贺阳, 韩雅玲, 李毅, 等. 冠脉介入治疗围手术期应用比伐芦定的中国急性心肌梗死患者临床显著出血事件独立预测因素分析. 中华医学杂志, 2017, 97(5): 365-369.

[23] 王伟民, 霍勇, 葛均波. 冠状动脉钙化病变诊治中国专家共识. 中国介入心脏病学杂志, 2014, 22(2): 69-72.

[24] 向定成. 中国冠心病介入治疗发展现状: ST段抬高心肌梗死救治及胸痛中心建设. 中国医学前沿杂志(电子版), 2021, 13(03): 1-5.

[25] 徐治萧. 胸痛中心数据管理系统在医院的临床应用. 信息记录材料, 2020, 21(01): 156-158.

[26] 中华医学会, 中华医学会临床药学分会, 中华医学会杂志社, 等. 胸痛基层合理用药指南. 中华全科医师杂志, 2021, 20(03): 290-301.

[27] 刘晓丽, 彭萍安, 程宇婧, 等. 血小板糖蛋白IIb/IIIa受体拮抗剂在冠状动脉粥样硬化性心脏病治疗的中国专家共识(2016). 心肺血管病杂志, 2016, 35(12): 923-931.

[28] 血管内超声在冠状动脉疾病中应用的中国专家共识专家组. 血管内超声在冠状动脉疾病中应用的中国专家共识(2018). 中华心血管病杂志, 2018, 46(05): 344-351.

[29] 血管内超声在冠状动脉疾病中应用的中国专家共识专家组. 血管内超声在冠状动脉疾病中应用的中国专家共识(2018). 中华心血管病杂志, 2018, 46(05): 344-351.

[30] 张新勇, 艾辉, 阙斌, 等. 棘突球囊在冠状动脉中重度钙化病变患者介入治疗中的应用效果及安全性分析. 中国医药, 2019, 14(8): 1130-1133.

[31] 赵昕, 韩雅玲, 王效曾. 磺达肝癸钠对中国人非ST段抬高急性冠脉综合征的有效性和安全性评价. 中华老年多器官疾病杂志, 2012, 11(2): 89-93.

[32] 朱爱华, 金吉明, 吴艳杰, 等. 智慧急救下的现代急救云平台在胸痛绿色通道中的应用效果. 广西医学, 2020, 42(04): 499-501.

[33] 中国医师协会心血管内科医师分会. 急性冠状动脉综合征患者血脂管理临床路径专家共识. 中国循环杂志, 2020, 35(10): 941-947.

[34] 中国医师协会心血管内科医师分会血栓防治专业委员会, 中华医学会心血管病学分会介入心脏病学组. 经皮冠状动脉介入治疗围术期非口服抗凝药物临床应用中国专家共识. 中华心血管病杂志, 2018, 46(6): 428-437.

[35] 中国医师协会心血管内科医师分会血栓防治专业委员会, 中华医学会心血管病学分会介入心脏病学组, 中华心血管病杂志编辑委员会. 急性冠状动脉综合征特殊人群抗血小板治疗中国专家建议. 中华心血管病杂志, 2018, 46(4): 255-266.

[36] 中国胆固醇教育计划(CCEP)工作委员会, 中国医疗保健国际交流促进会动脉粥样硬化血栓疾病防治分会, 中国老年学和老年医学学会心血管病分会, 等. 中国胆固醇教育计划调脂治疗降低心血管事件专家建议(2019). 中华内科杂志, 2020, 59(1): 18-22.

[37] 中国医师协会心脏重症专家委员会. 低心排血量综合征中国专家共识. 解放军医学杂志, 2017, 42(11): 933-944.

[38] 中国医师协会急诊医师分会, 国家卫健委能力建设与继续教育中心急诊学专家委员会, 中国医疗保健国际交流促进会急诊急救分会. 急性冠脉综合征急诊快速诊治指南(2019). 中华急诊医学杂志, 2019, 28(4): 421-428.

[39] 中国心血管健康联盟. 中国胸痛联盟吹响集结号, 为中国胸痛中心纵深化发展创造新机遇. 中国介入心脏病学杂志, 2019, 27(10): 598.

[40] 中华医学会心血管病学分会, 中华心血管病杂志编辑委员会. 非ST段抬高型急性冠状动脉综合征诊断和治疗指南(2016). 中华心血管病杂志, 2017, 45(5): 359-376.

[41] 中华医学会心血管病学分会, 中华心血管病杂志编辑委员会. 冠心病合并心房颤动患者抗栓管理中国专家共识. 中华心血管病杂志, 2020, 48(7): 552-564.

[42] 中华医学会心血管病学分会介入心脏病学组, 中国医师协会心血管内科医师分会血栓防治专业委员会, 中华心血管病杂志编辑委员会. 中国经皮冠状动脉介入治疗指南(2016). 中华心血管病杂志, 2016, 44(5): 382-400.

[43] Anderson R D, Ohman E M, Holmes D R, et al. Use of intraaortic balloon counterpulsation in patients presenting with cardiogenic shock: observations from the GUSTO-I Study. Global Utilization of Streptokinase and TPA for Occluded Coronary Arteries. J Am Coll Cardiol, 1997, 30(3): 708-715.

[44] Abdel-Hakim DE, Garot P, Champagne S, et al. Impact of bifurcation lesions on clinical outcome and prognosis of primary angioplasty in acute myocardial infarction. EuroIntervention, 2008, 4(1): 93-98.

[45] Alexopoulos N, Raggi P. Calcification in atherosclerosis. Nat RevCardiol, 2009, 6: 681-688.

[46] Batty JA, Subba S, Luke P, et al. Intracoronary Imaging in the Detection of Vulnerable Plaques. Curr Cardiol Rep, 2016, 18(3): 28.

[47] Cummins B, Cummins P. Cardiac specific troponin-I release in canine experimental myocardial infarction: development of a sensitive enzyme-linked immunoassay. J Mol Cell Cardiol, 1987, 19: 999-1010.

[48] Chang Anna Marie, Fischman David L, et al. Evaluation of Chest Pain and Acute Coronary Syndromes.

Cardiol Clin, 2018, 36: 1-12.

[49] Choi SY, Maehara A, Cristea E, et al. Usefulness of minimum stent cross sectional area as a predictor of angiographic restenosis after primary percutaneous coronary intervention in acute myocardial infarction (from the HRIZONS-AMI Trial IVUS substudy). Am J Cardiol. 2012, 109(4): 455-460.

[50] Carrick D, Oldroyd KG, McEntegart M, et al. A randomized trial of deferred stenting versus immediate stenting to prevent no-or slow-reflow in acute ST-segment elevation myocardial infarction (DEFER-STEMI). J Am Coll Cardiol, 2014, 63: 2088-2098.

[51] Chen SL, Sheiban I, Xu B, et al. Impact of the complexity of bifurcation lesions treated with drug-eluting stents: the DEFINITION study (Defifinitions and Impact of Complex Bifurcation Lesions on Clinical Outcomes After Percutaneous Coronary Intervention Using Drug-Eluting Stents). J Am Coll Cardiol Intv, 2014, 7: 1266-1276.

[52] Collet JP, Thiele H, Barbato E, et al. 2020 ESC guidelines for the management of acute coronary syndromes in patients presenting without persistent ST-segment elevation. Eur Heart J, 2020, 41: 3495-3497.

[53] Alexopoulos D, Varlamos C, Mpahara A, , et al. P2Y12 inhibitors for the treatment of acute coronary syndrome patients undergoing percutaneous coronary intervention: current understanding and outcomes. Expert Rev Cardiovasc Ther, 2019, 17(10): 717-727.

[54] Dai J, Xing L, Jia H, et al. In vivo predictors of plaque erosion in patients with ST-segment elevation myocardial infarction: a clinical, angiographical, and intravascular optical coherence tomography study. Eur Heart J, 2018, 39(22): 2077-2085.

[55] Neumann FJ, Sousa-Uva M, Ahlsson A, , et al. 2018 ESC/EACTS Guidelines on myocardial revascularization. Eur Heart J. 2019, 7, 40(2): 87-165.

[56] Ebashi S, Kodama A. A new protein factor promoting aggregation of tropomyosin. J Biochem, 1965, 58: 107-108.

[57] Ferguson JJ, Califf RM, Antman EM, et al. Enoxaparin vs unfractionated heparin in high-risk patients with non-ST-segment elevation acute coronary syndromes managed with an intended early invasive strategy: primary results of the SYNERGY randomized trial. JAMA, 2004, 292(1): 45-54.

[58] Goldberg RJ, Spencer FA, Gore JM, et al. et al. Thirty-year trends (1975 to 2005) in the magnitude of, management of, and hospital death rates associated with cardiogenic shock in patients with acute myocardial infarction: a population-based perspective. Circulation, 2009, 119(9): 1211-1219.

[59] Gibson CM, Morrow DA, Murphy SA, et al. A randomized trial to evaluate the relative protection against post-percutaneous coronary intervention microvascular dysfunction, ischemia, and inflammation among antiplatelet and antithrombotic agents: the PROTECT-TIMI-30 trial. J Am Coll Cardiol, 2006, 47(12): 2364-2373.

[60] Gorog DA, Price S, Sibbing D, et al. Antithrombotic therapy in patients with acute coronary syndrome complicated by cardiogenic shock or out-of-hospital cardiac arrest: a joint position paper from the European Society of Cardiology (ESC) Working Group on Thrombosis, in association with the Acute Cardiovascular Care Association (ACCA) and European Association of Percutaneous Cardiovascular Interventions (EAPCI). Eur Heart J Cardiovasc Pharmacother, 2021, 7(2): 125-140.

[61] Reynolds HR, Maehara A, Kwong RY, et al. Coronary Optical Coherence Tomography and Cardiac Magnetic Resonance Imaging to Determine Underlying Causes of Myocardial Infarction With Nonobstructive Coronary Arteries in Women. Circulation, 2021, 16, 143(7): 624-640.

[62] Hamon M, Coste P, Van't HA, et al. Impact of arterial access site on outcomes after primary percutaneous coronary intervention: prespecified subgroup analysis from the EUROMAX trial. Circ Cardiovasc Interv, 2015, 8(6): e002049.

[63] Hochman, JS, Sleeper LA, White HD, et al. One-year survival following early revascularization for cardiogenic shock. JAMA, 2001, 285(2): 190-192.

[64] Ibanez B, James S, Agewall S, et al. 2017 ESC Guidelines for the management of acute myocardial infarction in patients presenting with ST-segment elevation: The Task Force for the management of acute myocardial infarction in patients presenting with ST-segment elevation of the European Society of Cardiology (ESC). Eur Heart J, 2018, 39(2): 119-177.

[65] Ibanez B, James S, Agewall S, et al. 2017 ESC Guidelines for the management of acute myocardial infarction in patients presenting with ST-segment elevation. Kardiol Pol, 2018, 76(2): 229-313.

[66] Jia H, Abtahian F, Aguirre AD, et al. In Vivo Diagnosis of Plaque Erosion and Calcified Nodule in

Patients With Acute Coronary Syndrome by Intravascular Optical Coherence Tomography. J Am Coll Cardiol, 2013, 62: 1748-1758.

[67] Jia H, Dai J, Hou J, Xing L, et al. Effective anti-thrombotic therapy without stenting: intravascular optical coherence tomography-based management in plaque erosion (the EROSION study). Eur Heart J, 2017, 38: 792-800.

[68] Zhang JJ, Ye F, Xu K, et al. Multicentre, randomized comparison of two-stent and provisional stenting techniques in patients with complex coronary bifurcation lesions: the DEFINITION II trial. Eur Heart J, 2020, 14, 41(27): 2523-2536.

[69] Collet JP, Thiele H, Barbato E, et al. 2020 ESC Guidelines for the management of acute coronary syndromes in patients presenting without persistent ST-segment elevation. Eur Heart J, 2021, 42(14): 1289-1367.

[70] Qiao JZ , Pan LX, Zhang B, et al. Deferred Versus Immediate Stenting in Patients With ST-Segment Elevation Myocardial Infarction: A Systematic Review and Meta-Analysis. J Am Heart Assoc, 2017 , 8, 6(3): e004838.

[71] Johnson TW, Raber L, di Mario C, et al. Clinical use of intracoronary imaging. Part 2: acute coronary syndromes, ambiguous coronary angiography findings, and guiding interventional decision-making: an expert consensus document of the European Association of Percutaneous Cardiovascular Interventions. Eur Heart J, 2019, 40(31): 2566-2584.

[72] Joshi NV, Vesey AT, Williams MC, et al. 18F-fluoride positron emission tomography for identification of ruptured and high-risk coronary atherosclerotic plaques: aprospective clinical trial. Lancet, 2014, 383(9918): 705-713．

[73] Kolte D, Khera S, Aronow WS, et al. Trends in incidence, management, and outcomes of cardiogenic shock complicating ST-elevation myocardial infarction in the United States. J Am Heart Assoc, 2014, 3(1): e000590.

[74] Koskinas KC, Ughi GJ, Windecker S, et al. Intracoronary imaging of coronary atherosclerosis: validation for diagnosis, prognosis and treatment. Eur Heart J, 2016, 37: 524-535.

[75] Kim, H, Lim SH, Hong J, et al. Efficacy of veno-arterial extracorporeal membrane oxygenation in acute myocardial infarction with cardiogenic shock. Resuscitation, 2012, 83(8): 971-975.

[76] Konstam MA, Kiernan MS, Bernstein D, et al. Evaluation and management of right-sided heart failure: a scientific statement from the American Heart Association. Circulation, 2018, 137(20): e578-e622.

[77] Kofoed KF, Kelbæk H, Hansen PR, et al. Early versus standard care invasive examination and treatment of patients with non-ST-segment elevation acute coronary syndrome: the VERDICT Randomized Controlled Trial. Circulation, 2018, 138(24): 2741-2750.

[78] Kuno T, Numasawa Y, Sawano M, et al. Real-world use of intravascular ultrasound in Japan: a report from contemporary multicenter PCI registry. Heart Vessels. 2019;34(11): 1728-1739.

[79] Kastrati A, Neumann FJ, Schulz S, et al. Abciximab and heparin versus bivalirudin for non-ST-elevation myocardial infarction. N Engl J Med, 2011, 365(21): 1980-1989.

[80] Kataoka Y, Puri R, Hammadah M, et al. Spotty calcification and plaque vulnerability in vivo: frequency-domain optical coherence tomography analysis. Cardiovasc Diagn Ther, 2014, 4(6): 460-469.

[81] Kanai T, Hiro T, Takayama T, et al. Three-dimensional visualization of scoring mechanism of 'Angio Sculpt' balloon for calcified coronary lesions using optical coherence tomography. Journal of cardiol cases, 2012: e16-19.

[82] Levine GN, Bates ER, Blankenship JC, et al. 2015 ACC/AHA/SCAI Focused Update on Primary Percutaneous Coronary Intervention for Patients With ST-Elevation Myocardial Infarction: An Update of the 2011 ACCF/AHA/SCAI Guideline for Percutaneous Coronary Intervention and the 2013 ACCF/AHA Guideline for the Management of ST-Elevation Myocardial Infarction. J Am Coll Cardiol, 2016, 67(10): 1235-1250.

[83] Lønborg J, Engstrøm T, Ahtarovski KA, et al. Myocardial Damage in Patients With Deferred Stenting After STEMI: A DANAMI-3-DEFER Substudy. J Am Coll Cardiol, 2017, 69(23): 2794-2804.

[84] Maehara A, Ben-Yehuda O, Ali Z, et al. Comparison of stent expansion guided by optical coherence tomography versusintra vascular ultrasound: the ILUMIENII study. JACC Cardiovasc Interve, 2015, 8(13): 1704-1714.

[85] Mehran R, Brodie B, Cox DA, et al. The harmonizing outcomes with revascularization and stents in acute myocardial infarction (HORIZONS-AMI) trial: study design and rationale. Am Heart J, 2008,

156(1): 44-56.

[86] Mehta SR, Granger CB, Boden WE et al. Early versus delayed invasive intervention in acute coronary syndromes. N Engl J Med, 2009, 360: 2165-2175.

[87] Mehta SR, Granger CB, Eikelboom JW, et al. Efficacy and safety of fondaparinux versus enoxaparin in patients with acute coronary syndromes undergoing percutaneous coronary intervention: results from the OASIS-5 trial. J Am Coll Cardiol, 2007, 50(18): 1742-1751.

[88] Huis In 't Veld MA, Cullen L, Mahler SA, et al. The Fast and the Furious: Low-Risk Chest Pain and the Rapid Rule-Out Protocol. West J Emerg Med, 2017, 18(3): 474-478.

[89] Mehran R, Lansky AJ, Witzenbichler B, et al. Bivalirudin in patients undergoing primary angioplasty for acute myocardial infarction (HORIZONS-AMI): 1-year results of a randomised controlled trial. Lancet, 2009, 374(9696): 1149-1159.

[90] Kim MC, Ahn Y, Sun Sim D, et al. Comparison of the planned one-and elective two-stent techniques in patients with coronary bifurcation lesions with or without acute coronary syndrome from the COBIS II Registry. Catheter Cardiovasc Interv, 2018, 15, 92(6): 1050-1060.

[91] Mehta SR, Yusuf S, Granger CB, et al. Design and rationale of the Michelangelo organization to assess strategies in acute ischemic syndromes (OASIS)-5 trial program evaluating fondaparinux, a synthetic factor Xa inhibitor, in patients with non-ST-segment elevation acute coronary syndromes. Am Heart J, 2005, 150(6): 1107.

[92] Niccoli G, Montone RA, Di Vito L, et al. Plaque rupture and intact fifibrous cap assessed by optical coherence tomography portend different outcomes in patients with acute coronary syndrome. Eur Heart J, 2015, 36: 1377-1384.

[93] Neumann FJ, Sousa-Uva M, Ahlsson A, et al. 2018 ESC/EACTS Guidelines onmyocardial revascularization [2018 ESC/EACTS Guidelines on myocardial revascularization]. Kardiol Pol, 2018, 76(12): 1585-1664.

[94] Okura H, Saito Y, Soeda T, et al. Frequency and prognostic impact of intravascular imaging-guided urgent percutaneous coronary intervention in patients with acute myocardial infarction: results from J-MINUET. Heart Vessels, 2019, 34(4): 564-571.

[95] Plurad DS, Chiu W, Raja AS, et al. Monitoring modalities and assessment of fluid status: A practice management guideline from the Eastern Association for the Surgery of Trauma. J Trauma Acute Care Surg, 2018, 84(1): 37-49.

[96] Sang Song P, Ryeol Ryu D, Choi SH, et al. Impact of acute coronary syndrome classification and procedural technique on clinical outcomes in patients with coronary bifurcation lesions treated with drug-eluting stents. Clin Cardiol, 2012, 35(10): 610-618.

[97] Steg PG, Huber K, Andreotti F, et al. . Bleeding in acute coronary syndromes and percutaneous coronary interventions: position paper by the Working Group on Thrombosis of the European Society of Cardiology. European Heart Journal, 2011, 32, 1854-1864.

[98] Paulo M, Sandoval J, Lennie, et al. Com bined use of OCT and IVUS in spontaneous coronary artery dissection. JACC Cardiovasc Imaging, 2013, 6(7): 830-832.

[99] Bing R, Mitchell AJ, Newby DE. Chest pain: when in doubt. Heart, 2020, 106(9): 609-706.

[100] Romeo F, Acconcia MC, Sergi D, et al. The outcome of intra-aortic balloon pump support in acute myocardial infarction complicated by cardiogenic shock according to the type of revascularization: a comprehensive meta-analysis. Am Heart J, 2013, 165(5): 679-692.

[101] Raber L, Mintz GS, Koskinas KC, et al. Clinical use of intracoronary imaging. Part 1: guidance and optimization of coronary interventions. An expert consensus document of the European Association of Percutaneous Cardiovascular Interventions. Eur Heart J, 2018, 39(35): 3281-3300.

[102] Simoons ML, Bobbink IW, Boland J, et al. A dose-finding study of fondaparinux in patients with non-ST-segment elevation acute coronary syndromes: the pentasaccharide in unstable angina (PENTUA) study. J Am Coll Cardiol, 2004, 43(12): 2183-2190.

[103] Silvain J, Beygui F, Barthélémy O, et al. Efficacy and safety of enoxaparin versus unfractionated heparin during percutaneous coronary intervention: systematic review and meta-analysis. BMJ, 2012, 344: e553.

[104] Scholz KH, Friede T, Meyer T, et al. Prognostic significance of emergency department bypass in stable and unstable patients with ST-segment elevation myocardial infarction. Eur Heart J Acute Cardiovasc Care, 2020, 9(1_suppl): 34-44.

[105] Steg PG, James SK, Atar D, , et al. ESC Guidelines for the management of acute myocardial infarction in patients presenting with ST-segment elevation. Eur Heart J, 2012, 33(20): 2569-2619.

[106] Sheu JJ, Tsai TH, Lee FY, et al. Early extracorporeal membrane oxygenator-assisted primary percutaneous coronary intervention improved 30-day clinical outcomes in patients with ST-segment elevation myocardial infarction complicated with profound cardiogenic shock. Crit Care Med, 2010, 38(9): 1810-1817.

[107] Steg PG, Jolly SS, Mehta SR, et al. Low-dose vs standard-dose unfractionated heparin for percutaneous coronary intervention in acute coronary syndromes treated with fondaparinux: the FUTURA/OASIS-8 randomized trial. JAMA, 2010, 304(12): 1339-1349.

[108] Shiono Y, Kubo T, Tanaka A, et al. Impact of attenuated plaque as detected by intravascular ultrasound on the occurrence of microvascular obstruction after percutaneous coronary intervention in patients with ST-segment elevation myocardial infarction. JACC Cardiovasc Interv, 2013, 6(8): 847-853.

[109] Stone GW, Mehran R, Goldstein P, et al. Bivalirudin versus heparin with or without glycoprotein IIb/IIIa inhibitors in patients with STEMI undergoing primary percutaneous coronary intervention: pooled patient-level analysis from the HORIZONS-AMI and EUROMAX trials. J Am Coll Cardiol, 2015, 65(1): 27-38.

[110] Sousa-Uva M, Neumann FJ, Ahlsson A, et al. 2018 ESC/EACTS Guidelines on myocardial revascularization. Eur J Cardiothorac Surg, 2019, 55(1): 4-90.

[111] Szummer K, Oldgren J, Lindhagen L, et al. Association between the use of fondaparinux vs low-molecular-weight heparin and clinical outcomes in patients with non-ST-segment elevation myocardial infarction. JAMA, 2015, 313(7): 707-716.

[112] Sleeper LA, Reynolds HR, White HD, et al. A severity scoring system for risk assessment of patients with cardiogenic shock: a report from the SHOCK Trial and Registry. Am Heart J, 2010, 160(3): 443-450.

[113] Steg PG, van't Hof A, Clemmensen P, et al. Design and methods of European Ambulance Acute Coronary Syndrome Angiography Trial (EUROMAX): an international randomized open-label ambulance trial of bivalirudin versus standard-of-care anticoagulation in patients with acute ST-segment-elevation myocardial infarction transferred for primary percutaneous coronary intervention. Am Heart J, 2013, 166(6): 960-967. e6.

[114] Stone GW, Ware JH, Bertrand ME, et al. Antithrombotic strategies in patients with acute coronary syndromes undergoing early invasive management: one-year results from the ACUITY trial. JAMA, 2007, 298(21): 2497-2506.

[115] Stone GW, Witzenbichler B, Guagliumi G, et al. Heparin plus a glycoprotein IIb/IIIa inhibitor versus bivalirudin monotherapy and paclitaxel-eluting stents versus bare-metal stents in acute myocardial infarction (HORIZONS-AMI): final 3-year results from a multicentre, randomised controlled trial. Lancet, 2011, 377(9784): 2193-2204.

[116] Stone GW, White HD, Ohman EM, et al. Bivalirudin in patients with acute coronary syndromes undergoing percutaneous coronary intervention: a subgroup analysis from the acute catheterization and urgent intervention triage strategy (ACUITY) trial. Lancet, 2007, 369(9565): 907-919.

[117] Sugiyama T, Yamamoto E, Bryniarski K, et al. Nonculprit plaque characteristics in patients with acute coronary syndrome caused by plaque erosion vs plaque rupture: a 3-vessel optical coherence tomography study. JAMA Cardiol, 2018, 3(3): 207-214.

[118] Jia S, Liu Y, Yuan J. Evidence in Guidelines for Treatment of Coronary Artery Disease. Adv Exp Med Biol, 2020, 1177: 37-73.

[119] Thiele H, Akin I, Sandri M, et al. PCI Strategies in Patients with Acute Myocardial Infarction and Cardiogenic Shock. N Engl J Med, 2017, 377(25): 2419-2432.

[120] Thiele H, Desch S, Piek JJ, et al. Multivessel versus culprit lesion only percutaneous revascularization plus potential staged revascularization in patients with acute myocardial infarction complicated by cardiogenic shock: design and rationale of CULPRIT-SHOCK trial. Am Heart J, 2016, 172: 160-169.

[121] Thiele, H, Zeymer U, Neumann FJ, et al. Intra-aortic balloon counterpulsation in acute myocardial infarction complicated by cardiogenic shock (IABP-SHOCK II): final 12 month results of a randomised, open-label trial. Lancet, 2013, 382(9905): 1638-1645.

[122] Thiele, H, Zeymer U, Thelemann N, et al. Intraaortic Balloon Pump in Cardiogenic Shock Complicating Acute Myocardial Infarction: Long-Term 6-Year Outcome of the Randomized IABP-SHOCK II Trial.

Circulation, 2019, 139(3): 395-403.

[123] Thiele H, Zeymer U, Neumann FJ, et al. Intraaortic balloon support for myocardial infarction with cardiogenic shock. N Engl J Med, 2012, 367(14): 1287-96.

[124] Johnson TW, Räber L, di Mario C, et al. Clinical use of intracoronary imaging. Part 2: acute coronary syndromes, ambiguous coronary angiography findings, and guiding interventional decision-making: an expert consensus document of the European Association of Percutaneous Cardiovascular Interventions. Eur Heart J, 2019, 14;40(31): 2566-2584.

[125] Kwan TW , Gujja K, Liou MC, et al. Bifurcation stenting in patients with ST-segment elevation myocardial infarction: an analysis from dkcrush II randomized study. Catheter Cardiovasc Interv, 2013, 82(3): E133-137.

[126] Tsao NW, Shih CM, Yeh JS, et al. Extracorporeal membrane oxygenation-assisted primary percutaneous coronary intervention may improve survival of patients with acute myocardial infarction complicated by profound cardiogenic shock. J Crit Care, 2012, 27(5): 530. e1-11.

[127] Valgimigli M, Bueno H, Byrne RA, et al. 2017 ESC focused update on dual antiplatelet therapy in coronary artery disease developed in collaboration with EACTS. Eur J Cardiothorac Surg, 2018, 53: 34-78.

[128] van Diepen S, Katz JN, Albert NM, et al. Contemporary Management of Cardiogenic Shock: A Scientific Statement From the American Heart Association. Circulation, 2017, 136(16): e232-e268.

[129] Wu MY, Tseng YH, Chang YS, et al. Using extracorporeal membrane oxygenation to rescue acute myocardial infarction with cardiopulmonary collapse: the impact of early coronary revascularization. Resuscitation, 2013, 84(7): 940-945.

[130] White HD, Kleiman NS, Mahaffey KW, et al. Efficacy and safety of enoxaparin compared with unfractionated heparin in high-risk patients with non-ST-segment elevation acute coronary syndrome undergoing percutaneous coronary intervention in the superior yield of the new strategy of enoxaparin, revascularization and Glycoprotein IIb/IIIa Inhibitors (SYNERGY) trial. Am Heart J, 2006, 152(6): 1042-1050.

[131] Wong ND, Kouwabunpat D, Vo AN, et al. Coronary calcium and therosclerosis by ultrafast computed tomography inasymptomatic men and women: relation to age and risk factors[J]. Am Heart J, 1994, 127(2): 422-430.

[132] Wang H, Liang Z, Li Y, et al. Effect of postprocedural full-dose infusion of bivalirudin on acute stent thrombosis in patients with ST-elevation myocardial infarction undergoing primary percutaneous coronary intervention: Outcomes in a large real-world population. Cardiovasc Ther, 2017, 35(3): e12251.

[133] Wang HY, Li Y, Xu XM, et al. Impact of baseline bleeding risk on efficacy and safety of ticagrelor versus clopidogrel in Chinese patients with acute coronary syndrome undergoing percutaneous coronary intervention. Chin Med J (Engl), 2018, 131(17): 2017-2024.

[134] Wu X, Mintz GS, Xu K, et al. The relationship between attenuated plaque identified by intravascular ultrasound and no-reflow after stenting in acute myocardial infarction: the HORIZONS-AMI (Harmonizing Outcomes With Revascularization and Stents in Acute Myocardial Infarction) trial. JACC Cardiovasc Interv, 2011, 4(5): 495-502.

[135] Werdan K, Russ M, Buerke M, et al. Evidence-based management of cardiogenic shock after acute myocardial infarction. Interv Cardiol, 2013, 8(2): 73-80.

[136] Williams M, Shaw LJ, Raggi P, et al. Prognostic value of number and site of calcified coronary lesions compared with the total score. JAm Coll Cardiol Img, 2008, 1: 61-69.

[137] Yamagishi M, Terashima M, Awano K, et al. Morphology of vulnerable coronary plaque: insights from follow-up of patients examined by intravascular ultrasound before an acute coronary syndrome. J Am Coll Cardiol, 2000, 35(1): 106-111.

[138] Zeymer U, Bueno H, Granger CB, et al. Acute Cardiovascular Care Association position statement for the diagnosis and treatment of patients with acute myocardial infarction complicated by cardiogenic shock: A document of the Acute Cardiovascular Care Association of the European Society of Cardiology. Eur Heart J Acute Cardiovasc Care, 2020, 9(2): 183-197.

[139] Zhao X, Yang XX, Ji SZ, et al. Efficacy and safety of fondaparinux versus enoxaparin in patients undergoing percutaneous coronary intervention treated with the glycoprotein IIb/IIIa inhibitor tirofiban. Mil Med Res, 2016, 3: 13.